脳とニューロンの生理学

── 情報伝達・発生・意識

小島比呂志 編著

大谷 悟・熊本栄一・仲村春和・藤田亜美 著

丸善出版

まえがき

　学際的な先端科学技術の発展に伴い，脳を含んだ生体の働きを理解しその成果をこれら技術に利用しようとする新しい分野が隆盛を極め，また意識やクオリアなどの脳の働きに対する関心が高まりを見せています．さらに，複雑化し高齢化する現代社会において，うつ病をはじめとする精神疾患や老人性認知症などは社会問題となっています．このような状況を背景として今日「脳の科学」に注目が集まっています．

　しかし，一口に「脳の科学」といってもその範囲は広く多様です．この広い範囲を理解することは，一般の人々や初学者および専門外の研究者にとっては，容易ではありません．

　本書は脳とその構成単位であるニューロンの機能を理解することを目的としています．とくに，脳の科学を学ぶうえで基礎となる神経生理学のうちニューロンの電気生理学と情報伝達，脊椎動物神経系の発生，さらに高次機能の一部と意識などに分野を絞っています．

　全体を六つの章で構成し，1章と2章でニューロンおよびシナプスの機能について電気生理学を中心に，3章でニューロン内シグナル伝達とシナプス伝達修飾について説明しています．4章では脊椎動物の中枢神経系の発生を，5章ではシナプス可塑性などを，6章ではニューロン回路網による感覚情報処理伝達の例として視覚を取り上げ，最後に高次神経機構として最近注目を集めている意識やクオリアなどについて記述しています．

　本書では，基礎知識の学習と同時に原論文の雰囲気に触れることができるように心がけました．実験方法の原理を説明し，その技法によって実際にどのようなデータが得られるかなどを，論文からの図やグラフなどを示しながら解説しています．したがって，基礎的な知識とともに最新の研究成果もある程度紹介し，読者の興味を引くように配慮しました．

　各章はほぼ独立になっているので，必要な個所をどの章からでも読むことができます．したがって，① 脳に興味がある学生が基礎的な知識を学んだり，② ある特定の分野の若い研究者が異分野として神経科学の基礎知識を理解したり，③ 一般の人で脳に関心がある方が脳科学の入口を知るのに役に立つと考えます．

　本書は，5人の著者が執筆しました．1章, 2章, 5章2節, 6章1節は，海外での研究の経験(12年間)や玉川大学の学部や大学院での神経生理学，分子生物学および生化学などの講義・実験実習をもとに小島が記述し，3章は，電気生理学研究の日本における先駆者の一人である縄緒教三教授(オーストラリアのエクルズ卿の研究室に日本人で最初に留学)のグループで電気生理の研究を行い，現佐賀大学医学部生理学教室の教授である熊本と准教授の藤田が執筆しました．4章は，発生生物学の我が国におけるパイオニアの一人で，日仏生物科学会会長も務める仲村(現東北大学名誉教授)が東北大学などでの教育・研究の経験を踏まえ執筆しました．5章1節と6章2節は，28年間海外で神経科学を研究し，また認知科学の分野にも造詣が深く意識や心と脳に関連する数冊の著書をすでに出版している大谷(現　了徳寺大学教授)が担当しました．各人がそれぞれの専門分野に基づいて

執筆していますので，スタイルが異なります．しかし，著者それぞれの個性が出て読者にも多様な見方ができるのではないかと考えあえて統一を行いませんでした．ただし，読者が学習しやすいように，各章を互いに参照できるようにしています．

本書の刊行にあたって，以下の方々に感謝いたします．Northwestern University の故 栖橋敏夫教授にはナトリウムチャネルに関する節，理化学研究所脳科学総合研究センターの平瀬肇チームリーダにはグリアの節，東京女子医科大学の宮田麻里子教授には幻肢に関する節，筑波大学の酒井宏教授には視覚の神経生理学の節をそれぞれご校閲いただきました．

以下に本書の出版に直接および間接にお世話になった方々のお名前を記して，感謝の意を表します．

小島が，故 栖橋敏夫教授と Wood Hole, Marine Biological Laboratory で行ったヤリイカでの電位固定実験の経験は，1 章に反映されています．4 年間研究生活を送った University College London の David Colquhoun と Stuart Cull-Candy 両教授からは，2 章のイオンチャネルとその解析や卵母細胞実験を教えて頂きました．シナプス前部の過程は，2 年間滞在したフランス国立科学研究機構 (CNRS) の Bernard Poulain 博士 (現 CNRS, Chef Director) に，レーザー顕微鏡と uncaging は，2 年間滞在した Princeton University の Shy Shoham 博士 (現 Technion 准教授) および共同研究者のドイツ University of Freiburg の Ad Aertsen 教授に，また *in vitro* 電位感受性色素イメージング実験は，Yale University の Larry Cohen 教授に，Columbia University の Carol Mason 教授にはスライス培養などの細胞培養技術をそれぞれご教授頂きました．さらに故 久野宗教授が京都大学医学部で行った生理学の英文講義ノートを参照させていただきました．東北大学の八尾寛教授がご自身の研究室のホームページで公開している内容も参照させていただきました．

3 章には，熊本が，佐賀医科大学生理学講座において，久場健司博士 (現名古屋大学名誉教授) に電気生理学の技術をご教授頂くとともに，ウシガエル交感神経節ニューロンのシナプス伝達可塑性の研究の機会を与えて頂いたこと，また，吉村恵博士 (現九州大学名誉教授) にシナプスレベルでの痛みの研究分野に導いて頂いたことが反映されています．また，熊本が，2 年間，米国の University of Texas Medical Branch (UTMB) の薬理学教室の Patricia Shinnick-Gallagher 博士の研究室で，ネコの膀胱の副交感神経節ニューロンのシナプス伝達の研究を行ったことも反映されています．PAR やオピオイドに関しては，藤田が，九州大学の下東康幸主幹教授の研究室において研究を行っていた経験が一部反映されています．痛みの研究の紹介で使用したデータの多くは佐賀大学医学部 (佐賀医科大学) の博士や修士課程の大学院生，また，中国の南昌大学医学部 (江西医学院；南昌) や第 4 軍医大学 (西安) からの留学生により行われたものです．

大谷が担当した意識やクオリアに関する章には，京都大学霊長類研究所の後藤幸織准教授とのディスカッションが反映されています．

本書のカバーイラストと本文中の多くの図は，国際イラストレータの Chloé Okuno 氏によるもので，このような美しいイラストを描いてくださったことに御礼を申し上げます．

最後に本書の出版を企画し，実際に出版に至るまでの多くの作業を担当された丸善出版企画・編集部の熊谷現氏に深く感謝致します．

2014 年 1 月

著者一同

目 次

1　ニューロンの性質と機能 ……………………………………………… [小島比呂志]　1

　1.1　ニューロンと生体電気現象　1
　　1.1.1　ニューロンの形態的特徴　1
　　1.1.2　ニューロンの構造　2
　　1.1.3　ニューロン膜の分子・生化学的特徴　4
　　1.1.4　ニューロンの機能的特徴としての電気信号　5
　1.2　電気化学勾配と静止膜電位　6
　　1.2.1　膜のイオン透過性とネルンストの式　6
　　1.2.2　複数のイオン透過性をもつ膜と静止膜電位　7
　1.3　軸索の活動電位とニューロンの電気信号　8
　　1.3.1　活動電位とは　10
　　1.3.2　HodgkinとHuxleyによる活動電位の定量的実験　10
　　1.3.3　活動電位の伝搬と電気緊張電位　12
　　1.3.4　ニューロンでの電気信号の伝搬　16
　1.4　軸索のイオンチャネル　25
　　1.4.1　パッチクランプ法と活動電位　25
　　1.4.2　遅延性K^+チャネルとNa^+チャネル　26
　　1.4.3　Na^+チャネルの薬理学　28
　1.5　イオンチャネル一般論　29
　　1.5.1　イオンチャネルの分子的実体　30
　　1.5.2　イオンチャネルの構造と機能の多様性　33
　　1.5.3　分子レベルの構造と機能連関　42
　1.6　グリア細胞　43
　　1.6.1　グリア細胞の分類　43
　　1.6.2　グリア細胞の生理学　44

2　シナプス情報伝達と神経回路網 ……………………………………… [小島比呂志]　48

　2.1　シナプスとシナプス伝達の歴史的背景　48
　2.2　化学シナプスの構造　49
　2.3　シナプスの生理学と薬理学　51
　2.4　シナプス前機構　51
　　2.4.1　神経筋接合部伝達物質放出と量子解析　51
　　2.4.2　中枢神経系での量子解析と量子解析の条件　54
　　2.4.3　シナプス前末端におけるCa^{2+}とエクソサイトーシスの分子的実体　56

2.4.4　シナプス電流ピーク値のゆらぎと放出メカニズム　60
　2.5　シナプス後機構と入力情報の統合　62
　　2.5.1　神経筋接合部でのシナプス伝達およびシナプス電位とシナプス電流　63
　　2.5.2　ACh受容体　65
　　2.5.3　そのほかの重要な神経伝達物質と受容体　72
　　2.5.4　抑制性シナプス伝達とニューロンにおける情報の統合　86
　2.6　シナプス情報伝達の変化　97
　　2.6.1　シナプス前抑制と前促通　97
　　2.6.2　シナプスのPPFとPPDおよび反復刺激後増強　97
　2.7　シナプス入力の修飾　101

3　ニューロン内のシグナル伝達とシナプス伝達の修飾 ………［熊本栄一・藤田亜美］104
　3.1　細胞膜受容体を介するニューロン内のシグナル伝達　104
　　3.1.1　代謝調節型受容体　104
　　3.1.2　セカンドメッセンジャー　107
　　3.1.3　酵素共役型受容体　114
　3.2　細胞内受容体を介するニューロン内のシグナル伝達　117
　3.3　代謝調節型受容体によるシナプス伝達の修飾　117
　　3.3.1　神経伝達物質とその受容体　117
　　3.3.2　シナプス前終末における修飾　121
　　3.3.3　シナプス後細胞における修飾　121
　3.4　末梢と中枢におけるシナプス伝達の修飾　121
　　3.4.1　自律神経節のシナプス伝達の修飾　122
　　3.4.2　脊髄後角のシナプス伝達の修飾——痛み伝達の制御　126
　3.5　ま　と　め　144

4　脊椎動物神経系の発生 …………………………………………………［仲村春和］146
　4.1　神　経　誘　導　146
　4.2　神経管の形成　146
　4.3　神経板の領域化　147
　　4.3.1　神経管前後軸の形成　148
　　4.3.2　神経管背腹軸の決定　153
　4.4　中枢神経系での細胞増殖と組織発生　156
　　4.4.1　脊髄での細胞増殖と組織発生　156
　　4.4.2　小脳原基の細胞増殖と小脳の組織発生　157
　　4.4.3　大脳皮質の組織発生　157
　4.5　神経回路形成　159
　　4.5.1　成長円錐誘引・反発シグナル系　159
　　4.5.2　網膜視蓋投射　161
　　4.5.3　脊髄の交連線維　162
　　4.5.4　滑車神経の経路選択　163
　4.6　ま　と　め　163

5 神経の性質 …………………………………………………………………… 167

5.1 伝達効率変化と情報伝達制御機構　［大谷 悟］ **167**
5.1.1 はじめに　167
5.1.2 基礎的な仮定　167
5.1.3 増強性変化　168
5.1.4 抑圧性変化　171
5.1.5 行動中の可塑性変化　173

5.2 シナプス可塑性と幻肢　［小島比呂志］ **173**
5.2.1 幻肢とは　174
5.2.2 幻肢の生理学的解釈　174

6 ニューロンから高次機能へ …………………………………………… 179

6.1 ニューロンと視覚の神経機構　［小島比呂志］ **179**
6.1.1 網膜における情報処理　179
6.1.2 網膜以後の視覚情報処理機構　183
6.1.3 眼優位性の可塑性　188
6.1.4 視覚機能における臨界期　190

6.2 クオリアとニューロンの生理学　［大谷 悟］ **196**
6.2.1 はじめに　196
6.2.2 意識・クオリアへのアプローチ　197
6.2.3 科学的還元主義の立場からの考察　198
6.2.4 おわりに——より広い視野からの考察　202

参考書一覧　205
索　引　208

1章　ニューロンの性質と機能

神経系は，生体が外部環境から情報を感知し，これらの情報を統合した後，考えたり，判断したりなどの高次の精神機能を行う．また，体の筋肉などを制御し運動による反応などの機能を担っている．これらによって周囲の環境に適応し，またほかの生体とコミュニケーションを行いながら自らの生命を維持している．さらに，ヒトの場合に重要となる意識やクオリアなどもこの神経系で営まれていると考えられる(6.3節参照)．

この神経系において，情報の伝達とその制御機構は電気信号(electrical signal)と化学信号(chemical signal)によって，基本的に行われている．本章では，電気信号に焦点をあて，これらの信号がどのような物理・化学的な背景のもとで，いかなるメカニズムで行われているかを示す．化学信号による情報伝達は2章で詳しく述べる．しかしながら，これらの生理学的メカニズムが理解できることは，意識や心の問題を理解することとは必ずしも同一ではない．この点を常に留意しながら神経科学を学んでいくことが重要である．

1.1　ニューロンと生体電気現象

視覚の情報処理，脊髄反射などの単純な反射から高度な運動制御，さらには記憶・学習や高次の精神活動といった脳を含む中枢神経系の働きは，これらを構成するニューロンからなる神経回路網が担っている．ニューロンは，実験技術の進歩に従ってさまざまな基準によって分類することが可能になったが，とくにその形態的特徴による分類と神経化学的特徴によって分類するのが一般的である．

2.1節で記述するように，歴史的には，ニューロンがそれぞれ独立しているというニューロン説と，ニューロンが互いにくっ付いて網状になっていると唱える網状説の二つの考えが提唱されていたが，電子顕微鏡による観察によって最終的にニューロン説が受け入れられた．したがって，神経系は個々のニューロンの集まりであり，それらが互いにネットワークをつくっている．さらに，ニューロンのみならず，脳において10倍以上の数を占めるグリア細胞(1.6節参照)とよばれる別のタイプの細胞とともに神経系を構成している．このニューロンは大まかにいって樹状突起，細胞体および軸索の三つの部分から構成されており，一般に情報は，樹状突起から細胞体，さらに軸索へと伝達されている．

1.1.1　ニューロンの形態的特徴

神経系やニューロンなどの細胞を観察するために顕微鏡を利用するが，この場合，顕微鏡の拡大率と分解能が重要になってくる．とくに拡大率は，標本が実際のサイズに対してどの程度まで大きく見えるようになるかを示す指標である．図1.1は，マウスの脳からイオンチャネルなどを通過する分子のサイズの範囲で，これらの標本がどの程度の大きさであるかを大雑把に示している．マウスの脳は全長が数cmの大きさであり，一番小さいイオンや分子は，0.1 nm(1Å)程度の大きさである．したがって，神経科学は一般にこれらのスケールの各レベルに対応してそれぞれに応じた方法と標本を利用して研究が行われている．本書でおもに議論するのは，このイオン・分子レベルからチャネルレベルやシナプスさらにはニューロンのレベルの比較的小さい範囲の微視的な領域である．もちろん，最終章に述べているクオリアや意識あるいは記憶・学習などの問題はヒトの脳にかかわる問題であるので，この微小領域の範囲に限定して直接議論することはまれであるが，ある意味では，イオンチャネルなどの微視的なレベルの生理学もこれらいわゆるヒトの脳の働きにいろいろな意味で関与しており，無視することはできない．

詳細な形態学的研究により，ニューロンはその特徴から，① 多極性ニューロン，② 単極性ニューロン，③ 双極性ニューロンの三つに分類されている．多極性ニューロンは，さらに2種類ある．長い軸索をもち，その軸索が皮質や神経核の外部へ出ているタイプのニューロンである大脳皮質の錐体細胞，小脳皮質のプルキンエ細胞，脊髄の運動ニューロンあるいは網膜

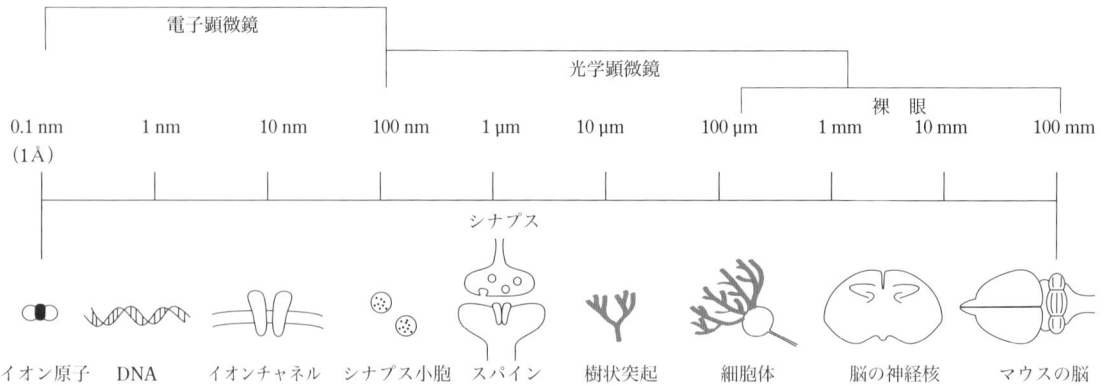

図 1.1 齧歯類脳から分子レベルまでのスケールと利用される代表的な顕微鏡
[M. Carter, J. Shieh, "Guide to Research Techniques in Neuroscience", p. 121, Elsevier (2010) から Chloé Okuno により引用改変]

の神経節細胞などのゴルジⅠ型とよばれるニューロンと，皮質や神経核内に収まっているゴルジⅡ型とよばれる比較的小さいニューロンに分類される．たとえば小脳皮質のバスケット細胞や網膜のアマクリン細胞などがこのゴルジⅡ型の例である．双極性ニューロンは，感覚器などのニューロンのように一つの軸索と一つの樹状突起をもつ．単極性ニューロンは脊椎動物の脊髄神経核などでみられるもので，細胞体から出る幹（軸索）が途中で二つに分かれ一方は末梢へ向かって感覚器官と接続し，もう一つの端は中枢へと向かい別のニューロンとシナプス結合などを形成する．これらニューロンは，種々の染色法によってその形態が明らかにされてきたが，最近では蛍光染色法やその画像の処理方法などにおいて優れた技術が開発されている．

1.1.2 ニューロンの構造

神経系における個々のニューロンの分類を考慮しながら機能的観点からニューロンをみると，以下の四つの部分によって構成されている．① ほかのニューロンから情報を受け取る領域，② 受け取った情報を統合し出力である活動電位を発生させる領域（一般には軸索起始部），③ この軸索起始部で発生した活動電位が減衰することなく伝搬していく領域，④ 軸索を伝搬してきた活動電位が到達し，神経伝達物質など放出させる領域．

上記①のほかのニューロンから情報を受け取る領域は樹状突起と細胞体であるが，細胞体は細胞核，粗面小胞体，滑面小胞体，ゴルジ体などを含む．滑面小胞体は樹状突起から軸索まで存在しているのが観察される．また青斑核や黒質の名称の由来となっているカテコールアミン作動性ニューロンのように，神経伝達物質の代謝副産物の色素沈着が観察される場合がある．

この細胞体で合成された物質は軸索を通り，末端へ向けて順行性に輸送される（順行性軸索輸送）．この軸索輸送は，細胞形成の部品，膜の構成要素や速い再生を行う終末の構成要素を輸送する速い輸送（～400 mm/day）と，軸索原形質，細胞骨格の原料などを輸送する遅い輸送（1～4 mm/day）の二つに分類される（6.1.3 項参照）．また，神経終末で取り込まれたトキシン（毒物）やシナプス後ニューロンが放出した成長因子などを末端から細胞体へ向けて輸送するメカニズム（逆行性軸索輸送）も存在し，この輸送は速い輸送である．この輸送に携わっている分子として，ATP 分解酵素タンパク質でモーター分子であるキネシン（順行性輸送）とダイニン（逆行性輸送）がある（図 1.2）．キネシンやダイニンは微小管（microtubule）と一時的に結合を形成する．これらによって輸送される組織の表面には特異的な受容体が存在して，ほかの修飾因子とともにキネシンやダイナシンとの相互作用はこれら受容体を通して行われる．これによって，これらの組織が順行性に輸送されるか逆行性に輸送されるかの方向を制御している．キネシンは，速い軸索輸送に対応する速度で組織を輸送し，1 個の ATP 分子の分解により約 8 nm の距離を進むことができる．この距離は α と β チューブリンの隣接しているモノマーの互いの距離に相当している．この微小管は，極性をもち，軸索終末の方向がプラスの端で，マイナスの端は細胞体の方向である．微小管は，ほかのミクロフィラメント，中間フィラメントとともにニューロンを構成する細胞骨格を構成している．8 nm の長さの α チューブリンと β チューブリンのモノマー（単量体）が一緒になってダイマー（二量体）のチューブリンを形成している．この α と β チューブリンが，交互に配列してプロトフィラメントを形成し，このプロトフィラメントが 13 個集合して内径約 25 nm の微小管が構成されている．この

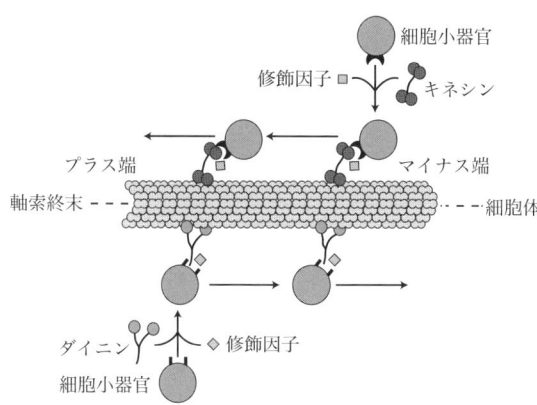

図1.2 軸索輸送と微小管およびダイニン，キネシン
[J. G. Nicholls, et al., "From Neuron to Brain, 5th ed.", p. 312, Sinauer Associates (2012) から Chloé Okuno により改変]

チューブリンのダイマーは，電気的に双極子を形成し，過剰なマイナス電荷がどちらか一方のチューブリンに偏って存在している．

この微小管は，英国，University of Oxford の数理物理学者 Roger Penrose (ペンローズ，1931〜) により，意識に重要な役割を果たしている場所として提唱されている．彼の考えには多くの反論があるが，ユニークな考え方である．Penrose は，脳の意識は，計算論的アプローチでは解決できない過程が含まれていると考えている．すなわち，計算機では，計算可能な過程しか実行できない．しかしながら，脳(意識)は，計算不可能な過程も実行できる．したがって，ニューロンとそのほかの生物学的要素で構成される神経回路を記述できるものは，計算不可能な要素をも含んでいる法則に従っていると考えられる．物理学の古典的な法則は計算可能であるが，量子力学は計算不可能な要素を含んでいる可能性がある．したがって，計算不可能な仮定を実行できる脳の働き(意識の問題)を扱う神経回路は，量子力学によって取り扱われなければならない．このような考えに従い，Penrose と米国，Universiy of Arizona の Stuart R. Humeroff (ハメロフ，1947〜) は脳の中で量子力学的効果を実現できる部位として，微小管に焦点をあてている．彼らによれば，微小管は，脳の中に広く分布し，細胞の骨組みとみなされているが，さらに，ニューロン間の結合やシナプス伝達における情報伝達の制御に関与し，信号伝達や信号処理の役割も果たしている可能性がある．すなわち，微小管は，認識の過程と結び付いていると考えられる．この微小管内でコヒーレントな量子的状態が発生し，周囲の環境から隔離された状態におかれる．量子力学的な重ね合わせ状態が微小管内で出現し，コヒーレントな量子状態に保たれる*．そして，ある質量-時間-エネルギーの閾値に達するまで，ほかの微小管の波動関数を巻き込んでいく．このような仮定の結果，システムが閾値に達したときに，瞬間的に波動関数の自己収縮(objective reduction：OR，客観的な波動関数の収縮)が起こる．微小管と連携しているタンパク質(microtuble-associated-protein：MAP)は，このようにコヒーレントに重ね合わせられた量子力学的状態の振動をチューニングすると考えられる．こうして微小管内で起こる OR は自己組織化され，全体としてオーケストラのように調整されたものになる．これを組織化された OR(orchestrated OR：Orch OR) とよぶ．このように Orch OR は，基本的な時空の幾何学の中で自己選択的な仮定と考えられ，Penrose はクオリアや意識の問題と深く関係していると考えている．

また①の樹状突起には種々の形態が報告されており(図1.3)，この多様な形態は樹状突起での情報処理に関与している．この部位は多様なイオンチャネルの存在も観察されており，単なる受動的なシナプス入力の受容部のみでなく，活性化された電位変化も観察される．またリボソームの存在が確認されるので，タンパク質の合成が行われていると考えられる[1]．

電子顕微鏡で観察すると，②の軸索起始部において電子密度がほかの部位より2倍ほど高くなっている．

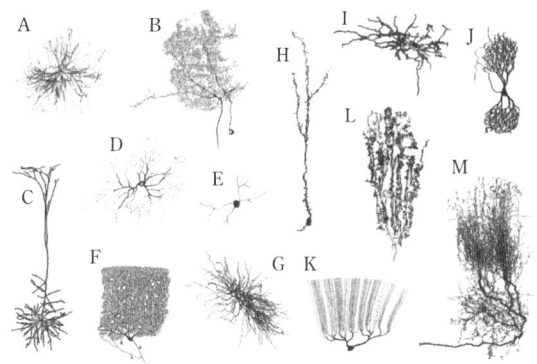

図1.3 種々の神経細胞と樹状突起の形態
A：ネコ運動ニューロン，B：イナゴにおけるインターニューロン，C：ラットの皮質の錐体細胞，D：ネコ網膜神経節細胞，E：サンショウウオ網膜のアマクリン細胞，F：ヒト小脳プルキンエ細胞，G：視床VB核リレーニューロン，H：マウス嗅膜顆粒細胞，I：ラット線条体ニューロン，J：ヒト胎児バーダッハ核細胞，K：さかなプルキンエ細胞，L：正常とリーラーマウスのキメラの小脳ゴルジ上皮細胞，M：カメのイソモテクタル細胞
[B. W. Mel, *Neural Comput.*, **6**, 1031 (1995)]

---

* 量子力学では状態はシュレディンガーの波動方程式の解として波動関数で示される．その波動関数が振幅や位相について一定の関係がある波動関数の重ね合わせとして表されるとき干渉性が生じる．このことを「コヒーレントな量子状態が発生している」とよぶ．

これは，電位依存性ナトリウムイオン(Na$^+$)チャネルの存在を示している．

③の軸索は，通常その径が小さく，末梢神経系ではシュワン細胞，中枢神経系ではオリゴデンドロサイトによってミエリン鞘が形成されている．上記軸索起始部とランビエ絞輪は，Na$^+$チャネル密度が高く活動電位発生や速い神経伝達に関与している．

④の軸索末端は，神経伝達物質放出によってほかのニューロンへシナプスを介して情報伝達を行う部位である．活性帯(active zone：アクティブゾーン)とよばれる部位にある神経伝達物質を含んでいるシナプス小胞が，エクソサイトーシス(開口放出)によってこの伝達物質を放出する．この部位にはリンタングステン酸染色によって終末の細胞質側へグリッド状の三角形構造が観察され，この三角形構造が集合して形成する六角形グリッド構造内にシナプス小胞が入り込みエクソサイトーシスの準備ができると考えられている(2.4節参照)．

従来からの慣例に従い神経終末から放出される神経伝達物質を指標としてグルタミン酸作動性ニューロンやGABA作動性ニューロンといった名称が使用されているが，正確には同一ニューロン内に複数の神経伝達物質が存在する場合やそれらの相対的量も時間的に一定ではない(2.5.3項a参照)．

1.1.3 ニューロン膜の分子・生化学的特徴

上記のような形態的特徴をもつニューロンは，その機能的な面から多様な分子で構成されている．細胞膜は，1個のニューロンを袋状に取り囲んでおり，細胞外と細胞内との世界を分けている．したがって，細胞膜は特徴ある構造をしており，また細胞内外の物質やさらには情報の伝達に必要な多様な分子で構成される装置を備えている．細胞膜は，リン脂質の二重層で形成され，親水性の分子を通過させない．このリン脂質は，両親媒性であり，極性基にリン酸が結合した頭部とグリセロールやスフィンゲニンに2個の脂肪酸が結合した尾部によって構成されている(ホスファチジルコリン，ホスファチジルセリン，ホスファチジルエタノールアミン，スフィンゴミエリン)．この極性脂質の極性頭部は水と好んで接触して膜内外へ向き，尾部は水を好まず互いに向かい合わせになって相互作用をする(図1.4 A，B)．このような配置で膜を自発的に形成している．疎水性の尾部相互間にはファンデルワールス力(van der Waals attractive force)が働き，また親水性の頭部と細胞内外の水分子との間には静電気的な引力および水素結合が働いている．この細胞膜は，次のような重要な性質をもっている．① 脂質二重層は互いにつながって横に広がろうとする傾向をもっている，② 脂質二重層は閉鎖した系を構成する傾向がある，③ 二重層に穴があくと，この状態はエネルギー的に不安定であるので自然と閉じようとする．この細胞膜は一般に電子顕微鏡で観察することができ，その厚さは約6〜10 nm程度である．

さらに，この細胞膜表面や内部に埋め込まれた形でさまざまな機能をもつタンパク質が存在する．このタンパク質には，膜に内在し膜を貫通している膜内在性タンパク質(integral membrane protein)と，膜表在性タンパク質(peripheral membrane protein)の2種類が存在する．膜内在性タンパク質は多くの場合，膜を貫通している部位はαヘリックスである．このような複雑な仕組みをもつ膜について，1972年，米国のUniversity of California at San DiegoのSeymour Jonathan Singer(シンガー，1924〜)とGarth Nicolson(ニコルソン，1943〜)が，生体膜の概念を表す流動モザイクモデル(fluid mosaic model)を提唱した(図1.4 C)．このモデルでは，脂質層は膜内在性タンパク質の溶媒として，また同時に物質を透過させない壁として働いている．膜に存在するタンパク質は，特別な作用がない限り脂質膜中を自由に側方性に拡散によって移動できる．さらにこのタンパク質は側方性には速く

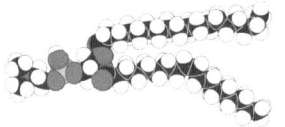

A ホスファチジルコリンの分子の実体模型

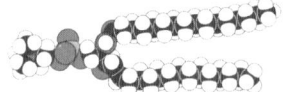

B スフィンゴミエリンの分子の実体模型

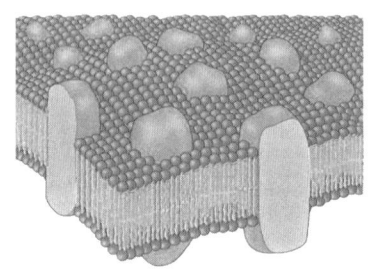

C 流動モザイクモデル

図1.4 生体膜を構成する高分子(A, B)と，流動モザイクモデル(C)
[L. Stryler, "Biochemistry, 6th ed.", p. 343, W. H. Freeman(2007)]

移動できるが，膜の内外方向の回転は非常に遅いプロセスである．この膜の反対側面への移動はフリップ・フロップとよばれ，数時間に1回程度起こる．さらに近年，脂質ラフト(lipid raft)という一種の「いかだ」にのってタンパク質が機能的な移動を行っていることが示され，重要な概念となっている．

代表的なタンパク質として膜の両側の物質やイオンの輸送に関連するイオンチャネル，ポンプ，酵素，トランスポーターなどがある．さらに単なる物質などの輸送だけではなく，それらとの関連で情報を伝達するものとして，受容体やその関連物質(Gタンパク質など)がある．これらのタンパク質は，膜を貫通する形で存在するものや片側のみに存在しているものなどがあり，それぞれの機能が異なっている．これらのタンパク質の構造は，分子生物学の発展により解明されつつある．

細胞膜はまたニューロンにおいては，シナプス末端における神経伝達物質の放出や取込みに関連するエクソサイトーシスやエンドサイトーシス(取込み)などの機能において重要な役割を果たしている．後述するように，ニューロンの膜を構成するこのような脂質二重層は，電気的にはある容量をもち，誘電的な性質と同時にコンダクタンスも有している．この性質がニューロンにおける種々の電気的性質に関与している．

1.1.4 ニューロンの機能的特徴としての電気信号

前述したような特徴をもつ複数のニューロンで構成されている神経回路網の働きは，基本的にはニューロンを中心とする電気信号と化学信号によってデザインされている．とくに電気信号は，細胞膜などに存在するイオンチャネルとよばれるタンパク質の働きによる微小な電気信号の集合によって発生することが知られている．

この生体電気信号の研究は，18世紀の終わり頃，イタリア，University of Bologna 解剖学教授の Luigi Galvani(ガルヴァニ，1737〜1798)がカエル神経筋標本で電気が発生することを発見したのが最初である(図1.5)．さらに19世紀に入るとドイツの Hermann Ludwig Ferdinand von Helmholtz(ヘルムホルツ，1821〜1894)，同じくドイツの Emil du Bois-Reymond (デュ・ボア＝レーモン，1818〜1896)らによって神経の興奮現象の詳細が研究された．とくに du Bois-Reymond は，神経を切断するとこの切断端と離れた点の間に電流(損傷電流)が流れることを発見し，さら

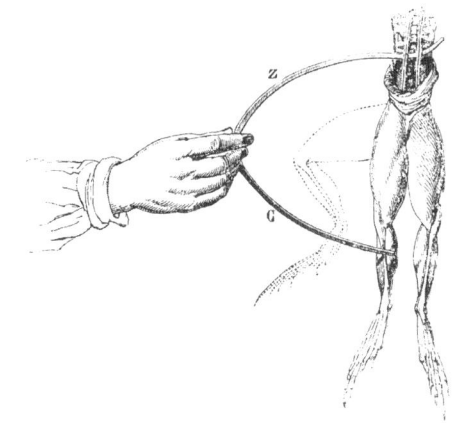

図1.5　Galvani による生物電気の実験
[L. J. DeFelice, "Introduction to Membrane Noise", p. 14, PLENUM Press(1981)]

に，神経を刺激するとこの損傷電流が減少し膜の電位が変化することを見出した．また，彼は，1843年にカエル筋肉の痙縮過程には電気現象が伴うことを報告した．

1902年にドイツの Julius Bernstein(ベルンシュタイン，1839〜1917)は，筋肉の膜を実験材料として使い，細胞内外のイオン濃度の違いや膜の選択的透過性の考えなどを導入して，生体の電気信号が金属などの電気現象のような電子の移動によるのではなく，イオンの移動によって生体膜を介して細胞内外に発生する電位差であることを示した．このように，19世紀から20世紀の前半ごろまでに，生体における電気信号の実体や性質が電気測定機器の発明・進歩や適切な生体標本の導入などにより次第に明らかにされた．

神経興奮に伴う生化学的変化についても，米国の Wallace O. Fenn(フェン，1893〜1971)によってO_2の消費量が増加することが1927年に報告され，同年米国の Ralph W. Gerard(ジェラード，1900〜1974)によって神経の代謝に関する研究報告がなされた．また，神経興奮に伴う熱測定に関しては，University College London(UCL)の Archibald V. Hill(ヒル，1886〜1977)は1912年の論文では発熱はないとしたが，その後1926年にはR. W. Gerard，A. V. Hill らによって神経活動に伴い発熱があるとの論文が発表された．

1953年の Cavendish 研究所の James D. Watson(ワトソン，1928〜)と Francis H. C. Crick(クリック，1914〜2004)のDNA構造の決定以来，20世紀後半から次第に発展してきた分子生物学が，生体電気現象の最小単位であり，その実体を担っているイオンチャネル，受容体やポンプなどの構造と機能を明らかにしてきた．今日では，神経の興奮現象である活動電位の発生やシ

ナプスにおける情報伝達のメカニズムなどが，これらの機能的なタンパク質の視点から理解されている．またこのイオンチャネルを細胞内外のイオンが移動することによって電気信号が発生するためには，1.1.3項で述べたように，細胞膜自身が電気的に特徴ある性質をもっている必要があり，その結果として多様な電気信号が生み出されている．

1.2　電気化学勾配と静止膜電位

真核細胞において膜の両側の溶液のイオン濃度分布は一様ではなく，Na^+，Ca^{2+}，Cl^-の濃度は細胞外の方が高く，K^+は反対に細胞内の方が高い．このような細胞内外のイオン濃度の差と細胞膜の特殊な構造のために，細胞内外に電位差が発生する．この電位差が生体において発生する種々の電気信号の出発点となっている．表1.1は哺乳類のニューロンの細胞内外のイオン組成を示している．このように，ニューロンは連続した1枚の細胞膜によって外側と仕切られている1個の閉じた空間である．また1.1.3項で述べたように，ニューロンの膜は親水性の頭部と疎水性の尾部をもつリン脂質からなる二重膜（リン脂質二重層，phospholipid bilayer）でできており，電気的にはほぼ絶縁体と考えて差し支えない．最初にこの生体膜両側の電位差が発生するメカニズムを理解することで生体電気現象の理解が容易になる．

表1.1　哺乳類のニューロンで見出される細胞内外のイオン分布

	Na^+	K^+	Cl^-	Ca^{2+}	Z.P
細胞外	140	5	147	1	0
細胞内	14	140	14	$<10^{-4}$	125

[D. Tritsch, *et al.*, "Physiologie du neurone", p. 93, Edition Doin (1998)]

表1.1に示したように細胞内外にイオンが分布している場合，これらのイオンは一般的に次の二つの拘束条件に従うことが知られている．

① 電気的中性の原理（electroneutrality principle）：電気的な導体内部で荷電粒子（この場合イオンなど）を分離しておくためには非常に大きなエネルギーを必要とする．この結果，細胞内外の溶液のように電気をよく伝える電解質溶液内ではプラスとマイナスの荷電数は等しく釣り合っている．

この条件下では，イオンの電荷に関して細胞外では次式が成立し，

$$[Na]_e + [K]_e + 2[Ca]_e = [Cl]_e \quad (1.1)$$

一方，細胞内では次式が成立する．

$$[Na]_i + [K]_i + 2[Ca]_i = [Cl]_i + Z \cdot [P]_i \quad (1.2)$$

ここで，細胞内には電荷Zの値をもつ陰イオンPが存在すると仮定している．実際にはこれは，HCO_3^-やPO_3^{2-}に相当している．

② 膜両側の浸透圧は等しい：細胞内液の粒子（イオンや分子）による浸透圧と細胞外の粒子数による浸透圧は等しい．もし，膜の両側の浸透圧が等しくないとすると膜を横切っての水の動きが生まれ，細胞の容積などが変化する．細胞内外での溶液中での粒子数はその電荷によらず等しいので，

$$[Na]_e + [K]_e + [Ca]_e + [Cl]_e =$$
$$[Na]_i + [K]_i + [Ca]_i + [Cl]_i + [P]_i \quad (1.3)$$

と書ける．

これらの二つの拘束条件下でニューロン膜に発生する電位について考えてみる．

1.2.1　膜のイオン透過性とネルンストの式

ニューロンの細胞膜を，イオンの通り道であるタンパク質で構成されるイオンチャネルをもたない単純なリン脂質の二重膜で構成されていると仮定し，この二重膜で隔てられた細胞を考える．簡単のためにK^+のみ透過性をもつイオンチャネル（K^+チャネル）が膜に埋め込まれているとする．イオンチャネルとは，タンパク質で構成された筒のようなイオンの通り道で，中心部にイオンが通過するための孔（ポア）が開いている．この孔は，一般に閉じた状態（閉状態）と開いた状態（開状態）の二つの状態間を遷移して細胞内外にイオンを通す．種々の要因（電位，神経伝達物質，Ca^{2+}，環状

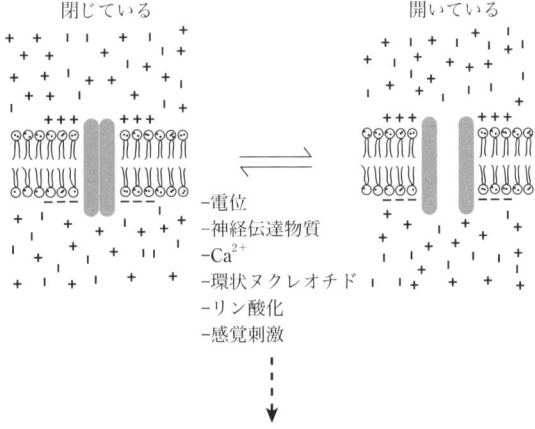

図1.6　イオンチャネルとその制御因子
電位，神経伝達物質，Ca^{2+}などの種々の因子によってイオンチャネルの開閉は制御されている．
[D. Tritsch, *et al.*, "Physiologie du neurone", p. 94, Edition Doin (1998)をもとに Chloé Okuno により作図]

ヌクレオチド，リン酸化，感覚刺激)によってこのチャネルの開閉が制御されている．この開閉の定量的な性質をチャネルのカイネティクス(動力学)とよぶ(図1.6)．

この膜の両側(細胞内外)のイオン組成は，表1.1と同じと仮定する．K^+チャネルが閉じた状態では，この膜はいかなるイオンも通過させず，電気的中性の原理により電位も計測されない．しかし，図1.7 AのようにK^+チャネルが開くと，膜の両側の濃度勾配に従って細胞内から細胞外へ向かってK^+が移動する．しかし，陰イオンはこのイオンチャネルを通過できないので，細胞の内側にとどまったままである．先の電気的中性の原理により細胞内の過剰な陰イオンは膜の内側に配列し，細胞外に出た過剰のK^+はこの陰イオンに引き寄せられて膜の外側に内部の陰イオンと向き合って電気的二重層として配列する．したがって，膜をはさんで電場(電位勾配)が形成され，この電場は，K^+にとって濃度勾配に対してちょうど反対する向きに働くような電気的な力を及ぼす．この電位勾配と濃度勾配が釣り合ったときに平衡が達成され，正味の電気的な流れがゼロになる．この平衡状態で膜の両側の電位差を測定すると$-84\,\mathrm{mV}$であった．このとき基準として細胞外を$0\,\mathrm{mV}$とした．

今1個のK^+チャネルを挿入したが，このチャネル数を増やしていっても測定される電位差は$-84\,\mathrm{mV}$で変化がない．このように，イオンの濃度勾配とちょうど釣り合っている電位差をイオンの平衡電位(equilibrium potential)とよぶ．今の場合K^+の平衡電位なのでこれをE_Kと表す．Na^+やCa^{2+}に対する平衡電位はそれぞれE_{Na}，E_{Ca}などと表す．

上記のように1種類のイオンにしか細胞膜に透過性がない場合，細胞内外で測定される膜電位は，ネルンスト(Nernst)の式から計算されるイオンの平衡電位に等しくなる．言い換えると，イオンの正味の移動は細胞内外のイオンの濃度から決まる電位に等しくなったところで止まりゼロになる．細胞内に$140\,\mathrm{mM}$，細胞外に$5\,\mathrm{mM}$のK^+が存在する場合のネルンストの式は次のように表される．

$$E_K = (RT/ZF)\times\ln[K^+]_e/[K^+]_i \quad (1.4)$$

ここで，$R=$気体定数，$T=$絶対温度，$Z=$イオンの電荷，$F=$ファラデー定数，$[K^+]_e=$細胞外のK^+濃度($5\,\mathrm{mM}$)，$[K^+]_i=$細胞内のK^+濃度($140\,\mathrm{mM}$)であり，$20\,^\circ\mathrm{C}$では$RT/F=25\,\mathrm{mV}$となる．表1.1の細胞内外のイオン濃度を使って各イオンの平衡電位を計算すると，次のようになる．

K^+の平衡電位 　　　$E_K = -84\,\mathrm{mV}$
Na^+の平衡電位 　　$E_{Na} = +58\,\mathrm{mV}$
Cl^-の平衡電位 　　　$E_{Cl} = -58\,\mathrm{mV}$
Ca^{2+}の平衡電位 　　$E_{Ca} = +116\,\mathrm{mV}$

これらの平衡電位の値は，活動電位の発生，受容体チャネルのアゴニストによる活性化によって誘発されるシナプス電位の発生など，種々のイオンチャネルの開閉が関与している生理学的現象を考える場合に重要な役割を果たし，各種イオンが膜内外をイオンチャネルなどを通っての移動を考える場合重要なキーポイントとなる．

1.2.2 複数のイオン透過性をもつ膜と静止膜電位

前項では，ニューロンの膜が1種類のイオンのみ(K^+)に選択的透過性をもつ場合，膜電位がどのような値になるかを示した．ここでは，複数のイオンの透過性をもつニューロンの膜電位について考える．

K^+チャネル(K^+透過性)とNa^+チャネル(Na^+透過性)を同時に含む膜において，細胞内外のK^+とNa^+の濃度が一定であると仮定する．そのような細胞膜の電位は，K^+の平衡電位$E_K=-84\,\mathrm{mV}$でもなく，またNa^+の平衡電位$E_{Na}=+58\,\mathrm{mV}$でもなく，それらの間の定常状態のある値($-60\sim-70\,\mathrm{mV}$付近)であることが実験で計測されている．この定常状態は膜を流れる電荷の正味の移動がゼロのときに起こる．したがって，この静止膜電位の値の原因を定性的に考えると，静止膜電位では膜のK^+の透過性が高くその平衡電位の値に近いが，しかし，正確にはこの値とはならない．これは膜がNa^+に対する透過性もある程度もっていることで説明される．すなわち，静止状態でのニューロン

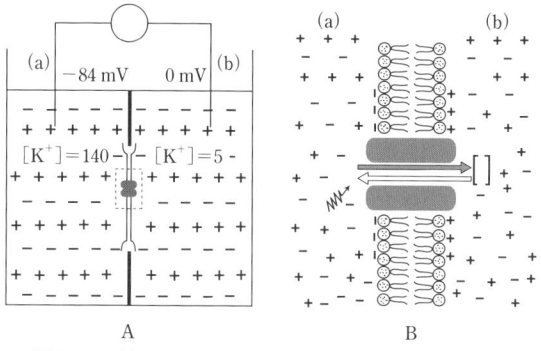

図1.7 平衡状態における電位勾配と濃度勾配のバランス
膜に1個のイオンチャネルが埋め込まれているときの電位勾配(A)と濃度勾配のバランスが保たれている状態(B)．K^+のみを透過させるチャネルにより静止膜電位($-84\,\mathrm{mV}$)が発生する．
[D. Tritsch, *et al*., "Physiologie du neurone", p. 97, Edition Doin (1998)をもとに Chloé Okuno により作図]

の膜は，相対的な透過性が，K^+に対しては高く，Na^+に対して低くなっている．このような状態のときのニューロンの膜電位を静止膜電位(resting membrane potential)とよぶ．また，ニューロンは，活動電位を発生させていないとき膜電位は常に安定して静止膜電位の値に維持されている．

1.3 軸索の活動電位とニューロンの電気信号

ニューロンは，ある程度決まった部位(一般に軸索起始部)で活動電位を発生させて情報の伝搬を行っている．この活動電位(action potential)は，一種のパルス状(〜100 mVの高さ，1〜2 msecの時間幅)の電位変化であり，ニューロンにおける情報の担い手の基本単位と考えることもできる．この活動電位の発生のメカニズムを理解することは，脳の情報処理機構を物理化学的現象を基盤にして理解することへつながる．ここでは，Na^+が活動電位(Na^+スパイク)の脱分極相(ニューロン内の電位がプラス方向へ変化すること)に関与している活動電位を対象とする．ニューロンによっては，Ca^{2+}が活動電位(Ca^{2+}スパイク)を形成することもある．このパルス状の電位変化は，一般の工学系におけるパルス状の電位変化とはその発生メカニズムが異なっている．

歴史的には，1894年に du Bois-Raymond によってはじめて活動電位が報告され，Helmholtz は，巧妙に装置を工夫して，当時光速に等しいと考えられていた活動電位の伝搬速度を測定し，光速よりはるかに遅いことを示した．その後 Bernstein，さらには20世紀の前半に Kenneth S. Cole(コール，1900〜1984)と Howard J. Curtis が電位固定法(voltage clamp)を利用して活動電位発生のメカニズムについて詳細に研究した．彼らは，ヤリイカの巨大軸索(図1.8 A)を用いて，活動電位の発生に伴い膜のコンダクタンスが約40倍増大することや，活動電位の発生に伴ってまず内向き電流が流れ，次いで外向き電流が流れることも発見していた(1939年)．しかし，これらの電流に実際に関与しているイオンを同定することはできなかった．

この標本の電気生理実験への有用性は，University College London の John Z. Young(ヤング，1907〜1997)によって1936年に報告されていた．ヤリイカの軸索は直径が 500 µm ほどあり，内部に電極を軸索と平行に挿入することで空間固定(space clamp)と電位固定条件を容易に得ることができ，また軸索内外を人工液で灌流することで内外のイオン環境も変えることができる(図1.8 B, C)．ヤリイカ標本は下方からライトで照らすと軸索を肉眼でも簡単に同定することができるので標本の切り出しも容易である．ただし，軸索周囲を取り囲んでいる組織をある程度残していないと軸索膜を傷つけやすく，実験の最初に十分な静止膜電位の値が得られない．当時英国のプリマスや米国のウッ

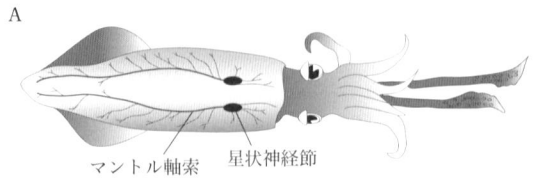

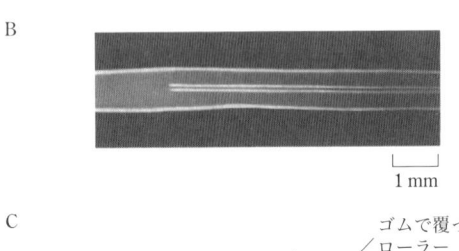

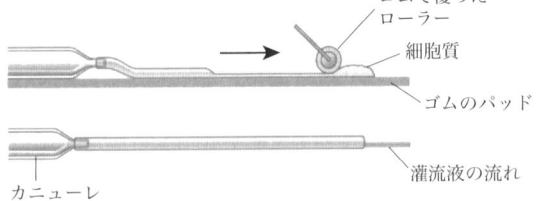

図1.8 ヤリイカ巨大軸索
A：ヤリイカの星状神経節と巨大軸索．B：ヤリイカ巨大軸索内に挿入された電位固定実験のための電極．C：巨大軸索内細胞質をローラーにより押し出し，細胞内液で灌流する．
[J. G. Nicholls, et al., "From Neuron to Brain, 5th ed.", p. 104, Sinauer Associates(2012)から Chloé Okuno により改変]

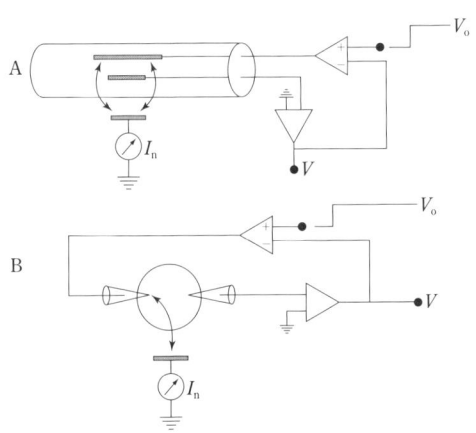

図1.9 電位固定用実験装置の原理
A：ヤリイカ巨大軸索内に2本の電極を軸と平行方向に同時に挿入．B：球形の細胞体に2本の電極を挿入．
[D. Tritsch, et al., "Physiologie du neurone", p. 192, Edition Doin (1998)]

ズホールでヤリイカを使った実験を行うことができ，重要な結果が得られつつあった．図1.9は，実際に実験に使われる電位固定法の装置の原理を示している．図1.9Aはヤリイカの軸索の実験に使われる装置で，2本の電極が軸索内部に軸索の軸と平行に挿入されている．軸索内の電位を測定するための回路の出力をフィードバック・アンプの一方の入力に接続し，もう一方の入力にコマンド電位（固定電位）を与える．

軸索内（細胞内）の電位の値を今 V とする．コマンド電位を一定の大きさ（V_0）へ変化させると，現在の細胞内の電位 V とコマンド電位 V_0 の値を等しくするように，すなわちフィードバック・アンプの入力差がゼロになるように回路が働く．具体的には，フィードバック・アンプの出力が導入されている細胞内から細胞外へ向かって電流が流れ，細胞内を V_0 の値に等しくなるようにする．このとき，膜を通過して細胞内から細胞外へ流れる電流は細胞外に設置されている電極に接続している電流計で測定される．一般に電流は，オームの法則によって以下のように表現される．

$$I = V/R \tag{1.5}$$

今，電位固定下にあるので，電位は一定値で，V は定数となり，$1/R$ すなわち，コンダクタンス $G(=1/R)$ と I の間には，以下の比例関係が成り立つ．

$$I = V \times G \tag{1.6}$$

この関係から，コンダクタンス G の時間経過は，I の時間経過と同じになる．今議論している軸索の実験では，この V から V_0 への膜のステップ状の電位変化に対する膜のコンダクタンスの時間変化が，軸索外（細胞外）に設置している電流計で測定した電流の時間変化と同じになる．したがって，この電位固定実験によって新しく設定された電位 V_0 で開いているチャネルを流れる電流の時間経過を知ることができるのと同時に，このとき電流が通過しているイオンチャネルのコンダクタンスの時間経過も知ることが可能になる．これが，電位固定実験の目的である．また，イオンチャネルや受容体の生理学的・薬理学的実験に用いられるアフリカツメガエルの卵母細胞のような球形の細胞の場合（図1.9B），2本のガラス製のパイペット電極を細胞内に刺入しており，原理的には軸索の軸方向に挿入されている2本の電極と同様の役割を果たしている．すなわち，一方の電極で細胞内の電位（V）を測定し，フィードバック・アンプの出力に接続されたもう一つの電極で保持電位（V_0）との差が消失するまで電流を細胞内に注入する．このとき注入された電流は細胞外に設置された電流計で上記軸索の場合と同様に測定される．

1949年 University of Cambridge の Alan L. Hodgkin（ホジキン，1914〜1998）と University College London

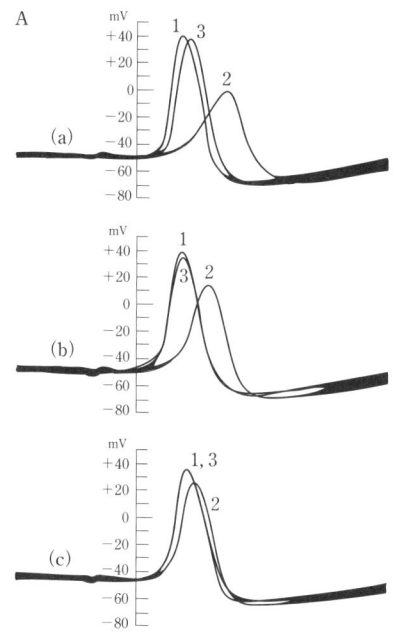

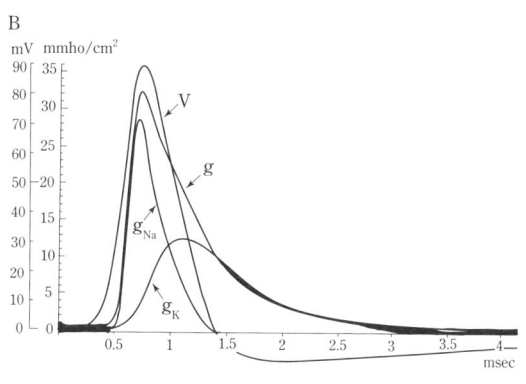

図1.10 活動電位の形状と外液中 Na^+ の効果および活動電位とコンダクタンスの時間経過
A：細胞外液の Na^+ 濃度を変化させた場合の活動電位の形状．トレース1,3は海水中における活動電位，トレース2は海水中の Na^+ 濃度を33％，50％，71％に減少させた等張液中での活動電位．[A. L. Hodgkin, B. Katz, *J. Physiol.*, **108**, 37 (1949)]
B：活動電位の時間経過と，それに伴う Na^+ コンダクタンスと K^+ コンダクタンスの時間経過．V：電位，g：コンダクタンス，g_{Na}, g_K：Na^+ コンダクタンス，K^+ コンダクタンス．[A. L. Hodgkin, A. F. Huxley, *J. Physiol.*, **117**, 500 (1952)]

のBernard Katz(カッツ, 1911〜2003)は, 細胞外のNa$^+$やK$^+$濃度を変化させながら活動電位を記録し, これらのイオンの役割を示した(図1.10 A). すなわち, 活動電位は, 膜の脱分極が閾値に達するとNa$^+$の膜透過性が増大し, Na$^+$が細胞外から細胞内に流入して活動電位の上昇相を引き起こす. 次にNa$^+$膜透過性の不活性化とK$^+$透過性の増大によるK$^+$の細胞内から細胞外への流出によって活動電位の下降相(再分極化)が起こる. さらに1952年以降HodgkinとHuxley(ハクスレイ, 1917〜)の詳細な研究により, この活動電位発生のメカニズムに関して定量的な表現が得られた.

1.3.1 活動電位とは

上述のように, HodgkinとHuxleyによってヤリイカの巨大軸索の活動電位は解析されたが, 一般に哺乳動物のニューロンや筋細胞の活動電位も同様の性質を示す. その時間経過などは図1.10 Bのような特徴的な形状をしており, 列記すると,

① 時間経過は3相よりなり, 一過性の上昇相と同様に速い下降相さらには再分極の最後で最初の膜電位(静止膜電位)よりさらにマイナス方向となり, 比較的遅い時間経過を経てもとの静止膜電位のレベルに戻る. この最初のパルス状の変化は約〜1 msec以内に起こり, この大きさは絶対値にして100 mV程度である.

② 活動電位の発生は,「全か無か」(all-or-none)の法則に従う. 膜の電位が脱分極してある一定のレベル(閾値)を超えると活動電位は一気に発生するが, 脱分極が閾値に達しないと活動電位は発生しない.

③ 活動電位のピーク後約1 msecの間は, 2番目の活動電位を発生させることができない. とくにピーク後まったく活動電位を発生させることができない絶対不応期と2番目の活動電位を発生させるために必要な閾値が高くなる相対不応期がその後に続く(1.3.3項b参照).

④ 活動電位は, 軸索を減衰することなく伝搬する. このような特徴的な電位変化がニューロンの特定の部位(軸索起始部)で起こると活動電位は軸索を末端方向へ伝搬していき, シナプスという構造(2章参照)を介して次のニューロンや筋細胞に興奮を伝える.

1.3.2 HodgkinとHuxleyによる活動電位の定量的実験

活動電位は, HodgkinとHuxleyによって電位固定法という特殊な記録方法とヤリイカの巨大軸索を用いて詳細にそのメカニズムが研究された. 彼らは, 活動電位発生に関与する電流を分離し, 細胞外から細胞内へ流入するNa$^+$電流とそれに続く細胞内から細胞外へと移動するK$^+$電流が活動電位の発生に重要な役割を果たしていることを明らかにした. それ以来, 筋線維, 有髄線維, ニューロンなどでも同様の実験が行われ, 似たような結果が得られた. 彼らが実験に用いた電位固定法とは, 前述の米国のKenneth S. ColeとGeorge Marmontによって開発された実験技法である(1.3節の導入部の説明と図1.9参照).

HodgkinとHuxleyは, 英国でももっとも尊敬される研究者と考えられており, 前述のKatzとともに現代神経生理学の基礎をつくったと言っても過言ではない.

a. HodgkinとHuxleyの電位固定実験

興奮性の膜には電位依存性に開口するNa$^+$チャネルが存在しており, 活動電位の上昇相の原因となるのは, このチャネルが膜の脱分極に対して開くためである. このNa$^+$チャネルは, 1.2.2項の静止膜電位のところで説明したように, Na$^+$にのみ選択的透過性をもっているので, その平衡電位E_{Na}は約+58 mVである. 一般にこのチャネルは, 静止膜電位付近では開く確率が小さく, 活動電位の閾値(−40 mV付近)の値に膜の電圧が脱分極すると一斉にチャネルが開きNa$^+$が流入する. これは内向き電流となってさらなる膜の脱分極を引き起こす. その結果, Na$^+$のさらなる流入を誘発する. このNa$^+$の自己再生的過程が活動電位の速い上昇相の原因となっている. しかし, この時点ですでに活動電位の下降相に関与する過程が働き始

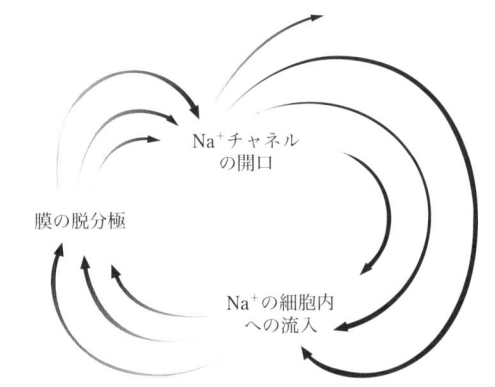

図1.11　脱分極によるNa$^+$チャネルの開口と, Na$^+$の自己再生的過程理

[D. Tritsch, *et al*., "Physiologie du neurone", p. 182, Edition Doin (1998)]

るので，Na^+ チャネルが開いていても活動電位のピーク値は Na^+ の平衡電位 E_{Na} まで達しない．この脱分極による Na^+ チャネルの活性化と開口は，図1.11のように自己再生的過程の循環が起こることによる．

定量的に表現するために膜を横切って流れる Na^+ の巨視的全電流を I_{Na} とすると，この電流は時間経過に従って最初速い内向き電流として流れ，その後比較的ゆっくりとゼロへと戻っているのがわかる（図1.12 C）．この電流は，オームの法則より膜の電位 (V) と平衡電位 (E_{Na}) の差（駆動力）($V-E_{Na}$) とコンダクタンスの積で与えられる．Hodgkin と Huxley は，電位固定の実験から，このコンダクタンスが時間と膜の電位の二つの量によって変化しており，この変化の様子を表す定量的表現を見出した．これを簡単に示すと以下のようになる．

$$I_{Na}(V,t) = G_{Na} \cdot m^3(V,t) \cdot h(V,t)(V-E_{Na}) \quad (1.7)$$

ここで，V は電位固定実験での保持電位の値，E_{Na} は Na^+ の平衡電位，G_{Na} は細胞膜単位面積あたりの Na^+ の最大コンダクタンス値，m^3h は，ある電位 V，ある時間 t に開状態にあるコンダクタンスの比率で，m と h は 0 と 1 の間で変化する係数である．式に従って巨視的な Na^+ 電流は変化し，活動電位のおもに上昇相を形成している．

図1.13 B は，積 m^3h がどのように変化するかを時間の関数で示している．もし m が 0 と 1 の間で時間の関数として指数関数的に変化するならば，m^3 はシグモイド関数的に増加する．積 m^3h が，ある電位が与えられたときのニューロンの Na^+ の膜コンダクタンス g_{Na} の変化を時間の関数として表している．したがって $g_{Na}(t)$ は，次のようになる．

$$g_{Na}(t) = G_{Na} \cdot m^3(t) \cdot h(t) \quad (1.8)$$

活動電位のおもに下降相を形成する過程には二つの過程が含まれている．脱分極に従って Na^+ チャネルが徐々に不活性化し，一方，この脱分極が時間遅れをもって K^+ チャネルの開口を促す．Na^+ チャネルは，「開状態」，「閉状態」，「不活性化状態」の三つの状態をとり，「閉状態」と「不活性化状態」はどちらも Na^+ を通さない状態であるが，タンパク質高分子の構造としてはそれぞれ異なる状態に対応している．Na^+ チャネルに作用して不活性化を除去することが知られているプロナーゼを含む溶液で活動電位を記録すると，コントロール溶液で記録される活動電位よりも長くなる．しかし，このプロナーゼ存在下でも活動電位は最終的に静止膜電位のレベルへ戻ってくる．理由は，K^+ チャネルが脱分極に伴って開く確率が増大し，しかもある遅れをもって開いた後，非常にゆっくりと脱活性化するためである．この K^+ チャネルの働きによって膜は再分極し，さらに過分極を引き起こす場合もある．すなわち，Na^+ チャネルの不活性化と K^+ チャネルの活性化による開口の二つの要因によって，活動電位は静止膜電位へと戻っていく．

膜を横切って流れる Na^+ の巨視的全電流と同様に，膜を横切って流れる K^+ の巨視的全電流を I_K とするとその時間経過は Na^+ の巨視的電流に比較して遅い時間経過でシグモイド曲線に従って定常状態に達している（図1.12 B）．Na^+ の巨視的電流の場合と同様に，Hodgkin と Huxley はこの K^+ の巨視的全電流を表す式を電位固定の実験結果から以下のように導き出した．

$$I_K(V,t) = G_K \cdot n^4(V,t)(V-E_{Na}) \quad (1.9)$$

それぞれの値は，E_K は K^+ の平衡電位，G_K は細胞膜単位面積あたりの K^+ の最大コンダクタンス値，n は 0 と 1 の間の係数である．これは，Na^+ 電流の式に出てきた m や h と同様に任意の時間に任意の電位で実

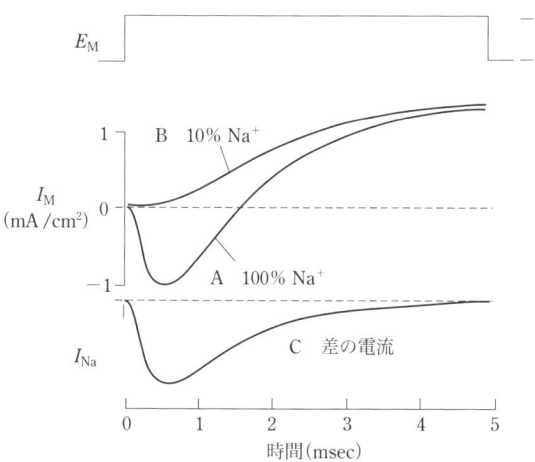

図1.12 脱分極により軸索を流れるイオン電流
A：海水中の軸索からの記録．内向きおよび外向きイオン電流を示す．B：Na^+ を 10％まで下げた溶液中の軸索から記録される外向きの電流．C：上記 A と B の電流の差を取ったもので，Na^+ の内向き電流が記録されている．
[B. Hille, "Ionic Channels of Excitable Membranes, 2nd ed.", p. 37, Sinauer Associates (1992)]

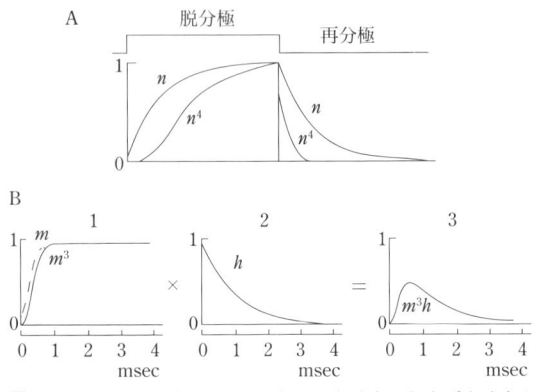

図 1.13 Hodgkin と Huxley によるナトリウムおよびカリウムコンダクタンスを表現するパラメータの時間経過
A：脱分極時および過分極時のパラメータ n の時間経過．B：脱分極に伴うパラメータ m と h の時間経過．
[D. Tritsch, *et al.*, "Physiologie du neurone", p. 209, Edition Doin (1998)]

際に動作しているコンダクタンスの割合を表す．

図1.13Aは，n が0から1へと時間の関数として指数関数的に変わるとき n^4 もシグモイド曲線に従って変化することを示している．ある電位におけるニューロンのコンダクタンスの時間変化 $g_K(t)$ は，次の式で与えられる．

$$g_K(t) = G_K \cdot n^4(t) \tag{1.10}$$

b. 活動電位の表現

Hodgkin と Huxley は，ヤリイカ巨大軸索を使った電位固定の実験から細胞膜を通るイオン電流の構成成分である上記二つの基本的な Na^+ 電流（I_{Na}）と K^+ 電流（I_K）の時間と電位依存性を明らかにし，さらに膜電位に比較的依存しないリーク電流（I_F）と膜の容量をチャージする電流（I_C）をも考慮して，以下の4種類の電流の総和になっているとして記述した．

$$I = I_{Na} + I_K + I_F + I_C \tag{1.11}$$

ここで，それぞれの電流の「時間」と「電位」の関数で表された「膜コンダクタンス」の詳細な記述は，上記に示した式で与えられる．

1.3.3　活動電位の伝搬と電気緊張電位

a. 活動電位の特徴

活動電位の特徴として，前述のように発生のために膜電位が最初に脱分極し閾値に達する必要がある．この閾値に到達するために異なる種々の形式をとる．
（ⅰ）**興奮性シナプス**　神経筋接合部での終板電位やニューロン間のシナプス結合での興奮性シナプス電位などで，シナプス前部からのアセチルコリン（ACh）やグルタミン酸の放出によってシナプス後部で脱分極方向に電位が発生する．この脱分極が十分大きく，細胞体と軸索の初節（initial segment）まで到達することができれば，閾値を超えることができ活動電位が発生する．また1個の興奮性シナプス入力によって発生する脱分極が小さい場合は，前シナプス部位に連続してインパルスが入ってくる必要があり，これらによって誘起される脱分極性の興奮性シナプス電位の加算（時間的）により初節においてより大きな脱分極が生じ，これが閾値に達すると活動電位が発生する．また，この初節では Na^+ チャネルの密度が高くなっている．
（ⅱ）**感覚受容器電位**　感覚刺激によって種々の感覚受容器に「受容器電位」とよばれる局所的な脱分極性の電位変化を引き起こす．これは感覚器の種類に応じてそれぞれ異なる性質をもっており，一般に神経伝達物質によって誘起される脱分極ではない．しかし，この局所的な受容器電位が閾値を超えると活動電位が発生し，末梢から中枢神経へ向かって伝搬する．
（ⅲ）**内因性のコンダクタンス**　視床ニューロンなどでは，種々のイオンチャネル（K^+，Ca^{2+} など）が活性化と脱活性化を繰り返すことによって振動する膜電位を生じさせる場合がある．このような脱分極は，周期的に活動電位を発生させることができ，「ペースメーカ電位」とよばれる．すなわち，多くのニューロンでは，活動電位発生の閾値に達する脱分極を引き起こすことができるような内因性のコンダクタンスをもっている．
（ⅳ）**人工的通電**　ニューロンに電極を刺入して人工的に外向き電流パルスを加えると，次第に大きくなる脱分極性電位が引き起こされる．この脱分極性電位が電気緊張的に電流注入部よりその点から離れた部位へと広がる．この電気緊張性電位が閾値を超えると活動電位を発生させることができる．

b. 活動電位の形状（絶対不応期と相対不応期）

活動電位の発生後，次の刺激を加えてもすぐには活動電位を発生させることができない．このようなニューロンの性質（筋肉の場合も含める）を不応性とよぶ．この場合，活動電位発生後，次の活動電位を発生させる状態に完全に回復するまでの期間経過に二つの相があり，それぞれ活動電位のピーク後，最初の約1 msec の期間を絶対不応期（absolute refractory period），その後に続く数 msec の期間を相対不応期（relative refractory period）とよぶ（図1.14）．絶対不応期では，いかに刺激を大きくしてもニューロンに興奮を引き起こすことはできない．絶対不応期では，活

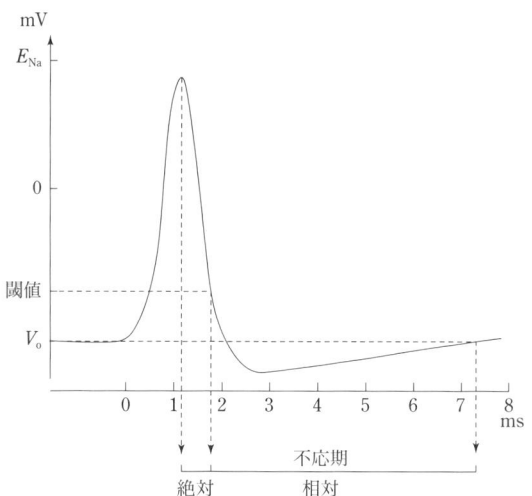

図1.14 活動電位発生に伴う絶対および相対不応期
[D. Tritsch, et al., "Physiologie du neurone", p. 212, Edition Doin (1998)]

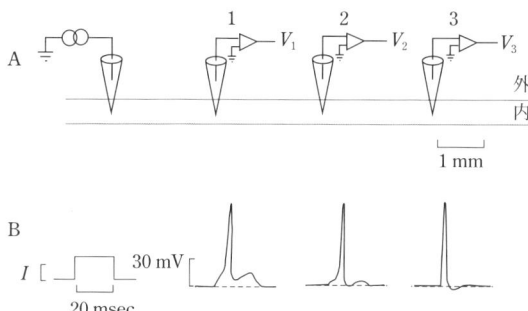

図1.15 軸索を伝搬する活動電位の細胞内電位記録
A：活動電位を発生させる目的で脱分極性電流を注入するための電極と，2 mm（記録部位1），4 mm（記録部位2），6 mm（記録部位3）離れた距離における記録電極位置．B：刺激のための電流変化と，実際に各点より記録された電位変化．
[D. Tritsch, et al., "Physiologie du neurone", p. 214, Edition Doin (1998)]

動電位が発生した直後でありNa^+チャネルがまだ不活性化状態にあるので，刺激による脱分極を加えてもNa^+がこのチャネルを通ってニューロン内に入ることができない．またこの時期はまだK^+チャネルが開いており，電流が外向きに流れているため細胞内の電荷を出してしまう．すなわち，K^+の平衡電位近くまで膜電位を下げるように作用する．このような状況のため，この時期には活動電位は発生することができない．相対不応期においては，ある程度のNa^+チャネルは不活性化しており，またK^+チャネルも脱活性化によりある程度閉じてくる．したがって，K^+やリーク電流によって外向き電流は存在しているが，大きな脱分極刺激が加えられると，活動電位が発生する可能性がある．しかし，このとき発生する活動電位は，通常の活動電位より大きさが小さい．

c. 軸索での活動電位の伝搬

前述のようなさまざまな方法で発生した活動電位は，発生部位からニューロンの軸索を減衰することなく伝搬するという一般的性質をもつ．その結果，細胞体近傍の初節で発生した活動電位が減衰することなく遠くの軸索末端まで運ばれ，次のニューロンに対し神経伝達物質のエクソサイトーシスを引き起こすことができる．このように活動電位が減衰することなく伝搬することができるのは，軸索のNa^+チャネルの密度が高く，自己再生的過程（図1.11参照）により活性化されたこのチャネルによってNa^+電流が内向きに流れ，細胞内は局所的にプラスになるためである．細胞内のこのプラスになっている部位から近傍のマイナスの部位へ向かって，軸索の内部を軸方向に電流が流れる．この電流の担い手は細胞内に多く存在するK^+である．このK^+による軸方向の電流は，活動電位が発生している点から離れた場所に局所的な膜の脱分極を引き起こす．もしこの離れた場所でのNa^+チャネルの密度が十分に高く，その結果引き起こされる脱分極が大きくて閾値を超えることができれば，今度はこの新しい部位で活動電位が発生する．このようにして，活動電位は減衰することなく次々に伝搬していく（図1.15）．

この活動電位の伝搬は，活動電位が伝搬している軸索を構成する細胞膜の受動的な電気的性質に依存している．すなわち，軸索の1点で局所的な脱分極が起こった場合，この脱分極の電気緊張的な減衰が小さいとこの脱分極は次の部位でのNa^+チャネルの開口確率をより大きくするように作用する．その結果，活動電位の伝搬速度はより速くなる．以下にこの部分に電気緊張電位の伝導と活動電位の伝搬の速度が関連している理由を説明する．

（ⅰ）電気緊張的電位の空間的広がり　ヤリイカ軸索のような神経線維を電信ケーブルとして取り扱い，その電気的性質を記述することができる．この場合細胞膜は，単純に抵抗と容量が分布しており，電気的には受動的性質をもっていると仮定している．この仮定のもとで，軸索のような神経線維の一端に加えられた電位が神経線維上に広がっていく空間的・時間的な振る舞いを求めることができる．活動電位が誘起されず，電位が神経線維膜の抵抗と容量の特性によって受動的に広がっていくことを電気緊張的伝導とよぶ．この電気緊張的伝導は，細胞内の電位分布やシナプス電位の樹状突起や細胞体でのダイナミックな変化を論じる際

に基本となる考え方である．

このように神経軸索を電信ケーブルとして取り扱うと，この電気緊張的伝導をある程度定量的に扱うことが可能になる．今，軸索を一様な直径の円柱状のケーブルとし，このケーブルのある1点にI_0の大きさの電流を注入したとき，定常状態において膜電位が空間的にどのような分布をとるかを計算によって求めることができる．このとき，この神経軸索を定量的に取り扱うために，実際の生理学的状況を少し理想化した仮定上のケーブルを考える．

その仮定として，以下の条件とする．

① 細胞膜は受動的膜で，能動的チャネルなどを含まない．
② ケーブルの軸と垂直方向の電位は一定である．
③ 軸索内は伝導体として，電荷はこの軸索内を軸方向に細胞質内を移動するが，その際細胞膜を通ってある程度の電流がリーク電流として流れ出る．
④ 軸索外部は体積が非常に大きいので抵抗はない．

以上のような条件で各値を以下のように定義する．

r_i ：単位長さあたりの細胞質の抵抗値(Ω/cm)
r_m ：単位長さあたりの細胞膜の抵抗値($\Omega \cdot$cm)
d ：軸索直径(cm)
R_m ：単位面積あたりの細胞膜の抵抗値($\Omega \cdot$cm^2)
R_i ：単位断面積が単位長さあたりにもつ細胞質の抵抗値($\Omega \cdot$cm^2/cm)

すると，次の関係が成り立つ．

$$r_m = R_m/\pi d \quad (1.12)$$

また，次の関係も成り立つ．

$$r_i = 4R_i/\pi d^2 \quad (1.13)$$

今，電流を注入した部位の座標を$x=0$，この部位での電位をV_0，注入部位から距離x離れた部位での電気緊張的に減衰した電位をV_xとすると，以下の関係が得られる．

$$V_x = V_0 \cdot \exp(-x/\lambda) \quad (1.14)$$

ここで，$\lambda = (r_m/r_i)^{1/2}$となり，これを空間定数(length constant)と定義する．

この関係式は，上記の仮定のもとにケーブルの長さを無限長とし，そのほかの境界条件を与えて解くと解が求められるが，ここでは数学的取扱いは省略する．詳しい議論は多くの文献に掲載されているので参照されたい．

この式の生理学的意味は，電流の注入部位からλ離れた部位での電位は，$1/e$($\fallingdotseq 0.37$)，すなわち約37%に減衰していることを示している．

また，空間定数λは，

$$\lambda = (d \cdot R_m/4R_i)^{1/2} \quad (1.15)$$

と表現でき，軸索の直径が大きくなり，細胞膜のリーク電流が小さくなる，あるいはそのどちらかが成り立つ場合，空間定数λが大きくなり，電気緊張的電位は減衰しにくくなることを示している．

さらに上記の式において，

$$V_0 = (r_i \cdot \lambda \cdot I_0)/2 \quad (1.16)$$

の関係が得られ，$R_{in} = (r_i \cdot \lambda)/2$とすると，

$$V_0 = (r_i \cdot \lambda \cdot I_0)/2 = R_{in} \cdot I_0 \quad (1.17)$$

となり，このR_{in}をこの軸索に対する電流注入部位からの入力抵抗値(input resistance)と定義できる．この関係式から，注入した電流I_0に対してこの注入部位で測定される電位V_0の値が得られる．さらに，この入力抵抗が大きいと注入部位からの電位の減少が小さく抑えられる．さらにこの入力抵抗値は，細胞質の軸方向の抵抗が大きく，また空間定数が大きいほど，すなわち細胞質の軸方向の抵抗値に対して膜抵抗値の比率が大きいほど大きい値をとる．直感的には膜を横切って外部へリークする電流値が小さいほど入力抵抗値が大きくなる．

この入力抵抗値は，電気生理学の実験などにおいて細胞内記録やパッチクランプ法のホールセルモードで記録用パイペットから電流を流し，そのときのニュー

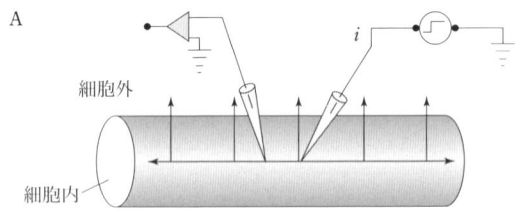

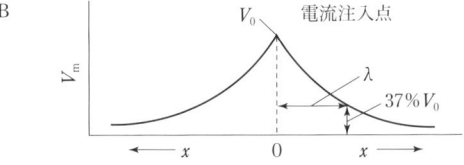

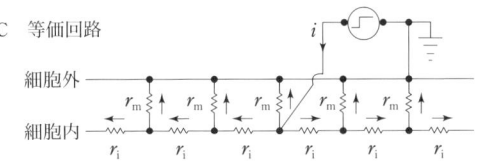

図1.16 軸索ケーブルモデルによる電気緊張的電位の広がり
A：右側の電極で刺激用の電流を注入し，左側の電極で記録．B：0点での電流注入に対してx軸方向で記録される電気的緊張電位．C：Aの電流注入に対応する軸索の等価回路．r_m：膜抵抗，r_i：軸索内部の軸方向の抵抗．
［小澤静司ら編集, "標準生理学 第7版", p.72, 医学書院(2009)］

ロンの入力抵抗を測ることで細胞膜のダメージの状態やパイペットと細胞膜間で形成されるシール抵抗(ギガオームのシール)の様子を知るための指標となる.

また,実験的に2点での軸索内の電位を求めることができると,逆にこの軸索の空間定数を決めることができる(図1.16).

(ii) 電気緊張的電位の時間的広がり ここまでの議論では電位変化の距離に対する変化に注目していたが,以下ではこの変化の時間経過にも焦点をあてる(図1.17).ニューロンの場合,ある一点にシナプス入力が存在し,そのシナプスの活性化が起こるとその部位のシナプス下膜でコンダクタンスの変化が起こる結果,シナプス電流がニューロン内へ注入される.同時にこの部位でシナプス電位に相当する電位変化が起こるが,これはある程度の時間遅れを生じる.この原因は,流れる電流の一部が細胞膜に存在する容量を充電するためにある有限の時間を必要とするためである.細胞膜は脂質二重層で構成されており,電気的には一種のコンデンサーとしての性質をもっている.すなわち,ステップ状の電流注入によって細胞内の電位が定常状態まで瞬時に上昇するのではなく,ゆっくりと緩やかな時間経過で定常状態の値に到達する.この定常状態の電位に達するまでの時間は,細胞膜の単位長さあたりの容量を充電するために必要な電荷数に依存している.今膜の単位面積あたりの容量を C_m とすると,時刻 t における注入部位での電位 V_t は,V_0 を注入部位での定常状態における電位とすると,以下の式で与えられる.

$$V_t = V_0 \cdot \{1 - \exp(-t/\tau)\} \quad (1.18)$$

ここで,時定数 τ は次式で与えられる.

$$\tau = R_m \cdot C_m \quad (1.19)$$

すなわち,一般にある1点での電位の時間経過は,時間の関数として指数関数的に増大していき,時間が無限大のとき(十分長い時間の後)定常状態の値になることを示している.

時刻 $t=0$ のとき,$V_t=0$ である.
時刻 $t=\infty$ のとき,$V_t=V_0$ である.
さらに時刻 $t=\tau$ のとき,$V_t = V_0 \times (1-0.37) = 0.63 \times V_0$ となる.すなわち,この時定数 τ は,電気緊張的電位が,定常状態の値 V_0 の約63%の値に達するまでにかかる時間を表している.時定数が小さいほど膜電位はすばやく立ち上がり,定常状態に達することを示している.この定常状態の電位の値が活動電位発生の閾値を超えていれば,時間経過とともに増大する電位が速く閾値に到達し,活動電位が発生する.例として,上述のシナプス入力を考えると,ニューロンのシナプス下膜近傍の単位面積あたりの膜抵抗や容量が小さければ,コンダクタンス変化(電位固定実験下ではシナプス電流変化)に追従して,それだけ速くシナプス電位が変化することを示している.

以上の軸索のケーブル理論は,1946年にHodgkinとRushtonが甲殻類の軸索の電気生理学実験結果を解析するために用いた.ここでは単純なヤリイカ軸索のようなシリンダー状のニューロンを仮定して電位緊張的電位の時間的および空間的広がりについて議論したが,実際のニューロンは複雑な形状をしているうえ,さらに樹状突起や細胞体に異なる種類のイオンチャネルが分布している.したがって,軸索の場合のように単純には議論できないが,ニューロンのある1箇所に起こった電位変化は,基本的にまず電気緊張的変化として離れた場所へ伝わり,その場所に応じた状況(電位依存性イオンチャネルの存在による能動的な電位変化など)によってそれぞれに異なる応答を誘起する.しかし,この電気緊張的電位変化がニューロンにおいて最初に起こる電位変化の基本であり,電位依存性イオンチャネルによる変化は,この最初の変化をトリガーとしている.最近のパッチクランプ法,とくにホールセル・カレントクランプ法や赤外線微分干渉型顕微鏡などの技術の発展によって,これらの技術をスライス標本や培養神経細胞に応用した実験により複数の記録および刺激用パイペットを1個のニューロンの複数の部位(樹状突起や細胞体)に設置して同時に記録することが可能になり,実験結果の蓄積が進んでいる.このような実験が行われる以前は,*in vivo* 実験で基本的に1本の細胞内記録用電極を使った実験結果から,上記のケーブル理論を各ニューロンの形態に応

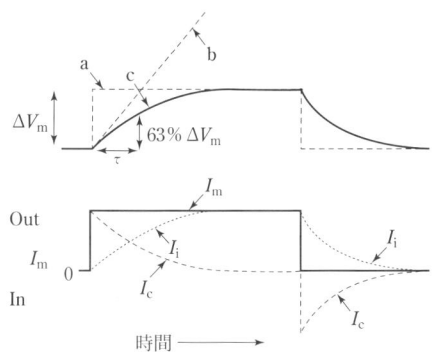

図1.17 矩形波状電流による電位の時間経過
上図:ステップ状電流(I_m)変化に対する電圧変化(ΔV_m).実際の変化(c)は,抵抗成分(a)と容量成分(b)の組合せになっている.
下図:全電流(I_m)は,チャネルを流れるイオン電流成分(I_i)と容量成分(I_c)の二つの成分よりなっている.
[E. R. Kandel, "Principles of Neural Science, 5th ed.", p. 142, McGraw-Hill(2013)]

じて応用し，ニューロン内での電位の時空間的ダイナミックな変化を調べていた(2.5.4項b，樹状突起コンパートメントモデルの項のRall参照)．

1.3.4 ニューロンでの電気信号の伝搬

a. 逆行性刺激による活動電位

実際のニューロンは複雑な形状をしているので，単なるケーブル状の軸索と異なり，その定量的解析は容易ではない．しかし，ニューロンの軸索を刺激して細胞体へ向かう方向に活動電位を発生させると，細胞体では特徴ある電位変化が記録される(逆行性刺激)．逆行性刺激によって細胞体にもっとも近いランビエ絞輪で発生した活動電位による電流はMスパイクと名付けられ，初節(initial segment：IS)とよばれる部位に外向き電流を生じさせる．さらにこの電流によって閾値を超える脱分極性電位を発生させ，この初節部位で活動電位を発生させる．この活動電位をISスパイクとよぶ．さらにこのIS部位で発生したISスパイクは，それに隣接するニューロンの細胞体へと外向き電流を流し，細胞体を脱分極させ活動電位を発生させる．このIS部位は，細胞体の膜と比較して電位依存性Na^+チャネルがこの狭い微小領域に存在していることが報告されており，活動電位の発生を容易にしていると考えられる．さらに，この細胞体で発生した活動電位は，樹状突起へと脱分極性の活動電位を発生させる．この活動電位をSD(soma-dendrite：細胞体-樹状突起)スパイクとよんでいる(図1.18 B，Ecclesの運動ニューロンの記録)．図1.18は，ネコ脊髄運動ニューロンから*in vivo*実験で記録されたこれらの電位を示している．これらは，細胞体に電極を挿入し，細胞内電位記録によって得られた実験結果である．通常細胞体で起こっている活動電位とその電流が細胞体近傍の樹状突起へ流入し，この部位を脱分極させ活動電位を発生させるが，これを実験的に記録することは一般的に困難である．理由は，細胞体で生じた活動電位の下降相では膜の入力抵抗が減少しており，樹状突起で発生した活動電位によって細胞体へと流れ込む電流が，細胞体における電位変化を引き起こすことができないことによる．

b. プルキンエ細胞からの電位変化記録

さらに最近では，ラットなどの急性スライス標本から小脳プルキンエ細胞や大脳皮質錐体細胞に複数の記録電極を当てることで細胞体や樹状突起から同時に電位変化を記録することが可能になり，多くの知見が得られた．

小脳皮質は一般的に図1.19のような解剖学的構造をしている．プルキンエ細胞は前後方向の矢状面に対して扇を広げたような樹状突起をもっているが，それと垂直面に対しては薄い断面を示している．したがってその形態はシート状に広がっている．さらに皮質内には，6種類(プルキンエ細胞，顆粒細胞，ゴルジ細胞，星状細胞，バスケット細胞，ルガロ細胞)の神経細胞からなる比較的単純な神経回路網が形成されている(図1.20)．小脳皮質への入力として脳幹や脊髄からの苔状線維と下オリーブ核からの登上線維があり，出力としてはプルキンエ細胞の軸索が小脳核や前庭神経核へ抑制性の出力を形成している．さらに苔状線維は顆粒細胞と興奮性シナプスを形成し，この顆粒細胞

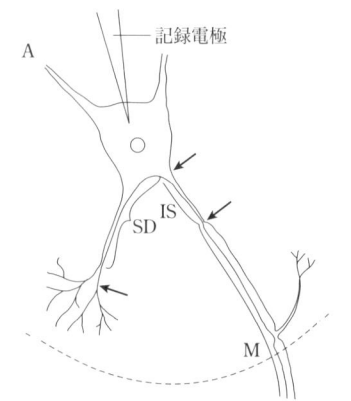
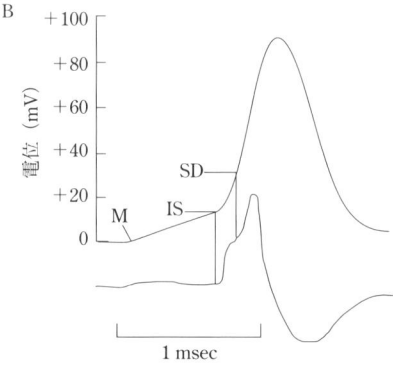

図1.18 逆行性刺激と，それによる活動電位の発生
A：脊髄運動ニューロンの細胞体-樹状突起(soma-dendrite：SD)部位，初節(initial segment：IS)部位と有髄線維部位(M)．三つの矢印は軸索でエミリンのない初節および樹状突起部位を示している．B：細胞体から記録される各電位変化(上のトレース)と，その一次微分(下のトレース)を示している．
[J. S. Coombs, *et al.*, *J. Physiol.*, **130**, 374(1955)からChloé Okunoにより引用改変]

の軸索が平行線維となってプルキンエ細胞の比較的細胞体から遠い樹状突起に1個のプルキンエ細胞あたり150,000～100,000個のシナプスが結合している(ラット小脳)．各プルキンエ細胞では1本の登上線維から細胞体および近位の樹状突起に興奮性シナプス結合が形成されている．情報は，苔状線維から平行線維，プルキンエ細胞，さらに小脳核へと連続的に流れているが，時々登上線維を通じて強力な入力がプルキンエ細胞の樹状突起へ入ってくる．このような整然とした比較的少数個の神経細胞より構成される神経回路のため，その機能に関しても理論的考察がなされてきた．代表的なものとして1969年発表の英国，University of Cambridge の David Marr(マー，1945～1980)によるパーセプトロン・モデルがある(図1.21)．彼は，平行線維とプルキンエ細胞間のシナプス伝達効率が長期的に増強することにより，小脳皮質は単純パーセプトロンとして機能しているという仮説を提唱した．この長期的可塑性は，その後，1972年米国，NASA (Cybernetics and Subsystems Development Section)の James Albus(アルバス，1935～2011)によって長期的な抑制性作用に修正されたが，基本的な考えは間違っていなかった．この仮説と前後して小脳プルキンエ細胞を中心とした電気生理学的実験が，Masao Ito(伊藤正男，1928～)のグループによりウサギの *in vivo* 標本によって行われた．この長期抑圧については2.5.3項 b で詳述している．

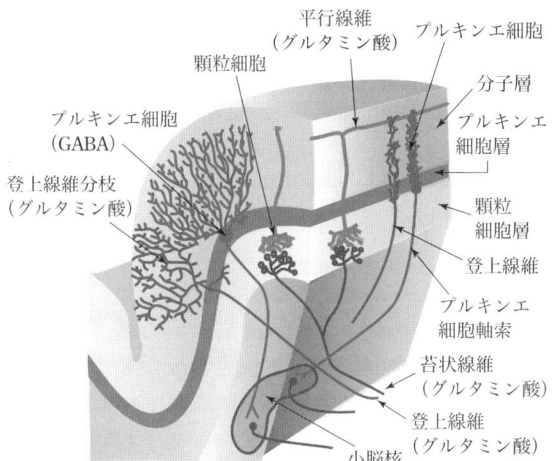

図1.19　小脳皮質の主な線維とニューロンの形状
小脳表面から分子層，プルキンエ細胞層，顆粒細胞層の3層構造をしている．矢状面にプルキンエ細胞の樹状突起が扇状に広がっている．プルキンエ細胞の軸索は，小脳核のニューロンへ抑制性のシナプス結合をしている．かっこ内は神経伝達物質．
[P. Brodal, "The Central Nervous System Structure and Function, 4th ed.", p. 315, Oxford University Press(2010)から Chloé Okuno により改変]

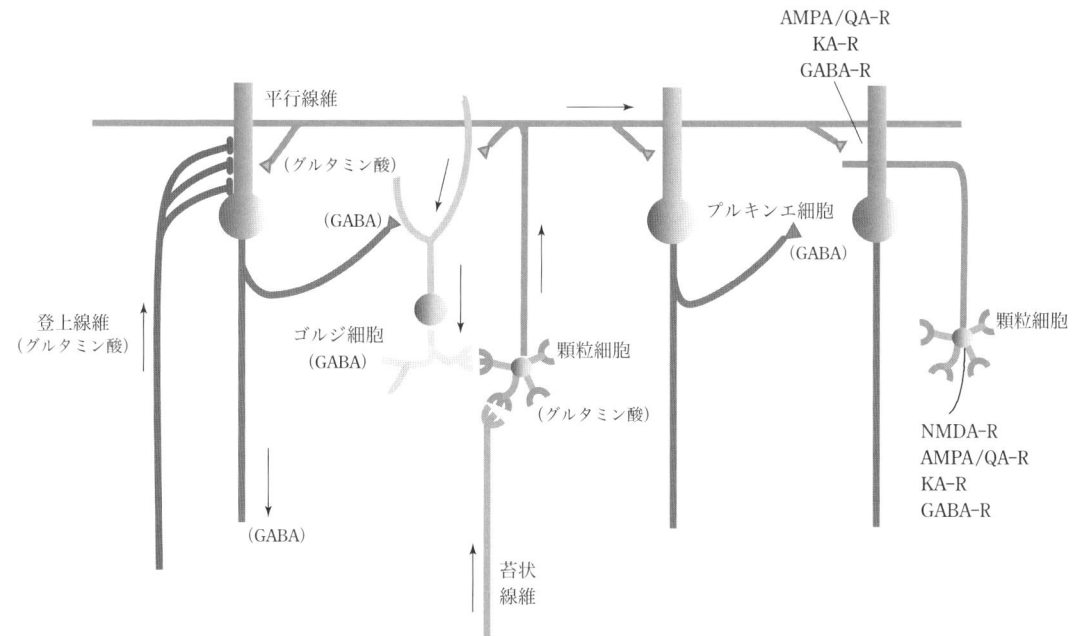

図1.20　小脳皮質内の神経回路網
プルキンエ細胞は，平行線維と登上線維の二つの興奮性シナプスを受けている．平行線維は顆粒細胞の軸索である．神経伝達物質 (かっこ内)とその受容体も記号で示している．AMPA/QA-R：AMPA・キスカル酸型受容体，KA-R：カイニン酸型受容体，GABA-R：GABA 受容体，NMDA-R：NMDA 受容体．
[図は Chloé Okuno による]

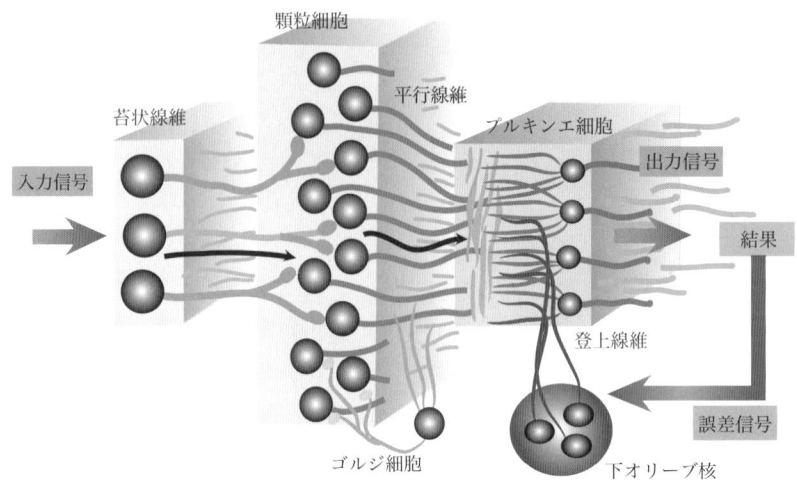

図 1.21 小脳皮質のパーセプトロンモデル
苔状線維の入力を顆粒細胞層へ送り，顆粒細胞の軸索である平行線維とプルキンエ細胞間のシナプス結合を変化させることでパターン認識を行う．プルキンエ細胞の出力による結果の誤差を登上線維を通じてプルキンエ細胞へ送ることで，プルキンエ細胞と平行線維間のシナプス結合効率を変化させる．
[M. Ito, *La Recherche spécial, La mémoire*, **25**, 778(1994)から Chloé Okuno により改変]

一方，パッチクランプ法がスライス標本に導入される以前に，1980年，米国の New York University の Rodolfo Llinas（リーナス，1934〜）と Mutsuyuki Sugimori（杉森睦之）により細胞内電位記録法によってモルモットの小脳スライス標本内のプルキンエ細胞の細胞体と樹状突起から電位記録が行われた．その後，1990年にフランス，Ecole Normale Superieure（エコール・ノルマル・シューペリュー）の Alain Marty とサバティカルでパリを訪れていた Cray M. Armstrong を中心としてパッチクランプ法を利用し，ラット小脳急性スライス標本からプルキンエ細胞の電気生理学的実験が行われた．この際，プルキンエ細胞の細胞体にホールセルのためのパッチパイペットを当てて電位固定状態で電流記録を行ったが，実際に樹状突起の先端部分まで十分に電位が制御されているかについて疑問が提出された．とくに Armstrong は，それまでヤリイカ軸索などを標本として活動電位発生に伴うゲート電流（gating current）の測定を行うなどの実験を行っており，電位固定の実験における空間固定についての専門家であっただけに彼の論文は批判的に受け入れられた（1.4.1項参照）．

図 1.22 の左は Llinas と Sugimori が記録を行ったプルキンエ細胞の樹状突起各部位を典型的に表しており，細胞体から近位，中間位，遠位の3点の樹状突起から記録を行っている．さらに，これらの各部位と細胞体から得られた電位変化を図右に示している．ただし，この図のデータは，1個のプルキンエ細胞からの同時記録ではない．記録電極を用いて 1 nA の通電に

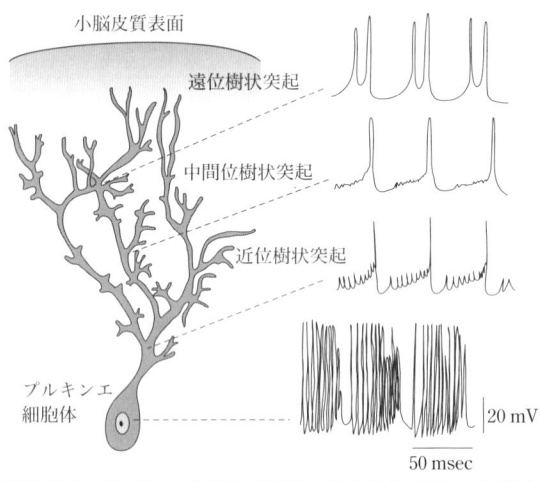

図 1.22 プルキンエ細胞の細胞体，近位樹状突起および遠位樹状突起における細胞内電位記録
[R. Llinas, M. Sugimori, *J. Physiol.*, **305**, 197(1980)から Chloé Okuno により改変]

よって脱分極性に細胞体を刺激すると，細胞体からは，速い Na^+ コンダクタンスの変化によって得られる速い時間経過の活動電位と Ca^{2+} 依存性の遅い時間経過の活動電位の2種類が記録された．速い Na^+ 依存性の活動電位変化は，プルキンエ細胞の樹状突起には Na^+ チャネルが存在しないので，細胞体から樹状突起へとその距離が遠ざかるに従って電気緊張的に減衰し小さくなっていることが観察される．一方，樹状突起に存在する Ca^{2+} チャネル（P 型 Ca^{2+} チャネル）を通って樹状突起内に流入する Ca^{2+} による活動電位は逆に，遠位の樹状突起にいくに従って次第に大きくなっている

ことが観察された．また，これらの樹状突起で記録される活動電位は，テトロドトキシンでは抑制されないが，Cd^{2+}，Co^{2+}，Mn^{2+}，D600 や細胞外液から Ca^{2+} を取り除くことなどによって抑制された．彼らのこの一連の実験により，プルキンエ細胞で観察される複雑な発火パターンは，細胞体とその近傍の Na^+ コンダクタンス(不活性化するものと不活性化を示さないもの)，樹状突起での Ca^{2+} コンダクタンス(スパイクを形成するものとプラトーを形成するもの)，Ca^{2+} 依存性 K^+ チャネルによるものに依存していることが示された．

c. ホールセル・パッチクランプ電流固定法による記録

さらにパッチクランプ法をスライス標本へ応用することが可能になり，プルキンエ細胞の細胞体と樹状突起の同時記録が可能になった．この両者にそれぞれ記録用のパイペットを当て，ホールセル・パッチクランプ法(電流固定モード，カレントクランプモード)とダイナミッククランプ法によって記録を行った．まず細胞体の記録パイペットから脱分極性の電流を与え，この部位で活動電位を発生させるとこの部位で発生した速い Na^+ スパイクが記録されるが，細胞体から 42 μm および 108 μm 離れた樹状突起上で記録するとこの Na^+ スパイクは細胞体からの距離に依存して電気緊張的に減衰してしまい，小さな電位変化しか記録することができない(図 1.23 A(a))．

同様のパイペット配置で，樹状突起上で記録している電極から脱分極性の電流刺激を与えると，この刺激により細胞体のパイペットから速い Na^+ スパイクの活性化に伴う電位変化が記録される．しかしながら，この細胞体からそれぞれ 42 μm および 108 μm 離れた距離に設置したパイペットからはこの Na^+ スパイクが電気緊張的に減衰を起こした小さな応答しか記録されない(図 A(b))．この結果から，Na^+ スパイクは細胞体で先に発生し，樹状突起へと減衰することが確認された．さらにこの同じ標本において，Stuart と Häusser はこのスライス標本を灌流している外液に 1 μM のテトロドトキシン(TTX，フグ毒で，Na^+ チャネルのブロッカー)を加え，細胞体とこれから 47 μm 離れた部位にある樹状突起上の 2 箇所にパイペットを設置し，ダイナミッククランプ法による実験を行った．すなわち，このテトロドトキシン処理して活動電位の自発的発火を抑制したニューロンを細胞体のパイペットで電位固定状態にし，一定の電位で常に保持する代わりに，図 1.23 B に示されたように細胞体で誘起される活動電位の時間変化をシミュレーションにより細胞体に与える．このときの電位変化を樹状突起に設置

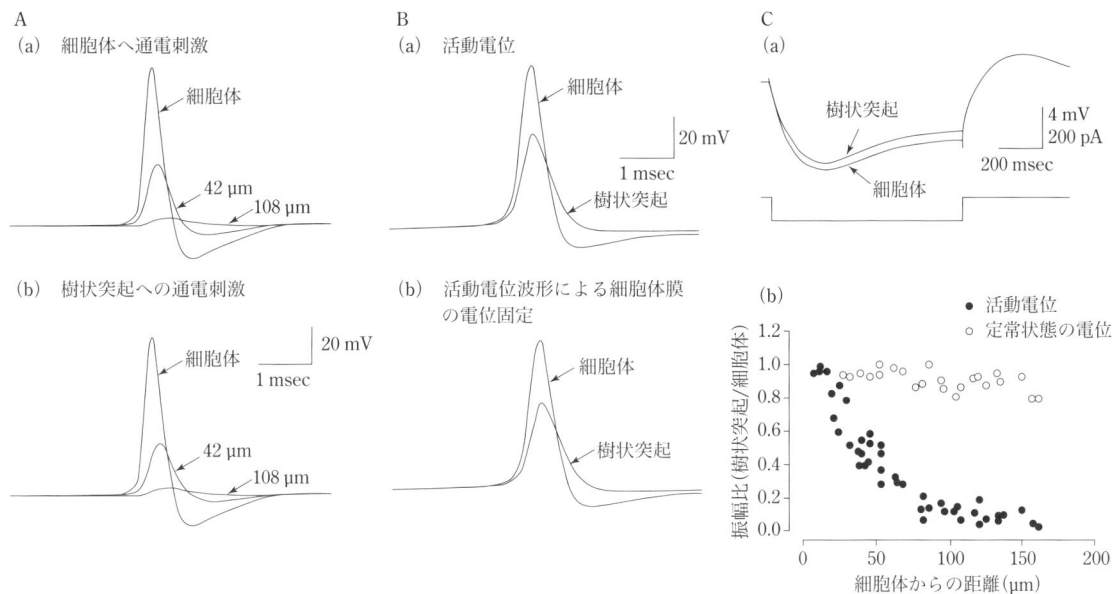

図 1.23　プルキンエ細胞樹状突起と細胞体からの同時記録と，Na^+ による活動電位の発生
A：(a)細胞体への通電刺激，(b)樹状突起への通電刺激．B：(a)細胞体で発生した活動電位の樹状突起への伝搬(細胞体から 47 μm 離れている)，(b)1 μM のテトロドトキシン存在下で細胞体を活動電位の波形でダイナミッククランプした場合の樹状突起への伝搬．C：(a)過分極性通電による細胞体および樹状突起(細胞体より 125 μm 離れている)での電気緊張的電位変化，(b)細胞体からの距離に対する活動電位と電気緊張的電位の変化．

[G. Stuart, M. Häusser, *Neuron*, **13**, 703(1994)]

したもう1本のパイペットにより電流固定法で測定する．これによって，人工的にコントロールされた状態で細胞体へ誘起された活動電位が樹状突起でどのように記録できるかを知ることができる．結果は，図1.23 B(a)に示すように実際に樹状突起のパイペットから記録されたものと同じ時間経過の電位変化がこの実験でも得られた(図B(b))．

さらに彼らは，活動電位を発生させないために過分極性の電流パルスを与え，この電流パルスによる電気緊張的に誘起される電位変化を，細胞体とこれから125 μm離れた樹状突起から記録した．図1.23 C(a)の実験結果は，細胞体と樹状突起でほぼ等しい電位変化を示しているが，樹状突起における電気緊張的減衰の結果わずかに減衰している．これらの結果を，横軸に樹状突起のパイペットを設置した細胞体からの距離を，縦軸にこの2本の電極で得られた電位の比をプロットしたグラフを図1.23 C(b)に示している．これらの実験から，細胞体と軸索および細胞体のごく近傍に速いNa^+チャネルは存在するが，樹状突起には存在しないことが直接的に確認された．これは，前述の1.3.4項aの1957年のEcclesらによるネコ脊髄の運動ニューロンから in vivo 実験による記録で示された結果と同様に，速い活動電位が軸索起始部で起こっていることを示している．

さらに彼らは，同じラット急性スライス標本から小脳プルキンエ細胞の細胞体と樹状突起にそれぞれ記録用のパイペットをホールセル・パッチクランプ法(電流固定モード)によって記録を行った．図1.24に，パッチクランプ法によりプルキンエ細胞の細胞体と樹状突起に記録電極(両者の距離は117 μm)を当て平行線維刺激によって得られる電位を同時に記録したトレースを示している．Na^+による活動電位が，細胞体の初節部位に存在するNa^+チャネルによってこの部位で発生した後，その電位変化が電気緊張的に樹状突起へと伝わり，細胞体での活動電位より少し遅れて樹状突起で小さい脱分極性の電位変化として観察される(図1.24 A(a))．しかしこの場合，平行線維刺激による樹状突起での脱分極が小さいので樹状突起にはCa^{2+}による活動電位は発生していない．次に登上線維刺激によって細胞体から記録を行う(両者の電極間の距離は46 μm)と登上線維の刺激によって細胞体の初節部位でNa^+による活動電位が発生し，それが電気緊張的に伝導した電位変化と登上線維刺激によりシナプス電位が加算される．これがわずかな時間遅れをもって近

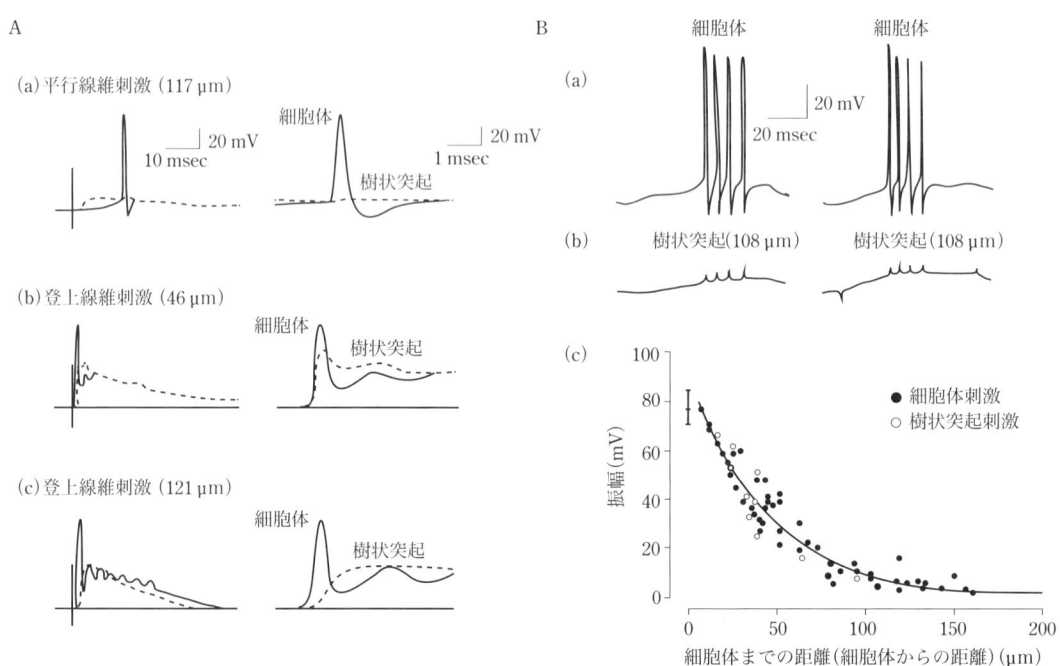

図1.24 プルキンエ細胞の細胞体および樹状突起からの同時記録
A：(a)平行線維刺激による細胞体および樹状突起(細胞体から117 μm離れている樹状突起)からの電位記録．(b)登上線維刺激による細胞体および樹状突起(細胞体から46 μm離れている樹状突起)からの電位記録．(c)登上線維刺激による細胞体および樹状突起(細胞体から121 μm離れている樹状突起)からの電位記録．B：活動電位の樹上突起に沿った減衰((a)，(b)，左は細胞体への通電，右は樹状突起への通電)．(c)樹状突起のケーブル特性に従った電気緊張的減衰を示すグラフ．
［G. Stuart, M. Häusser, *Neuron*, **13**, 703(1994)］

位の樹状突起で記録されている．次にこの加算された樹状突起での脱分極性の電位変化により，樹状突起膜に存在するCa^{2+}チャネルによってCa^{2+}による活動電位（Ca^{2+}スパイク）が発生している．この樹状突起でのCa^{2+}スパイクは，逆に細胞体へ電気緊張的に伝導し，細胞体の記録電極で速いNa^+スパイクの後に波打った波形として観察されている（図1.24 A(b)）．同様に，登上線維刺激によって細胞体でNa^+による速い活動電位が発生していることが観察され，細胞体から121 μm離れた距離にある樹状突起上のパイペットでは，この速いNa^+スパイクは観察されない（図1.24 A(c)）．また登上線維の活性化によって誘起されるCa^{2+}スパイクがこの遠位のパイペットで記録されている．この樹状突起で発生したCa^{2+}スパイクは発生直後は大きく，細胞体より樹状突起のパイペットで大きく記録されているが，しばらくするとこの遠位でのCa^{2+}スパイクは小さくなり，遅れて細胞体近傍の樹状突起で発生しているCa^{2+}スパイクが記録されている．

軸索起始部で発生した活動電位が細胞体から108 μm離れている樹状突起において記録されると図1.24 B(b)のように電気緊張的に減衰する．ここでは活動電位を細胞体で記録するために，細胞体（左側のトレース）と樹状突起（右側のトレース）へそれぞれ脱分極性の刺激を与えた場合を比較している．どちらの場合も同じ大きさの活動電位が細胞体で記録されているが，軸索では大きく減衰している．これらの関係を，横軸に細胞体から記録が行われた樹状突起までの距離をとり，縦軸に記録された活動電位の振幅をとると指数関数的に減衰していることが観察される．この指数関数の減衰の定数は，樹状突起の空間定数（length constant）である（図1.24 B(c)）．

d. 黒質ニューロンからの電位記録

特殊な形態をしているニューロンの場合も同様に，記録部位の位置関係から異なった電位変化が得られる．図1.25は，ビオシチンで染色した黒質のニューロンについて上記プルキンエ細胞と同様に2本の電極を使ったパッチクランプ法によって行われた実験結果である．黒質のドパミン作動性ニューロンでは軸索起始部は樹状突起に直接隣接しており，一方細胞体からは離れた場所に位置している．これらの部位にそれぞれ記録用の電極2本を設置（互いの距離は215 μm）して電位記録を行った．

その結果，ニューロンがこのような特殊な形態をしているため，軸索起始部で発生した活動電位は細胞体で記録されるよりも先に樹状突起で記録される（図1.25 A(a)）．同じ黒質のGABA作動性ニューロンにおいても同様の記録を行うと，活動電位は最初細胞体から記録され時間遅れをもって次に樹状突起から記録されている．これによって，このニューロンにおいて軸索起始部は細胞体に隣接していることが理解される（図1.25 B）．

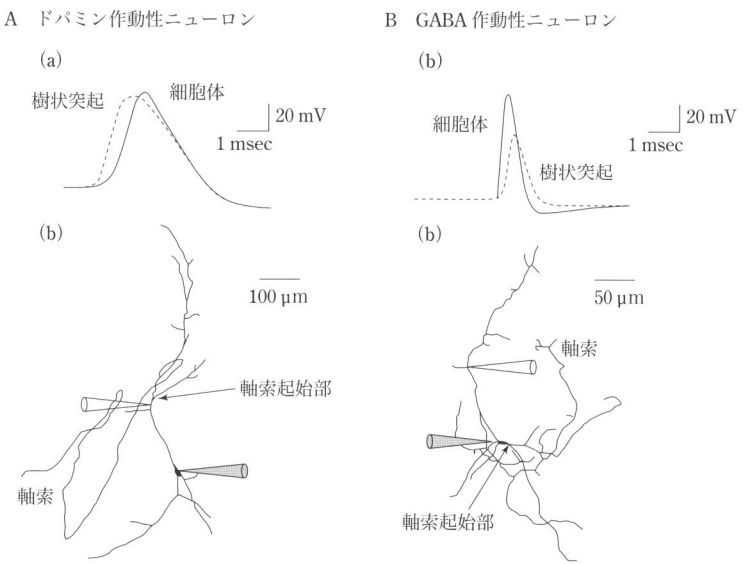

図1.25 黒質ニューロンにおける活動電位の発生部位
A：黒質ドパミン作動性ニューロンの樹状突起および細胞体からの活動電位記録．B：黒質GABA作動性ニューロンの樹状突起および細胞体からの活動電位記録．
[M. Häusser, G. Stuart, C. Racca, *Neuron*, **15**, 637 (1995)]

e. 大脳皮質錐体細胞樹状突起の活動電位記録

このように，多くの活動電位の発生部位は一般的に軸索起始部の閾値が低い領域であるが，1955年にCraggとHamlynが細胞外のフィールド電位記録でCA1の尖頭樹状突起の領域から細胞体・軸索に発生するpopulation spikeに先行して活動電位が発生することを示して以来，ある条件下では，樹状突起においても活動電位が発生するという知見が多く報告されてきた．

このことは，新皮質の第5層の錐体細胞からホールセル・パッチクランプ法(電流固定モード)によって樹状突起と細胞体からの電位記録を試みることで直接示すことができる．図1.26 A～Dにおいて，細胞体と樹状突起の記録部位に設置されたパイペット間の距離は440 μm離れている．2/3層のシナプス刺激によって引き起こされる電位変化を記録すると，種々のパターンの電位変化が記録される．① 閾値以下の刺激では，細胞体と樹状突起に興奮性後シナプス電位(EPSP)が記録される(図Aのトレース)．② 細胞体に活動電位を発生させる閾値より低い刺激では細胞体には活動電位が発生していないが，樹状突起には活動電位が観察される(図Bのトレース)．③ 樹状突起と細胞体の両方で独立に10 msecの時間間隔をおいて活動電位が発生している(図Cのトレース)．④ 細胞体での活動電位発生の直前に樹状突起での活動電位が発生していて，この両者に相関関係がある(図Dのトレース)．これらの一連の記録で，強いシナプス刺激によって樹状突起での活動電位が細胞体の活動電位より先に発生していることが観察される．

さらに同じ1個の細胞から3本の記録パイペットを同時に設置して記録を行った(図1.26 E)．パイペットは，細胞体，軸索(細胞体から20 μmの距離)，樹状突起(細胞体から300 μmの距離)の3箇所に設置し，さらに別のパイペットでシナプス刺激を与えた．細胞体で活動電位を発生させるシナプス刺激に対して，まず軸索から活動電位が記録され，その後細胞体で活動電位が記録されている(図F)．次に刺激の強度を上げると，軸索と細胞体での活動電位に先だって樹状突起で活動電位が発生し，次に軸索，その後遅れて細胞体で活動電位が記録されている(図G)．この実験は，樹状突起で発生した活動電位は細胞体や軸索へは伝搬しないことを示している．この結果，樹状突起で発生した活動電位によって電気緊張的に細胞体に引き起こされる脱分極は小さいことがわかる．

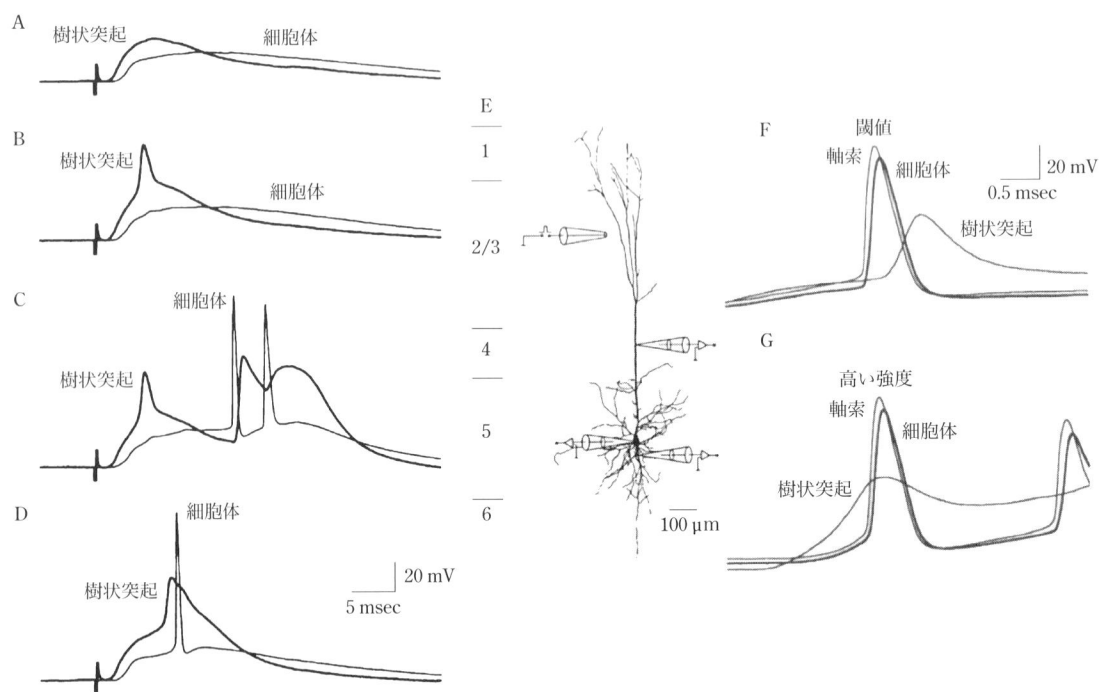

図1.26 樹状突起と細胞体で発生する活動電位の同時記録
A：閾値以下の刺激による電位変化．B：細胞体刺激による樹状突起での活動電位．C：樹状突起および細胞体での活動電位．D：樹状突起および細胞体での活動電位(相関あり)．E：記録が行われた錐体細胞の形態と対応する層．F：弱い刺激を刺激用パイペットに加えた場合に各部位から記録される電位．G：強い刺激を刺激用パイペットに加えた場合に各部位から記録される電位．
〔G. Stuart, J. Schiller, B. Sakmann, *J. Physiol*, **505**：3, 617(1997)〕

シナプス入力による興奮性シナプス後電位と樹状突起での活動電位の両者によって，軸索と細胞体で閾値以上の脱分極が得られれば，この部位(軸索と細胞体)で活動電位が発生する場合と(図CとDのトレース)，この部位での脱分極が閾値に達しないと活動電位は発生せず，樹状突起の活動電位のみが発生する場合がある(図Bのトレース)．この実験において細胞体で発生するNa^+スパイクに比べて樹状突起のCa^{2+}による活動電位は幅が広いことが特徴であり，これは細胞体へ伝搬しないことが示唆された．

f. 活動電位の樹状突起での逆行性伝搬

小脳プルキンエ細胞の樹状突起には，速いカイネティクスのNa^+チャネルは存在しないが，錐体細胞の軸索にはこのNa^+チャネルが存在する．図1.27は，スライス標本内の大脳皮質錐体細胞の樹状突起と細胞体の2箇所に記録用のパイペットを設置して，パッチクランプ法のホールセル・カレントクランプモードで同時記録を試みた実験である．この実験では，まず樹状突起記録用のパイペット内液にNa^+チャネル阻害剤のQX314を加えて実験を行った．図1.27A(a)に示すように，ホールセルパッチ形成直後に細胞体に設置したパイペットによって細胞体を通電刺激すると，細胞体に発生している活動電位が記録されるが，わずかな時間遅れで樹状突起においても細胞体から逆行性に伝搬する活動電位が記録されている．さらにホールセルパッチ形成後100 sec経過した後，細胞体への脱分極刺激を試みると，細胞体では活動電位が記録されているが，樹状突起のNa^+チャネルがQX314の効果で阻害されている結果，振幅が減衰して記録されている(図1.27 A(b))．次に同様に，図1.27 B(a)では，細胞体と樹状突起から同時に電位記録を行い，両方のパイペットから活動電位を記録した．次にテトロドトキシン(1 µM)を灌流液に加えた状態で，ダイナミック・クランプ法によって細胞体を活動電位と同じ時間経過で電位固定すると，細胞体の活動電位の変化に伴って電気緊張的に減衰した活動電位が樹状突起で記録される(図1.27 B(b))．一方，樹状突起へ強い脱分極性の刺激を加えると，細胞体でNa^+チャネルの活性化による活動電位が最初に発生し，次に樹状突起で広がったCa^{2+}による活動電位が発生していることが観察された(図1.27 C)．これらの一連の実験において，細胞体付近で発生したNa^+チャネルによる活動電位が，逆行性に樹状突起先端へと向かって伝搬し，また樹状突起においては，このNa^+による活動電位だけではなく，Ca^{2+}チャネルによる活動電位が発生していることが示されている．

以上のように，最近ではスライス標本や赤外線微分干渉型顕微鏡の開発によりニューロンの複数の箇所からの同時記録が可能になったが，それ以前，ニューロンにおけるこれらの定量的解析は，1950年代から米国NIHのWilfrid Rall(ロール，1922〜)とその共同研究者によって行われた．彼らは，ニューロンを電気的に単純な受動的性質の膜をもつと仮定して，ケーブル

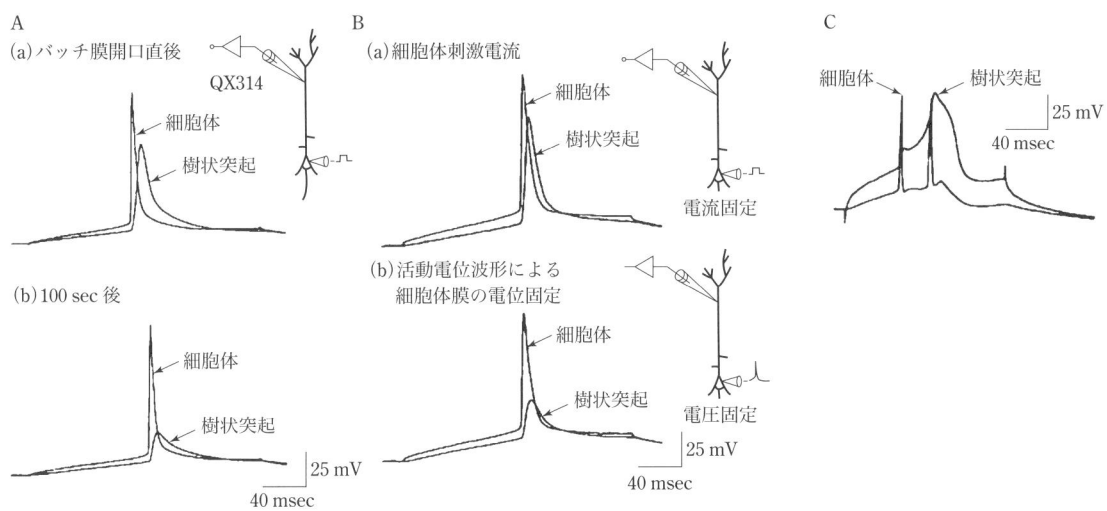

図1.27 大脳皮質錐体細胞からの活動電位の逆行性伝搬
A：(a)ホールセル・カレントクランプ法による細胞体と軸索からの活動電位記録で，パッチ膜開口直後．(b)パッチ膜開口100 sec後．
B：(a)細胞体刺激による活動電位．(b)テトロドトキシン(1 µM)下におけるダイナミッククランプにより活動電位と同じ時間経過で細胞体を電位固定し，樹状突起から記録した．C：樹状突起へ脱分極性電流を流し刺激を行って樹状突起および細胞体から記録した．
[G. Stuart, B. Sakmann, *Nature*, **367**, 69(1994)]

理論を応用して電気緊張的な電位の広がりなどを計算した．これらの研究は，現在の計算論的神経科学の先駆けとなった．Rall は，米国 Yale University を卒業後，ほどなく Woods Hole の K. S. Cole と研究を行い，その後ニュージーランド時代の John C. Eccles のもとへ移動し Ph. D. を取得後，英国 University College London の Bernard Katz のもとで研究を行った．Rall の行ったニューロンの樹状突起膜を電気緊張的に電位が減衰する受動的な性質をもつ膜として仮定する方法は，その後ニューロンの形状を単純な電気的に等価なシリンダーに置き換えてモデル化する研究へと発展した (2.5.4 項 b 参照)．これによって，細胞体から離れた場所へのシナプス入力 (興奮性シナプス電位や抑制性シナプス電位) が細胞体でどのような波形として記録されるかを計算によって推測することが可能である．

g. ミエリン化した軸索の活動電位伝搬

これまで，無脊椎動物であるヤリイカの巨大軸索のように，軸索の周りを覆っている特別な組織が何もなく，ニューロンの膜が直接外液と接触しているような場合の活動電位の伝搬に関して議論してきた．しかし，脊椎動物では，多くの軸索はミエリン鞘 (myelinsheath, myelinated sheath) とよばれる 2 層の脂質からなる組織に覆われている．とくに中枢神経系では複数の軸索を同時に取り囲んでいるが，末梢神経系では 1 本の軸索を取り囲んでいる (図 1.28)．このミエリン鞘には，ほとんどの場合イオンチャネルが存在せず，絶縁体となっている．したがって，このミエリン鞘が覆っているニューロン膜を通るすべての電流の通り道を事実上妨げている．このような神経線維を有髄線維 (myelinated fiber) とよび，ヤリイカの軸索のようにミエリン鞘をもたない無髄線維 (unmyelinated fiber) とその特徴が区別される．ミエリン鞘は，末梢神経系ではシュワン細胞の突起が，また中枢神経系ではオリゴデンドログリアが神経線維の周りを幾重にも包んで形成されている．有髄線維は，軸索に沿ってミエリン鞘に覆われていない場所がほぼ等間隔に現れる．この部位をランビエ絞輪 (node of Ranvier) とよぶ．この有髄線維の軸索の Na^+ チャネルはランビエ絞輪部位に集中して存在しており，その密度は数千分子/μm^2 となっている．したがって，ミエリン鞘で覆われている部分は興奮しない．ランビエ絞輪で発生する活動電位に伴ってこの部位で Na^+ は細胞内に流入し，この流入に伴う余剰のプラス電荷は，膜抵抗がミエリン鞘で覆われている部分より低いので，次のランビエ絞輪へと速やかに移動し，この部位の膜電位を脱分極させる．この脱分極により再び Na^+ チャネルが活性化されて Na^+ が流入し，活動電位を誘発する．このように，有髄線維では活動電位がランビエ絞輪で誘発され，それが次々にすばやく伝搬する．この現象を跳躍伝導とよび，無髄線維の場合に比べて活動電位が伝搬する速度が非常に速い．たとえば，運動ニューロンの軸索は，有髄線維で直径が 3.5～8.5 μm ほどで，活動電位の伝搬速度は 50～100 m/sec ほどである．一方，交感神経線維は，無髄線維で直径が 0.3～1.3 μm で，活動電位の伝搬速度はおよそ 0.6～2.3 m/sec 程度である．

さらに，跳躍伝導において安全率を考えることができる．あるランビエ絞輪で発生した活動電位は，次の隣接するランビエ絞輪に活動電位を発生させるのに必要な電流値の数倍の電流を注入することができ，この倍率を安全率とよぶ．この安全率が大きければ，それだけ速く隣接するランビエ絞輪で活動電位が発生し，跳躍伝導の速度が大きくなる．この安全率を一定の必要な値にするため，二つの隣接するランビエ絞輪間の距離と軸索直径との比率は 100 倍程度である．無髄線維の場合と異なり，有髄線維における活動電位の伝導速度は軸索直径に比例することから，哺乳類の求心性神経線維をその大きさの順序に分類した I，II，III 群はその伝導速度にも対応している．

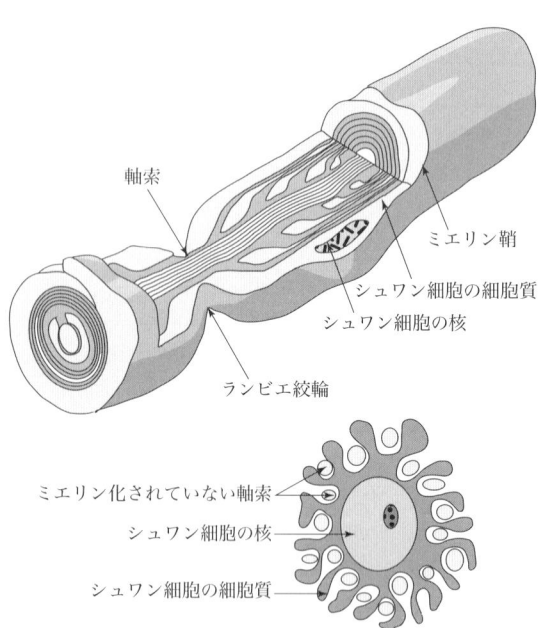

図 1.28 一つのシュワン細胞の周りに複数の軸索が存在する様子
[J. E. Hall, "Guyton and Hall textbook of medical physiology, 12th ed.", p. 67, Saunders (2011) から Chloé Okuno により改変]

1.4 軸索のイオンチャネル

1.3節で記述した活動電位は，ニューロンの膜に存在するイオンチャネルを通過するNa^+電流やK^+電流によって引き起こされることが示されたが，これらイオン電流はチャネルとよばれる特異的な通路を通って膜内外を移動していることが次第に明らかにされた．とくにNa^+電流とK^+電流を通過させる通路は，それぞれNa^+チャネルおよびK^+チャネル（遅延性K^+チャネル）とよばれている．これらは，タンパク質によってできているサブユニットが少数個集合して構成されており，分子生物学の発達や電子線構造解析などの適用ともにその詳細な構造が次第に明らかにされてきた．本節では，活動電位の発生のもととなっているこれらイオンチャネルの性質を述べるとともに，どのようにしてこれらのチャネルの開状態と閉状態の間の遷移（ゲーティングのカイネティクスとよぶ）によって活動電位が引き起こされるかを示す．

1.4.1 パッチクランプ法と活動電位

ニューロンから電気信号を記録するための方法として電位固定法や細胞内電位記録法が論じられてきたが，ニューロンの電気現象の基本単位となっているイオンチャネルの生理学的性質を研究するための方法としてパッチクランプ法（patch clamp method）が開発された．1.5.1項でこの方法の詳細な記述を行っているので，ここでは簡単に述べる．この方法の基本原理は，電位固定法の一変形であり，膜に存在するイオンチャネルを通過する電流を膜の両側にかかる電位を一定に保ったままで測定する方法である．一般にこのパッチクランプ法には種々の記録方法があるが，もっとも特徴的な二つの点は，① 1個のイオンチャネルを流れるイオン電流を直接測定できることである．これによって，活動電位やシナプス電位などのニューロンで発生する巨視的な電気信号を構成している最小単位に相当するシングルチャネル電流を実験的に測定することが可能である．② また，このことは，高分子タンパク質で構成されているイオンチャネルの構造変化（コンフォメーション変化）とそれに伴う機能的変化の関連を直接オンラインで測定できるという意味でも画期的な実験方法である．

パッチクランプ法が開発された経緯は，電気生理学発展の歴史的な流れの中での自然で必然的な結果である．すなわち，1950年代から1970年代にかけてKatzやHodgkinとHuxleyらによりシナプス電位や活動電位の発生メカニズムが定量的に明らかにされ，これらは膜を横切って流れるイオン電流に起因することが明らかになってきた．このイオン電流もさらに異なるイオン種，たとえばNa^+やK^+などのイオン種の電流によって構成されていることも明らかにされた．また，Toshio Narahashi（楢橋敏夫，1927〜2013）は，フグ毒テトロドトキシン（TTX）がNa^+電流を選択的に阻害していることをカエル筋細胞で発見していた．彼は当時発表されたばかりのHodgikin, HuxleyとKatzの論文に出会って電位固定実験によって確証する必要を感じていた．その後米国のDuke Universityにおいてこの実験技法の専門家であるJohn W. Moore（ムーア，1920〜）の力を借りて，市場で買ってきたロブスターの巨大軸索にTTXを作用させる薬理学的実験を行った．活動電位を構成するNa^+電流が独立にブロックされることから，このイオンのみを通過させる特異的な通路（チャネル）の存在を直接実験的に示唆したこの論文は，イオンチャネルの新しい時代へのマイルストーンとなる論文であった（1964年発表）．さらにKatzが行ったアセチルコリン（ACh）受容体に関するノイズ解析を米国，University of Washington（現Salk Institute）のCharles F. Stevens（スティーブンス，1934〜）らが，電位固定して得られる定常電流のACh受容体のノイズ解析へと発展させた実験を行い，1個のチャネルを流れる電流値が間接的に求められた（1.5.1項a参照）．

このような歴史的な流れの中で，UCLのKatzの研究室で博士研究員としての研究経歴をもつBert Sakmann（サックマン，1942〜）と，Stevensの研究室で研究を行った経験をもつErwin Neher（ネーヤー，1944〜）の2人のドイツ人により，除神経した骨格筋の膜に存在するACh受容体の活性化に伴うシングルチャネル電流が1976年にはじめて記録された．以後，彼らの共同研究者も加わり次第に改良も加えられ1982年に一応の完成をみた（1.5.1項a参照）．とくにこれら共同研究者には，小脳皮質プルキンエ細胞を中心とするニューロンの電気生理学にホールセル・パッチクランプ法を適用し一連の業績をあげたAlain Martyなどが含まれている（1.3.4項b参照）．彼らはこの実験で，プルキンエ細胞の細胞体にパッチパイペットを当てて電位固定を行った．しかし，この実験には樹状突起先端まで正確に電位固定が行われていない可能性があり，Marty自身，理論的にプルキンエ細胞を研究していたベルギー，University of AntwerpのErik de Schutterなどとともにこの電位の広がりなどの理論的検討を行った．

1.4.2 遅延性 K$^+$ チャネルと Na$^+$ チャネル

a. 遅延整流性 K$^+$ チャネルと活動電位

　一般に目的とする特定のイオンチャネルの特性を調べるためには，膜に存在するほかのイオンチャネル(Na$^+$ チャネル，Ca^{2+} チャネル，Cl$^-$ チャネル)からこのチャネルのみを機能的に分離して調べる必要がある(たとえば，Na$^+$ チャネルの働きを抑えるためには TTX を加えて実験を行うなど)．このような条件下で図 1.29 のように，インサイド・アウトのパッチクランプ条件下において切り取られた膜部分に1個の遅延整流性 K$^+$ チャネルのみが存在する場合を考える．このとき電極内(細胞膜外側)と電極外側(細胞膜内側)の K$^+$ 濃度は，それぞれ 2.5 mM，140 mM とする．今，膜の保持電圧を -100 mV としておき，次に 0 mV へのテスト電位へジャンプさせるとする．最初の保持電位では電流は記録できないが，電位をジャンプさせると外向き電流(シングルチャネル電流)を記録することができる．この外向き電流は矩形波の形をしており，図で上向き方向である．上向きはチャネルの開状態に，下向きは閉状態に対応している．

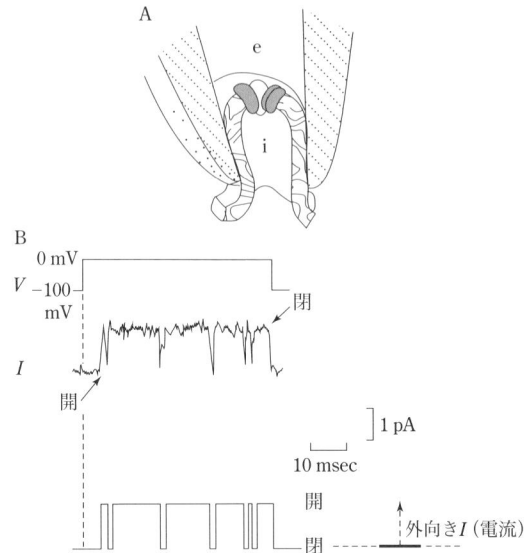

図 1.29 インサイド・アウトによる K$^+$ チャネルを通過するシングルチャネル電流記録
A：インサイド・アウトモードによる K$^+$ チャネルからの電流記録．e は細胞膜外側，i は細胞膜内側を示す．B：-100 mV から 0 mV への電圧ジャンプによって記録されるシングルチャネル電流記録．
[D. Tritsch, *et al*., "Physiologie du neurone", p. 166, Edition Doin (1998) をもとに Chloé Okuno により作図]

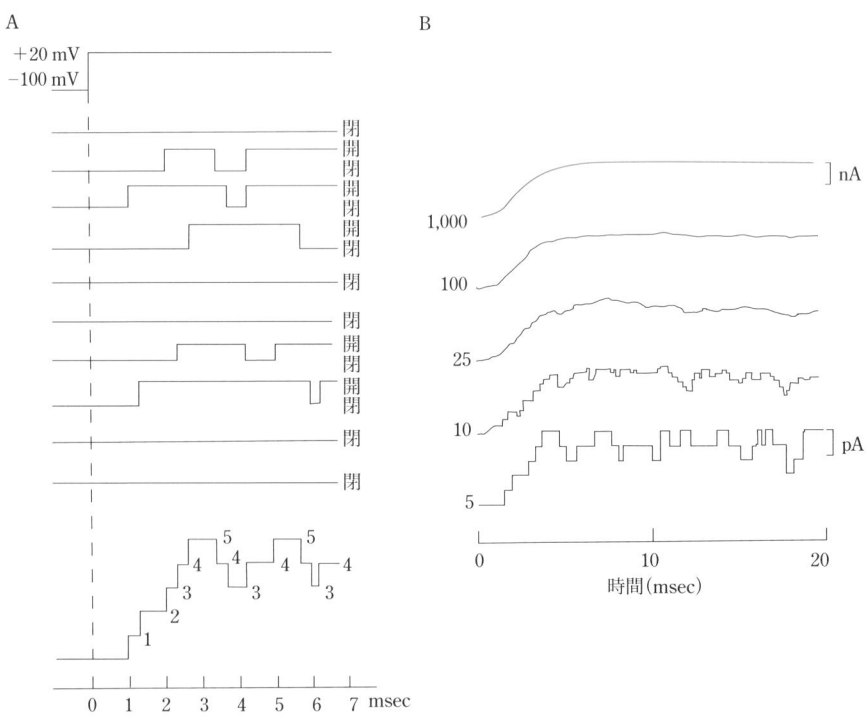

図 1.30 遅延性 K$^+$ チャネルのシングルチャネル電流の加算
A：-100 mV から $+20$ mV へのジャンプに対するシングルチャネル電流とその加算．B：多数回のジャンプによる加算電流の時間経過(下から 5, 10, 25, 100, 1,000 回の加算)．
[D. Tritsch, *et al*., "Physiologie du neurone", p. 172, Edition Doin (1998)]

同じ条件下でこの実験を繰り返すとシングルチャネル電流が毎回記録されるが，このときこのシングルチャネル電流に関していくつかの特徴が見出される．① シングルチャネル電流値はいつもほぼ同じ一定の値をとる．② チャネルが開いている時間（開口時間）は変動する．③ 保持電圧の開始時間からチャネルが開くまで，一定の法則に従う時間的な遅れが存在する．

1回の電位ジャンプによるシングルチャネル電流記録を得ることができたが，この電位ジャンプを N 回行うと Hodgkin と Huxley がヤリイカ軸索で記録した巨視的な電流 I_K を得ることができる（1.3.2項a参照）．今，膜の保持電圧を -100 mV としておき次に $+20$ mV へと電位をジャンプさせると，チャネルの開口に伴い外向きの矩形波電流が流れる．これをたとえば図1.30 A のように10回繰り返すことで，ほぼ毎回チャネルの開口に伴って上向きシングルチャネル電流が測定される．これらを加算することで，上向きの加算された電流が得られ，この N 回のジャンプを10回から，25回，100回，さらには1,000回と多数回与えることにより S/N 比は向上し，得られる加算電流はより滑らかなものとなる（図1.30 B）．

この加算された巨視的電流の時間経過は，Hodgkin と Huxley がヤリイカの電位固定実験で得た K^+ 電流と同じ時間経過をとる．

N 個の K^+ チャネルが細胞膜全体に含まれているとすると

$$I_K(V) = i_K \times p(t) \times N \quad (1.20)$$

$p(t) \times N$ は定常状態で開いているチャネルの数となる．このとき $p(t) = p_o$ とする．

さらに K^+ チャネルを流れるシングルチャネル電流 i_K に関しては以下の関係がある．

$$i_K(V) = \gamma_K \times (V - E_{inv}) \quad (1.21)$$

ここで，γ_K はシングルチャネルコンダクタンス，V はテスト電位，E_{inv} は反転電位，$i_K(V)$ はシングルチャネル電流である．

上の二つの式より，細胞レベルでは

$$I_K(V) = \gamma_K \times (V - E_{inv}) \times p_o \times N \quad (1.22)$$

が得られるので，

$$I_K(V) = g_K(V) \times (V - E_{inv}) \quad (1.23)$$

より，

$$g_K(V) = \gamma_K(V) \times p_o \times N \quad (1.24)$$

となる．

b. Na^+ チャネルと活動電位

Na^+ チャネルのシングルチャネル電流は，1980年に Sigwarth と Neher によりラットの培養筋細胞から最初に記録された．このときも K^+ チャネルの場合と同様に，インサイド・アウトコンフィグレーション（モード）によりパイペット内に脱分極性パルスを加えることで内向き（細胞内側）として記録された．図1.31 B において，今保持電圧を -100 mV とすると，このときチャネルは閉状態にある．次に膜電位を 0 mV へ

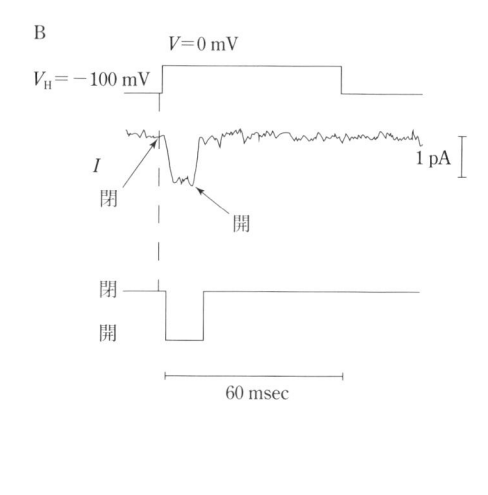

図1.31 Na^+ チャネルへの脱分極性パルスは，Na^+ チャネルを通過する内向きシングルチャネル電流を示す
A：インサイド・アウトモードによる Na^+ チャネルからの電流記録．e は細胞膜外側，i は細胞膜内側を示す．B：保持電圧を -100 mV から 0 mV へジャンプさせた場合に，Na^+ チャネルの開口に伴って記録されるシングルチャネル電流．C：Na^+ チャネルは電位に応じて少なくとも三つの状態をとる．

［D. Tritsch, *et al.*, "Physiologie du neurone", p. 117, Edition Doin（1998）をもとに Chloé Okuno により作図］

ジャンプさせると，内向き矩形波が脱分極パルスのオンセットとほぼ同時に現れる．しかし，ある一定の時間を経過した後にはこの内向き矩形波は流れなくなり，電位を 0 mV に保持したままでも流れない．これは Na^+ チャネルが不活性化状態になり回復しないことを示している．このことから，Na^+ チャネルは開状態，閉状態，不活性化状態の三つのコンフォメーション状態をとることを示している．

ここで，この記録で細胞内外の Na^+ 濃度をそれぞれ 14 mM と 140 mM にしておき，ジャンプ後のテスト電位を順次 -20 mV，0 mV，$+20$ mV，$+50$ mV と変化させると，シングルチャネル電流は脱分極とともにリニアーに減少していき，$+50$ mV 付近で反転することが観察される．これは，ネルンストの式で計算される Na^+ の平衡電位である $+58$ mV にほぼ等しい．このわずかな平衡電位と反転電位のずれは Na^+ チャネルが Na^+ 以外のイオンに対しても透過性をもつことを示している．一連の実験から種々のイオンの透過性の順番として以下の結果を得た．

$$Cs^+ < K^+ < NH_4^+ < Na^+ < Li^+$$

Na^+ チャネルにおいても，K^+ チャネルと同様に 1 回の脱分極性ジャンプでは単一のシングルチャネル電流しか記録できないが，N 回のジャンプを繰り返し，1 回のジャンプごとに得られたシングルチャネル電流を平均加算すると，その電流の時間経過はヤリイカ軸索で Hodgkin と Huxley が電位固定化に記録した Na^+ 電流と同様な時間経過のものが得られる（正確にはテトラエチルアンモニウム(TEA)存在下で K^+ 電流を抑制した条件下）．すなわち細胞が互いに独立で同じ性質をもつ N 個のチャネルを含んでいる場合，1 回の電位ジャンプを加えたときに得られる全電流と同じ大きさになる．今，時刻 t でチャネルが開状態にある確率 $p(t)$ は，時刻とともに二相性に変化する．もし膜が N 個のチャネルを含んでいる場合，細胞における全電流は，

$$I_{Na}(t) = i_{Na} \times p(t) \times N \qquad (1.25)$$

ここで，$p(t) \times N$ は，時刻 t で開いているチャネルの割合である．

また，シングルチャネル電流 i_{Na} に関しては以下の関係がある．

$$i_{Na}(V) = \gamma_{Na} \times (V - E_{inv}) \qquad (1.26)$$

ここで，γ_{Na} はシングルチャネルコンダクタンス，V はテスト電位，E_{inv} は反転電位，$i_{Na}(V)$ はシングルチャネル電流である．

上の二つの式より，

$$I_{Na}(t) = \gamma_{Na} \times (V - E_{inv}) \times p(t) \times N \qquad (1.27)$$

という結果が得られ，細胞レベルでは

$$I_{Na}(t) = g_{Na} \times (V - E_{inv}) \qquad (1.28)$$

であるので，

$$g_{Na}(t) = \gamma_{Na} \times p(t) \times N \qquad (1.29)$$

となる．

Na^+ チャネルでは，上述のように保持電圧を一定の脱分極値にしておくと不活性化が起こり，内向き電流が時間経過とともに減少していく．しかし，ヤリイカの実験と同様に，プロナーゼにより細胞内部を処理すると膜が脱分極している間中，電流は減少せず不活性化が起こらなくなる(1.3.2 項 a 参照)．

1.4.3　Na^+ チャネルの薬理学

非常に多くのトキシンが Na^+ チャネルに対して報告されている．とくにグアニジン基をもつ TTX とサキシトキシン(STX)は，最初からその作用が知られていた．前述の 1964 年の栖橋敏夫の実験で明確にその作用が示されて以来，中枢神経系や末梢神経系のニューロンにおいてもその作用は確認された(1.4.1 項参照)．

Benoit らは，末梢神経系における Na^+ チャネルの作用の例として，カエル有髄線維のランビエ絞輪におけるこのイオンチャネルのブロックの作用を電位固定法によって示した(図 1.32 A)．この実験では，最初の保持電位は -70 mV で，その後 -120 mV へ 50 msec 保持した後，脱分極性に 0 mV へと電位をジャンプさせた．これによる内向き電流が図 A(a)である．灌流液に 3 nM の TTX を加えて灌流し，同様の電位固定プロトコールを実施すると，図 A(b)のように Na^+

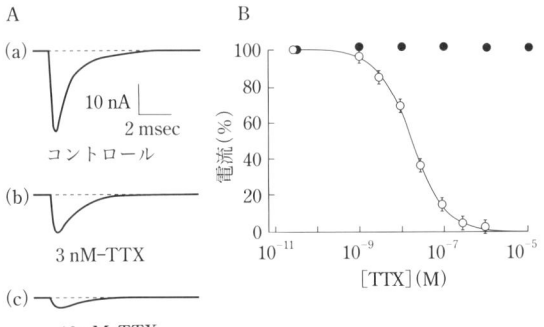

図 1.32　テトロドトキシン(TTX)の Na^+ チャネルに対する役割
A：膜電位を -70 mV に保持し，その後 0 mV へジャンプさせると内向き電流が記録できる．3 nM の TTX によってピークの電流値が減少し，10 nM の TTX によりほぼ完全に消失する(カエル有髄線維ランビエ絞輪からの記録)．B：Na^+ チャネルの II 型タイプサブユニット(○)と E387Q の突然変異体(●)を発現させたアフリカツメガエルから 2 本の電位固定実験法による．
[D. Tritsch, et al., "Physiologie du neurone", p. 184, Edition Doin (1998)]

電流の減少がみられた．さらに，TTX の濃度を 10 nM へと上昇させるとほとんどの Na$^+$ 電流が消失した（図 A(c)）．

Numa（2.5.2 項 a 参照）らは，アフリカツメガエルの卵母細胞にタイプ II の Na$^+$ チャネルをコード化する mRNA を注入して発現させ，この TTX の濃度と Na$^+$ 電流の関係から用量反応曲線を描いた（図 1.32 B）．さらに，このチャネルのタンパク質を構成する 387 番目のグルタミン酸をグルタミンで置換した突然変異体（E387Q）をコード化する mRNA を卵母細胞へ注入し，TTX の濃度を変化させて用量反応曲線を求めた結果，TTX の作用はすでに消失していることが観察された（図 1.32 B の黒丸）．

図 1.33 は，上記実験で用いたアフリカツメガエルの卵母細胞（oocyte）に受容体やイオンチャネルタンパク質をコード化している mRNA（細胞質へ注入）や cDNA（細胞核へ注入）を注入する実験方法を示している．一般に卵母細胞は 3 層の膜に覆われているので，第 1 層膜（follicular cell layer）を酵素処理（コラゲナーゼ）によって除去し，先端がシャープなガラスパイペットによって mRNA や mDNA を注入する．この注入後数日で第 3 層膜の plasma membrane（細胞膜）に受容体やイオンチャネルが発現してくる．この時点で，2 本のパイペットを利用した電位固定法（2-electrode voltage clamp method）により，生理学的および薬理学的実験を行うことが可能である．この段階では卵母細胞は，第 2 層膜の vitellin envelope と第 3 層膜の plasma membrane に覆われている．第 2 層膜の vitellin envelope は薬物を透過させることができる．さらに

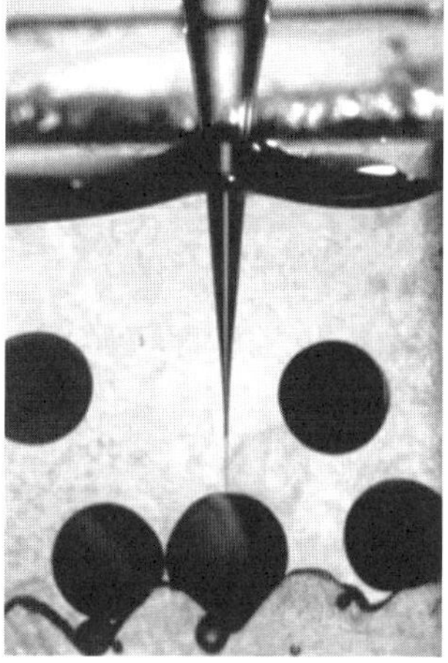

図 1.33 アフリカツメガエルの卵母細胞（oocyte）に遺伝子（mRNA や cDNA）を微小パイペットで注入する実験
［九州大学　生体物理化学研究室　ホームページ http://www.biology.kyushu-u.ac.jp/~biophys/2research.html］

シングルチャネル電流記録を行う場合は，高張液に卵母細胞を浸した後，手術用ピンセットなどで機械的に vitellin envelope を除去し，plasma membrane に対してパッチクランプ実験を行うのが一般的である．また cDNA を核に注入する場合，盲目的に行うため，核が偏在している動物極に対して注入用パイペットを刺入する．一般的にうまく核内へ注入できる確率は 10～20% 前後である．さらに卵母細胞に遠心力をかけて，細胞核を一方向に移動させた後，核に注入する方法もあるが（Colquhoun との私信），この場合卵母細胞がダメージを受けて後の実験がうまくいかないことがある．また，cDNA の核への注入による方が，mRNA の細胞質への注入によるよりもタンパク質の plasma membrane への発現量が一般に高くなるので，チャネル発現密度も大きくなり，シングルチャネルの実験などに適している．

1.5　イオンチャネル一般論

ここまでイオンチャネルに関して随時説明を行ってきたが，ここでまとめてイオンチャネルに関して記述する．歴史的には，1952 年に発表された Hodgikin と Huxley による活動電位発生のメカニズムに関する一連の実験において Na$^+$ チャネルと K$^+$ チャネルのアイデアが生まれてきた．また，1964 年の Narahashi らの実験により独立にこれらのイオンチャネルが存在することが示された．さらに，1950 年代から行われた Katz のグループによる神経筋接合部の実験からニコチン性 ACh 受容体がイオンチャネルの性質をもっていることも予想されていた．最終的に 1976 年の Sakmann と Neher により除神経をした筋細胞表面膜から ACh 受容体チャネルのシングルチャネル電流が直接記録されたことでイオンチャネルのアイデアが分子的実体として実験的に証明された（1.4.1 項参照）．

このように電気生理学的研究から生理学的なイオンチャネル（電位依存性とリガンド依存性受容体チャネル）に関する知見が次第に解明されてきた．さらに同時に発展してきた分子生物学的手法によりイオンチャネルを構成するアミノ酸の一次配列が明らかにされ，三次元構造の推測，遺伝子工学的手法による詳細なアミノ酸配列の寄与とその機能（孔を形成する分子構造，イオン選択性，透過率，ゲーティング機構など）に関する知見が得られた．またイオンチャネルの立体構造に関しては，結晶を回折する X 線や電子顕微鏡によるイメージング技術をチャネルタンパク質の構造解析に応用することで，その構造がある程度正確に明らか

1.5.1 イオンチャネルの分子的実体

a. 機能面からの研究（パッチクランプ法によるシングルチャネル電流記録）

Katzのグループの一連のカエル縫工筋の神経筋接合部におけるシナプスの電気生理学的実験により、化学物質を神経伝達物質とするシナプス伝達の仕組みが次第に明らかにされていった。この一連の実験で、1970年から1972年にかけてKatzは、終板のコンダクタンスに起因するAChノイズを発見した（図1.34）。さらに細胞内電位記録によってシナプス後部に存在する受容体とACh分子の相互作用により生じる定常電圧雑音を解析し、これらの電圧雑音は、1個の分子レベルの「チャネル（channel）」か「ゲート（gate）」の開閉に起因している可能性を指摘した。このとき彼らは、シングルチャネルコンダクタンスとして約100 pSのオーダーであると推定した。またこの素過程は、AChエステラーゼを阻害しても変化がないことも示した。さらに1973年にC. R. AndersonとC. F. Stevensは、同じ標本の電位固定実験から終板電流のゆらぎがACh受容体チャネルのランダムな確率的な開閉に

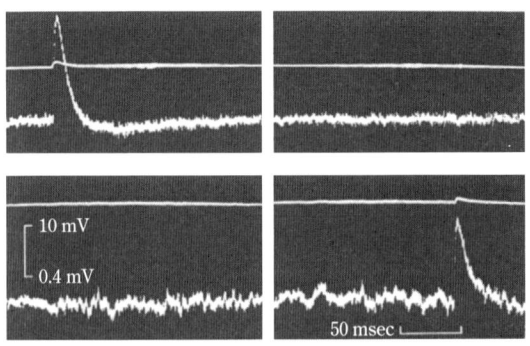

図 1.34 カエル縫工筋からの細胞内電位記録によるAChノイズ
各パネルの上部トレースはゲインが低い場合で、下部のトレースはゲインが高い場合。上部パネルはコントロール実験、下部パネルはAChを微小電極で投与した場合のACh分子とACh受容体結合による受容体チャネルの開閉に伴うノイズの上昇を示す。

［B. Katz, R. Miledi, *J. Physiol.*, **224**, 665 (1972)］

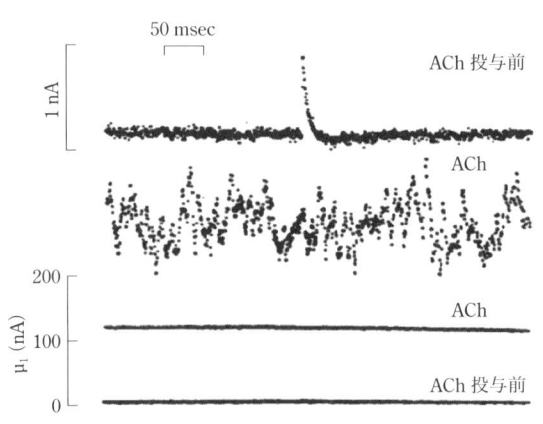

図 1.35 グリセロール処理を施した筋肉線維の終板部位に2本の記録電極を挿入した電位固定実験
上の2個のトレースは、AChを電気泳動的に与える前と与えた後の電位固定下で測定した高ゲインで得られた終板電流（root mean square noiseが0.07 nAから0.25 nAへと増大している）。下の2個のトレースは、同じAChを電気泳動的に与える前と与えた後の電位固定下で測定した低ゲインで得られた終板電流（終板電流が120 nA生じている）。

［C. R. Anderson, C. F. Stevens, *J. Physiol.*, **235**(3), 655 (1973)］

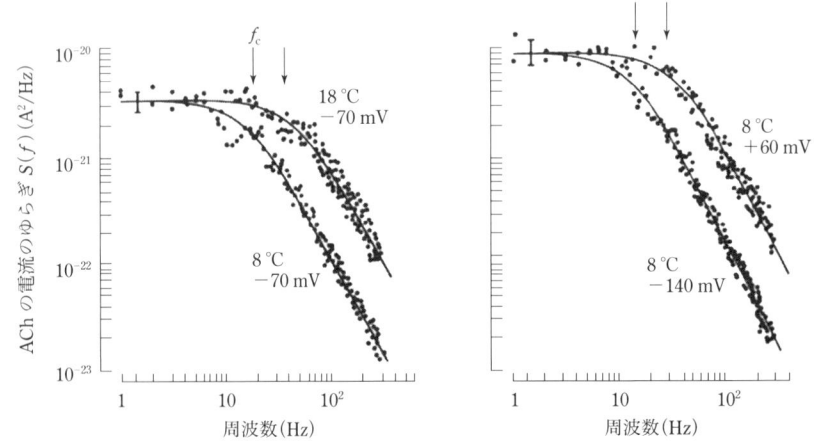

図 1.36 終板電流の定常ノイズ解析
電流分散を周波数に対してlog-logでプロットしたグラフ。理論的な曲線はローレンツ曲線であり、矢印はcut-off周波数を示している。標本の温度と固定電位の上昇に対して、この周波数は増大する。cut-off周波数は、左図において17.9 Hz（温度 8 ℃）、49.2 Hz（温度 18 ℃）、右図において12 Hz（固定電位 −140 mV）、34 Hz（固定電位 +60 mV））。

［C. R. Anderson, C. F. Stevens, *J. Physiol.*, **235**(3), 655 (1973)］

起因することを示し，同時にこの受容体チャネルのコンダクタンスの値を $2\sim3\times10^{-11}$ S であると推定した（図1.35）．ACh による電流を高速フーリエ変換 (fast Fourier transformation：FFT) した周波数に対してプロットするとパワー・スペクトルが得られ，これは理論的にローレンツ曲線にフィットされることが知られている（スペクトル解析）．このとき，緩和時間は $\tau=1/(2\pi f_c)$ となり，ローレンツ曲線のコーナー周波数 f_c と関係付けられる．したがって，このコーナー周波数を実験で求めることで，ACh 受容体チャネルの開閉のゲーティングに伴う緩和時間が得られる．このコーナー周波数は，測定している温度と電位固定を行っている電位に依存して増大することが報告されている（図1.36）．ここでアゴニストが受容体に結合し，その次に受容体のコンフォメーション変化が起こるという2段階によってイオンチャネルの活性化が起こるが，この二つのステップを区別できないので，ノイズ解析で求めている時定数の解釈が困難であった．そこでこの実験では，アゴニストの結合はコンフォメーションの変化よりかなり速いと仮定して，ノイズ解析で求めている時定数はチャネルの平均の開時間に等しいと推定した．その結果緩和時間ではシナプス電流の減衰相の時定数に等しいことを示した．

このような研究を背景として Katz の研究室で研究を続けていた Sakmann は，Katz らとのディスカッションから，シングルチャネルを通過する電流の形状を求めることがシナプス生理学におけるもっとも重要な課題であると考えるようになった．その後，ゲッチンゲンへ戻った Sakmann は，人工膜でシングルチャネル研究を行っていた Neher と研究を開始した．1975年，神経線維を切断した後の除神経後過敏症によりシナプス後部以外にも ACh 受容体が発現している筋肉膜から，セルアタッチト・モードのシングルチャネル電流記録法によって，ACh 受容体の開閉に伴って流れる矩形波状の微小な電流をはじめて直接記録した．このときのパイペットの先端の直径は $1\sim2\ \mu m$ で，細胞膜とのシール抵抗は $100\ M\Omega$ であった（1976年に論文として発表）．その後の数年間は，アーチファクトを制御できるようにし，シール抵抗を $1\ G\Omega$ に上昇させて安定な記録が行えるようにするなどの目的のために費やされた（図1.37）．この実験は，イオンチャネルというタンパク質から構成される単一のチャネルの構造変化に伴う機能をオンラインで測定したという画期的な実験である．この実験によりイオンチャネルは，膜の両側のイオン種とその濃度が決まるとチャネルが開いている間ある一定の大きさで電流が流れる矩形波

の形状を示すことが明らかになった．これによって神経筋接合部で電位固定下に記録される巨視的なシナプス電流は，これら微小な1個のチャネルを流れる矩形波状の電流を多数加算した結果得られることが証明された．

また1.4節で詳しく説明したように，Na^+ チャネルや K^+ チャネルのような電位依存性イオンチャネルにおいてもこれらのチャネル1個を流れる電流は同様に

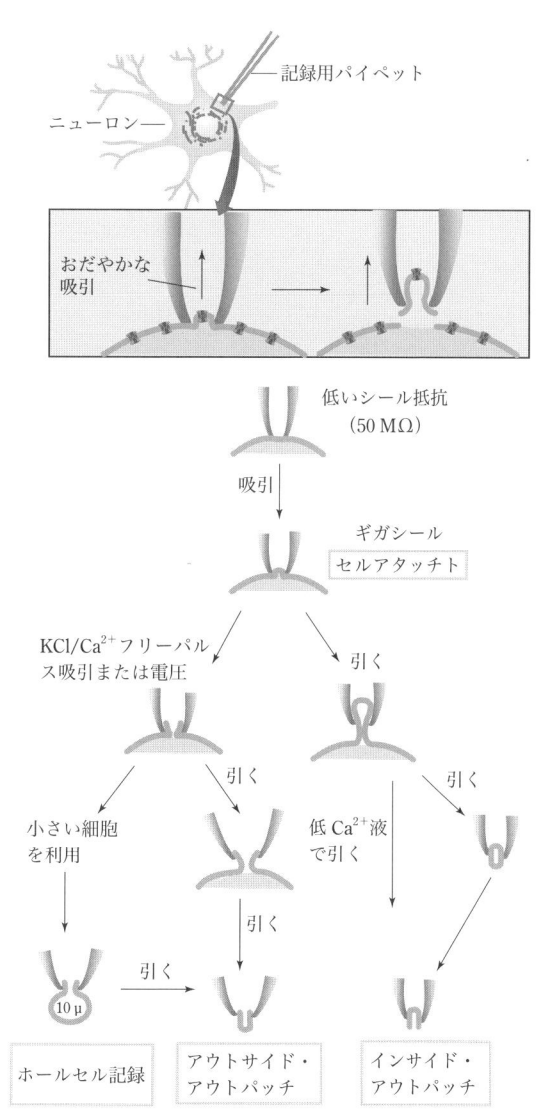

図1.37 パッチクランプ法の開発と，パッチクランプ法におけるさまざまなコンフィグレーション
（上）ニューロンの細胞体にガラスパイペットを当てギガシールを形成した後，パイペットを引くと，インサイド・アウトモードのシングルチャネル記録ができる．（下）細胞膜とパイペット先端にギガシールを形成した状態を出発点として，多様なパイペットおよび細胞膜のコンフィグレーションを示している．
[O. P. Hamill, *et al.*, *Pflugers Archiv.*, **391**, 85 (1981) から Chloé Okuno により改変]

矩形波の形状をしていることがその後の実験で明らかにされ，中枢神経系を含むすべての生体系での巨視的な電気現象が，このイオンチャネルの多数のアンサンブルによって構成されていることが明らかになった．

これらのイオンチャネルの開閉は種々の生理学的要因の影響下にあり，またそのゲーティングのカイネティクスは確率論的振る舞いをすることから解析には数学的手法も必要とされる．この定量的解析は，英国の David Colquhoun（コフーン，1936～）と Alan Hawkes（ホークス，1938～）を中心に行われその一般的手法が確立された（2章引用文献5））．

このように，英国の生理学のスタイルは実験結果に基づいてこれを定量的に表現し，さらに一般原理へとまとめるところに特徴があるといえる．生理学分野に限定しなくとも，ファラデーらの実験結果をまとめたマックスウェルの電磁方程式やティコ・ブラーエやケプラーの結果を一般化したニュートン，原子核物理の実験結果を原子模型へと発展させたラザフォード，膨大な観察結果から進化論を提唱したダーウィンなどもそのような特徴があるといえるのではないか．

b. X線解析や電子顕微鏡によるニコチン性ACh受容体構造解析（Unwinらの研究）と分子生物学的方法による構造と機能解析（Numa，Sakmannによる研究）

前項で述べた機能を研究するためのシングルチャネル電流記録とその解析法に加え，イオンチャネルの構造に関する研究が生化学的方法や分子生物学的方法を用いて行われてきた．さらには，電子顕微鏡などで直接可視化し同時にその生理学的な機能変化に伴う構造変化を得ようとする試みが行われた．

1995年に英国，University of Cambridge の Nigel Unwin（アンウイン）は，ニコチン受容体の三次構造解析にシビレエイ（*Torpedo marmorata*）の電気器官に高密度に存在するニコチン性ACh受容体を利用した．電気器官から受容体の単層構造をつくり，さらにこれからチューブ状結晶を作製して受容体が整列した標本をつくった．これを電子顕微鏡で画像解析を行ってその構造を推測した．その結果4Åの分解能でこの受容体の立体構造を可視化することが可能になった（図1.38）．

さらに彼は引き続いて，AChの受容体への結合部位に関する知見や開口したチャネルの可視化に成功した．これらの可視化による方法により一連のコンフォメーション変化が示された．閉状態の受容体の細胞外領域にある結合部位にアゴニストが結合すると，こ

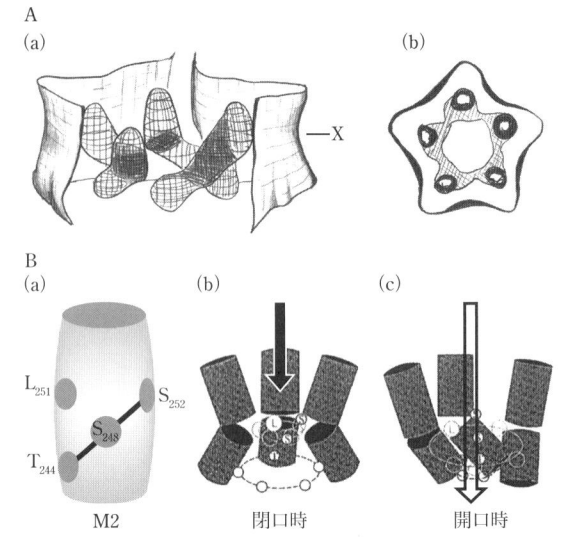

図1.38 AChの結合によって開口状態にある受容体の電子顕微鏡による構造解析

A：(a)開口状態にあるチャネル．黒の網線で表された膜貫通セグメント（M2）のヘリックス構造が3個示されている．(b)(a)のxの平面で切断した断面図．チャネルが開いているときのM2セグメントを黒で表し，閉じているときを灰色で示している．

B：(a)M2セグメントを示す図．L251，S252，S248，T244の部位を示している．M2セグメントは細胞膜付近の位置において「く」の字の構造をもつ．L：ロイシン残基，S：セリン残基，T：トレオニン残基．(b)チャネル閉口時における孔の部位を示す図で，M2セグメントが「く」の字に折れ曲がってチャネルの孔をふさぐような構造をとっている．(c)チャネル開口時における孔の部位を示す図で，M2セグメントの「く」の字部位がねじれることにより，L（ロイシン残基）が飛び出し，T（トレオニン残基）がチャネル軸に接近してチャネル孔の内径が大きくなる．

[N. Unwin, *Nature*, **373**, 37 (1995) を引用改変]

の部分が回転する．その結果，チャネルを取り囲む直径6.5Åのαヘリックスを形成しているM2貫通領域の「く」の字状の関節部が同時に回転し，「く」の字のでっぱり部分が90°内側に折れ曲がる．これによって，チャネルの孔の部分が広がり開状態となる（図1.38参照）．このメカニズムはその後さらに詳細に解析が行われた．すなわちαサブユニットの細胞外に出ているポケット部位にACh分子が結合すると，細胞外部位の内側に存在するβシートが10°回転する．この内側のβシートの最初の二つのストランド間（β1/β2）にはバリンが保存されており，M2セグメントの上部末端との間にソケット構造で相互作用をし，これがM2セグメントを回転させる．これによって水和した状態でもイオンが通過できるように孔の部分が広がる（図1.39）．

次にαサブユニットにACh分子が結合したままの状態で，シナプス間隙側にある内側のβシートがさらに10°回転すると，上記の二つのストランド間（β1/

1.5 イオンチャネル一般論

子径(7 nm)などその大まかな分子的実体が次第に明らかにされた．さらに界面活性剤によって，受容体は異なる4種類のサブユニットで構成されており，それぞれの分子量が38，49，57，64 kDa であることが明らかにされた．

1.5.2 イオンチャネルの構造と機能の多様性

a. 一次構造の多様性

（ⅰ）Na^+ チャネル　前項のように，ACh 受容体の cDNA クローニングの結果からこのチャネルに関する構造が解明された．同様の方法を利用して種々のイオンチャネルの一次構造が明らかにされ，さらにこの情報に基づいてこれらの膜内でとる三次元的構造に関する知見も得られた．電位依存性 Na^+ チャネルの構造は，電気ウナギ(*Electrophorus electricus*)から TTX やサキシトキシン(STX)などの親和性の高いトキシンを利用して単離され，さらにその後脳や骨格筋からも同様に単離された．1,832個のアミノ酸配列よりなる主要サブユニットであるαサブユニット(260 kDa)で構成され，このαサブユニットは6回膜貫通セグメント(M1〜M6, 図1.40で S1〜S6に相当)を一つの単位としてそれらが4回(Ⅰ〜Ⅳ)繰り返しているドメイン構造をもち，一つのサブユニットを形成している(図1.40)．また P ループ構造(P領域, M5-M6 リンカーともいう)とよばれる構造が M5 と M6 セグメント間を連結している．N 末端も C 末端も細胞内に面して存在しており，各繰返し構造のうちの M5 および M6 セグメントと P ループ構造が孔を形成している部分の内側に向いている．この孔を形成する P ループ構造に TTX などのチャネルブロッカーが作用してイオンの流れを遮断している．Na^+ チャネル孔の大きさは 3Å×5Å 程度である．したがってこのチャネルのイオン選択性は，Na^+ が1個の水分子のみによって水和されることで決まってしまう．このチャネルの入り口に位置する4個のアミノ酸残基の電荷の総和は−1である．K^+ は Na^+ より直径が大きく，孔の短い方向の入り口を通過しにくく，結果として透過性が高くない．さらに Na^+ チャネルの不活性化の状態は，細胞内からボール状(ball and chain model)の構造がイオンチャネルをふさぐことでイオンの流れを遮断している．これにはドメインⅢとドメインⅣ間の結合部位が関与している．またαサブユニットの M4 セグメントは電位感受性に関与する部位であると考えられている．この M4 セグメントは，4個のドメインからなりアミノ酸配列の高い類似性を示し，膜貫通ヘリックスの各3番目の位置にプラスに

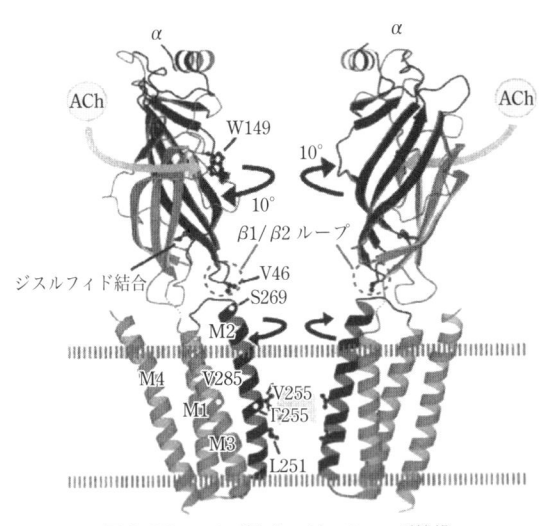

図1.39　ACh 受容体のゲーティング機構
ACh が結合するリガンド結合部位，細胞外αサブユニット内側のβシート，β1/β2のバリン残基と2番目のヘリックス末端の間にできたピンソケットなどの部位を示す．メカニズムの詳細は本文参照．
[D. Tritsch, D. Chesnoy-Marchais, A. Feltz 編，御子柴克彦 監訳，加藤総夫・小島比呂志・持田澄子 翻訳代表，藤吉好則・大谷 悟 補章執筆，"ニューロンの生理学", p. 720, 京都大学学術出版会(2009)]

β2)とバリンで形成されていた M2 セグメントとのソケット状結合部位が外れ，M2 セグメントは受容体に ACh が結合した状態でもチャネル孔が閉口した状態へと再び変化する．これが脱感作のメカニズムである．この(β1/β2)とバリンで形成されていた M2 セグメントとの接触部位にはセリン残基(S269)が存在するが，これがイソロイシンに置き換わるとこの結合が離れなくなり，結果として脱感作が起こらなくなる．これが，筋無力症として知られる病気の分子レベルでの原因と考えられる．

ニコチン性 ACh 受容体のカイネティクスの分子的基盤などに関しては，2.5.2項 b も参照されたい．

これらの結晶化による構造の可視化に関する研究は，その後 K^+ チャネルや Cl^- チャネルさらにはアクアポリン(水チャネル)や Ca^{2+} ポンプなどの広い範囲へ適用され成功を収めている．

このような結晶化した受容体を可視化しその構造と機能変化を調べる方法と並行して，生化学的・分子生物学的方法を利用して直接的にその構造を得ようとする試みも行われてきた．1970年以降，ニコチン性 ACh 受容体に非可逆的に結合するリガンドであるαブンガロトキシンを用いてこの受容体が精製された．この結果，このαブンガロトキシン結合部位を2箇所もつタンパク質であることや，分子量(250,000)，分

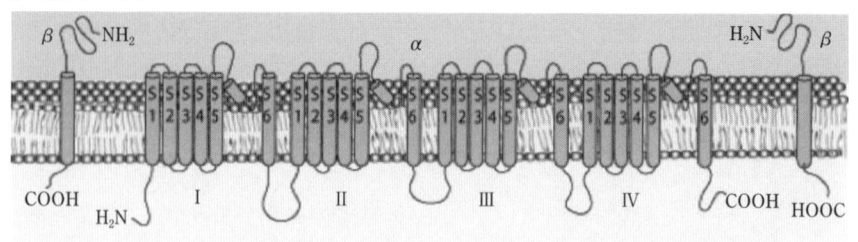

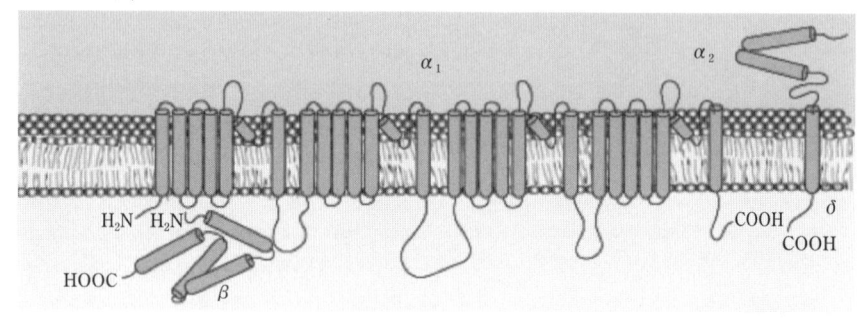

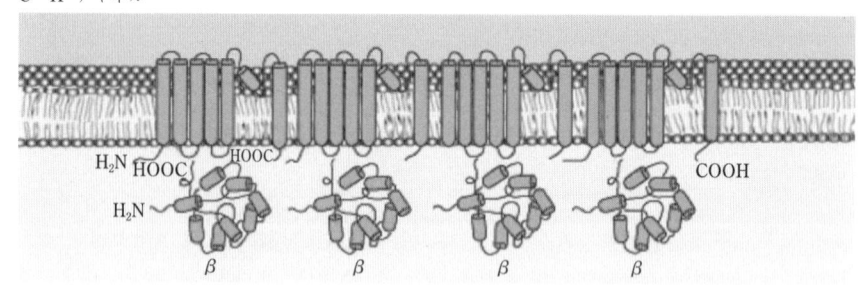

図 1.40 おもな電位依存性イオンチャネルの分子構造
[J. G. Nicholls, *et al.*, "From Neuron to Brain, 5th ed.", p. 87, Sinauer Associates(2012)をもとに Chloé Okuno により作図]

帯電したアルギニンとリシン残基をもっている．これはすべての電位依存性イオンチャネルに共通する特徴で，膜電位とチャネルの活性化に関連している．膜電位の変化によって，このセグメント全体が動く結果ねじれ，その結果チャネルが開く．

αサブユニットをコード化している遺伝子は現在 10 個が同定されている．すなわち $Na_V1.1$〜$Na_V1.9$ と Na_X で，これに対応するヒトの遺伝子は *SCN1A*〜*SCN5A*, *SCN8A*〜*SCNA11*, *SCN6A* である．この 1 個の大きなαサブユニットとこれに補助的なサブユニットであるβサブユニットが 1 個か 2 個一緒になって集合し，一つのチャネルを形成している．このβサブユニットはβ1〜β4 までが哺乳類の脳でみつかっており，約 33〜36 kDa である．その N 末端は大きく細胞外に突き出ており，C 末端は細胞内に面している．このβサブユニットの働きは，Na^+ チャネルのカイネティクスと電位依存性に関与している．またこのチャネルは翻訳が行われた後に糖鎖による修飾が行われる．

(ⅱ) Ca^{2+} と Ca^{2+} チャネル　ラテン語の石を意味する Calx から転じて石灰を意味する Calcsis が，Calcium の由来である．Ca^{2+} は生体において，骨の成分，ニューロンの脱分極，細胞内でのシグナル伝達，シナプス伝達におけるシナプス前末端からの神経伝達物質の放出過程や筋肉収縮など，多様な生理過程において重要な役割を果たしている．細胞内の Ca^{2+} 濃度は厳密な制御を受けており，細胞内の濃度は細胞外濃度(1〜2 mM)に対して約 10,000 分の 1 程度しかない．とくに，筋線維細胞内の Ca^{2+} の急激な濃度上昇が筋肉の収縮の分子的メカニズムに大きな役割を果たしていることを発見したのは，日本人の Setsuroh Ebashi(江橋節郎, 1922〜2006)である．1988 年夏，ヤリイカの実験や Osamu Shimomura(下村 脩, 1928〜)のオワンクラゲの実験(3.1.2 項 e 参照)などでも有名な

米国，Woods Hole の Marine Biological Laboratory において，この研究所の設立100年を祝うために多くのシンポジウムや特別セミナーが開かれた．このとき，Nagyrápolti Szent-Györgyi Albert（セント＝ジョルジ・アルベルト，1893～1986）を称える筋肉生理学に関する特別シンポジウムが開催され，世界中から筋肉生理学に貢献した著名な研究者が招待された．このとき，日本からは江橋節郎がただ一人招待されて英語で講演を行い，多くの国外の若い研究者に感銘を与えた．この夏は，同時にイオンチャネルに関するシンポジウムも開催され，B. Sakmann, C. M. Armstrong, A. Marty, A. Karlin, I. Levitan なども同時期大きく発展を遂げていたイオンチャネルの分野に関する重要な講演を行った．

細胞内の Ca^{2+} 濃度の制御は，Na^+/Ca^{2+} アンチポーターによって行われている．とくにニューロンにおいては，NCKX とよばれる分子が，Na^+ 4分子をニューロン内部へ組み入れ，同時に Ca^{2+} と K^+ を1個ずつ汲み出すことで細胞内の Ca^{2+} 濃度を一定に保っている．このように低濃度に保持されている条件下で，種々の生理過程に関与する Ca^{2+} は，おもに3種類の方法によって細胞内に流入する．最初の経路は種々のチャネルや受容体の活性化による流入である．さらに細胞内 Ca^{2+} ストアからの放出である．これは，放出のための受容体として IP_3 受容体を備えたものとリアノジン受容体を備えたものに区別できる．IP_3 受容体をもつ Ca^{2+} ストアからの Ca^{2+} は，細胞内のシグナル伝達に重要な役割を果たしている．

電位依存性 Ca^{2+} チャネルが関与する活動電位は，甲殻類の筋線維が Na^+ を含まない外液において活動電位を発生するという Fatt と Katz による報告から注目されるようになった．しかし，実験標本の問題やそのほかの生理学的問題（単離膜ではチャネルが失活するなど）によりその電気生理学的解析は遅れていた．1964年，University of California at Los Angeles の日本人 Susumu Hagiwara（萩原 進，1922～1989）と New York University の Ken-Ichi Naka（中 研一，1930～2006）によってフジツボの筋肉線維から Ca^{2+} による活動電位が記録された．また，通常の生理的条件下では細胞外と細胞内の Ca^{2+} 濃度勾配が大きいことにより，単純にネルンストの式で計算しても Ca^{2+} の平衡電位は+118 mV 近くあり，電気化学勾配が大きいため Ca^{2+}

表1.2 Ca^{2+} チャネルの特徴

タイプ	遺伝子	組織および生理機能	チャネルの性質		
			ブロッカーに対する感受性	閾値	コンダクタンス
L型	Ca_V1.1	骨格筋のT管 興奮収縮連関	ジヒドロピリジン Cd^{2+}	高	大
	Ca_V1.2	心筋，平滑筋，脳 興奮収縮連関			
	Ca_V1.3	感覚細胞，蝸牛細胞，腎臓 心臓のリズム制御			
	Ca_V1.4	視細胞，双極細胞 網膜における神経伝達物質放出	ジヒドロピリジン ジルチアゼム ベラパミル Cd^{2+}		
P/Q型	Ca_V2.1	シナプス前終末，プルキンエ細胞 脳と神経筋接合部での神経伝達物質放出	ω コノトキシンMVIIC Cd^{2+}		
N型	Ca_V2.2	神経細胞のシナプス前終末 脳と交換神経細胞での神経伝達物質放出 痛覚	ω コノトキシンMVIIC ω コノトキシンGVIA Cd^{2+}		
R型	Ca_V2.3	脳，心臓，精巣，脳下垂体 神経伝達物質放出 インスリン放出 長期増強	SNX-482 Cd^{2+} Ni^{2+}		中
T型	Ca_V3.1	脳，洞房結節 視床の振動	エフォニディピン エトスクシミド キュルトキシン Ni^{2+}	低	小
	Ca_V3.2	腎臓，肝臓，脳 痛覚 筋の発達			
	Ca_V3.3	脳 長期の発火			

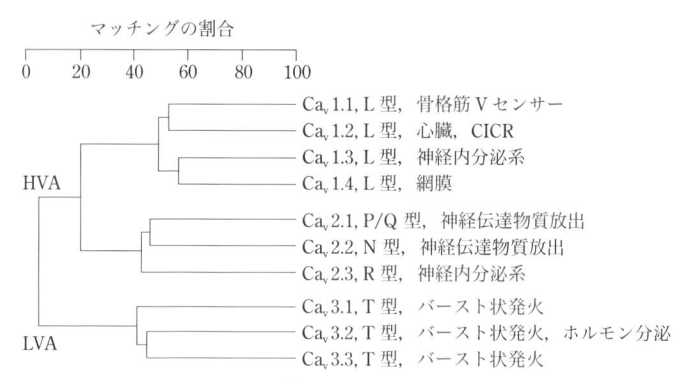

図1.41　Ca^{2+}チャネルのデンドログラム
［J. Kew, C. Davies, eds., "Ion Channels from structure to function", p. 105, Oxford University Press(2010)］

チャネルの開口によって容易にCa^{2+}が細胞内に流入しやすい．Ca^{2+}による活動電位は，心筋細胞や小脳プルキンエ細胞の樹状突起などで重要な役割を果たしている(1.3.4項b参照)．

Ca^{2+}チャネルは特異的ブロッカーであるジヒドロピリジン(dihydropyridine)を用いて精製された後，ほかのチャネルと同様にcDNAクローニングにより遺伝子が同定された．α_1サブユニットがメインであり，骨格筋，平滑筋，脳などから$Ca_V1.1$〜$Ca_V1.4$(L型)，$Ca_V2.1$〜$Ca_V2.3$(P/Q型：$Ca_V2.1$，N型：$Ca_V2.2$，R型：$Ca_V2.3$)，$Ca_V3.1$〜$Ca_V3.3$(T型)の合計10個が知られていて，3種類に分類されている．これらに相当するヒトの遺伝子は，*CACNA1S*, *1C*, *1D*, *1F*, *CACNA1B*, *CACNA1A*, *CACNA1E*, *CACNA1G*, *1H*, *1I*である．この3種類はそれぞれ少しずつ生理学的性質が異なっている．たとえばこの順番でシングルチャネルのコンダクタンスが小さくなる．またCa_V1，Ca_V2は，Ca_V3より活性化の膜電位の閾値が高い．表1.2にこれらCa^{2+}チャネルの特徴をまとめている．

このα_1サブユニットは，Na^+チャネルのαサブユニットと同じように，M1〜M6の6個のセグメントをもつ4個のドメインより構成されており，とくにM1とM6セグメントはNa^+チャネルのαサブユニットと相同性が高い(図1.40)．このα_1サブユニットだけでも機能的なチャネルは形成されるが，そのほかに補助的なサブユニットとしてα_2/δ，β，γの3個が存在する．α_2とδサブユニットは，それぞれ細胞外のサブユニットと膜を貫通しているサブユニットがジスルフィド結合でダイマー(α_2/δ)を形成し，βサブユニットは細胞内に位置し，γサブユニットは膜貫通サブユニットである．(α_2/δ)とβサブユニットはチャネルのコンダクタンスとカイネティクスに，γサブユニットはチャネルの電位感受性に関与していると

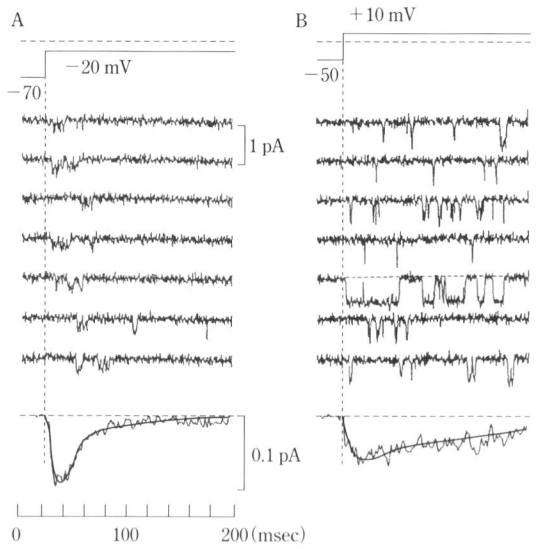

図1.42　同一標本内(モルモット心室筋細胞)に共存するT型Ca^{2+}チャネル(低閾値)とL型Ca^{2+}チャネル(高閾値)のシングルチャネル電流
A：保持電位-70 mVからテスト電位-20 mVへのジャンプによりセルアタッチモードで記録される内向きシングルチャネル電流と連続270回の平均加算．B：保持電位-50 mVからテスト電位$+10$ mVへのジャンプにより同様の標本から記録された内向きシングルチャネル電流と連続294回の平均加算．
［B. Nilius, *et al*., *Nature*, **316**, 443(1985)を引用改変］

推測される．図1.41にCa^{2+}チャネルのデンドログラムを示す．

① T型とL型Ca^{2+}チャネル：膜電位の閾値が高いもっとも初期に調べられたものはL型であり，また骨格筋T管に存在するのはこのタイプである．図1.42は，モルモットの心室筋細胞からセルアタッチパッチクランプ法によってシングルチャネル電流を記録したものである[2]．図Aは保持電位-70 mVからテスト電位-20 mVへとジャンプさせた場合に記録された電流を示し，図Bは保持電位-50 mVからテスト電

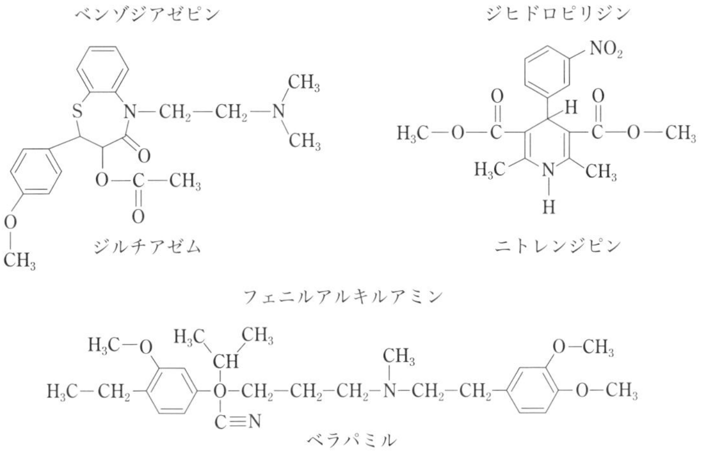

図1.43 3種類のL型Ca^{2+}チャネル阻害剤の構造

位+10 mVへと変化させたときに得られるシングルチャネル電流をそれぞれ示している．明らかにチャネルが活性化される閾値の値が異なっている．すなわちAの記録は低閾値のチャネル（T型：シングルチャネルコンダクタンス，8 pS）に相当し，Bの記録は高閾値のチャネル（L型：シングルチャネルコンダクタンス，25 pS）に相当している．この異なる活性化によるグループのうち低い活性化閾値のものは，T型Ca^{2+}チャネルである．またL型の時間経過は，テスト電位に保持している間チャネルが開閉を繰り返していることがわかる．294回電位ジャンプを繰り返し，それらを加算平均すると下のトレースの巨視的電流の時間経過が得られ不活性化が遅いことが示される（図B下）．一方，T型ではチャネルの開口は電位ジャンプ後ほぼ100 msec以内に起こっており，270回平均加算した巨視的電流は一過性(transient)に変化し約100 msec以後ではほぼ不活性化を示している（図A下）．このようにT型チャネルは，Na^+チャネルと同様に不活性化をすることから不活性化曲線を描くことができ，不活性化を起こす電位の半分の値を求めることができる．このT型Ca^{2+}チャネルは，心筋細胞以外にも中枢神経系のニューロンの樹状突起などにも存在し，活動電位の閾値以下の膜電位変化に関与していると考えられる．

一般にL型Ca^{2+}チャネル反転電位は高いので，外向き電流を観察できるほど膜電位を脱分極させるのは難しい．しかし，別の方法で求めた反転電位は+50～+70 mVである．このことによってK^+やCs^+などの一価の陽イオンに対する透過性を少ないがある程度もっていることを示している．

これらL型Ca^{2+}チャネルの阻害剤は，ジヒドロピリジン，フェニルアルキルアミン，ベンゾジアゼピンの3種類に分類できる．フェニルアルキルアミンは，チャネルが開いている状態のときに細胞内の結合部位にすばやく到達してチャネルを阻害する．イスラジピン，ニモジピン，ニフェジピンのようなジヒドロピリジンは，電位に非常に敏感な阻害剤で，チャネルをCa^{2+}に対して非透過性の状態へと安定化する．BAY K8644はジヒドロピリジンに含まれるが，野生型のL型Ca^{2+}チャネルに対しては活性化する方向に作用するが，一方野生型のP型Ca^{2+}チャネルに対しては抑制剤として反対の作用をもつ．図1.43にこれら3種類のL型Ca^{2+}チャネルの阻害剤の化学構造を示す．

T型Ca^{2+}チャネルはてんかんの発作や視床ニューロンなどの振動に関連するニューロンに発現している．エトスクシミドはT型チャネルを阻害し，欠神発作(absence seizure)に有効であることが知られている．

② P/Q型：P/Q型は，小脳プルキンエ細胞の樹状突起に存在していることからP型ともよばれる．また軸索末端に存在して神経伝達物質放出に関与している．KatzとMilediがシナプス伝達で重要な役割を果しているとして示したものはこのタイプのCa^{2+}チャネルである．

③ N型，R型：N型やR型などがニューロンの機能との関連では重要である．N型は，L型のアンタゴニストに非感受性を示し，またT型のように低い電位でゲートされないことから「neither」，すなわちN型とよばれるようになった．シングルチャネルコンダクタンスは～8 pSであり，速い活性化と比較的速い不活性化を示す．R型は最初既知のブロッカーカクテル（混合物）でもブロックされないことから「resistant」，

R型とよばれるようになった．シングルチャネルコンダクタンスは〜12 pS である．

（ⅲ）K^+チャネル　Hodgkin と Huxley によって活動電位発生に寄与する Na^+ 電流と K^+ 電流に関する詳細な解析が行われた．この K^+ 電流に関与している K^+ チャネルは遅延性 K^+ チャネルであるが，その後多種類の K^+ チャネルが報告された．1987 年の Jan 夫妻によって K^+ チャネルの遺伝子配列がショウジョウバエの Shaker 遺伝子の解析により初めて明らかにされ，その後ほかの動物でのクローニングが行われた．その基本構造は，Na^+ チャネルや Ca^{2+} チャネルより短く単純で，これらのチャネルの一つのドメインが K^+ チャネルの α サブユニット 1 個に相当している．すなわち電位依存性や細胞内 Ca^{2+} で活性化される K^+ チャネルは，M1〜M6 の 6 個の膜貫通領域であるセグメントをもつ（図 1.40 C 参照）．電子顕微鏡を使った解析により，この α サブユニットが 4 個集まって 1 個の K^+ チャネルを形成していることが明らかになった．すなわち Na^+ チャネルや Ca^{2+} チャネルでは 1 個の分子に相当するものが，K^+ チャネルでは 4 個集まったものに相当すると考えられる．M1〜M4 が電位依存性の構造をとり，M4 セグメントには Arg あるいは Lys 残基があり，機能においてはこの M1〜M4 セグメントの中では支配的な役割を果たしている．M5 と M6 は，孔を形成している．M5 と M6 の間には P 領域があり，ここに K^+ チャネルの特別な配列（TVGYG）が含まれている．N 末端，C 末端は細胞内に面しており，N 末端には M1 領域の前に T1 領域というほかのサブユニットとの四量体の集合形成に関与する領域が含まれている．さらに M4 ドメインには，特徴的な 2 個の中性および 1 個のプラスの残基の繰返しがある．この繰返し部分は，7 個の K_V1，5 個の K_V2 と K_V4，6 個の K_V3 に存在し，電位センサーとして重要な役割を果たしている（K_V1 などの分類に関しては，以下の記述を参照）．プラス残基の部位は，ゲート電流に関与していると考えられる．

K^+ チャネルは機能面から大まかに分類して次の 4 種類が知られている．① 電位依存性チャネル（K_V），② 細胞内 Ca^{2+} で活性化されるチャネル（K_{Ca}），③ 内向き整流性チャネル（K_{ir}），④ K_{2P} チャネル（K_{2P}）．また，細胞内 ATP や機械的刺激によって活性化されるものも報告されている．分子構造は，電位依存性 K^+ チャネル（6 回膜貫通，K_V：K_V1〜K_V12），Ca^{2+} 依存性 K^+ チャネル（6 回あるいは 7 回膜貫通，K_{Ca}：$K_{Ca}1$〜$K_{Ca}5$），内向き整流性 K^+ チャネル（2 回膜貫通，K_{ir}：$K_{ir}1$〜$K_{ir}7$），K_{2P}（8 回あるいは 4 回で 2 リピート，$K_{2P}1$〜

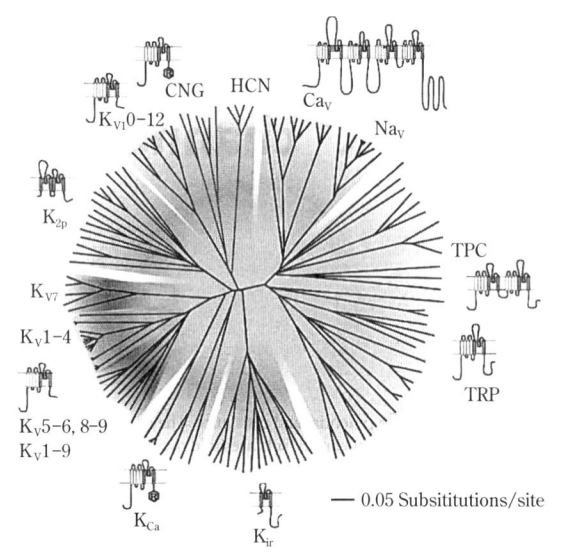

図 1.44　電位依存性イオンチャネルのスーパーファミリーの類似性の関係

K_V，K_{Ca}，K_{2P}，K_{ir} などの K^+ チャネルが示されている．
［J. Kew, C. Davies, eds., "Ion Channels from structure to function", p. 22, Oxford University Press (2010)］

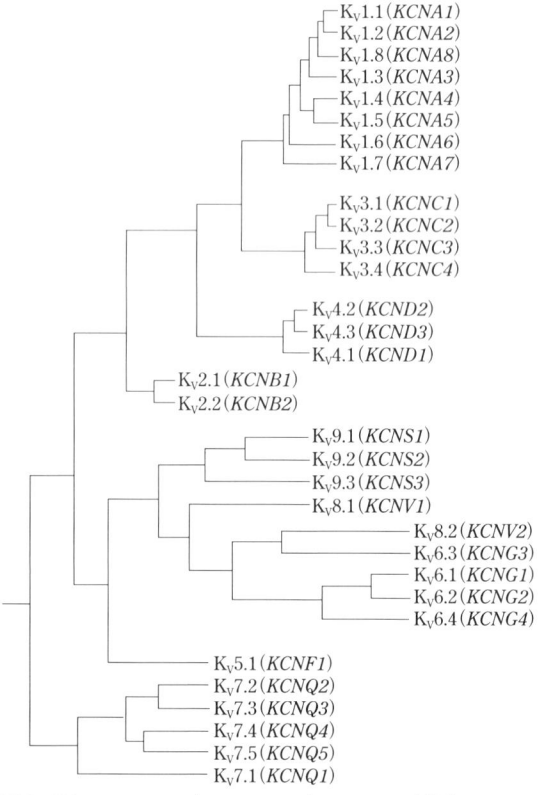

図 1.45　K_V1〜K_V9 K^+ チャネルサブユニットの系統発生学的な関係

［J. Kew, C. Davies, eds., "Ion Channels from structure to function", p. 22, Oxford University Press (2010); F. H. Yu, W. A. Catterall, Sci. STKE, 253, ref 15 (2004)］

表 1.3 K$^+$チャネルの特徴

	分類名	特徴
電位感受性 6回膜貫通	K_V1-K_V6, K_V8-K_V9	$K_V1.1$, $K_V1.2$, $K_V1.6$：デンドロトキシン(DTX)感受性 I_D 電流 $K_V1.4$：DTX 感受性 I_D 電流 K_V2：TEA 感受性，4-AP 非感受性遅延整流性 I_K 電流 K_V5-K_V9：K_V2 サブユニットと相互作用し，チャネル特性を変化
	$K_V7.1$-$K_V7.5$ (*KCNQ1-5* に対応)	$K_V7.1$+*KCNE1*：チャネル形成，心臓では I_{KS} $K_V7.2$+$K_V7.3$：M チャネル形成 $K_V7.4$：聴覚系蝸牛有毛細胞の K 電流 $K_V7.5$：脳の M 電流
	K_V10-K_V12 (N 末端に PAS 領域, C 末端に cNBD 領域)	K_V10(eag)：速い活性化と不活性化なし K_V11(erg)：eag, elk より遅い活性化と速い不活性化 $K_V11.1$+*KCNE2*：チャネル形成 K_V12(elk)：eag より遅い活性化
Ca^{2+}感受性 6回あるいは7回膜貫通	$K_{Ca}1$-$K_{Ca}5$	$K_{Ca}1.1$：BK チャネル(7回膜貫通) $K_{Ca}2.1$-$K_{Ca}2.3$：SK チャネル $K_{Ca}3.1$：IK チャネル $K_{Ca}4.1$-$K_{Ca}4.2$：Na$^+$と Cl$^-$によってゲートされる $K_{Ca}5.1$：pH でゲートされる(7回膜貫通)
2回膜貫通	$K_{ir}1, 2, 4, 5, 7$	$K_{ir}1$, $K_{ir}4$, $K_{ir}5$, $K_{ir}7$：K$^+$トランスポートチャネル $K_{ir}2$：強い内向き整流に関与
	$K_{ir}3$	GIRK：G タンパク質共役型チャネル
	$K_{ir}6$	スルホニルウレア受容体(SUR)と ATP 活性化チャネルを形成
4回あるいは8回膜貫通	$K_{2p}1$-$K_{2p}18$	TWIK, TASK, TREK, TALK, THIK, TRESK の六つのグループ

$K_{2p}17$)の4グループに大きく分類されている(図1.44, 図1.45, 表1.3). 細胞内 ATP で活性化されるチャネルは，$K_{ir}6$ に相当している．TOK1 チャネル(8回膜貫通)，また，TWIK1 チャネル(4回膜貫通)は，K_{2p} グループに含まれている．

① 電位依存性チャネルは，さらに，i) K_V1-K_V6, K_V8-K_V9, ii) K_V7, iii) K_V10-K_V12 の三つのグループに分かれている．

i) K_V1-K_V6, K_V8-K_V9 においてこれらのサブユニットは，ホモ集合体で機能的なチャネルを構成するが，K_V5-K_V6 と K_V8-K_V9 はホモ集合体では機能的チャネルを形成せず，サブユニット K_V2 を必要とする．それぞれ $K_V5.1$, $K_V6.1$-$K_V6.4$(4個), $K_V8.1$-$K_V8.2$(2個), $K_V9.1$-$K_V9.3$(3個), $K_V1.1$-$K_V1.8$(8個)が知られている．$K_V2.1$-$K_V2.2$(2個), $K_V3.1$-$K_V3.4$(4個), $K_V4.1$-$K_V4.3$(3個)は，それぞれ，遺伝子 *Shaker*, *Shab*, *Shaw*, *Shal* に対応している．K_V1 ファミリーは，$K_V\beta$ という補助的なサブユニットといっしょに機能的な K$^+$チャネルを構成する．この $K_V\beta$ サブユニットは，膜を貫通しておらず細胞内で K_V1 サブユニットと結合している．この $K_V\beta$ をコード化する遺伝子は3種類が知られている．

ii) K_V7 は，M 電流，蝸牛の有毛細胞の K 電流，心臓の I_{KS} 電流などの構成ユニットを形成している．

iii) K_V10, K_V11, K_V12 は，それぞれショウジョウバエの遺伝子名の *eag*(*ether-a-go-go*), *erg*(*ether-a-go-go-related*), *elk*(*ether-a-go-go-like*)に対応している．またヒトの遺伝子においては，*eag1*($K_V10.1$)と *eag2*($K_V10.2$)は，それぞれ *KCNH1* と *KCNH2* に対応している．その構造において細胞内の N 末端に Per-Arnt-Sim(PAS)領域および C 末端にサイクリックヌクレオチド結合領域(cNBD)をもっている．PAS 領域の機能はよくわかっていないが，*erg1* のこの領域を点変異やこの部位を取り除く操作を行うとチャネルの脱活性化を加速する．また，この PAS は，チャネルのリン酸化やサブユニットの集合に関与している．cAMP の cNBD 領域への結合は，eag チャネル電流を少し大きくすることが示されている．

② K_{Ca} チャネルのうち，6回膜貫通領域をもつものは，$K_{Ca}2.1$-$K_{Ca}2.3$(SK チャネルに相当)と $K_{Ca}3.1$(IK チャネル，カルモジュリン結合部位が C 末端にある)，$K_{Ca}4.1$-$K_{Ca}4.2$(BK チャネル，Slack と Slick に対応し，M4 ドメインに正電荷が少ないので電位依存性は小さく，細胞内 Na$^+$と Cl$^-$によってゲートされる)である．7回膜貫通領域をもつものは，$K_{Ca}1.1$(BK チャネル，M5 ドメインが電位センサー)，$K_{Ca}5.1$(Slo2, M5 ドメインが電位センサーで Ca^{2+}結合部位がなく，細胞内 pH によって制御される)である(図1.46).

③ K_{ir} チャネルは，$K_{ir}1$-$K_{ir}7$ まで知られており，大まかにさらに三つのグループに分けられ，i) $K_{ir}1$,

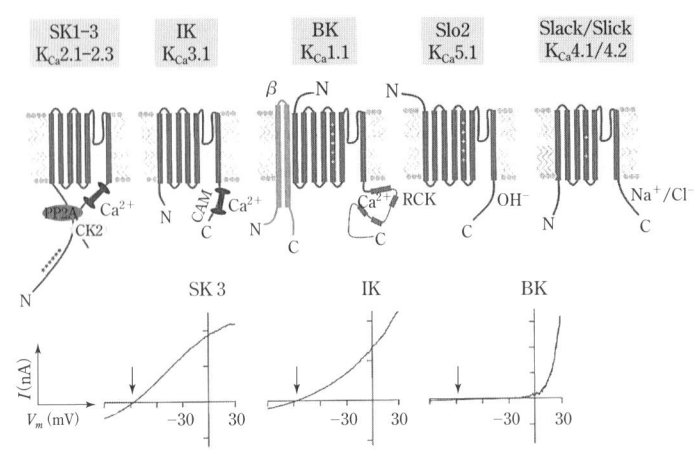

図 1.46 Ca^{2+} 活性化 K^+ チャネルの基本構造

上段．Ca^{2+} 活性化 K^+ チャネルの膜貫通構造．CAM：カルモジュリン，PP2A：プロテインホスファターゼ 2A，CK2：カセインキナーゼ 2，RCK：regulator of K^+ conductance homology domain，β：BK β サブユニット，******：poly amino acid repeats.
下段．HEK 細胞に発現させた SK3，IK，BK-チャネルの電流-電圧曲線．矢印は K^+ の平衡電位を示している．
　　　［J. Kew, C. Davies, eds., "Ion Channels from structure to function", p. 404, Oxford University Press (2010)］

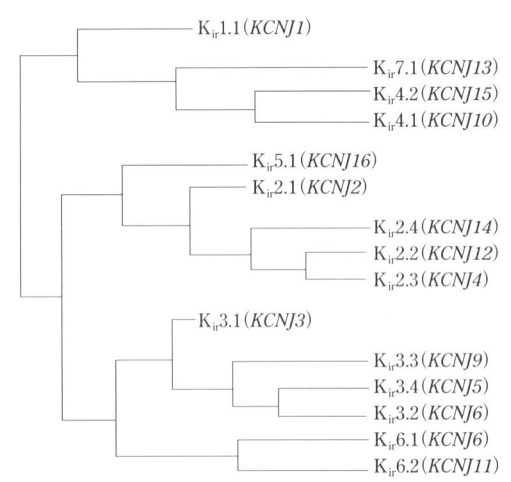

図 1.47 K_{ir} チャネルサブユニットの系統発生学的な関係
［J. Kew, C. Davies, Eds., "Ion Channels from structure to function", p. 425, Oxford University Press (2010)］

$K_{ir}2$，$K_{ir}4$，$K_{ir}5$，$K_{ir}7$，ii）$K_{ir}3$，iii）$K_{ir}6$ である（図 1.47）．

ⅰ）$K_{ir}1.x$，$K_{ir}4.x$，$K_{ir}5.x$，$K_{ir}7.x$ は，K^+ トランスポートチャネルグループであり，$K_{ir}1.1$ は ROMK1 チャネルに相当する．$K_{ir}2.x$ は，古典的な強い内向き整流作用を示すチャネルで，$K_{ir}2.1$（IRK1）/*KCNJ2*，$K_{ir}2.2$（IRK2）/*KCNJ12*，$K_{ir}2.3$（IRK3, BIR11）/*KCNJ4*，$K_{ir}2.4$（IRK4）/*KCNJ14* などがある．ヘテロの四量体でチャネルを形成している可能性が高い．

ⅱ）$K_{ir}3$ は，Gタンパク質共役型 K^+ チャネルを形成し，$K_{ir}3.1$-$K_{ir}3.4$ のサブユニットが存在し，これらの組合せで機能的なチャネルが構成される．

ⅲ）$K_{ir}6$ は，ATP 感受性をもつ K^+ チャネルとして知られている．$K_{ir}6.1$ と $K_{ir}6.2$ の 2 種類が知られており，~140-170 kDa のスルホニルウレア受容体（surfonylurea receptor：SUR，ATP 結合カセット）とともに機能的な K_{ATP} チャネルを形成している．

④ K_{2P} チャネルは，15 のメンバーが哺乳類において存在し，大きく分けて六つのファミリーに分かれる．ⅰ）TWIK，ⅱ）TASK，ⅲ）TREK，ⅳ）TALK，ⅴ）THIK，ⅵ）TRESK である．それぞれのファミリーに属するものは，ⅰ）TWIK：TWIK-1（$K_{2P}1.1$），TWIK-2（$K_{2P}6.1$），ⅱ）TASK：TASK-1（$K_{2P}3.1$），TASK-3（$K_{2P}9.1$），TASK-5（$K_{2P}15.1$），ⅲ）TREK：TREK-1（$K_{2P}2.1$），TREK-2（$K_{2P}10.1$），TREK（$K_{2P}4.1$），ⅳ）TALK：TALK-1（$K_{2P}16.1$），TALK-2（$K_{2P}17.1$），TALK-2（$K_{2P}5.1$），ⅴ）THIK：THIK-1（$K_{2P}13.1$），THIK-2（$K_{2P}12.1$），ⅵ）TRESK である．リーク K^+ チャネルと同様であるが，そのほかに種々の要因でモデュレートされていることがわかっている．その要因として，受容体のリガンド，圧力，温度，さらに神経伝達物質がGタンパク質を介してこのチャネルを活性化したり抑制したりすることも報告されている．したがって，多様な化学的・生理学的刺激に対する感受性をもつことからこのチャネルが細胞の多くの機能に関与していることが明らかになってきている[3]．

米国，Rockfeller University の Roderick MacKinnon（マッキノン，1956〜）は 1998 年にバクテリア K^+ チャネルのX線構造解析法により Na^+ より大きい K^+ が K^+ チャネルを選択的に通過できるメカニズムを提唱した．それによるとイオンが選択フィルターに入るとイ

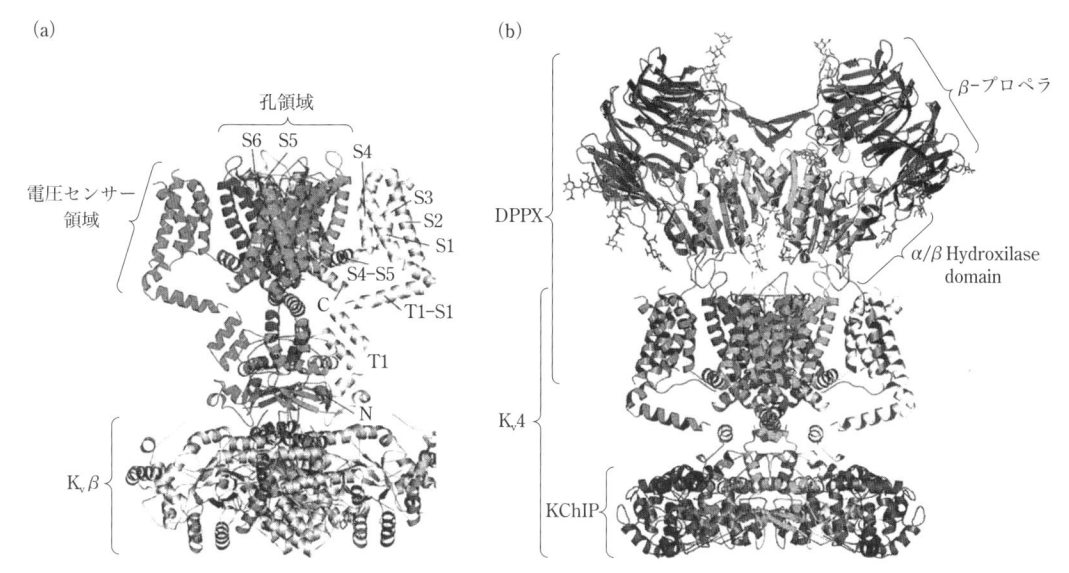

図1.48 $K_V1.2$-$K_V\beta2$ チャネル複合体と $K_V4.3$-KChIP1-DPPX チャネル複合体との比較
(a) $K_V1.2$-$K_V\beta2$ 複合体の側面図．4 個の $K_V1.2$ サブユニットが上部に示されている．$K_V\beta2$ サブユニットは下部に示されている．上部 1/3 は膜貫通領域を示す．(b) $K_V4.3$-KChIP1-DPPX チャネル複合体の側面図．4 個の $K_V4.3$ サブユニットが中間部に示されている．4 個の KChIP1 タンパク質は T1 ドメインと相互作用をしており，下部に示されている．4 個の DPPX のうちの 2 個のみが示されている．
[J. Kew, C. Davies, Eds., "Ion Channels from structure to function", p. 23, Oxford University Press (2010)]

オンの水和シェル(hydration shell)を取り除く．また選択フィルターは，各サブユニットのアミノ酸 5 残基(多くの場合前述のように TVGYG)で構成されており，K^+ が安定して存在できる場所が 4 箇所存在することがわかる．このサブユニットはフィルター孔に向いて並んだ電気的に陰性のカルボニル酸素原子をもっており，カリウム結合サイトの周りに水和シェルに似た反プリズム(anti-prism)を構成する．選択フィルター中の結合サイトの K^+ とカルボニル酸素原子の距離は，水和シェル中の水の酸素原子と水溶液中の K^+ の距離と同じである．フィルターと細孔のヘリックス間では強い相互作用が働くため，小さな Na^+ のサイズにチャネルの形が崩れるのを防いでいる．したがって，チャネルを Na^+ が通過しにくくなっている(K^+ 1,000 個に対し Na^+ が 1 個通過)．また MacKinnon は，2005 年の論文で，4 個の $K_V1.2$ サブユニットと 4 個の補助的サブユニット $K_V\beta2$ によって構成される K^+ チャネルの構造を 2.9Å の分解能で提唱した(図1.48)．

この透過性に関しては，上記のように K^+ は脱水和状態で孔を通過する．この孔とちょうど同じ大きさの程度であるのでエネルギー的に水和状態と変わらない低いエネルギー状態である．このように K^+ チャネルがほかの電位依存性イオンチャネルに比較して多様性に富むのは，このチャネルが活動電位発火のパターンや持続性の維持などニューロンの電気的特性に果たす役割が多岐にわたっているためと考えられている．

上記のこれらの K^+ チャネルに関する要点をまとめると以下の 3 点になる．

① 電位依存性 K^+ チャネルには異なるカイネティクスを示すタイプが電気生理学的には 2 種類知られている．ⅰ)遅延整流性とⅱ)A および D 型である．遅延整流性 K^+ チャネルの代表は，前述のヤリイカ巨大軸索で報告され，その後同様であるが少しずつ異なるカイネティクス(速い活性化や 3 秒以上の遅い活性化)を示すチャネルが報告されている．A 型は速い脱活性化を示し，1971 年の Conner と Stevens による報告以前の 1961 年にすでにこの電流は海洋性軟体動物において Hagiwara, Kusano, Saito によって発見されていた．これは I_A とよばれ，Hodgkin と Huxley の活動電位発生のモデルには含まれていなかったが，活動電位再分極の速度決定にかかわっている．D 型チャネルは，A 型と同じグループであるが，脱活性化の時定数が数秒と長いのが特徴である

② 細胞内 Ca^{2+} によって活性化される K^+ チャネルの存在は，1958 年の Gardos の実験で報告されていたが，1978 年，Meech によって軟体動物のニューロンから電気生理学的報告がなされ，その後骨格筋や多様なニューロンにおいて報告されている．おもに BK(Big K)チャネル，SK(Small K)チャネル，IK(Intermediate K)チャネルの 3 種類が報告されている．それぞれの遺伝子や分子構造については前述した(表1.3)．シングルチャネルのコンダクタンスが大きい BK チャネ

ルは，膜電位と Ca^{2+} 濃度の両方によって活性化される．コンダクタンスは 100 pS 以上（大きいものは 280 pS になるものもある）である．SK チャネルは電位感受性がなく，シングルチャネルコンダクタンスは 10 pS 以下である．IK チャネルは BK チャネルと SK チャネルのコンダクタンスの中間の値（20〜80 pS）をもっており，電位依存性はない．IK および SK チャネルの分子構造は，ほかの電位依存性 K^+ チャネルと同様に 7 回膜貫通構造をもち N 末端が細胞外に出ているが，BK チャネルは 6 回膜貫通構造をもっている．ハチの毒由来のアパミン（apamin）は nM オーダーにおいて SK チャネルをブロックするが，ほかの種類のチャネルには無効である．一方，TEA やサソリ毒であるイベリオトキシン（iberiotoxin）やカリブドトキシン（charybdotoxin）は BK チャネルには有効であるが，SK チャネルには効果がない．

③ 内向き整流性 K^+ チャネルは，1949 年カエル骨格筋線維から Katz によって「異常整流性コンダクタンス」として報告され，これによって電位依存性 K^+ チャネルと異なるタイプが存在することが次第に知られるようになり，その後種々のタイプの同様なチャネルが多様な標本（ヒトデ，ホヤの卵，心筋やニューロンなど）で研究された．特徴として過分極に伴ってコンダクタンスが増大し，細胞外の K^+ 濃度に感受性を示す．そのメカニズムは，細胞内の Mg^{2+}，スペルミン（spermine）やスペルミジン（spermidine）のようなポリアミンによって外向き電流がブロックされているためである．このチャネルの分子構造は 2 回膜貫通ドメインをもつ比較的単純な構造をしており，ホモあるいはヘテロの四量体で機能的なチャネルを構成する．このうち M2 セグメント内のマイナスの電荷をもつアミノ酸（アスパラギン酸かグルタミン酸）配列がチャネルの整流性に重要な役割を果たし，同時に Mg^{2+} やポリアミンに対する感受性をもっている．このアミノ酸を中性電荷のもの（アスパラギン）で置換すると，Mg^{2+} イオンに対する親和性やポリアミンへの感受性は低くなることが知られている．

そのほかの内向き整流性 K^+ チャネルとして，上記以外に心筋細胞の GIRK チャネル（$K_{ir}3.1$ と略記される）である G タンパク質共役型ムスカリン性 K^+ チャネル，ATP 感受性 K^+ チャネルなどが報告されている．それらは上記の遺伝子による分類に加えて，生理学的機能によって四つのサブファミリーに以下のように分けられる．i）$K_{ir}2.x$/IRKx：古典的な強い内向き整流にかかわっている．ii）$K_{ir}3.x$/GIRKx：上記 G タンパク質共役型で三量体 G タンパク質によって活性が制御される．iii）$K_{ir}6.x$/KATP：心筋線維で発見された ATP 感受性の K_{ir} チャネルとして機能する．スルホニルウレア受容体とともにチャネル機能を有している．iv）$K_{ir}1.1$/$K_{ir}4.x$/$K_{ir}5.1$：トランスポートチャネルで，エネルギーを使わずに電気化学的勾配に従い，K^+ のトランスポートを行っている．

b. 多様な分子ファミリー・メンバーの存在とそれらのニューロンでの局在

イオンチャネルは多様性に富んでいて，薬理学的方法や電気生理学的方法のみによってそれらを互いに区別することには限界がある．しかし，随所で示されたように遺伝子に従って分類すると，機能が似通っていて薬理学的や電気生理学的に区別できないものでも分類可能である．このように分子レベルでイオンチャネルを互いに識別できると，生化学的方法や分子生物学的方法によってニューロンや脳の内部の特定のニューロングループにおけるこれらイオンチャネルの発現部位や局在に関する情報を得ることができる．たとえば，シナプス下膜における受容体のサブユニット構成とその可塑性（グルタミン酸受容体の分類）や発達（ACh 受容体のサブユニット交換）などに伴うサブユニットの構成変化なども組織学的に研究することができる．ランビエ絞輪近傍のミエリン鞘に覆われている部位における K^+ チャネルの分布を調べる際に，免疫細胞化学的方法により $K_V1.1$，$K_V1.2$ などのチャネルが局在していることが示された．ランビエ絞輪部分に限局していた Na^+ チャネルの脱ミエリン化に伴うほかの部分へのクラスター状の拡大なども，Na^+ チャネルの抗体でラベルすることで可視化できる．

1.5.3 分子レベルの構造と機能連関

cDNA クローニングによってイオンチャネルのアミノ酸の一次配列が明らかになると，チャネル孔などの着目している場所に変異を導入し，その後シングルチャネル電流解析などで機能を解析することにより構造の理解が進んだ．たとえば，チャネルタンパク質の特定のアミノ酸をその特徴（プラスかマイナスに帯電しているか，高い極性か低い極性をもつかなど）に注目し別の特徴をもつアミノ酸と入れ替える．この際目的とするチャネルタンパク質をコード化する cDNA や mRNA をアフリカツメガエルの卵母細胞の核や細胞質などに注入し発現させて，ホールセル電位固定法やシングルチャネル電流記録などの電気生理学実験が行われた．これらの実験によってリガンドの結合に影

響を及ぼす要因や，チャネルの活性化に関する情報，さらにイオン透過性やチャネルコンダクタンスに影響を及ぼすメカニズムの一部を明らかにすることができる．

さらに MacKinnon の研究に代表されるように，チャネルタンパク質を結晶化しイオン選択性フィルターを解析する実験などによりこの分野の研究が進んだ．この結果の具体的例に関しては各項目で随時記述しているのでここでは省略する．

a. イオン透過性とチャネル・ブロック

ACh 受容体チャネルのイオン透過性とブロックの分子機構：ニコチン性 ACh 受容体は，イオンチャネル部分が陽イオンに対して非選択的である．すなわち，チャネルを形成する孔の径が大きいので Na^+ も K^+ も脱水和することなく通過できる（メカニズムの詳細は 2.5.2 項 b 参照）．

b. 膜電位感受性のメカニズム

ACh 受容体チャネルのリガンド依存性イオンチャネルのゲートの分子機構の説明はすでに 1.5.1 項 b で述べた．

一般に電位感受性イオンチャネルは膜電位の脱分極によって活性化する．Na^+ や K^+ チャネルの膜貫通領域 M4 セグメントにプラスの電荷をもつアミノ酸が多いことから，この部分が膜電位を感知するセンサーの役割を果たしている．膜電位の変化によって，この部位の構造変化が孔内部の変化を引き起こしてチャネルを閉状態から開状態へと変化させる（メカニズムの詳細は 1.5.2 項 a など参照）．

1.6 グリア細胞

19 世紀からベルギーの University of Liège の Theodor Schwann（シュワン，1810～1882）によって末梢神経系のグリア細胞の存在が最初に指摘され，今日その細胞は彼の名前にちなんでシュワン細胞とよばれている．さらにもとの語彙 Nervenkitt という語の英訳は Neuroglia であるが，これは glie（糊，膠）という意味の語を含んでいる．この語彙自体は 1846 年にドイツの University of Berlin の Rudolf Virchow（ウィルヒョー，1821～1902）によってはじめて使用され，その後広まった．グリア細胞は脳内の潰瘍の原因であることが知られていたので，神経解剖学者や神経病理学者によって研究された．さらに 1860 年代にドイツの University of Bonn の Deiters（ダイテルス，1834～1863）や Golgi らによって脊椎動物の神経系に存在する種々のタイプの細胞が形態学的に同定された．1909 年には Cajal（カハール）によって「アストロサイト」という名称が与えられた．従来グリア細胞は神経組織内でニューロンを支持するための組織と考えられていたが，今日では，グリア細胞は，構造的なサポート役以外にも，ニューロンへの栄養の供給，成長因子の分泌，ニューロンが活動電位を伝搬させるときの電流の漏れを防ぐことによる伝導速度の向上などを含む，多くの生理学的作用をもっていることが明らかになってきた．

1.6.1 グリア細胞の分類

グリア細胞の第一の特徴は，軸索がないことである．そのため活動電位を発生・伝搬させない結果，情報伝達には関与していないと考えられていたが，シナプスでの調節機構や神経伝達物質の放出・取込み機構などを通じて情報伝達制御にかかわっていることが次第に明らかになってきた．脊椎動物ではグリア細胞はいくつかの種類に分類される．以下にそれぞれの特徴を簡単に記述する．一般にアストロサイト，オリゴデンドロサイト，ミクログリアは中枢神経系においてみられ，シュワン細胞は末梢神経系においてみられる代表的なグリア細胞である．そのほか放射状グリアや上衣細胞なども報告されているが，これらは支持細胞と考えられている（図 1.49）．

① アストロサイト（astrocyte）：血管とニューロンとの両方に接触している．アストロサイトは，さらに二つに分類される．ⅰ) 線維性アストロサイト（fibrous astrocyte）は，フィラメントを含んでいて脳白質の有髄線維束の間に存在する．glial fibrillary acidic protein（GFAP）の抗体で染色される．ⅱ) 原形質性アストロサイト（protoplasmic astrocyte）は，フィラメントはあまり含まずニューロンの周りに多数存在し，灰白質に多く存在する．またニューロンの細胞体，樹状突起やシナプスの近傍に存在するのが特徴である．さらにアストロサイトの膜の電気的特性は受動的である．

② オリゴデンドロサイト（oligodendrocyte）：中枢神経系の白質に存在し，複数の太い軸索の周りでミエリン鞘を形成している．19 世紀中ごろドイツの Robert Remark（レマルク，1815～1865）によって最初に発見された．その後 1928 年にスペインの Pio Del Rio Hortega（オルテガ，1882～1945）によって組織学的に染色され，その形態が明らかとなった．末梢神経

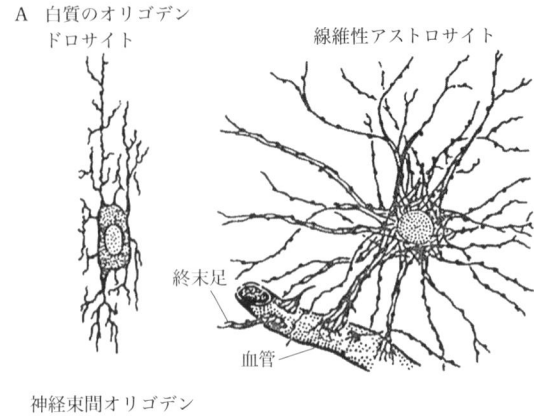

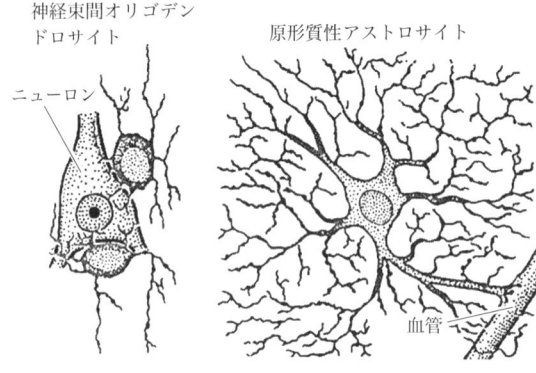

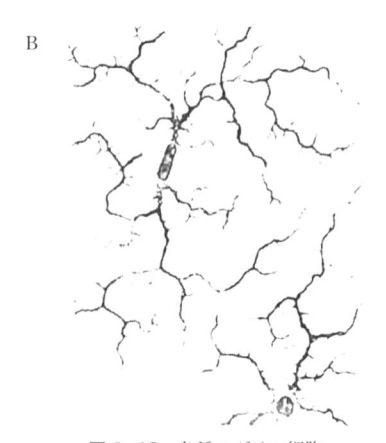

A 白質のオリゴデンドロサイト
線維性アストロサイト
終末足
血管
神経束間オリゴデンドロサイト
ニューロン
原形質性アストロサイト
血管

B

図1.49 各種のグリア細胞
A：オリゴデンドロサイトとアストロサイト．B：ミクログリア
[J. G. Nicholls, *et al.*, "From Neuron to Brain, 5th ed.", p. 161, Sinauer Associates (2012)]

におけるシュワン細胞との違いは，シュワン細胞が軸索1本に対して1個のシュワン細胞を形成しているが，オリゴデンドロサイトは複数の軸索を同時に取り囲んでミエリン鞘を形成している点である．

③ ミクログリア(microglia)：構造や特徴が血液中のマクロファージと類似しており，おそらくその起源は同じである．Iba1というタンパク質が存在し，これはマクロファージにも存在する．ミクログリアは，Hortegaがオリゴデンドロサイトと一緒に染色に成功して発見され，その形態はラミファイド型とよばれている．大きさは，上述のアストロサイトやオリゴデンドロサイトより小さい．脳内のグリア細胞の約10％を占めており，中枢神経系全体に一様に分布している．

④ シュワン細胞(Schwann cell)：脊椎動物の末梢神経系と神経節においてニューロンの軸索を取り囲んでミエリン鞘を形成しており，グリア細胞とみなすことができる．速い活動電位の伝搬を担うニューロンの軸索の周りにミエリン鞘を形成している．また，直径が1μm以下の細い軸索の周りを囲んでいるがミエリン鞘は形成していない(図1.28参照)．

⑤ NG2陽性細胞：アストロサイトと似た形態をしているが，突起の密度がアストロサイトほど過密ではない．また血管に終末足を伸長させていないので，アストロサイトと区別できる．オリゴデンドロサイトの前駆細胞ともよばれ，オリゴデンドロサイトへと分化していく．しかしながら成熟した脳内においてもオリゴデンドロサイトとNG2陽性細胞が共存していることから，単なる前駆体細胞以外の機能の可能性が示唆されている．脳の白質(8〜9％)と灰白質(2〜3％)の両方に存在し，ランビエ絞輪やシナプス周辺に存在する．またアストロサイトで発現するGFAPを発現していない．そのほかの特徴として，NG2陽性細胞膜には電位依存性の膜電流やニューロンとのAMPA型受容体を介しての興奮性シナプス結合の存在が報告されている．

⑥ 放射状グリア(radial glia)：神経系の発達に本質的な役割を果たしている．中枢神経系では小脳のバーグマン・グリアと網膜のミュラー細胞(Müller cell)が代表的なものである．長いフィラメントをもち，これに沿ってニューロンが目的とする場所へと移動する．

⑦ 上衣細胞(ependymal cell)：脊髄の中心間や脳室内に並んで存在し，これは通常グリア細胞に分類されている．

発生学的にみると中枢神経系のグリアはneural tubeから発生し，その前駆体もここに存在する．末梢神経系のシュワン細胞はneural crestから発生し，ここにはやはりこの細胞の前駆体細胞が存在する．

1.6.2 グリア細胞の生理学

グリア細胞の生理学的機能は多岐にわたっているが，一方神経細胞と比較して顕著な特徴もある．まずグリア細胞では活動電位が発生しない．また静止膜電位は，ニューロンでは細胞の種類にもよるが，約−75

1.6 グリア細胞

mVであるが，グリア細胞では-90 mV程度ある．このグリア細胞の膜はK^+電極のように振る舞い，異なるK^+濃度によってはさまれた膜におけるネルンストの式に従う．またNa^+チャネルとCl^-チャネルは存在するが，これらの静止膜電位への寄与は小さいことが知られている．

a. グリア細胞に存在するイオンチャネルとその特徴

グリア細胞にはイオンチャネルやポンプの存在が報告されている．それらを以下に示す．
① 主要なイオンチャネルはK^+チャネルである．
② シュワン細胞とミュラー細胞にはNa^+チャネルとCa^{2+}チャネルが存在する．とくにミュラー細胞においてはK^+とNa^+の透過性の比は，およそ100：1となっている．またCa^{2+}チャネルとNa^+チャネルもグリア細胞の膜に存在するが，これらは活動電位を発生させない．しかし，発生途上のグリア前駆体細胞では活動電位の発生が観察されている[4]．③ シュワン細胞とアストロサイトでは，パッチクランプを利用した実験でCl^-チャネルの存在が報告されている[5]．④ グリア細胞では，重炭酸イオン，プロトン，Na^+，K^+を輸送するためのイオンポンプの存在が報告されている．
⑤ ニューロンから放出された神経伝達物質であるグルタミン酸，GABA，グリシンなどを輸送するためのトランスポーターが豊富に存在する．⑥ またオリゴデンドロサイト，アストロサイト，シュワン細胞には神経伝達物質に対する受容体が存在する．⑦ グリア細胞同士はギャップ結合を通して直接小さい分子やイオンを交換している．その結果，膜の内外での濃度勾配を減少させるのに寄与している．

b. グリア細胞の生理学的機能

グリア細胞には多様な生理学的な機能が存在しており，ニューロンにおける情報伝達やそのほかの作用に大きな影響を及ぼしている．また発達，再生，ミエリン鞘の形成などに役割を果たしている．

（i）オリゴデンドロサイトとシュワン細胞の機能

オリゴデンドロサイトは，次に述べるアストロサイトとともに神経幹細胞由来である．もっとも代表的なものは，中枢神経系のニューロンの軸索を取り囲んでミエリン鞘を形成しているオリゴデンドロサイトや末梢神経系での同様のシュワン細胞である．これらは一定の間隔をもってミエリン鞘を形成しており，ミエリン鞘で覆われていない軸索膜が露出している部位をランビエ絞輪とよんでいる．この部分は電位依存性Na^+チャネルの密度が高く，その幅は約1 μmである．したがってミエリン鞘で覆われている部分の軸索は外液と電気的に絶縁されているが，ランビエ絞輪部分は非絶縁領域である．この部位でのNa^+チャネルの密度は数千分子/μm^{2}となっている．ランビエ絞輪部分のNa^+チャネルが開くと急激に軸索内にプラスの電荷による電流が流入し，隣接するランビエ絞輪の静止膜電位において開いているイオンチャネルを通過して細胞外へ出る．このときこの部分のランビエ絞輪の軸索膜を脱分極させこの部位での電位依存性Na^+チャネルを活性化（開口）させ活動電位を発生させる．これによって活動電位が隣接するランビエ絞輪を次々に跳躍するように伝導していく（1.3.4項g参照）．これはミエリン鞘で覆われていない軸索を伝搬する活動電位の10～100倍近い速度で伝搬することを可能にし，離れた距離へのすばやい情報伝達を行っている．膜の興奮領域をランビエ絞輪の部位に限定することで，代謝に必要とされるエネルギーを節約している．またオリゴデンドロサイトは中枢神経系ではII型炭酸脱水素酵素を豊富にもつ唯一の細胞であることが知られており，このことから細胞外pHの制御にも重要な働きをしていると考えられる．

（ii）アストロサイトの機能 アストロサイトの機能としては，ニューロンの外液の調節（とくにK^+濃度），神経伝達物質の取込みによる回収，ニューロンの代謝の維持などに関連している．哺乳類の皮質において種々の活動によってニューロンが活動電位を発生させると，ニューロンからの流出により細胞外のK^+濃度が上昇する．この細胞外のK^+の上昇はニューロンの活動性に影響を及ぼすと同時に，グリア細胞（アストロサイト）内の電位を脱分極方向へと変化させる．この細胞間のK^+濃度がグリア細胞によって制御されている．すなわち細胞外のK^+は，アストロサイトの膜に存在する内向き整流性K^+チャネル（K_{ir}）を通って細胞内に取り込まれる．アストロサイトはConnexin 30やConnexin 40といったタンパク質で構成されるギャップ結合で内部同士が互いに連絡しているので，K^+の濃度勾配に従って内部のK^+濃度が低い別のアストロサイトへと拡散移動する．さらに，これらアストロサイト内に蓄積してきたK^+はこの細胞の膜のいたるところに存在するK^+チャネルを通って細胞外へ排出される．この機構は空間的バッファリング（spatial buffering）とよばれている．しかしながら，このメカニズムによって実際どの程度のK^+が移動し，またK^+の細胞外濃度がどの程度減少するかを正確に計算するためにはコンダクタンス，拡散係数，幾何学的形状などのパラメータが不足している[6]．

中枢神経系において正常な生理学的条件下，ニューロンからシナプス伝達によって放出されたグルタミン酸，ノルアドレナリン（ノルエピネフリン）やグリシンなどの神経伝達物質は細胞間に放出される．シナプス伝達に直接関与しない余分な神経伝達物質は，放出部位から一部は拡散によって取り除かれるが，大部分はニューロンやグリア細胞（アストロサイト）によって取り込まれる．このグルタミン酸取込みは，細胞外にあるNa^+がその濃度勾配に従って移動することと共役している．もしこの取込み機構が働かないと，細胞外の余剰のグルタミン酸はニューロンのMNDA受容体を活性化し，その結果このNMDA受容体を通ってニューロン内へ流入したCa^{2+}によって細胞死を招く結果となる．このグルタミン酸取込みに関与するグルタミン酸トランスポーター（excitatory amino acid transporter：EAAT1-5）には少なくとも5種類が報告されている．とくにEEAT1とEEAT2はアストロサイトに発現している．EEAT3は神経型，EEAT4は小脳プルキンエ細胞に，EEAT5は網膜に存在することが報告されている．またこれらの阻害剤として，trans-2,4-PDC，ジヒドロカイニン酸，DL-TBOAなどが開発されている．

(ⅲ) ミクログリアの機能　　ミクログリアは，上記のように骨髄にある造血幹細胞由来である．ミクログリアはマクロファージとともに損傷や感染した神経細胞の破片や不要代謝物の回収を行い，同時にヒルを使った実験によるとミクログリアは損傷が起こるとアメーバ状に変化し，およそ300 μm/hの速さで損傷部位へと移動することが報告されている．このとき，損傷部位から放出され細胞外に蓄積されるATPによって活性化され損傷部位へと移動することが示された．またこの損傷部位への移動は，一酸化窒素（NO）とそれによるグアニル酸シクラーゼの活性化も関与していることが報告されている．

(ⅳ) グリア細胞から放出される神経伝達物質やATPの役割　　グリア細胞から放出されるグルタミン酸，D-セリンやATPがシナプス伝達にどのような役割を果たしているかは現在精力的に研究が行われているが，グリア細胞からのグルタミン酸放出に関して英国のUCLのDavid Attwell（アットウェル）は以下の考えを示している．

"In the past 20 years, an extra layer of information processing, in addition to that provided by neurons, has been proposed for the CNS. Neuronally evoked increases of the intracellular calcium concentration in astrocytes have been suggested to trigger exocytotic release of the "gliotransmitter" glutamate, ATP and D-serine. These are proposed to modulate neural excitability and synaptic transmission, and to have a role in diseases as diverse as stroke, epilepsy, schizophrenia, Alzheimer's disease and HIV infection. However, there is intense controversy about whether astrocyte exocytose transmitters *in vivo*. Resolving this issue would considerably advance our understanding of brain function."（N. B. Hamilton, D. Attwell, *Nat. Rev. Neurosci.*, 11；227〜238, 2010 からの引用）

このようにグリアも神経伝達物質を放出することから，Attwellも述べているようにとくにこれらは「グリオトランスミッター（gliotransmitter）」とよばれ，周辺のシナプスの機能を調節していると考えられる．たとえば，D-セリンは，アストロサイトに存在する酵素セリンラマーゼによって，自然に存在するL-セリンから変換されてつくり出されている．一方シナプス後部に存在するNMDA受容体は，種々の化学物質でその機能が制御されており，ポリアミン，グリシンやD-セリンによって機能が調節されている．したがって，グルタミン酸を神経伝達物質とするシナプスにおいてAMPA型受容体とNMDA受容体が共存している場合，AMPA型受容体の活性化に伴いシナプス後部に存在するNMDA受容体の脱分極によりMg^{2+}が外れる．この活性化されたNMDA受容体が働きはじめると，このシナプス近傍に存在するアストロサイトからD-セリンが放出され，NMDA受容体の機能はさらに亢進される．その結果，MNDA受容体が関与するシナプス可塑性においてアストロサイトから放出されるD-セリンが重要な役割を果たしていることが理解できる．このように従来のシナプスに加えて，ポスト(post-)，プレ(pre-)，ペリ(peri-)の三つの構成要素を含めて，トリパータイト・シナプス（tripartite synapse）というよび方もされている．

引用文献

1) G. Stuart, N. Spruton, M. Häusser, "Dendrites, 2nd ed.", Oxford University Press (2008).
2) B. Nilius, *et al*., "A novel type of cardiac calcium channel in ventricular cells.", *Nature*, **316**, 443 (1985).
3) J. Kew, C. Davies, "Ion Channels from structure to function", Oxford University Press (2010).
4) L. M. De Biase, *et al*., *Neuron Glia Biol*., **3**, 199 (2010).
5) J. M. Ritchie, "Voltage-gated cation and anion channels in mammalian Schwann cells and astrocytes", *J. Physiol.* (Paris), **82**, 248 (1987).
6) P. Kofuji, F. A. Neuman, *Neuroscience*, **129**, 1045 (2004).

参考文献

参考書

L. J. DeFelice, "Introduction to membrane noise", PLENUM Press (1981).

北里 宏, "興奮性膜の一般生理", 南江堂 (1967).

B. Hille, "Ionic channel of excitable membrane, 2nd ed." Sinauer associates (1992).

R. Llinas, C. Sotelo, eds. "The cerebellum revisited", Springer-verlag (1992).

M. Ito, "The cerebellum: brain for an implicit self", FT press (2012).

H. Kettenmann, B. R. Ranson, eds., "Neuroglia, 3rd ed.", Oxford University Press (2013).

平瀬 肇, "グリア細胞", p.26-42, 古市貞一 編, "分子・細胞・シナプスからみる脳", 東京大学出版会 (2008).

論 文

B. W. Mel, "Information processing in dendritic trees", *Neural Comput.*, **6**, 1031 (1994).

P. F. Baker, A. L. Hodgkin, T. I. Shaw, "Replacement of the axoplasm of a giant nerve fiber with artificial solutions", *J. Physiol.*, **164**, 330 (1962).

J. S. Coombs, J. C. Eccles, P. Fatt, "Excitatory synaptic action in motoneurones", *J. Physiol.*, **130**, 374 (1955).

R. Llinas, M. Sugimori, "Electrophysiological properties of in vitro Purkinje cell dendrites in mammalian cerebellar slices", *J. Physiol.*, **305**, 197 (1980).

I. Llano, *et al.*, "Synaptic- and agonist-induced excitatory currents of Purkinje cells in rat cerebellar slices.", *J. Physiol.*, **434**, 183 (1991).

G. Stuart, M. Häusser, "Initiation and spread of sodium action potentials in cerebellar Purkinje cells", *Neuron*, **13**, 703 (1994).

G. Stuart, *et al.*, "Axonal initiation and active dendritic propagation of action potentials in substantia nigra neurons", *Neuron*, **15**, 637 (1995).

B. G. Cragg, L. H. Hamlyn, "Action potential of the pyramidal neurones in the hippocampus of the rabit", *J. Physiol.*, **129**, 608 (1995).

G. Stuart, J. Schiller, B. Sakmann, "Action potential initiation and propagation in rat neocortical pyramidal neurons", *J. Physiol.*, **505**, 617 (1997).

G. Stuart, B Sakmann, "Active propagation of somatic action potentials into neocortical pyramidal cell dendrites", *Nature*, **367**, 69 (1994).

D. Bertrand, *et al.*, "Electrophysiology of neuronal nicotinic acetylcholine receptors expressed in *Xenopus oocytes* following nuclear injection of genes of DNAs", P. M. Conn ed., Methods in Neuroscience, Academic Press (1991).

B. Katz, R. Miledi, "The statistical nature of the acetylcholine potential and its molecular components", *J. Physiol.*, **224**, 665 (1972).

C. R. Anderson, C. F. Stevens, "Voltage clamp analysis of acetylcholine produced end-plate current fluctuations at frog neuromuscular junction", *J. Physiol.*, **235**(3), 655 (1973).

O. P. Hamill, *et al.*, "Improved patch-clamp techniques for high-resolution current recording from cells and cell-free membrane patches", *Pflüger Arch.*, **391**(2), 85 (1981).

E. Benoit, A. Corbier, J. M. Dubois, "Evidence for two transient sodium currents in the frog node of Ranvier.", *J. Physiol.*, **361**, 339 (1985).

N. Unwin, "Acetylcholine receptor channel imaged in the open state", *Nature*, **373**, 37 (1995).

W. A. Catterall, J. Striessing, "Receptor sites for Ca^{2+} channel antagonists", *TIPS*, **13**, 256 (1992).

M. Noda, *et al.*, "A single point mutation confers tetrodotoxin and saxitoxin insensitivity on the sodium channel II." *FEBS Lett.*, **259**, 213 (1989).

A. Miyakawa, *et al.*, "Structure and gating mechanism of the acetylcholine receptor pore.", *Nature*, **423**, 949 (2003).

M. Grbner, *et al.*, "Transfer of 1,4-dihydropyridine sensitivity from L-type to class A(B1) calcium channels.", *Neuron*, **16**, 207 (1996).

D. A. Doyle, *et al.*, "The structure of the potassium channel: molecular basis of K^+ conduction and selectivity.", *Science*, **280**(5360), 69 (1998).

R. MacKinnon, *et al.*, "Structural conservation in prokaryotic and eukaryotic potassium channels.", *Science*, **280**(5360), 106 (1998).

S. Hagiwara, K. Kusano, N. Saito, "Membrane changes of Onchidium nerve cell in potassium-rich media.", *J. Physiol.*, **155**, 470 (1961).

J. A. Conner, C. F. Sevens, "Voltage clamp studies of a transient outward membrane current in gastropod neural somata.", *J. Physiol.*, **213**, 21 (1971).

J. D. England, S. R. Lesinson, P. Shrager, "Immunocytochemical investigations of sodium channels along nodal and internodal portions of demyelinated axons.", *Micros. Res. Tech.*, **34**, 445 (1996).

W. Y. Lee, S. M. Sine, "Principal pathway coupling agonist binding to channel gating in nicotinic receptors", *Nature*, **438**, 243 (2005).

M. R. Dawson, *et al.*, "NG2-expressing glial progenitor cells: an abundant and wide speread population of cycling cells in the adult rat CNS", *Mol. Cell Neurosci.*, **24**, 476 (2003).

L. M. De Biase, *et al.*, "Excitability and synaptic communication within the oligodendrocyte lineage", *J. Neurosci.*, **30**, 3600 (2010).

2章 シナプス情報伝達と神経回路網

　神経細胞がほかの神経細胞や筋肉，分泌細胞と情報のやり取りをする場合，シナプスとよばれる特殊な構造部位を用いている．このシナプス結合には大まかに電気シナプスと化学シナプスの2種類が存在するが，神経系における化学シナプス結合は非常に多数存在することが知られている．シナプスでの情報の伝達とその制御が神経系の働きの重要な部分を担っているといっても過言ではない．

　本章では，化学シナプスの機能と構造およびその神経系での働きを中心に述べていく．

2.1　シナプスとシナプス伝達の歴史的背景

　ニューロンという概念は，今世紀になってから生理学，薬理学，解剖学などの多くの分野の知見を総合して次第に形成されてきた．光学顕微鏡が発明される以前，ローマ皇帝 Marcus Aurelius Antoninus（古典ラテン語：マルクス・アウレリウス・アントニヌス，121～180）の典医でもあった古代ギリシャの医学者 Claudius Galenus（クラウディウス・ガレヌス，129～200頃）によって，心は脳にあると記述され，神経系は脳や脊髄により分泌される流体を運ぶ器官であると考えられていた．

　その後，光学顕微鏡の発明などとともに次第に神経系が詳細に観察されるようになり，1870年代から1970年代半ばごろまで，シナプスに関連して以下の二つの大きな論争が形成されてきた．① ニューロンは，個別の細胞として独立した存在（ニューロン説）であるか，あるいは連続した一つの組織（網状説）であるか．② シナプス伝達は電気的か，あるいは化学的か．①の論争において，ニューロン説を唱える代表的な人物として知られている Santiago Ramón y Cajal（カハール，1852～1934）は，多くの中枢神経系部位のニューロンを染色し記録観察した．一方，網状説を主張した Camillo Golgi（ゴルジ，1843～1926）は，ゴルジ染色法として知られる方法を1873年に開発した．また，これらと同時代の英国，University of Oxford の Charles S. Sherrington（シェリントン，1857～1952）が，1897年に出版された Michael Forster（フォスター，1836～1907）の"Textbook of Physiology" の Part III で，「シナプス（synapse）」という言葉をはじめて使い，これが以後定着した．彼はこの中で，シナプスが不連続でニューロンが機能単位であることをその種々の生理学的機能から推測していた．1950年代に入り電子顕微鏡の技術が神経組織の観察に導入されるようになり，隣接しているニューロンの間に数百Åのギャップが存在することが示され，これらの論争にようやく終止符が打たれることとなった．

　②の論争に関しては，Sherrington が脊髄反射の生理学の研究に没頭している時期，英国，University of Cambridge の Michael Foster の研究室で彼の同僚であった John N. Langley（ラングレー，1852～1914）が，上頸神経節の実験から"receptive substance"という概念を1905年に最初に導入した．また，生体電気信号の伝達に化学物質が重要な役割を果たしていることを，オーストリアの Otto Loewi（レーヴィ，1873～1961）が，カエルの心臓を使った実験によって1921年に証明した．さらにこの化学物質はアセチルコリン（ACh：acetylcholine）であることが英国の（Wellcome 生理学研究所の Henry Hallett Dale（デール，1875～1968）らによって示され，1936年に Dale, W. Feldberg（フェルドベルグ，1900～1993），M. Vogt（フォークト）によって神経筋接合部において運動神経末端から ACh が放出されていることが示された．薬理学者である Dale を中心とするグループの一連の研究により，シナプス伝達は化学的であることが次第に認められていった．しかし，シナプス伝達は電気的であるとするグループは，1950年ごろまでオーストラリア出身の生理学者 John C. Eccles（エクルズ，1903～1997）を中心として電気的シナプス伝達説をいたるところで主張していた．その後英国，University College London の Bernard Katz（カッツ，1911～2003）を中心としたグループの一連の電気生理学的実験によって，シナプスは化学伝達であると結論されるに至った．このとき Eccles は，今までの主張を突然変更し，以後

化学説を主張するようになったと Katz は後年述懐している．しかし，一部のシナプス(甲殻類などの無脊椎動物の巨大神経線維や脊椎動物の一部の例外など)では，約 2 nm ほどの隙間をもつ電気シナプスが存在することも知られている．

電気シナプスは，同期した複数のニューロンの活動(例：視床下部内分泌ニューロン)や俊敏な逃避行動などに関与していると考えられている．1957 年 Furshpan と Potter は，ザリガニ腹部神経における一方向性の電気シナプスの存在を報告した．シナプス前線維と後線維から同時に電位記録を行うと，前線維に活動電位が発生するとほとんど遅延なくシナプス後細胞に電位が発生し，これが閾値を超えると活動電位が誘発される．このような電気シナプスはギャップ結合(gap junction)とよばれ，6 個のコネクシン(connexin)というタンパク質が環状に集まったコネクソン(connexon)という構造を形成している(図 2.1)．このコネクソンが縦に 2 個並んでギャップ結合を形成している．1 個のコネクソンは，内径が 2.0 µm ほどの直径をもち，イオン，ヌクレオチド，セカンドメッセンジャー，小さい代謝産物やそのほかの物質(1,000 Da までの)も透過させることが知られている．1 個のコネクシンは分子量が 20〜60 kDa で，この分子量を後に付けて Cx36 などと命名されている．コネクシンは膜貫通領域を 4 個(M1〜M4)もつ構造をし，N 末端と C 末端は細胞内に面している．C 末端は，リン酸化や pH などによってチャネルの活性を制御している．

2.2 化学シナプスの構造

化学シナプスの形態は 2 種類が報告されている．タイプ I は，非対称性でシナプス後部のシナプス後肥厚はシナプス前部より大きく，樹状突起のスパインに存在し，またシナプス前部にシナプス小胞が存在する．間隙は 20〜30 nm である．このタイプのシナプスは興奮性シナプスである可能性がある．タイプ II はシナプス前部と後部がほぼ同じ大きさの肥厚を形成している．間隙は 15 nm 程度である．また，GABA やグリシンなどの抑制性シナプス伝達物質を含むシナプスはタイプ II シナプスである可能性が示唆されている．しかし，これらの構造と機能に関しては，その中間に位置するものや例外も認められ，構造と機能をはっきりと関連付けることはできない．

化学シナプスは，前ニューロンの軸索末端と後ニューロンの細胞体や樹状突起とシナプスを形成するのが一般的であるが，例外として，樹状突起−樹状突

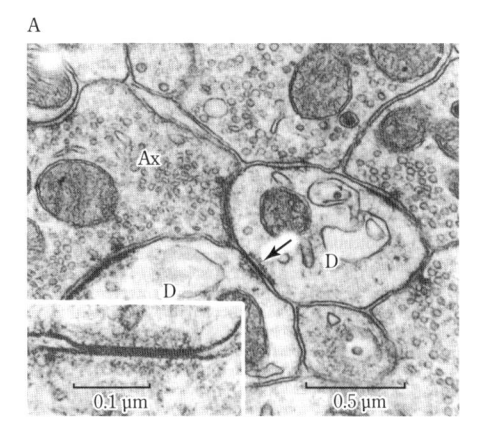

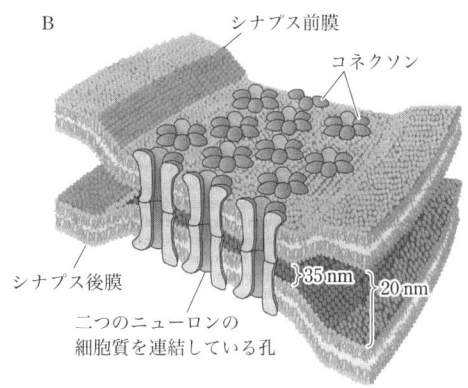

図 2.1　ニューロン間のギャップ結合
A：下オリーブ核のニューロンの二つの樹状突起間のギャップ結合が矢印で示されている．左下は高い倍率での電子顕微鏡写真．通常の細胞間の空間がほとんど見えない．D は樹状突起，Ax は軸索を示す．B：2 個のコネクソンで結合されたギャップ結合の模式図．通常 20 nm 程度の細胞間距離が，3.5 nm 程度に接近している．

[J. G. Nicholls, *et al.*, "From Neuron to Brain, 5th ed.", p. 140. Sinauer Associates(2012)]

起間(嗅球の神経回路)，軸索−軸索間(脊髄内のシナプス前抑制)，糸球体(小脳皮質のグロメルラス)，さらには相反性シナプス(対面するシナプスの前後双方に神経伝達物質を含んだ小胞が存在し，双方向性にシナプス伝達物資の放出が起こる)などが報告されている．また光や音など刺激強度の範囲が広い信号を伝達する必要性から，リボン・シナプスとよばれるシナプスが感覚細胞において形成されている(網膜，松果体の光受容体，有毛細胞)．このリボン・シナプスには常時多数の小胞がドッキングされているので，速い持続的な信号伝達が可能になる．シナプス構造は形成していないが，パラクリン神経伝達のように植物の神経系や一部動物のペプチド分泌性神経終末でみられるバリコシティから細胞間空間に伝達物質を放出する広義の化学シナプスも存在する．このように多様なシナプ

スが存在し，さらに同一の神経伝達物質に注目すると，受け手の受容体の種類によりさまざまな反応を引き起こすことができる．すなわち後ニューロンが複数の受容体をもつことで多様な反応を後ニューロンに引き起こすことによって，反応を複雑化して情報伝達を多様化することが可能である．以上のように1個のニューロンから複数種類の神経伝達物質放出，異なったシナプス末端での独立に制御されるエクソサイトーシス(開口放出)，後ニューロンの膜に存在する多様な複数の受容体などの組合せによって神経回路で行われる情報処理には無限の可能性が生まれてくる．さらに，このような化学シナプスと電気シナプスが混在する場合はこれらが協調してさらに複雑な情報伝達が行われ，またシナプス前終末に存在する受容体はオートレセプターとしてフィードバック調節作用によって神経伝達物質放出を制御していることが知られている．

このような多様な側面をもつ化学シナプスは一般に，構造的に単純化すると以下の三つの要素から構成されている．① シナプス前部(軸索前末端)，② シナプス間隙，③ シナプス後部(図2.2)．

① シナプス前部：シナプス前ニューロンの軸索終末(末端)と一致していて，神経伝達物質を含むシナプス小胞(synaptic vesicle)がシナプス前膜(presynaptic cell membrane)の近傍に集積している．電子顕微鏡で観察すると，電子密度が高くほかの部位より濃く観察される．この部位を一般に活性帯(active zone)とよび，シナプス小胞がシナプス前膜と融合して小胞内部の神経伝達物質を放出するプロセス(エクソサイトーシス)に関与する物質(タンパク質など)やエクソサイトーシスに関与するCa^{2+}チャネルなどが集積している．この部位と対面するシナプス後部には同じく電子顕微鏡で電子密度が高く観察されるシナプス後肥厚(postsynaptic density：PSD)があり，神経伝達物質受容体を局在化させまた制御する物質が集積している．シナプス前部には，エネルギーを供給するためのミトコンドリアなども含まれている．

② シナプス間隙：シナプス前膜と後膜との間の隙間で，神経筋接合部では〜500 nm程度，中枢の神経細胞間では〜20 nm程度の大きさである．神経筋接合部ではこの部分に基底膜(basal lamina)が存在し，神経筋接合部での神経伝達物質であるAChを分解してシナプス伝達を終了させるための酵素(アセチルコリンエステラーゼ，acetylcholine esterase：AChE)などが存在している．

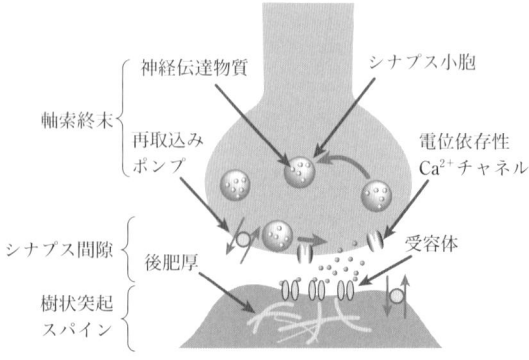

図2.2 化学シナプスの構造
ニューロン間の化学シナプスの構造を模式的に示している．シナプス前ニューロンの軸索終末までは電気信号．その後シナプス小胞内の神経伝達物質が，シナプス間隙へ放出され，シナプス後部(この場合は，スパイン)の受容体と結合する．その結果樹状突起スパイン部にシナプス電位が発生し，閾値を超えると活動電位が発生する．シナプス前終末には電位依存性Ca^{2+}チャネルや神経伝達物質を取り込む再取込みポンプなどが存在し，活性帯を形成している．さらにシナプス後部は，シナプス後肥厚を形成している．

［図はChloé Okunoによる］

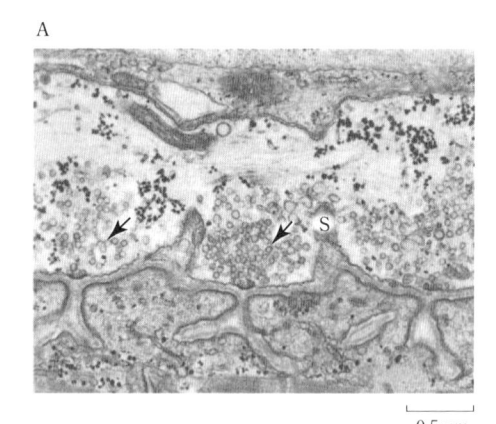

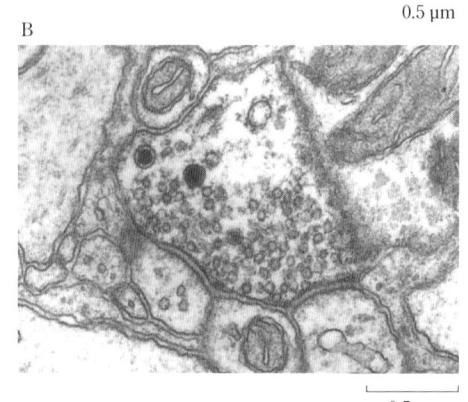

図2.3 化学シナプスの電子顕微鏡写真
A：神経筋接合部の軸方向における電子顕微鏡写真．矢印は活性帯，Sはシュワン細胞を示す．B：Leechの中枢神経系における化学シナプスの電子顕微鏡写真．

[J. G. Nicholls, et al., "From Neuron to Brain, 5th ed.", p. 189, Sinauer Associates(2012)]

③ シナプス後部：上述のように，神経伝達物質と結合して後ニューロンに種々の生理的作用を及ぼすための受容体や，それを支持し制御するためのタンパク質などが集積している．神経筋接合部では，シナプス後膜(postsynaptic cell membrane)は筋線維側へ大きくひだ状にくびれており，接合部ひだ(junctional fold)を形成している．ACh受容体は，このひだのトップの部位にとくに高密度で集まっている(図2.3)．中枢のニューロンではシナプス後部が棘(spine，スパイン)という特殊な構造をとっている場合もあり，一般に興奮性シナプスが結合していると考えられている(前述)．このシナプス後部においては，受容体だけでなく，シナプス伝達に関与するタンパク質(TARPなど)や，F-アクチン(F-actin)，ゲフィリン(gephyrin)，微小管(microtubule)などが集合している．この部位をシナプス後肥厚とよぶ．

2.3 シナプスの生理学と薬理学

化学シナプス伝達のメカニズムは大きく分けて三つのプロセスからなる．① シナプス前部からの神経伝達物質の放出過程，② シナプス間隙での神経伝達物質の拡散過程，③ シナプス後部での神経伝達物質の受容体における受容過程とその後の変化(電気信号)と制御過程．シナプス前終末への活動電位の到着からシナプス後部における電位応答の発生までに約1〜2 msecの時間遅れが生じる．これをシナプス遅延とよぶ．このシナプス後部で発生する電気信号はシナプス後電位(postsynaptic potential：PSP)とよばれ，後ニューロンを興奮させるように働く興奮性シナプス後電位(excitatory postsynaptic potential：EPSP)と抑制させるように働く抑制性シナプス後電位(inhibitory postsynaptic potential：IPSP)の2種類が知られている．

化学シナプスは中枢神経系での多様な働きを調節しているもっとも基本的な機能単位である．この調節は①や③の過程で多くが行われている．たとえば，学習や記憶が行われる場合，シナプス後電位の大きさが，学習に相当する刺激後長期的に増減するという形でシナプス伝達効率が増大しあるいは減少して神経回路網内のニューロン間の互いの情報伝達を制御している．これはシナプス可塑性とよばれ，大脳皮質海馬や視覚野における長期増強(long-term potentiation)や，小脳皮質での長期抑圧(long-term depression)などが知られている(2.5.3項 b(ⅱ)(6)参照)．

化学シナプスで起こるこれら一連の過程を順序に従って以下に示す(図2.2および図2.66参照)．

① 前ニューロンの軸索を伝搬してきた活動電位がシナプス前部に到達する．

② この活動電位によってシナプス前膜が脱分極し，この膜に存在するCa^{2+}チャネルを活性化する．

③ シナプス前部内部のCa^{2+}濃度が10^{-5}Mから10^{-4}Mのオーダーに上昇する．その結果，活性帯にドッキング(docking)していた小胞が前膜に融合する．

④ 一連のタンパク質群が関与したエクソサイトーシスによってシナプス小胞内の神経伝達物質がシナプス間隙へ放出される．この一連の過程をジッパーモデル(zipper model)とよぶ(後述)．

⑤ 放出された神経伝達物質はシナプス間隙内を拡散によって移動し，シナプス後膜の受容体イオンチャネルに結合する．

⑥ 神経伝達物質が受容体イオンチャネルに結合すると，チャネルタンパク質に構造変化が起こり，チャネルが閉じていた状態(閉状態，closed or shut state)から開いた状態(開状態，open state)へと変化する．

⑦ イオンチャネルの中心付近に存在するイオンの通り道(孔，pore)を通ってイオンがシナプス後膜の内外へ移動する．

⑧ イオンの移動によって細胞膜の両側に電位(シナプス電位，synaptic potential)が発生する．細胞内が，外部に対して脱分極方向に変化するとき興奮性シナプス後電位，過分極方向に変化するとき抑制性シナプス後電位とよぶ．

⑨ シナプス電位がシナプス後ニューロンの活動電位の閾値を超えると，新たな活動電位が発生する．

⑩ シナプス間隙に余分に存在する神経伝達物質は，種々の過程でシナプス間隙から取り除かれる．たとえば，ⅰ) シナプス前終末や付近のグリア細胞に取り込まれる．ⅱ) 神経伝達物質分解酵素(AChEなど)によって分解される．

⑪ シナプス電位が静止膜電位の水準へと戻る．

⑫ シナプス前膜に融合していた小胞の膜は再び細胞内に取り込まれる(エンドサイトーシス)．

以上のメカニズムによって化学シナプス伝達が行われるが，これらの現象は多くが電気生理学的実験によって明らかにされたものである．

2.4 シナプス前機構

2.4.1 神経筋接合部伝達物質放出と量子解析

シナプスの伝達機構に関しては，Katzらによってカエル縫工筋の神経筋接合部で詳細に調べられた．神

経筋接合部(neuromuscular junction)は，脊髄前根からの運動神経軸索末端と骨格筋線維が接合している部位である(図2.3 A 参照)．この標本は下部から光を当て顕微鏡で観察すると終末を容易に同定できるので，記録のための電極を刺入しやすく電気生理実験に適した標本である．上記の一般的シナプスと基本的には同様の構造をしている．ここでの神経伝達物質は AChであり，その受容体は ACh 受容体(ACh receptor)，ここで発生するシナプス電位は終板電位(end-plate potential：EPP)とよばれる(図2.4)．この神経筋接合部では，EPP は常に活動電位発生の閾値を超えていて，神経支配している筋肉に活動電位を引き起こす．したがって，実験を行う場合 d-ツボクラリンで EPP の振幅を減少させ活動電位の発生を抑えてこのシナプス電位の解析を行う．この EPP の減衰相の時間経過を調べ単一指数関数で近似してその時定数を求めると，約 3 msec となる．これはニコチン性 ACh 受容体の平均の開口時間(2.7 msec)にほぼ等しい．したがって，この EPP は，シナプス前末端に到着した活動電位から ACh が瞬時に放出され，この EPP 発生に関与する受容体がほぼ同時に活性化されることを示している．カエルの神経筋接合部に記録用の微小電極を挿入して電位記録を行うと小さな電気信号が記録される．これは，一過性の電位で 0.4〜0.5 mV 程度の大きさで頻度は約 1 Hz であった．この電位を微小終板電位(miniature end-plate potential：mEPP)とよび，ランダムな時間間隔で自発的に発生する．この mEPP は非常に立ち上がり時間が短く，その減衰相は EPP と同程度である．また mEPP は大きさが小さいので，終板の外では電気緊張的に減衰しているので記録することはできない．1950 年に Fatt と Katz がこれを最初に発見したとき，これを数千個の ACh 分子がまとまって神経終末から放出されたものであると推測した．一方，神経線維を刺激すると大きなシナプス電位(終板電位)が得られ，これが誘発終板電位(evoked end-plate potential)である(図2.4 C)．

このように ACh は単位の素量(最小単位)からなり，大きなシナプス電位は同時に多数の素量が放出されることによることが明らかになった．この素量が量子(quantum，複数形 quanta)で，シナプス伝達がこのような量子を最小単位として行われることをシナプス伝達の量子仮説(quantum hypothesis)とよぶ．最初カエルの神経筋接合部で得られた上記の結果は，哺乳類の神経筋接合部においても得られた．

1956 年，Boyd と Martin は，ネコの神経筋接合部から微小シナプス電位と刺激による誘発シナプス電位を細胞内電位記録法で記録した．以下に彼らの実験結果に従って，量子解析に関して述べる．

図2.5 は，ネコの筋から記録した自発性微小終板電位(mEPP)と誘発終板電位(evoked EPP)の振幅頻度分布を示す．78 個の自発性微小終板電位の平均振幅は 0.4 mV，標準偏差は 0.086 mV．全部で 198 回の刺激に対して得られた誘発終板電位の振幅をバーの幅 0.1 mV としてヒストグラムを構成している．ピーク部分は，1, 2, 3, 4, 5, 6, 7 と番号を付けてあり，それぞれ 0.4, 0.8, 1.2, 1.6, 2.0, 2.4, 2.8 mV に対応している．刺激しても反応が得られなかったのは 18 回である(黒いバーで示してあり，欠損(failure)とよぶ)．誘発終板電位平均振幅は 0.933 mV．

このようなシナプス電位の統計的振る舞いを定量的に記述するためにポアソン分布(Poisson 分布)を導入する．今，神経軸索の終末に n 個の放出単位(release unit)があるとする．軸索を伝わってくる 1 回の活動電位によって各神経伝達物質放出部位から 1 個の量子が放出される確率を p とする．これにより 1 個の活動電位によって放出される平均の量子数 m は $m=np$ と

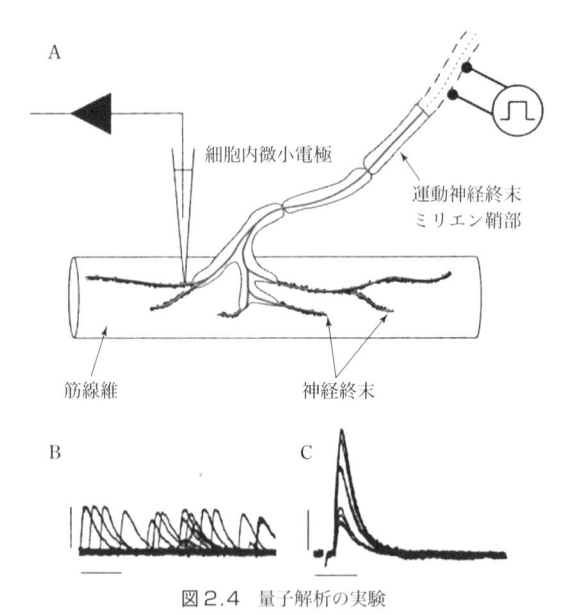

図2.4 量子解析の実験

A：1 本の筋線維へシナプス結合する運動神経線維を刺激して，シナプスの近傍で細胞内微小電極によって記録を行っている．運動神経の軸索はミエリン鞘，またシナプス部位はシュワン細胞で覆われている．B：カエルの神経筋接合部からの細胞内電位記録によって得られた自発性微小終板電位(spontaneous miniature EPP)．多数の自発性微小終板電位を重ね合わせて記録した状態を示している(スケールは，横軸 4 msec，縦軸 1 mV)．C：運動神経を刺激によって引き起こされた誘発終板電位 (evoked EPP)と刺激のアーチファクト．外液の Mg^{2+} 濃度は 15 mM で伝達物質放出を減少させている(スケールは，横軸 4 msec，縦軸 1 mV)．
[A. Feltz, et al., "Physiologie du neurone", p. 533, Edition Doin (1998)]

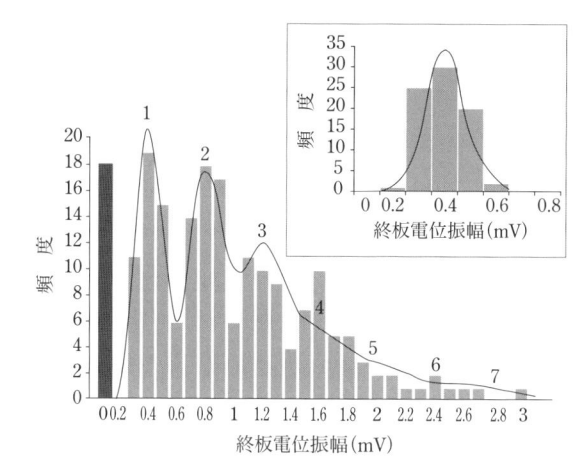

図 2.5 シナプス応答のポアソン分布と自発性微小終板電位の分布

同一標本からのシナプス前線維刺激によって引き起こされた同期性終板電位の振幅と自発性微小終板電位の振幅のヒストグラム．細胞外の Mg^{2+} を増大させて実験を行っている．同期性終板電位の振幅は，0.4 mV の整数倍の値付近に複数のピークをもち，ポアソン分布によく一致する（実線）．振幅 0 mV の棒グラフは神経刺激に対してシナプス応答が記録されなかった回数を示す．右上の挿入図は，平均値 0.4 mV をもつ自発性微小シナプス電位の振幅の分布を示している．

[I. A. Boyd, A. R. Martin, *J. Physiol.*, **132**, 74 (1956) から Chloé Okuno により改変]

なる．さらに，放出単位から 1 量子の放出が起きたときの応答（シナプス電位やシナプス電流）の平均サイズを量子サイズ（quantal size q）とする．したがって，微小終板電位の平均振幅を q と考える．これらより 1 個の活動電位によって誘発される平均の終板電位の大きさは，次式となる．

$$V = npq = mq \quad (2.1)$$

今，n 個ある放出単位のうち x 個から量子放出が起きる確率は，各放出単位での放出確率を p とすると，次の二項分布で与えられる．

$$f(x) = {}_nC_x p^x (1-p)^{n-x} \quad (2.2)$$

通常の条件では p の値は大きく，多くの放出部位で放出が起こると考えられるが，del Castillo と Katz の条件（低濃度 Ca^{2+}，高濃度 Mg^{2+}）では p が十分に小さく，n が大きいと考えられる．このとき二項分布は，簡単な数学的計算により次のようなポアソン分布になる．

$$f(x) = \left(\frac{m^x}{x!}\right)\exp(-m) \quad (2.3)$$

このポアソン分布では m が唯一のパラメータであり，これが何らかの方法で求まれば確率分布を計算することができる．

以上が，種々の仮定（量子仮説）のもとに図 2.5 の実験結果が，ポアソン分布で表されるであろうとの仮説である．実験結果である振幅値のこの分布が，ポアソン分布になっていることを実際に示すことができれば，この仮説（量子仮説）は正しいことが結論付けられることになる．

終板電位の振幅分布がポアソン分布になっていることを示す二つの方法を示す．

① 自発性微小終板電位から求めた m（1 個の活動電位によって放出される平均の量子数）と欠損の確率からポアソン分布に基づいて求めた m の比較．

仮定では m は V/q であるので，

$$\frac{\text{誘発終板電位の平均振幅}}{\text{自発性微小終板電位の平均振幅}}$$

から計算できる．実験結果から，次のようになる．

$$m = \frac{0.933\,[\mathrm{mV}]}{0.4\,[\mathrm{mV}]} = 2.33 \quad (2.4)$$

一方，仮説のポアソン分布から，欠損の起こる確率は，$x=0$ として $f(x)$ を求めると，

$$f(0) = \frac{m^0}{0!(\exp(-m))} = \exp(-m) \quad (2.5)$$

これは，実験結果から次の値である．

$$\frac{\text{欠損数}(18)}{\text{試行の回数}(198)}$$

したがって，

$$m = \ln\left(\frac{198}{18}\right) = 2.4 \quad (2.6)$$

となり，上の自発性微小終板電位を用いて求めた値とよい一致を示している．

② 誘発終板電位の振幅の頻度分布とポアソン分布の比較．

上記の式 (2.4) から求めた m の値は 2.33 である．この値を利用してポアソン分布の式に当てはめて計算していく．今，全試行数が 198 回である．これらのデータとポアソン分布から求めた予測値と実際の実験観測値を比較すると表 2.1 のようになる．

この二つの結果から，実験による実測値の分布が，ポアソン分布でよい一致で近似されていることが示されている．

以上から，終板電位が素量の集合であること，また素量の放出は，独立に，確率的に起こることが明らかになった．

結論は，ACh の放出量を低くした条件，この場合 Ca^{2+} 濃度を低くし，Mg^{2+} 濃度を高くした条件では，終板電位の放出は単位量子の確率過程的放出によって生じるということになる．

ここで 1 個の素量は，シナプス前部（運動神経線維終末）に含まれる小胞 1 個のエキソサイトーシスに対

表2.1 予測値と観測値の比較

倍 数	ポアソンから求めた予測値	実験の観測値
0	198 × exp(−2.33) = 19	18
1	44	44
2	52	55
3	40	36
4	24	25
5	11	12
6	5	5
7	2	2
8	1	1
9	0	0

［I. A. Boyd, A. R. Martin, *J. Physiol.*, **132**, 74 (1956)］

応していると考えられる．小胞1個の中に含まれているACh分子が終板の複数のACh受容体を活性化することによって生じるシナプス電位が，素量である．

2.4.2 中枢神経系での量子解析と量子解析の条件

del CastilloとKatzは放出の実体として1個のシナプス小胞を想定した．しかし，現在では1個の放出部位(active zone)が1個の放出単位に相当すると考えられている(図2.7)．

例としてゼブラフィッシュのマウスナー細胞に抑制性のシナプス結合している介在性ニューロンを利用したKornの実験を紹介する(図2.6)．この介在性ニューロンのシナプス結合には複数のシナプス前終末ボタンが存在し，その各終末ボタンには1個のactive zoneか放出部位が存在することが形態学的に明らかにされている(図2.6)．この介在性ニューロンの軸索(シナプス前ニューロン)を刺激することでシナプス後ニューロン(マウスナー細胞)から細胞内電位記録によりシナプス電位を記録し，その振幅を計測してヒストグラムを作成する(図2.6 B, C)．このヒストグラムは二項分布によって近似することができる．この近似した二項分布曲線は，n, p, qの三つのパラメータをもち，それぞれの値は，$n=6$, $p=0.47$, $q=300\,\mu V$である．このnの個数は6個の素量が放出可能であることを示しているが，同時にこれは解剖学的に同定できるシナプス終末ボタンの数と一致している．したがって，nはこのシナプス結合における放出部位数(active zone数)を示し，pは1個の放出部位から1素量が放出される確率，$m(=n\times p)=2.82$は1回の刺激で活性化される平均の放出部位数となる．また1個の放出部位では，多くても1個の伝達物質素量が各刺激によって放出されるという結論も得られている．

一般に骨格筋の神経筋接合部や末梢自律神経シナプスの量子解析では，自発性微小終板電位などの大きさ(振幅)がほぼ一定であり，その結果この振幅値のヒストグラムが正規分布に従うなど信頼度が高いが，中枢シナプスでの量子解析には多くの問題点がある．その理由として，以下のような可能性が考えられる．

① 実際の実験では，樹状突起に発生するシナプス後電位(電流)をそこから離れた細胞体から記録する場合がほとんどで，測定されるEPSP(興奮性シナプス後電流：EPSC)やIPSP(抑制性シナプス後電流：

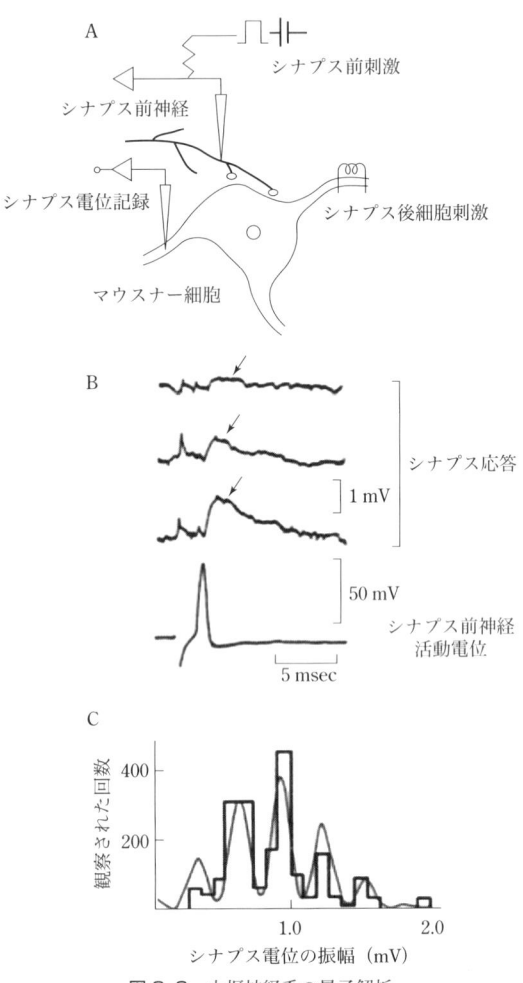

図2.6 中枢神経系の量子解析

A：逆行性刺激によってマウスナー細胞を同定後，シナプス前線維を刺激してマウスナー細胞から細胞内電位記録を行う．このシナプスは抑制性シナプス(グリシンを神経伝達物質とする)であるが，マウスナー細胞に電流を通電し，脱分極としてこの抑制性シナプス電位を記録している．B：シナプス前神経刺激によってばらつきのあるシナプス応答が記録される(上段3個のトレース)．シナプス前神経には，この刺激によって活動電位が発生する．C：シナプス後応答の振幅値のヒストグラム．このヒストグラムは二項分布で近似される(二項分布のパラメータは，$n=6$, $p=0.47$, $q=300\,\mu V$．ここで，nは最大放出素量数，pは1素量の平均の放出確率，qは1素量の平均振幅を示す)．

［H. Korn, *et al.*, *Science*, **213**, 898 (1981)を引用改変］

2.4 シナプス前機構

図 2.7 中枢神経系の量子解析と活性帯
上：神経筋接合部における多数の放出単位からの神経伝達物質の放出．下：中枢神経系のシナプス部位．n は放出部位の個数を示す．左では $n=1$，中と右では $n=4$ の放出単位からの神経伝達物質の放出を示す．
[H. Korn, D. S. Faber, *Trends Neurosci.*, **14**, 439 (1991) から Chloé Okuno により改変]

IPSC)は，樹状突起膜のケーブル特性によりフィルタリング効果が起こり，波形がゆがむ．したがってこれらの補正をし，フィルタリングの効果の有無を議論することが必要である．

② 中枢神経系ではシナプス下膜の受容体数なども均一ではなくシナプス電流で観測した単一量子の値が一定の値とならない（図 2.8）．

③ 個々の活性帯の放出確率が一定でないので，振幅分布の解析が複雑になる．

④ シナプス前神経線維を電極で刺激する場合，1本のシナプス前線維を刺激しているという保証がないので，シナプス前細胞を直接細胞内電極やパッチ電極によって細胞内刺激を行う必要がある．

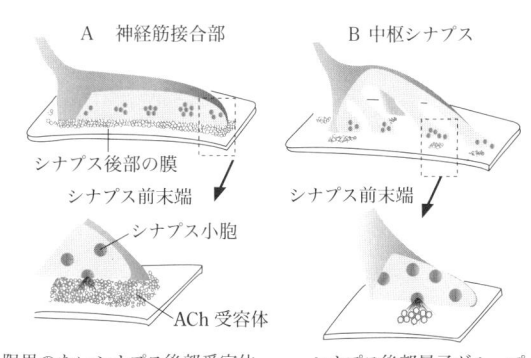

図 2.8 中枢神経系の量子解析
A：神経筋接合部における受容体の不飽和．各放出部位に多数の ACh 受容体が存在している．B：中枢神経系のシナプスにおいては，各放出部位に対する受容体数は少ない．これによって，各量子放出のとき，受容体は飽和する．
[F. Edwards, *Nature*, **350**, 271 (1991) から Chloé Okuno により引用改変]

また，テトロドトキシン（TTX）存在下で自発性の EPSP や EPSC（または IPSP や IPSC）や低 Ca^{2+}，高 Mg^{2+} 濃度存在下の最小単位の EPSC や IPSC の振幅分布は正規分布（ガウス（Gauss）分布）に従い，その分散が小さく，EPSC や IPSC の量子数が正確に測定されることもある．しかし，微小 EPSC や微小 IPSC の分布の最頻値は小さい値に偏った分布（skewed distribution）を示すことが多く，真の単一量子サイズを測定できないことが多い．

中枢神経系でのシナプス伝達における量子解析例としてラット海馬スライス歯状回ニューロンからの IPSC の振幅分布の例を示す[1]．図 2.9 のように Ca^{2+} の濃度を低くすると最小単位の IPSC は正確な正規分布をし，Ca^{2+} の濃度を上昇させるとその整数倍のところにピーク値が現れる．この場合，1，2，3，4，5倍のところにピーク値が観測されている．

スライス標本からのパッチクランプ法が開発される以前は，中枢神経系のニューロンから微小シナプス電位を記録して量子化解析を行うことは容易ではなかった．たとえば，米国，University of North Carolina at

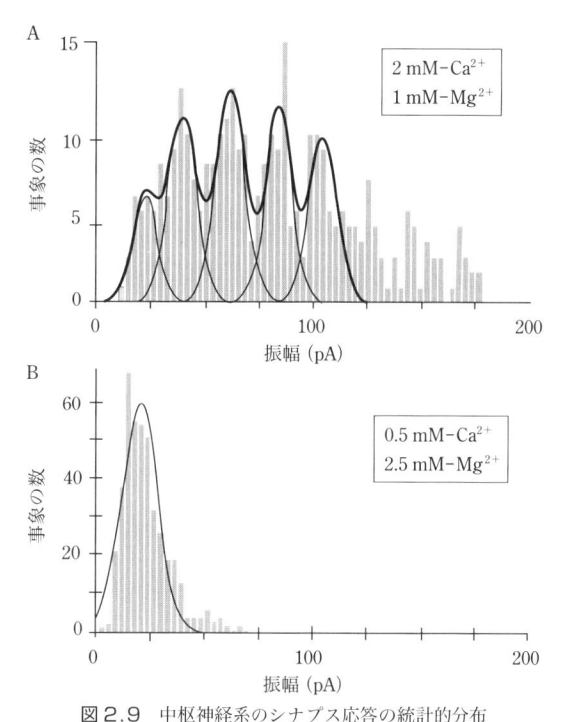

図 2.9 中枢神経系のシナプス応答の統計的分布
A：海馬歯状回から記録した抑制性シナプス後電流振幅値のヒストグラム．外液の Ca^{2+} および Mg^{2+} 濃度は，それぞれ 2 mM と 1 mM．B：異なる外液内（Ca^{2+} および Mg^{2+} 濃度は，それぞれ 0.2 mM と 2.5 mM）の A と同じ標本から記録した抑制性シナプス後電流振幅値のヒストグラム．
[F. Edwards, *et al.*, *J. Physiol.*, **430**, 213 (1990) から Chloé Okuno により改変]

Chapel Hill の Motoy Kuno(久野 宗, 1928〜2009)は, ネコ脊髄運動ニューロンの *in vivo* 実験によって, このニューロンの細胞内記録を行いシナプス後電位を記録し振幅分布などの解析を行った. この際, 単一神経線維を刺激するために Ia 神経線維束をピンセットによって単一神経線維に分離し, 刺激を行うという難易度の高い実験を行った. 久野は, 日本の京都大学生理学教室の教授として後日着任したが(1980年), 退官までの 10 年間で多くの優秀な弟子を育てた. 彼はノンネイティブであるにもかかわらず, University of North Carolina の米国人研究者の論文を, 内容のみでなく, 英文のスタイルなどまで校正していた. また, 久野が日本に帰ることが決まったとき, University of North Carolina, Department of Physiology の Chairman であった Edward R. Perl が, 彼の帰国を惜しみ, お別れ会をフランス, ストラスブール郊外の三ツ星レストラン, Auberge de l'ile で開き, 米国から多くの著名な生理学者が参加した(3.4.2項 h 参照).

2.4.3 シナプス前末端における Ca^{2+} とエクソサイトーシスの分子的実体

歴史的には, 1960年代, Katz と Miledi は, 電気生理学的手法によりカエル神経筋接合部での終板電位の発生に細胞外に Ca^{2+} が必要であることを示した. ここで, 「シナプス前部の脱分極が Ca^{2+} の通路を開き, Ca^{2+} が濃度勾配に従って細胞内に流入し, シナプス小胞に作用することによって, 小胞内の伝達物質をシナプス間隙へ放出する」という仮説をたて, その後のこの仮説を実験により検証した. しかし, この標本ではシナプス前終末に電極を刺入してシナプス前過程に伴う信号を計測することは不可能である.

さらに, 1967年, Katz と Miledi はヤリイカ星状神経節の巨大シナプスを用いて一連の電気生理学的実験を行った. ヤリイカの巨大シナプスは, シナプス前部とシナプス後部が十分に大きいため微小電極を刺入することが可能で, シナプス前部での電位変化とシナプス後部での電位変化を同時に測定できる(図2.10 および図1.8参照). 最初に観測された事実は, シナプス前線維に電極により活動電位を発生させると, 数 msec の時間的遅れの後にシナプス後部に活動電位が発生する. さらに別の実験では, シナプス前部に 18 msec の脱分極性パルスを通電するとシナプス後部に脱分極性の応答が生じるということを観測した.

図2.11ではシナプス前終末への脱分極性通電パルスに対する応答を示している[2]. このヤリイカ星状神

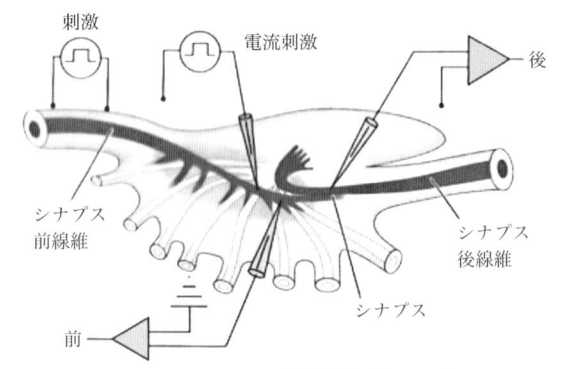

図2.10 ヤリイカ星状神経節巨大シナプス
大きな二つの軸索が化学シナプスを形成しているヤリイカの星状神経節の概観図. シナプス前線維とシナプス後線維には, 記録用の微小電極が刺入されている. さらに, シナプス前線維には, 通電用の微小刺激電極が刺入されている.
[T. H. Bullock, S. Hagiwara, *J. Gen. Physiol.*, **40**, 565 (1957)から Chloé Okuno により改変]

経節巨大シナプスにおいて細胞外には TTX を加え, シナプス前終末には電気泳動的に TEA を注入している. 1〜4: シナプス前部の脱分極が約 30 mV を超えると, シナプス後部に脱分極が生じる. 5〜8: シナプス前部の脱分極が大きくなるとシナプス後部の応答はかえって小さくなるが, パルスの終止後に大きな脱分極がみられるようになる. 彼らの実験のポイントは,
① シナプス前部の脱分極刺激が大きくなるとシナプス後部の脱分極もある程度まで大きくなるが, シナプス前部の脱分極がさらに大きくなると Ca^{2+} チャネルを通過する Ca^{2+} に対するドライビング・フォース(電位勾配による駆動力)が小さくなる結果, シナプス後部の応答がかえって小さくなる. ② シナプス前部への脱分極性パルスの終了後, シナプス後部でみられる大きな脱分極は, 以下の理由による. シナプス前部の脱分極により Ca^{2+} コンダクタンスが大きくなる際には, わずかな時間的な遅れが生じる(1 msec 程度). この Ca^{2+} コンダクタンスがピークになったとき, まだ脱分極が続いているので, Ca^{2+} に対するドライビング・フォースが小さい. しかし, その直後脱分極性パルスがオフになるとこのドライビング・フォースが回復し, Ca^{2+} 電流が流れる. その結果, シナプス前末端でエクソサイトーシスが促進され, 神経伝達物質が放出されることで, シナプス後部受容体が活性化される. これによってシナプス電流が流れ, オフにおける大きな脱分極電位として記録される.

1981年, New York University の Rodolfo Llinas(リーナス, 1934〜)らはヤリイカ星状神経節シナプスから電位固定実験を行った(図2.12)[3]. 図2.12 A(a)は, 低濃度の TTX と TEA(テトラエチルアンモニウム)存

2.4 シナプス前機構

在下で脱分極性のパルスに対して電位固定化条件下で，速いNa^+コンダクタンスの変化に伴う内向きNa^+電流に引き続き，遅延性K^+コンダクタンスの増大に伴う外向きK^+電流が流れている．これはシナプス前末端に活動電位が発生していることを示している．次にこれらのTTXとTEAの濃度を増すとこれらの内向きNa^+電流と外向きK^+電流がそれぞれブロックされ，図 2.12 A(b) のトレースのように内向きの persistent な (持続的な) 電流が観測される．

この電流は何か？　今までの実験報告からこれはCa^{2+}電流に相当すると予測される．そこで，TTXとTEAでg_{Na}とg_Kをブロックした後(図 2.12 B(a))，さらに 1 mM の塩化カドミウムを加えるとこの内向き電流が完全に消失することが観測された(図 2.12 B (b))．これによってこの内向き電流はCa^{2+}電流であることが示された．

さらに，シナプス前末端の活動電位の発生を抑えるために，TTXやTEAを加え，ダイナミック・クランプによってシナプス前末端の固定電位を活動電位と同じ時間経過で変化させるとシナプス前末端に活動電位の下降相と重なる時間経過のCa^{2+}電流が記録された(図 2.13)．

1985 年以降，米国の Duke University の George Augustine (オーガスチン) らによってもヤリイカの星状神経節を利用した電位固定実験からシナプス電流も同時に測定され，シナプス伝達に対するCa^{2+}の役割が詳細に調べられた．Ca^{2+}電流の立ち上がりからシナプス後電流の立ち上がりまで遅延時間があるが，これが短いことからCa^{2+}のシナプス前末端への流入か

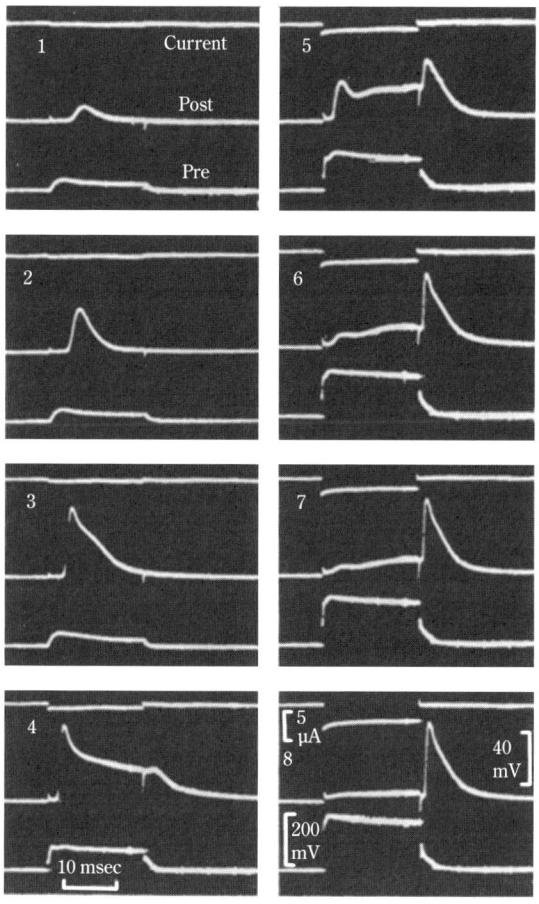

図 2.11　ヤリイカ星状神経節巨大シナプスのシナプス前部への脱分極性通電に対するシナプス後部からの応答

細胞外液と細胞内液には，それぞれTTXとTEAを加えている．1～3：シナプス前部への脱分極が大きくなると，シナプス後部に次第に大きな脱分極性応答が得られる．5～8：さらにシナプス前部への脱分極が大きくなるとシナプス後部の脱分極はかえって小さくなるが，パルスのオフ後に脱分極性の応答が観察される．

[B. Katz, R. Miledi, *J. Physiol.*, **192**, 407 (1967)]

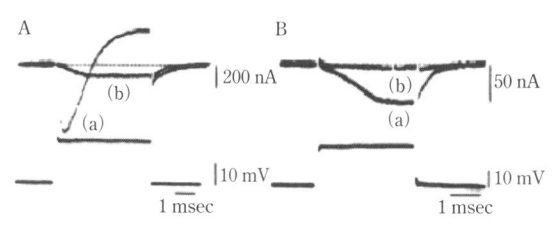

図 2.12　ヤリイカ星状神経節巨大シナプスのシナプス前部に対する 2 本電極による電位固定実験

A：(a) TTX(10^{-9} g/mL) および 3-AmP(3-aminopyridine) 存在下 (0.5 mM) では，脱分極性のパルス状電位変化に対して内向きNa^+電流と外向きK^+電流が記録される．(b) この実験でTTX($5×10^{-6}$ g/mL) および 3-AmP($5×10^{-3}$) の濃度を上昇させ，細胞内液にTEAを加えると，小さな時間変化の遅い内向き電流が流れる．B：この遅い内向き電流は，Cd^{2+} (1 mM) で消失する．

[R. Llinas, *et al.*, *Biophysis. J.*, **33**, 289 (1981)]

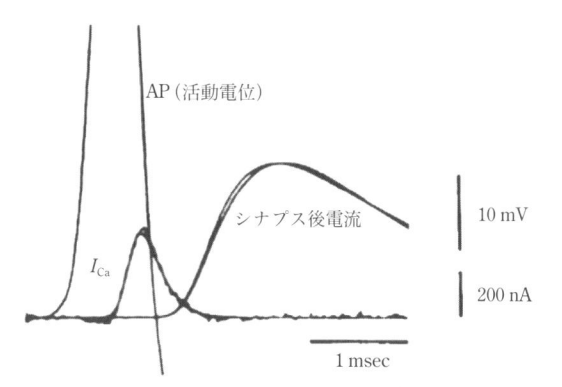

図 2.13　シナプス前における活動電位とCa^{2+}電流およびシナプス後電位

シナプス前部に活動電位が発生した後，シナプス後部で記録されるシナプス電流とCa^{2+}電流(I_{Ca})の時間経過．これらを実験によって求めたものとコンピュータシミュレーションによるものとを重ねて表している．

[R. Llinas, *et al.*, *Biophysis. J.*, **33**, 289 (1981)]

ら，伝達物質放出，拡散，シナプス後受容体との結合とシナプス後電流の発生がきわめて速く起こることが示されている．上記のような実験により測定されたこの Ca^{2+} 流入から神経伝達物質放出までの時間は，約 $200～400\ \mu sec$ 以内であることが電気生理学的に示された．さらに，Neher らによって，キンギョ網膜の双極細胞シナプスにおいて，ホールセル・パッチクランプ法による細胞膜容量の変化測定，ゲージドカルシウムの紫外線による光活性化（photolysis）（2.5.4 項 c 参照）などの新しい視点の実験により，神経伝達物質放出の遅延は $400～600\ \mu sec$ という値が得られている．この実験結果と電気生理実験の結果はよい一致を示している．

また，この Ca^{2+} のシナプス末端への流入と神経伝達物質の放出量には強い相関関係があり，式(2.7)で表される．

$$神経伝達物質の放出量 = Q(I_{Ca})^n \qquad (2.7)$$

ここで，n は3あるいは4の整数である．この式は，ほんのわずかな Ca^{2+} の神経末端への流入における変動が，大きく神経伝達物質のシナプス前末端からの放出量を変化させることを示している．

このようにシナプス前部からの神経伝達物質の放出には Ca^{2+} が重要な役割を果たしていることが，Katzと Mirediの研究以後，次第に多くのほかの実験によって明らかにされた．

この神経伝達物質放出に関連する Ca^{2+} チャネルのタイプは，最初これらチャネルに対する阻害剤を用いて同定された．ω-コノトキシン G VI A でブロックされる N 型 Ca^{2+} チャネルと ω-アガトキシン IVA でブロックされる P 型 Ca^{2+} チャネルの2種類の Ca^{2+} チャネルが神経伝達物質の放出に関与している．とくに N 型は神経筋接合部のシナプス過程での神経伝達物質の放出に，P 型は哺乳類での神経筋接合部でのシナプス伝達放出過程にそれぞれ関与している．またこの哺乳類の中枢神経系の神経伝達物質の放出には P 型がかかわっている．さらにジヒドロピリジン類でブロックされる L 型 Ca^{2+} チャネルは，クロマフィン細胞からのカテコールアミン放出や網膜における双極細胞での神経伝達物質に関与している（1.5.2項 a(ii)参照）．

図 2.14 は，神経筋接合部において，神経伝達物質を含むシナプス小胞がシナプス前末端膜にドッキングしている様子を示している．一番手前のシナプス小胞は，シナプス前膜と融合してエキソサイトーシスが起こっているときの様子を示している．また左右2列ずつ並んでいる顆粒状のものは，Ca^{2+} チャネルと考えられている．これらは，テキサスレッドでラベルされた ω-コノトキシン G VI A（Ca^{2+} チャネル阻害剤）を用いて可視化された．同様にこの標本において蛍光色素ローダミンでラベルした α-ブンガロトキシンを利用して，ACh 受容体がシナプス後部において標識された．それによると ACh 受容体は，シナプス後膜のひだの縁にそって局在していることが示され，これはシナプス前膜の活性帯に対面していることが観察された．

シナプス小胞とシナプス前膜のドッキングから伝達物質放出に至る過程をシナプス小胞のサイクル過程と

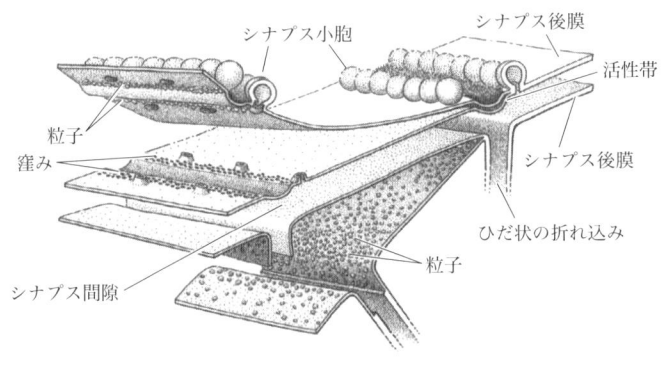

図 2.14 神経筋接合部におけるシナプスの構造
カエル神経筋接合部におけるシナプス前部とシナプス後部をフリーズフラクチャーによる像に基づいて示した立体的な図．直径約 500 Å のシナプス小胞（synaptic vesicle）がシナプス前膜（presynaptic membrane）に結合している．このシナプス小胞の中には ACh 分子が含まれている．この神経伝達物質が放出される部位を活性帯とよぶ．シナプス小胞が結合しエキソサイトーシスをしている部位は，陥没した孔として観察される．活性帯の両側に二列に並んでいる小さな粒子（particle）とその窪み（pit）が観察され Ca^{2+} チャネルと考えられている．シナプス後膜（postsynaptic membrane）にはひだ状の折れ込み（junctional fold）が観察され，この部位に粒子状の構造物が観察され，これは ACh 受容体を示している．シナプス前膜とシナプス後膜の間には 500 Å ほどの隙間が存在し，シナプス間隙（synaptic cleft）とよばれている．またこのシナプス間隙には，基底膜が存在し，ACh 分解酵素であるコリンエステラーゼが存在している．

［J. G. Nicholls, *et al*., "From Neuron to Brain, 5th ed.", p. 259, Sinauer Associates (2012)］

2.4 シナプス前機構

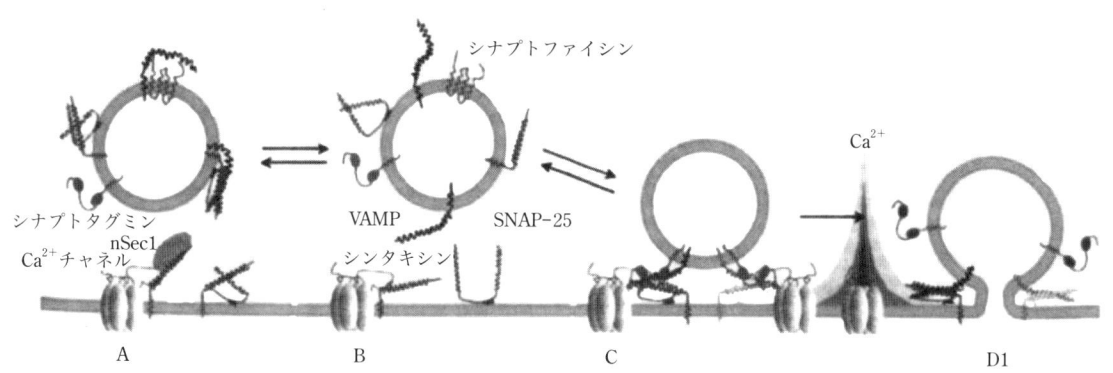

図2.15 シナプス前過程
シナプス小胞がシナプス前膜にドッキングした後エクソサイトーシスを起こしている様子をAからD1の順序で示した図．ドッキングとエクソサイトーシスにかかわるタンパク質とCa^{2+}チャネルを示している．
[Y. Humeau, *et al.*, *Biochimie*, **82**(5), 427(2000)から Chloé Okuno により引用改変]

よぶ（図2.15）．この一連のプロセスをまとめると以下のようになる．

① シナプス小胞への神経伝達物質の取込みとその濃縮化．

② 活性帯（active zone）へのシナプス小胞の輸送．

③ シナプス小胞の細胞膜へのドッキング（docking）と，さらにATPを必要とするプライミング（priming）．シナプス小胞に結合しているVAMP/シナプトブレビン（synaptobrevin），細胞の膜に結合しているシンタキシン（syntaxin）とSNAP-25が相互に結びついて複合体（SNARE複合体）を形成する（zipper model）．これが，ドッキングにおけるもっとも重要なプロセスと考えられている．ドッキングしている小胞集団を放出可能プール（releasable pool），プライミングしている小胞集団を随時放出可能プール（readily releasable pool）とよぶ．

④ Ca^{2+}チャネルを通ってCa^{2+}がシナプス前終末内に流入し，活性帯にプライミングしているシナプス小胞付近のCa^{2+}濃度が10^{-5}から10^{-4} Mオーダーに達する．

⑤ Ca^{2+}は，細胞内Ca^{2+}センサー（シナプトタグミン，synaptotagmin-I）に結合することにより，活性帯のCa^{2+}チャネル近傍にドッキングされたシナプス小胞が確率的にシナプス前膜と融合する．このうちCa^{2+}センサーはおそらくCa^{2+}濃度が10^{-5}から10^{-4} Mオーダーにより活性化されるCa^{2+}結合タンパク質であろう．Ca^{2+}濃度とエクソサイトーシスの関係は直線的でなく，3〜4個のCa^{2+}が共役的に結合する関係が成立する．このシナプトタグミン抗体がCa^{2+}チャネルとの相互作用が妨げられるとシナプス伝達が阻害される．

⑥ SNARE複合体の解離

⑦ エンドサイトーシス：シナプス小胞が細胞膜に同化している小胞を構成している物質がシナプス前末端から取り込まれ再利用される．

上記のようにこれらの神経伝達物質のシナプス前部からの放出過程には，多くのタンパク質からなる機構とCa^{2+}が重要な役割を果たしていることを明らかにした重要な研究者の一人として米国，Stanford UniversityのThomas Südhof（シュードフ，1955〜）がいる．彼は，大部分の研究者がシナプス後部の生理学に興味をもっていた時期に早くからシナプス前部でのメカニズムに研究の焦点を絞っていた．彼の一連の業績に対して，Randy W. Schekmann（シェックマン，1948〜）とJames E. Rothmann（ロスマン，1950〜）とともに2013年のノーベル生理学・医学賞が授与された．以下にノーベル財団のホームページに記載されている受賞理由を引用する．

"Thomas Südhof was interested in how nerve cells communicate with one another in the brain. The signalling molecules, neurotransmitters, are released from vesicles that fuse with the outer membrane of nerve cells by using the machinery discovered by Rothman and Schekman. But these vesicles are only allowed to release their contents when the nerve cell signals to its neighbours. How is this release controlled in such a precise manner? Calcium ions were known to be involved in this process and in the 1990s, Südhof searched for calcium sensitive proteins in nerve cells. He identified molecular machinery that responds to an influx of calcium ions and directs neighbour proteins rapidly to bind vesicles to the outer membrane of the nerve cell. The zipper opens up and signal substances are released. Südhof's

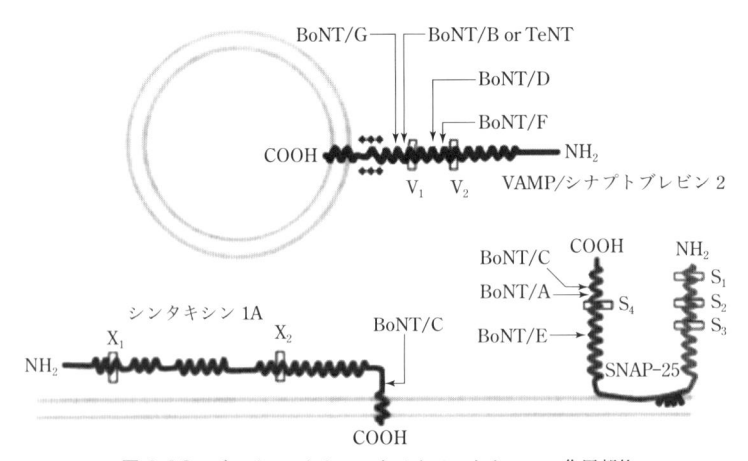

図2.16 ボツリヌストキシンとテタヌストキシンの作用部位
シナプス小胞に結合している VAMP/シナプトブレビン 2 およびシナプス前膜に結合しているシンタキシン 1A や SNAP-25 などのタンパク質に対するボツリヌストキシンとテタヌストキシンの各サブユニットの作用部位．
[Y. Humeau, *et al.*, *Biochimie*, **82**(5), 427 (2000)]

discovery explained how temporal precision is achieved and how vesicles' contents can be released on command."(Nobelprize. org. (2013) ホームページからの引用)

ボツリヌストキシン[*1](botulinum toxin：BoNT)やテタヌストキシン[*2](tetanus toxin：TeNT)は，これらエクソサイトーシスを制御する種々のタンパク質に作用して神経伝達物質放出を阻害している．図2.16にこれら二つのトキシンが作用するタンパク質の部位を示している．ボツリヌストキシンは小胞とシナプス後膜の両方に存在するタンパク質に作用しているが，テタヌストキシンは小胞に存在するタンパク質のみに作用している．このように伝達物質の放出機構に作用する薬物は基礎研究でも利用され，そのほかに α-ラトロトキシン[*3](α-latrotoxin)などが知られている．

テタヌストキシンの軽鎖は，図2.15におけるシナプス小胞に組み込まれているタンパク質 VAMP/シナプトブレビンを切断するタンパク質分解酵素である．これは，アメフラシ神経節電気生理学実験の中心的存在の一人で，チェコスロバキア生まれの Ladislav Tauc (トーク，1926~1999) のグループの Sumiko Mochida (持田澄子，1952~) や Bernard Poulain (プーラン，

1958~) らの以下の実験によって示された．アメフラシ(海洋軟体動物腹足類)の口蓋神経節のシナプス伝達における神経伝達物質は，ACh である．このコリン作動性シナプスのシナプス前神経を電流パルス通電によって刺激すると活動電位が発生し，その結果シナプス前神経から放出された ACh によって，シナプス後神経細胞にシナプス後電流が電位固定法によって記録される(図2.17)．このときシナプス前細胞内にテタヌストキシンの軽鎖をガラスパイペットにより注入すると，シナプス後電流は急激に減少する．

この Tauc に関しては，Erik Kandel が，記憶・学習のニューロンレベルでのメカニズムを研究するために，アメフラシを研究対象と決めその電気生理学を学ぶ目的で，上記フランス，パリおよびアルカションの彼の研究室に14ヵ月滞在している．当時 Kandel は，記憶・学習を細胞レベルで研究するための標本として Kuffler の推薦する Crayfish (ザリガニ) とアメフラシの間でどちらを選択するか迷った末，ニューロンの細胞体が大きいアメフラシを採用したと述べている．

2.4.4 シナプス電流ピーク値のゆらぎと放出メカニズム

シナプス伝達によってシナプス後部から記録されたシナプス後電流は，一般にその振幅値がゆらいでいる．この振幅値の「ゆらぎ」を解析することで，シナプス伝達にかかわるパラメータに関して定量的に議論ができる．

Angus と Clements は，シナプス後部から記録される多数のシナプス後応答(シナプス後電流)の振幅の

---

*1 ボツリヌストキシンは，嫌気性ボツリヌス菌(*Clostridium botulinum*)の毒で，缶詰内などで増殖する．150 kDa のポリペプチドで，A~G まで7種類が知られている．
*2 テタヌストキシンは，同じく嫌気性のバクテリア(*Clostrium tetani*)の毒素で怪我の部位から体内に侵入する．150 kDa のポリペプチドで VAMP/シナプトブレビンを分解する．
*3 α-ラトロトキシンは，クロゴケグモ(black widow spider)の毒である．感染するとはじめは激しい神経伝達放出を伴い，その後神経伝達物質の枯渇による神経伝達阻害に至る．

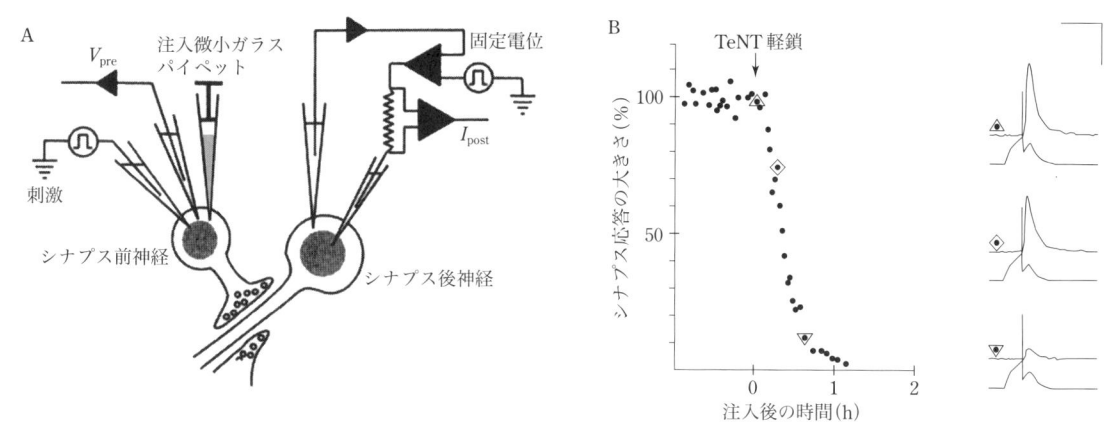

図 2.17 アメフラシ口蓋神経節の電気生理実験

A：アメフラシ口蓋神経節コリン作動性シナプスにおいて，刺激電極によってシナプス前神経に活動電位を発生させるとシナプス後神経にシナプス応答が発生する．このとき神経伝達物質として ACh が働いている．このシナプス後応答は，2 本の電極を利用した電位固定法によって測定されている．シナプス前細胞に破傷風毒素であるテタヌストキシン（TeNT）の毒性作用部位を注入用微小ガラスパイペットによって注入する．[A. Feltz, et al., "Physiologie du neurone", p. 557, Edition Doin (1998)]

B：破傷風毒素 TeNT の軽鎖をシナプス前終末へ注入すると，その直後からシナプス後応答の振幅が減少する．右図の各上段のトレースはシナプス応答を示しており，TeNT 軽鎖注入後から次第にその振幅が減少しているのがわかる．下段のトレースはシナプス前終末から記録された活動電位を示しており，これは振幅に変化がない．この TeNT の軽鎖は，VAMP/シナプトブレビンを切断するタンパク質分解酵素である（図 2.16 参照）．スケールは，縦軸：10 nA（シナプス応答），40 mV（活動電位），横軸：65 msec．[B. Poulain, et al., J. Physiol. (Paris), 84, 247 (1990)]

「平均値（M）」とその「分散（V）」の関係（V-M の関係）が，双曲線（parabola）のグラフになることを示した．

図 2.18 A，B では，それぞれ低，中，高確率の三つの異なる平均の放出確率をもつシナプスにおいて，シナプス後部からシナプス後電流を記録し，その振幅の平均値と分散をグラフに表したものである．グラフから理解できるように，低い平均の放出確率（$\bar{P}_r$）（0.1 以下）をもつ部位のシナプス電流の振幅は小さくその分散も小さい．その結果，グラフの左下にそのポイントが位置する．このとき，ほとんどの放出部位から神経伝達物質が放出されない．しかし，平均の放出確率（$\bar{P}_r$）が中程度（0.5 程度）の場合，シナプス電流の振幅値の分散は大きくなり，双曲線の頂点近くにそのポイントが位置する．このとき，刺激ごとに神経伝達物質を放出する部位数の変動は大きい．さらに平均の放出確率（$\bar{P}_r$）が大きく 1 に近い場合は，シナプス電流の振幅値の平均値は大きいが，その分散は小さくなる．このとき，ポイントは右下に位置している．この場合，ほとんどの放出部位は，刺激ごとに神経伝達物質を放出し，シナプス後電流は最大値に近い値をとる．

ここで，それぞれシナプス伝達に関連する各パラメータを以下のように定義する．$\bar{P}_r$：複数の神経伝達物質放出部位の放出確率の平均値，$\bar{Q}_w$：神経伝達物質 1 個のパケットに対するシナプス後電流の振幅の平均値，N：シナプス結合を形成している独立な神経伝達物質放出部位の数．

ほとんどのシナプスにおいては，放出確率はそれほど高くないので，$\bar{P}_r$ を 0.7 以下と仮定する．y をシナプス後電流振幅の分散，$\bar{x}$ をシナプス後電流の平均値とすると，詳しい計算は省略するが，この双曲線の関係は，以下の式で表すことができる．

$$y = A\bar{x} - B\bar{x}^2 \quad (2.8)$$

上記の双曲線の 2 個のパラメータ A，B は，これらシナプス伝達に関連する生理学的なパラメータと以下の関係があることがわかる．したがって，グラフからこの 2 個のパラメータを実験後求めると，以下の生理学的パラメータが求められる．

$$\bar{Q}_w = A/(1+CV_1^2) \quad (2.9)$$
$$\bar{P}_{rw} = x(B/A)(1+CV_1^2) \quad (2.10)$$

ここで，CV_1^2 は各放出部位におけるシナプス後電流の振幅の分散係数で，典型的な値として，0.2～0.4 をとる．ここで $\bar{Q}_w$ などの「w」は高い放出確率と大きなシナプス電流をもつシナプス終末を強調するために，重みを付けた平均であることを示す．

したがって，実験によってシナプス後電流（PSC）を多数記録し，得られたシナプス後電流の振幅の平均値とその分散から $\bar{Q}_w$，$\bar{P}_{rw}$，N などの値を得ることができる．

さらに，これらの 3 個のパラメータと双曲線の形状に関して以下の関係が得られ，この双曲線の形状を比較することで，シナプス伝達における修飾がどの部位で起こっているかを推測することが可能である．

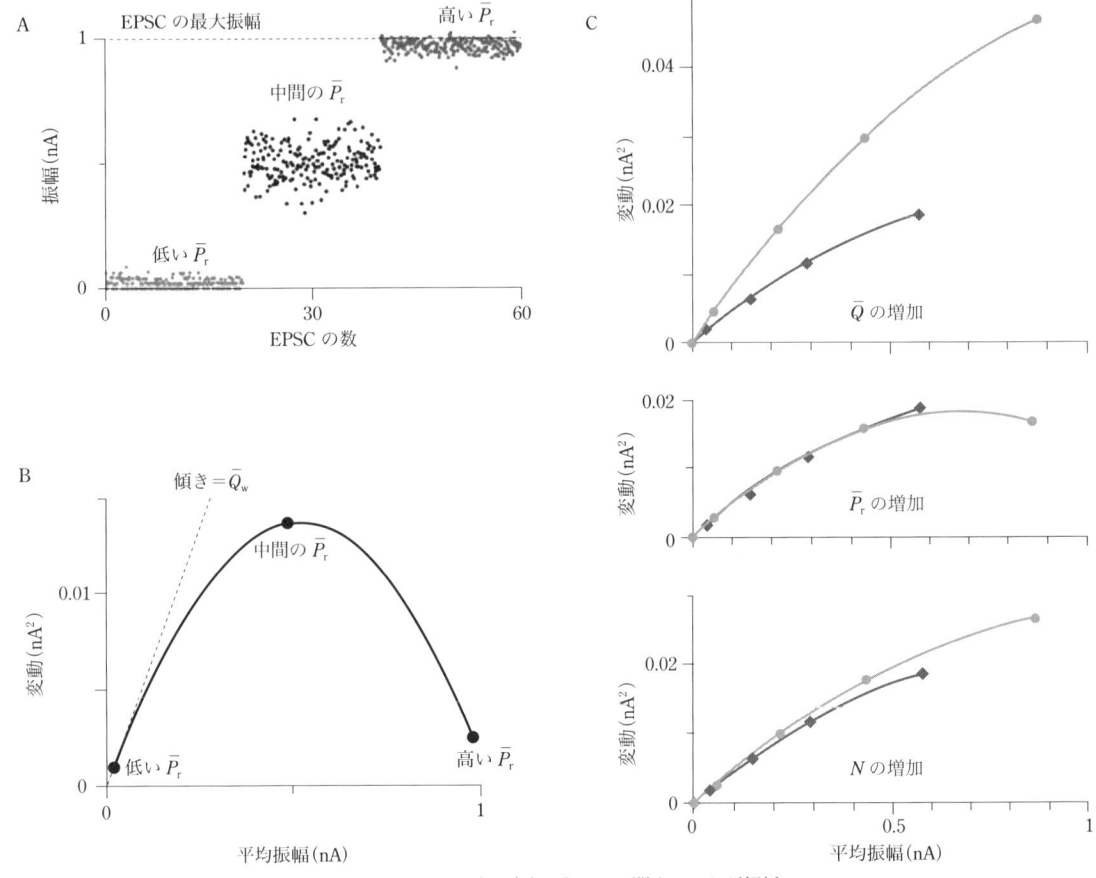

図2.18 シナプス電流の大きさに関するゆらぎ解析
[J. D. Clements, R. A. Silver, *Trends Neurosci.*, **23**(3), 105(2000)]

① この曲線の初期傾き値は，$\bar{Q}_w$ を表している．これが，変化するとシナプス後部で修飾が起こっている．

② 曲率は，$\bar{P}_{rw}$ に関連している．シナプス前部で修飾が起こっているとこの値が変化する．

③ この曲線の大きさ(サイズ)は，N に関連している．

したがって，コントロール実験で多数のシナプス後電流からその振幅の平均値と分散を計算し，それぞれ横軸と縦軸にとりグラフを描く．次にシナプス伝達に作用する薬物などを与えることや，また，paired pulse depression(PPD)，paired pulse facilitation(PPF)やそのほかのシナプス伝達効率を変化させる処置を行った後に，同様に刺激により多数のシナプス後電流を記録し，その振幅の平均値と分散をコントロール実験の場合と同様にグラフ上で処理する．この二つのグラフの形状を目で見て判断することで，シナプスの修飾がどこで起こっているかを知ることが可能である．たとえば，1個のシナプス小胞に対するシナプス後電流の大きさ($\bar{Q}$)を全体の放出部位の半数にあたる放出部位で2倍にすると，グラフの形状は，初期値でのグラフの傾きが2倍になる(図2.18 C 上)．次に放出確率($\bar{P}_r$)をすべての放出部位の半数の放出部位で2倍にすると，双曲線の曲率が変化する．最後に放出部位の数(N)を50%増大させると，双曲線の大きさが変化する(図2.18でいずれも◆から●へグラフが変化)．

さらにこの方法は，シナプス可塑性などのシナプス伝達効率の変化に伴うパラメータの推定など幅広い応用を可能にしている．

2.5 シナプス後機構と入力情報の統合

神経伝達物質がシナプス前部から放出されると，それはシナプス間隙を拡散してシナプス後部に到達し，シナプス後膜に存在する神経伝達物質受容体に結合して多様な反応を示す．この反応の代表的なものは電気的応答であり，神経伝達物質の種類やその受容体のタイプによって多様な電気信号を引き起こして情報伝達を行う．これによってシナプス前部でいったん電気信

号から化学信号へ変換された情報が，もう一度化学信号から電気信号へと再変換される．もちろん電気信号が誘起されるばかりではなく，後ニューロン内で多様な生化学的変化も起こり，その結果複雑な応答が引き起こされる(3章参照).

シナプス伝達では，さまざまな物質が神経伝達物質として用いられている．それぞれに対応して受容体が存在しているが，大きく分けて2種類の受容体のタイプに分かれ，どの受容体が活性化されたかによってニューロンでの応答が異なる．イオンチャネル共役型受容体は受容体の機能とイオンチャネルの機能の両方をもつ複合体であり，その応答が速い(ミリ秒から10ミリ秒オーダー)．一方Gタンパク質共役型(代謝型)受容体は，Gタンパク質(一般に三量体)を通じてセカンドメッセンジャーを介する反応によってニューロンやシナプスの機能を調節する．その結果反応が遅く，持続時間が長い(10ミリ秒から分オーダー以上)．この代謝型受容体による信号伝達は，次に来るイオンチャネル型受容体を介して起こる速い反応を修飾するためにニューロンの状態を変化させる役目を果たしていると理解できる場合もある．すなわち，主役が登場するための舞台を整えるという役目を果たしているともいえる．

とくに神経筋接合部のACh受容体による速いシナプス伝達が早くから解明されてきたが，ほかの神経伝達物質とその受容体による化学シナプスでの伝達メカニズムも基本的に同じである．すなわち，微視的視点でみると神経伝達物質とそれに特異的なイオンチャネル型受容体の結合によってシナプス下膜の複数のイオンチャネルが開閉する．この複数のイオンチャネルの開閉によりシナプス後膜の巨視的なコンダクタンスが変化し，このコンダクタンス変化に伴い電流が流れ，それが脂質二重層である膜の容量の両端を流れることによりこの容量の両端の電位が変化する．したがって，時間とともに「電流」，「電圧」，「コンダクタンス」の三つの量が変化するので，一般に一つの量を一定に保ってほかの二つの量を測定することで，定量的な記述が容易となる．たとえば，電圧を一定に保持したままで電流の時間変化を測定するとコンダクタンスの時間変化を知ることが可能である(次の2.5.1項の電位固定実験参照).

2.5.1 神経筋接合部でのシナプス伝達およびシナプス電位とシナプス電流

脊髄前角に細胞体が存在する運動ニューロンは，そ

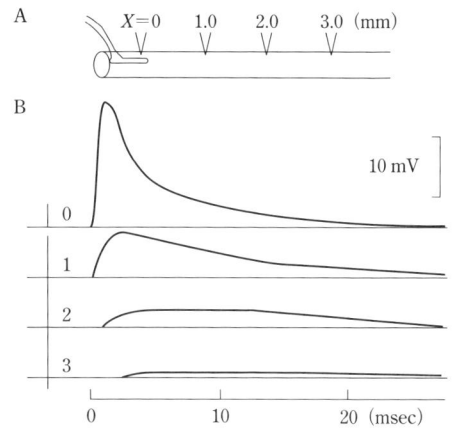

図2.19 神経筋接合部での終板電位の電気緊張的減衰
A：実験を示す図．$X=0$は，神経筋接合部を示しており，これから1.0, 2.0, 3.0 mm離れた部位から運動神経刺激によって引き起こされる終板電位を記録した．B：Aの各記録部位から得られた終板電位の時間経過．
[P. Fatt, B. Katz, *J. Physiol.*, **115**, 320 (1951) からChloé Okunoにより改変]

の軸索を前根から伸ばし骨格筋上へシナプスを形成する．この軸索終末からACh分子が放出され，終板に存在するACh受容体へ結合して受容体チャネルが開口し，イオンが細胞内外を通ってイオンが流れる．1951年FattとKatzは，クラーレ[*4](curare)により大部分のACh受容体を阻害して活動電位の発生を抑えた状態で，終板電位の大きさを細胞内電位記録で測定した．これによると終板電位は，急峻に立ち上がり一度ピークに達した後，緩やかに減衰する．このときの減衰の時定数は，筋線維膜の時定数とほぼ同じであった(図2.19)．さらに神経筋接合部近傍から記録される「終板電位波形」とその部位から次第に遠くに移動するに従ってそれぞれの位置から記録される「終板電位波形」を比較すると，神経筋接合部位から遠くにいくに従って波形が緩やかな立ち上がりと減衰を示すようになる．この現象は電気緊張的にシナプス電位(終板電位)が減衰していることを示している．

さらにTakeuchiらは，1959年この終板電位の発生のメカニズムを詳細に解析するために2本の電極を用いて電位固定実験(voltage-clamp)を行った．電位固定実験とは，一言で表現すれば「電流」，「電圧」，「コンダクタンス」という同時に変化する三つの量を生体膜では一度に測定することはできないので，このうち「電圧」を一定に保ってシナプスを活性化させ，そのとき流れる「電流」を測定する方法である．さらに，電流

[*4] アマゾンの先住民は自生するツヅラフジ科の植物の樹皮を煮詰めてエキス状にして，狩りに用いる．このエキスをクラーレとよび，その主成分がd-ツボクラリンである．

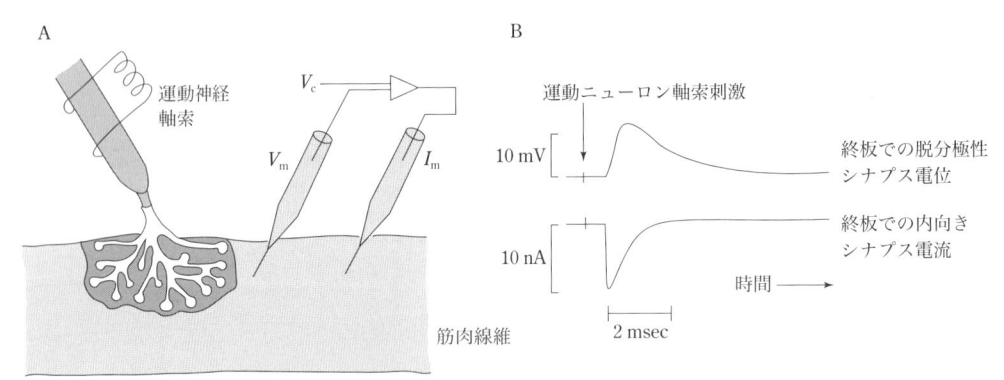

図2.20 神経筋接合部の電位固定実験

A：神経筋接合部における電位固定実験の配置図．電極 V_m で終板部位の電位を測定し，電極 I_m で固定電位 V_c に固定するための電流を注入する．B：運動神経細胞の軸索を刺激し，終板電位(depolarizing synaptic potential at the end-plate)と電位固定法で得られた終板電流(inward synaptic current at the end-plate)の時間経過．

[E. R. Kandel, *et al*., "Principles of Neural Science, 5th ed.", p. 194, McGraw-Hill (2013) から Chloé Okuno により改変]

測定に際して電位変化による容量性に流れる電流成分の寄与をなくすこともできる．この方法は，1章でHodgkin と Huxley がヤリイカ巨大軸索の活動電位発生のメカニズムを明らかにするために用いた方法と基本的に同じである．ただし，軸索では空間固定という条件を満たす幾何学的に均一な状態の円筒形の軸索標本を利用した．測定されたシナプス電流は，シナプス電位変化に比較してその時間経過が速く，コンダクタンスの時間経過に対応している．さらにイオン電流のメカニズムを調べるために種々の電位にシナプス後細胞である筋細胞を電位固定して，シナプス電流(終板電流)を測定した．またこの実験よりシナプス電流の流れる方向が反転するときの電位(反転電位，reversal potential：E_{EPP})が，約 0 mV 付近であることを観察した(図2.20)．このことから，彼らは，シナプス電位(V_{EPP})とシナプス電流(I_{EPP})および反転電位(E_{EPP})との間に以下の関係が存在することを示した．

$$I_{EPP} = g_{EPP}(V_{EPP} - E_{EPP}) \quad (2.11)$$

この式によって，電位固定化において終板電流の時間経過が，終板における ACh で引き起こされるコンダクタンス変化の時間経過と同じであることが示される．

しかしながら，1章で説明した Hodgkin と Huxley によると細胞内外に存在して電気信号に関与しているイオンはおもに Na^+ と K^+ である．したがって，終板での反転電位が 0 mV 付近にある理由を，これらのイオンいずれか1種類の関与のみで説明することは不可能である．彼らは細胞内外のイオン組成を変化させながら電位固定実験を行った．その結果，ACh の放出により Na^+ と K^+ の透過性を同時にほぼ同程度増大させていることが明らかになった(図2.21 および図2.37

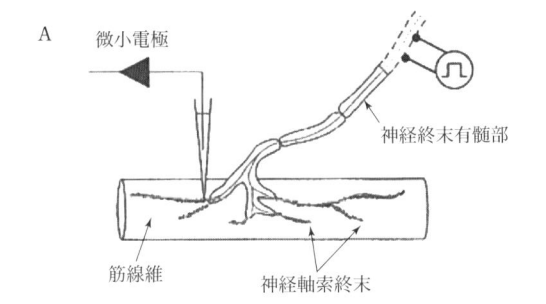

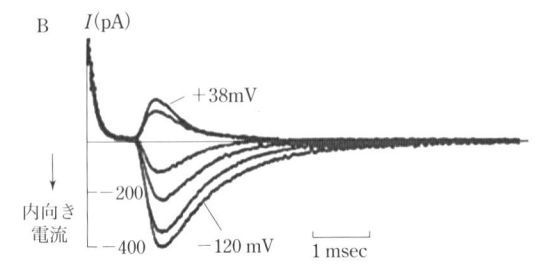

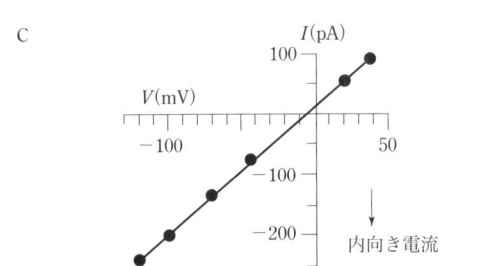

図2.21 神経筋接合部の終板電位と反転電位

A：筋線維と運動神経細胞の間の神経筋接合部におけるシナプス応答の記録のための実験配置図．運動神経線維を刺激することによって得られる電流反応を電位固定化で記録する．B：電位固定実験における固定電位を −120 mV から +38 mV までステップ状に変化させたときに得られるシナプス電流の時間経過．反転電位は 0 mV であり，静止膜電位に固定した場合シナプス電流は内向き電流として記録される．C：電位固定実験の固定電位とシナプス電流のピーク値の関係を示すグラフ(電流-電圧曲線)．

[K. L. Magleby, C. F. Stevens, *J. Physiol*., **223**, 151 (1972)]

参照).

このようにシナプス後部におけるシナプス電位(電流)が発生するメカニズムは，シナプス後部膜に存在する受容体イオンチャネルと膜内外のイオン環境に依存していることが示された．ほかの神経伝達物質を介するシナプス伝達においても，この基本的なメカニズムは同じである．とくに中枢神経系において一般的な速いシナプス伝達を担う受容体イオンチャネルは，グルタミン酸受容体のカテゴリーに含まれるAMPA型受容体である．このAMPA型受容体は，シナプス情報伝達制御の視点から伝達効率の変化などを含む興味深い生理学的現象と深い関係をもっている．また哺乳類の脳における主要な興奮性シナプス伝達を担っており，これらシナプスで起こっている現象を深く理解することは，脳の働きを理解するうえでもっとも重要なポイントとなる．

2.5.2. ACh受容体

前節で示した神経筋接合部でのシナプス電位発生を担っている微視的構成要素であるACh受容体は，歴史的にももっとも早くからその構造と機能が調べられてきた．最初は，生化学的な所見から次第に機能面への知識へとその範囲が広がってきた．さらに分子生物学の発展とともにその構造解析へと進んできた(1.5節参照)．神経伝達物質としてのAChは，神経筋接合部以外の中枢神経系の複数の場所に存在する．自律神経節前ニューロン，一部の交感神経節後ニューロン，心筋，平滑筋や分泌細胞を支配する副交感神経節後ニューロン，さらには，内側中隔核からマイネル基底核に及ぶ領域にコリン作動性ニューロンが分布しており，大脳皮質，扁桃体，海馬，嗅球へと軸索を送って投射している．AChは，ミトコンドリアの解糖によるピルビン酸から合成されるアセチルCoAとコリンにより，コリンアセチルトランスフェラーゼにより生合成される．

a. ACh受容体の一般的性質

AChによって刺激されるのでコリン作動性受容体とよばれ，代謝調節型のムスカリン受容体とイオンチャネル型受容体のニコチン受容体に大きく分けられる．ムスカリン受容体のアゴニストとして，ムスカリン，ベタネコール，ピロカルピンなどがある．またニコチン受容体のアゴニストとしては，ニコチン，カルバコール，SubCh(スベリルジコリン)，TMA(テトラメチルアンモニウム)，DMPP(1,1-ジメチル-4-フェ

ニルピペラジニウム)などがある．とくに筋肉におけるニコチン受容体はそれぞれに異なる親和性を示し，その順位はDMPP＜TMA＜カルバコール＜ACh＜スベリルジコリンとなる(図2.22)．この順位はアフリカツメガエルの卵母細胞を使った実験などでそのサブユニット構成を推測する場合などに利用される．すなわち，野生型のACh受容体が発現している神経節の標本によって求めたアゴニストの親和性順序と，卵母細胞に発現させた既知のサブユニット構成(ストイキオメトリー)のACh受容体から得られたアゴニスト親和性順位を比較検討することで，野性型の受容体のサブユニット構成を推測することができる．アンタゴニストはニコチン受容体のタイプによって異なる作用を示す．前述したクラーレは，神経筋接合部受容体における競合的アンタゴニストであるが，神経筋接合部シナプス以外では一般的に作用を示さない．また，中国や台湾に生息するアマガサヘビの毒成分であるα-ブンガロトキシンは，非可逆的に筋型受容体と結合し神経筋接合部を遮断し，実質的には非可逆的なリガンドとみなすことができる．

フランスのCollege de FranceのJean-Pierre Changeux(シャンジュー，1936～)や分子生物学的実験手法を応用した京都大学のShosaku Numa(沼 正作，1929～1992)を含む多くの研究によって，この受容体のアミノ酸配列や構造が明らかにされた(1.5.1項参照)．現在では，神経筋接合部のACh受容体は，分子量約270 kDaの大きな分子で，基本的に5個のサブユニット(2α：38 kDa，β：49 kDa，ε：57 kDa，δ：64 kDa)が集合して1個の機能的な受容体チャネルを形成していることが知られており，アゴニストの結合部位はαサブユニットに存在することもわかっている(図2.23)．このサブユニットの構成は成熟型受容体であるが，幼若型受容体ではεサブユニットの代わりにγサブユニットで構成されている．すなわち個体が胎児から成体へと成長するに従って，神経筋接合部のACh受容体は，$\alpha_2\beta\gamma\delta$の構成から$\alpha_2\beta\varepsilon\delta$のサブユニット構成へと変化することがSakmannと沼の共同研究(1986年)によって明らかにされた(図2.24)．またこの変換は首の筋肉の方が足の筋肉より早く起こることが知られている．この理由として，生まれたばかりの新生児は，歩くことよりも首を持ち上げて母親の乳を吸うことを優先しなければならないことから，首の神経筋接合部でのほうが早く成体型に転換すると考えられる．また，神経筋接合部において運動神経を切断すると切断点から末端の方向へ向かって神経の変性が起こる．その後筋線維側に起こる変化は，神

A アゴニスト

スベリルジコリン　　ニコチン　　アセチルコリン　　カルバコール

シチシン　　テトラメチルアンモニウム(TMA)　　1,1-ジメチル-4-フェニルピペラジニウム(DMPP)

B アンタゴニスト

ツボクラリン　　ヘキサメトニウム(C6)

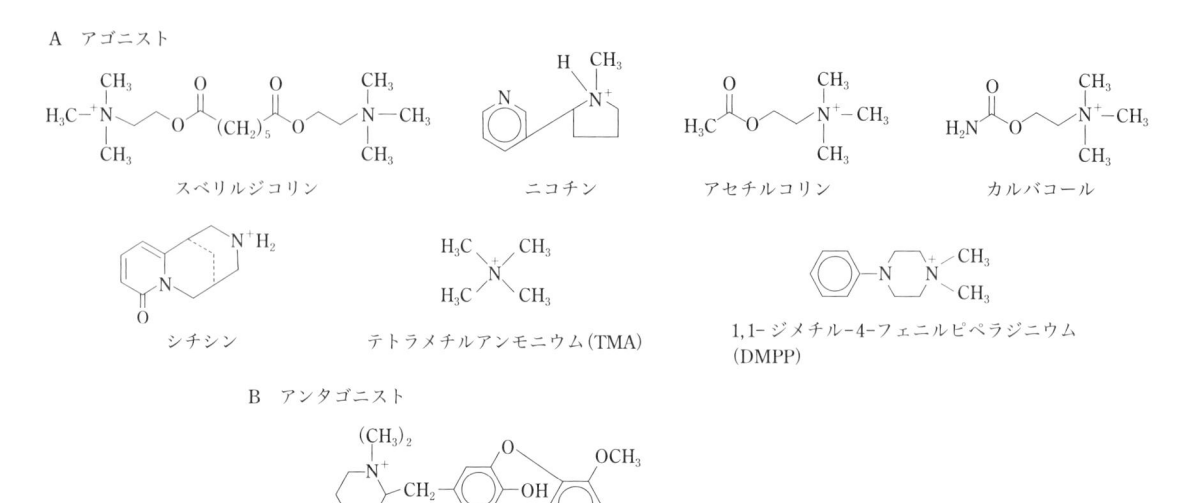

図2.22　ニコチン性ACh受容体のアゴニスト(A)とアンタゴニスト(B)の化学構造

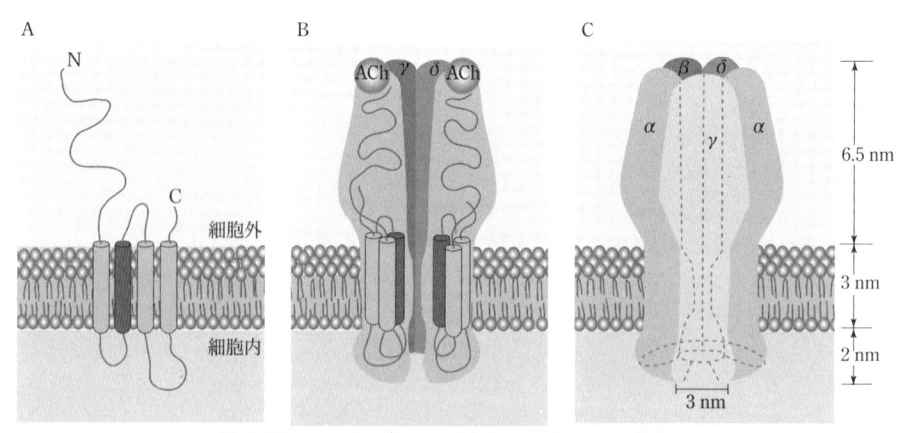

図2.23　ニコチン性ACh受容体のサブユニット構成
A：4個の膜貫通構造をもつ1個のサブユニットの構造．B：各サブユニットのM2セグメントがイオンチャネル部の孔(ポア)を形成するように配置し，アゴニストであるACh分子はαサブユニットに結合する．N末端にアゴニスト結合部位が存在する．C：2個のαサブユニットとβ, γ, δで構成される1個のACh受容体の各部位のスケール．
[D. Purves, *et al.*, "Neuroscience, 3rd ed." p. 133, Sinauer Associates (2004)からChloé Okunoにより改変]

経線維の切断前はシナプス下膜に限局していた成熟型受容体だけでなく，筋線維膜全体にわたって幼若型受容体が出現してくる除神経後過敏症(denervation supersensitivity)が起こる．この幼若型受容体はチャネルの開口時間が長く，そのシングルチャネルコンダクタンスは小さいが，成熟型受容体は開口時間が幼若型より短いが，そのコンダクタンスはより大きくなる．またこのことは，シナプス電流の減衰相を指数関数で近似した際の時定数においても，発達に従って時定数が短くなる現象として観察されている．このサブユニットの入れ替えはシナプス前線維の筋肉への接触がきっかけとなっている．

b. ACh受容体の分子構造

神経型のニコチン性ACh受容体のサブユニットを含めると，ニコチン性ACh受容体の遺伝子は全部で17個が報告されている．筋肉型が上記のα1, β1, δ, γ, εであるが，神経型はα2〜α10(9個)，β2〜β4(3個)の計12個である．神経型も筋肉型と同様に五量体で，機能的な受容体チャ

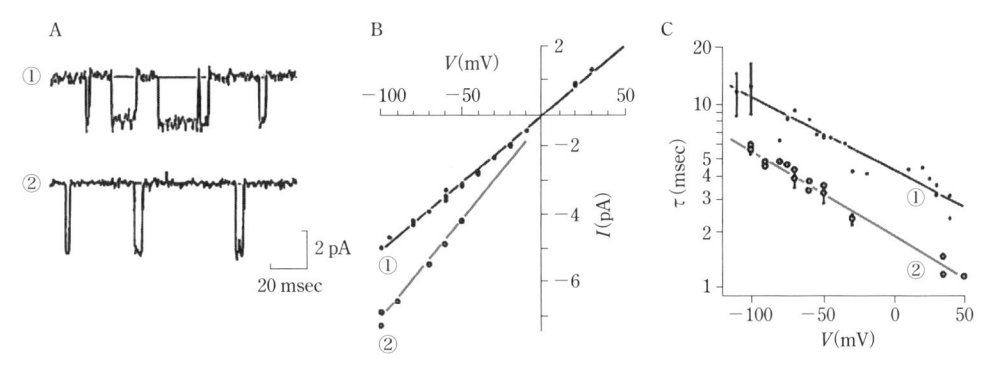

2.5 シナプス後機構と入力情報の統合　67

図 2.24　神経筋接合部の ACh 受容体チャネルのカイネティクス変化
①は仔ウシ，②は成体のウシを示す．A：アウトサイド・アウトモードによる筋肉からの ACh のシングルチャネル電流記録．B：シングルチャネル電流の I-V 曲線．C：シングルチャネル電流の開口時間の平均値（τ）を膜の両側にかかる固定電位に対してプロットしたグラフ．A の結果のように，仔ウシのチャネル開口時間が成体ウシのチャネル開口時間より大きな値を示す．

［D. Tritsch, *et al.*, "Physiologie du neurone", p. 390, Edition Doin（1998）］

ネルを形成すると考えられている．いずれも大きな N 末端と小さい C 末端をもち，両方の末端は細胞外へ出ている．N 末端にリガンド結合部位が存在する．ACh 受容体の ACh 結合部位に関する知見は，ACh 分子と高い親和性で結合する水溶性のタンパク質 AChBP（ACh binding protein）によって著しく進んだ．これによって，N 末端は β シートでおもに形成され，二つの隣り合っているサブユニットの境界に ACh 分子が結合すると考えられている．この結合部位は，α サブユニットの三つのループと隣り合うサブユニットの三つのループ構造によって構成されている．したがって，ホモ型受容体の場合は，1 個のサブユニットにこの 2 種類の結合部位が寄与することになる．受容体のチャネル孔を形成する部分は，4 個の膜貫通ドメインの内の M2 ドメインによって構成されると考えられており，ここには α ヘリックスが含まれている（図 1.39 および図 2.23 A 参照）．chick（ヒナドリ）の α サブユニットでは，孔の下方に位置している電荷を帯びていない L247 が，チャネルの脱感作のときの閉状態に重要な役割を果たしていると考えられている．これは多くのリガンド依存性受容体チャネルにおいて共通の構造である．M1 ドメインは，ホモ型受容体を構成する際に重要な役割を果たしていると示唆されている．筋肉型受容体では，M3 と M4 ドメインの間のループは，細胞内相互作用，とくにアンカーリング分子である rapsyn との相互作用に重要な役割を果たしていると考えられる．この rapsyn は，神経筋接合部において ACh 受容体をつなぎとめる役割を果たしている．神経型受容体では，アンカーリング・タンパク質はまだ同定されていない（2010 年時点）．細胞外に出ている C 末端は短いにもかかわ

らず，α4β2-ACh 受容体では，ステロイドによる修飾に重要な役割を果たしていることが報告されている．機能的な神経型受容体の構成として，α4β2，α4β2α6，α4β4，α3β2，α3β4，α3β4α5，α7，α9β10 のストイキオメトリーが知られている．

各サブユニットの構造もタンパク質の疎水性インデックスを利用した解析などにより，上記のように，いずれのサブユニットも四つの膜貫通セグメント（M1～M4）をもち，各サブユニットの M2 セグメントがチャネルの孔に 5 個並んだ構造をしていることが明らかにされた．この孔に面して 5 個並んでいる M2 セグメントが一番狭いチャネル径を形成している．負電荷をもつアミノ酸による構造がイオン選択性を決定している．この受容体は，細胞膜外に大きく出ている部位，膜を貫通している部位と細胞内に出ている部位の三つの部位からなる．ここでロイシン残基が，隣接するヘリックスのバリン残基やセリン残基と相互作用をしている．その結果 ACh 受容体の径は閉じた状態で 6 Å しかなく，水和したイオンは通過することができない．またシナプス間隙側の入口と細胞質側には負電荷のアミノ酸残基があり，負電荷によってフィルターを形成している．これによって，チャネルの入口と出口の両方で陰イオンを通過させない構造が形成されている．このニコチン性 ACh 受容体チャネルは，イオンチャネル部分が陽イオンに対して非選択的に透過性をもっている．これは，イオン選択性をもつ Na^+ チャネルや K^+ チャネルに比較してチャネルを形成する孔の径が大きく，これらイオンが水和した状態で通過できることを示唆している．また，多くの電気生理学的実験結果による「アゴニストの濃度」と電位固定実験下の「反応電流の大きさ」の関係からヒル係数を求める

と，1〜2の値を示すことが報告されている．よって2個のアゴニストが結合するとイオンチャネル部分の孔が開き電流が流れ，ある一定に時間経過するとこの孔が閉じる．この際，開いているチャネルを流れる電流の大きさは一定値をとる．ただし，この値はチャネルの両側に加えられている電位差(パッチクランプ実験の固定電位)に依存している．

c. ACh受容体のカイネティクスとシナプス電流

Colquhounによる詳細なシングルチャネル解析により，この受容体チャネルとアゴニストの反応式は式(2.12)で示される(Colquhoun and Sakmann[4]より改変)．

$$2A + R \longleftrightarrow A_2R \longleftrightarrow A_2R^* \qquad (2.12)$$

アゴニストAが2個受容体Rに結合した後，複合体が形成されタンパク質のコンフォメーション変化によって閉じていたチャネルの孔が開き膜の内外を横切ってイオンの流れが起こる(図2.23)．この式で表現される受容体チャネルの開閉に関する動的関係をカイネティクス(動力学)とよんでいる(ゲーティングのカイネティクスとよぶこともある)．このカイネティクスを実験によって直接示すことができる．その実験方法は，パッチクランプ法の「シングルチャネル電流記録法」で，イオンチャネルというミクロの世界のタンパク質の構造変化とそれに伴う機能変化を直接に測定できる方法である．また一般にリガンド依存性受容体チャネルでは，脱感作とよばれる現象が知られており，これはアゴニストが連続的に受容体近傍に残留することによって，このアゴニストによって起こる脱分極が時間経過に伴い減少してくる現象で，これによってイオンチャネルを電流が流れなくなる．しかし，脱感作中であってもシングルチャネルコンダクタンスの値には変化がなく，開状態のバースト間の間隔(長い閉時間)が長くなることが知られている．したがって，3種類の状態(開いた状態，閉じた状態，脱感作の状態)が存在し，閉じた状態と脱感作状態はともにイオンチャネルが閉じているが，タンパク質のコンフォメーションが異なる状態と考えられている．これはちょうど電位依存性Na^+チャネルにおいて，1種類の開状態と2種類の閉状態(閉じた状態と不活性化状態)の3種類のコンフォメーションが存在することと類似している．脱感作はニコチン性ACh受容体の場合通常の生理的条件下では，時間経過が遅く重要ではないが，グルタミン酸受容体のAMPA型受容体などではこの脱感作は速く起こり，その結果興奮性シナプス後電位の減衰相の形成に脱活性化とともに関与している．

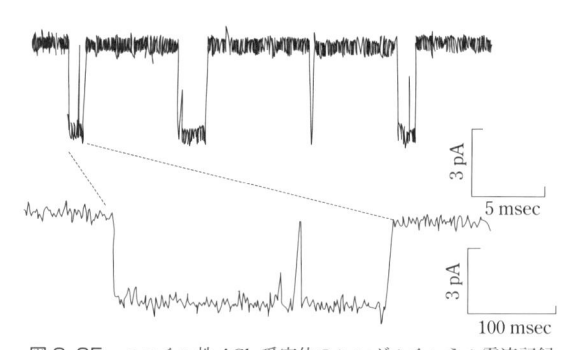

図2.25 ニコチン性ACh受容体のシングルチャネル電流記録
セルアタッチトやアウトサイド・アウトコンフィグレーションによって記録されたACh受容体シングルチャネル電流記録．
[D. Colquhoun, B. Sakmann, *J. Physiol.*, **369**, 501(1985)から Chloé Okunoにより改変]

このパッチクランプ法によって得られたシングルチャネル電流は，開状態と閉状態の間を時間とともに転移している一定の大きさをもつ矩形波の形をしている(図2.25参照)．ここで，重要な3個のパラメータを指標としてチャネルの機能が論じられる．① シングルチャネル電流値，② チャネルの開口時間，③ チャネルの閉時間である．一般的にこの3個のパラメータを測定して統計的に解析することによって，チャネルのゲーティングのカイネティクスを含む一般的性質を特徴付けることができ，種々の定量的解析が行われる[5]．

d. 詳細なACh受容体のシングルチャネル電流による解析(ColquhounとSakmannの実験)

1981年と1985年に，David ColquhounとBert Sakmannは，酵素処理したカエルの筋線維のシナプス近傍の細胞膜からセルアタッチト・パッチクランプ法によって，神経筋接合部のACh受容体のシングルチャネル電流記録を行い，この受容体の詳細な解析を行った．従来，受容体の1回の活性化がシングルチャネル電流記録の1個の開状態に相当すると考えられていた．彼らは，1回の活性化中であってもアゴニストが受容体に結合した状態で，短いチャネルの閉状態への遷移が起こることを理論的予測とその後の実験によって示した．

以下に彼らの実験およびこの実験から得られたシングルチャネルの電流記録の解析方法を示しながら，この受容体チャネルのカイネティクスモデルを紹介する．実験後，得られた電流記録のトレースを個々の開状態と閉状態をその時間経過に従って1個1個マニュアルでフィッティングしていき，閉時間，開口時間，振幅の三つのパラメータを計測しデータを得た後以下の手順に従って解析を進めている．

（ⅰ）チャネルの閉時間の解析　100 nM の SubCh（スベリルジコリン）をアゴニストとして用いた実験結果から，閉時間のヒストグラムの分布曲線が三つの成分をもつ指数関数の和で示される．これによってチャネルの活性化，とくにバーストがどのように起こっているかを最初に推測した（図2.26）．もっとも短い成分は，約45.4 μsec で割合も75％を占めていることから，これはチャネルがバースト状に活性化しているときバースト内の短い閉状態に相当すると理解できる．さらに中間の長さ（約1.3 msec）の閉状態は，その割合が少ないが，この成分がないと閉時間分布がうまくフィッティングできないことから，これはやはりバースト内の中間の長さの閉時間に相当していると結論付けている．もっとも長い閉時間（約274 msec）はほかの二つの成分と比較して非常に長いので，これは別々のチャネルあるいは別々の活性化の間の閉状態に相当している．図2.26は，アゴニストとして SubCh を用いた場合，これら閉状態をそれぞれ横軸の最大値を1,500 msec，5 msec，300 μsec に設定して表現したものである．ここで実線は三つの成分でフィッティングを行った場合，点線は中間の成分がない二つの成分でフィッティングを行った場合のグラフをそれぞれ示している．明らかに，中間の成分が含まれていないと不十分であることが理解できる．さらに，非常に短い閉状態が多数存在することから，バースト内の1個の開状態は，開状態が複数回起こっているバーストである可能性もある．このもっとも短い閉時間は，アゴニストの濃度に依存しない．これは，分解能（閉状態に対して60 μsec，開状態に対して70 μsec）の限界のため非常に短い閉状態を分離できていない可能性がある理由による．したがって，ある臨界の時間を決定し，この時間より短いものはバースト内の閉状態，この時間より長いものはバースト間の閉状態と定義し，以下バーストの長さや開口時間に関するデータを解析する．このバーストを定義するための時間を t_c（臨界閉時間）とすると，短い閉時間と間違えられる長い閉時間の割合と長い閉時間と間違えられる短い閉時間の割合が等しくなるように，以下の式（2.13）で定義される．

$$1-\exp\left(\frac{-t_c}{\tau_s}\right)=\exp\left(\frac{-t_c}{\tau_m}\right) \quad (2.13)$$

この t_c を決めると，バーストを定義できる．ここで τ_s と τ_m は，それぞれ長い閉時間および中間の閉時間に対する時定数である．

（ⅱ）バーストと開口時間の解析　次に，この t_c を利用して「バーストの長さ」を測定し，このバーストの長さの分布をヒストグラムにすると，短い時間と長い時間のバーストの二つの成分からヒストグラムが構成されている．とくに長いほうの成分は，ノイズ解析によって求められていた "mean open channel life time" に相当するものであると推測される（図2.27）．このとき，アゴニストとして 20 nM の濃度の SubCh を用

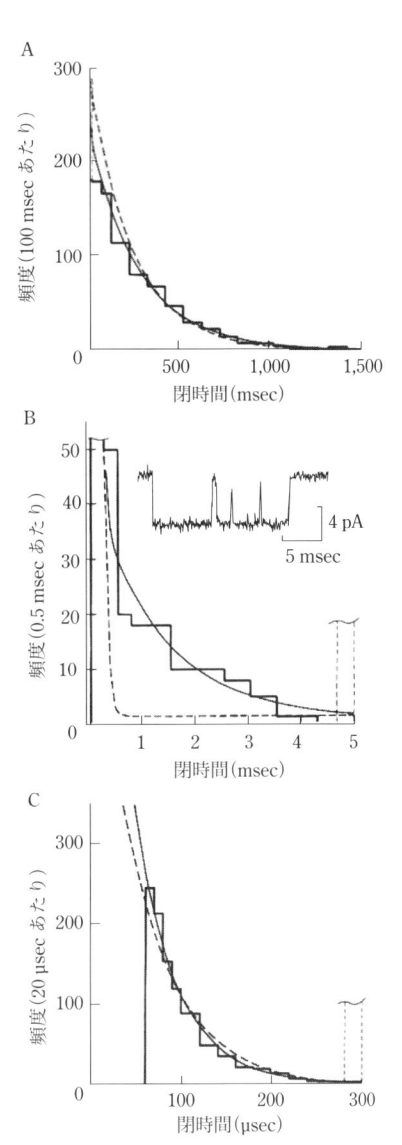

図2.26　シングルチャネル電流の閉時間のヒストグラム
低濃度 100 nM の SubCh をアゴニストとして固定電位 −131 mV で得られたシングルチャネル電流の閉時間をそれぞれ異なる時間スケールで示したヒストグラム．連続的な線は三つの成分でフィットした場合で，点線は二つの成分でフィットした場合を示している．A：最大の時間 1,500 msec のスケールまでのヒストグラム．B：中間の時間スケールで表したヒストグラムで 5 msec まで示している．とくに中間の成分はその割合が大きくないが，この成分を含まないとフィッティングが悪いことを示している．C：300 μsec までの最小の時間スケールで示したヒストグラム．

［D. Colquhoun, B. Sakmann, *J. Physiol.*, **369**, 501 (1985)］

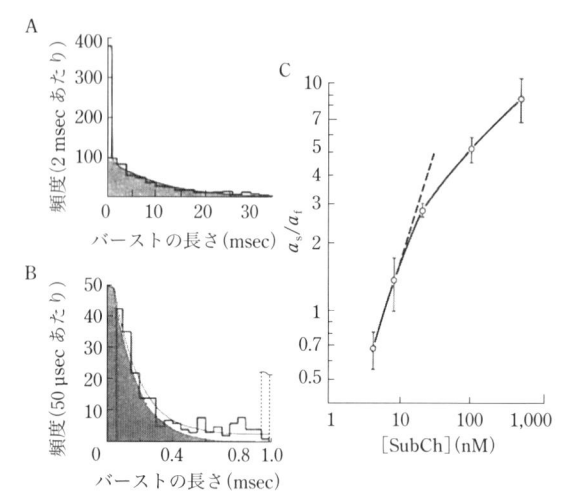

図2.27 シングルチャネル電流，バーストの長さのヒストグラム
A：SubCh(20 nM, −131 mV)におけるシングルチャネル電流のバーストを30 msecまでの時間スケールで示したヒストグラム．B：同じ条件下のシングルチャネル電流のバーストを1.0 msecまでの時間スケールで示したヒストグラム．Aでは遅い成分の面積を，Bでは速い成分の面積をそれぞれグラフ上の灰色の陰で表している．この例では，遅い成分の値と面積(a_s)は10.2 msecと73%，速い成分の値と面積(a_f)は，0.15 msecと27%である．C：相対的比率であるa_s/a_fをSubChの濃度に対して対数-対数でプロットしたグラフ．連続的な線は目で見て引いた線であり，点線は傾きが1のグラフである．

[D. Colquhoun, B. Sakmann, *J. Physiol.*, **369**, 501(1985)]

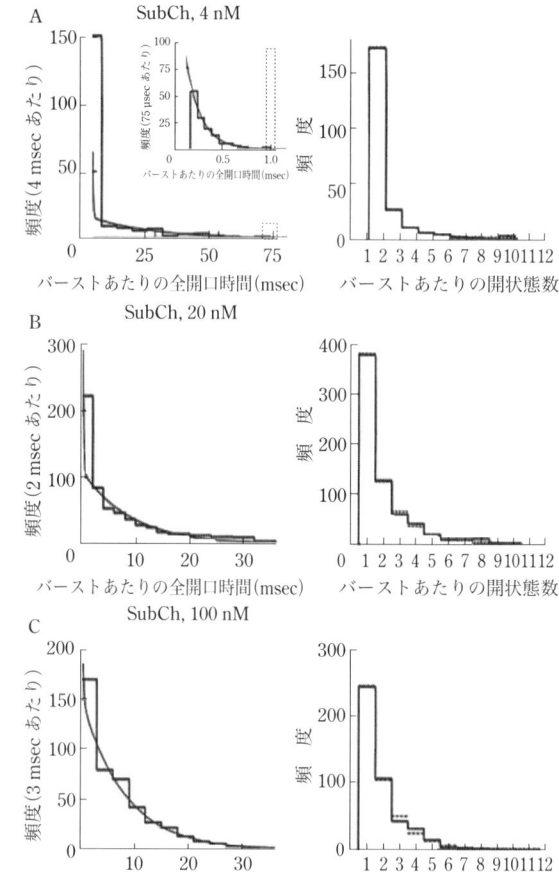

図2.28 シングルチャネル開口時間のヒストグラム
二つの成分でフィット(連続的な線で示されている)されたバーストごとの全開口時間のヒストグラム(右)とバーストごとの開状態の回数を示すグラフ(右)．A：アゴニストとしてSubCh, 4 nM, −181 mV, 臨界閉時間=3 msec. 指数関数は二つの成分(0.16 msec, 68.6%, 22.8 msec, 31.4%)をもつ．挿入図は1 msecの短いスケールの図で時定数は0.16 msec. 幾何分布は二つの成分(1.08, 71%, 2.64, 29%)をもつ．B：アゴニストとしてSubCh 20 nM, −131 mV, 臨界閉時間=2 msec. 指数関数は二つの成分(0.12 msec, 29.8%, 8.8 msec, 70.2%)をもつ．幾何分布は二つの成分(1.05, 27%, 2.23, 73%)をもつ．C：アゴニストとしてSubCh 100 nM, −123 mV, 臨界閉時間=3 msec. 指数関数は二つの成分(0.16 msec, 13%, 8.0 msec, 87%)をもつ．幾何分布は二つの成分(1.16, 13%, 2.02, 87%)をもつ．

[D. Colquhoun, B. Sakmann, *J. Physiol.*, **369**, 501(1985)]

い，膜電位は−131 mV，「臨界閉時間」は3 msecであった．このヒストグラムは二つの成分をもつ指数関数で近似され，速い成分と遅い成分の時定数はそれぞれ0.15 msec(27%), 10.2 msec(73%)であった．このヒストグラムをさらに1 msecの短い部分をスケールアップして表現したグラフが，Bのグラフである．これらのグラフで，それぞれ遅い成分と速い成分に対応する部分が灰色で示してある．さらにこのアゴニストの濃度を変化させて，それぞれの成分の相対的寄与を調べると，短い開口時間の成分寄与をa_fとし，長い開口時間の成分の寄与をa_sとすると，その比はa_s/a_fで示される．この値は，アゴニストの濃度が増大すると大きくなっている．これは，図2.29 Bのスキームで濃度依存的に$C_3(A_2R)$状態の割合が増大するので，この状態から$O_2(A_2R^*)$状態への遷移は増大すると示唆される．アゴニストの濃度が20 nM以下の場合でも，長い開口時間の成分が濃度依存性に増加していることも示された(図2.27 C参照)．これと同じ傾向が，そのほかのアゴニストであるAChにおいても観察された．

次に理論的な考察を単純にするために，「バーストの長さ」の代わりに「バーストあたりの開口時間」を測定し，その分布をヒストグラムにしたものが図2.28である．さらにこの実験では，アゴニスト(SubCh)の濃度を変化させて(4 nM, 20 nM, 100 nM)，臨界閉時間を求め，バーストあたりの開口時間をヒストグラムにすると，表2.2のパラメータが得られた．さらにこのバーストごとの開状態の数を求めると，とくにアゴニストの濃度が低い場合，これは単純な「幾何分布」になることが知られている．これを異なる濃度のアゴ

表2.2 バーストごとの開口時間分布の時定数

SubCh	短い時定数(τ_f)	長い時定数(τ_s)	臨界閉時間(t_c)
4 nM	0.16 msec	22.8 msec	3 msec
	68.6%	31.4%	
20 nM	0.12 msec	8.8 msec	2 msec
	29.8%	70.2%	
100 nM	0.16 msec	8.0 msec	3 msec
	13%	87%	

[D. Colquhoun, B. Sakmann, *J. Physiol.*, **369**, 501(1985)を改変]

ニストについて示したものが右側の各グラフである．とくに低濃度で，バーストごとの開状態の数は1回の場合がもっとも頻度が高いことから，このときほとんどのバーストは実質上1回の開状態からなっていることが示される．さらにこの複数回の開状態をもつバースト内の開口時間のヒストグラムをバースト内の開状態の回数ごとに（1回，2回，3回，4回など）ヒストグラムを描き解析すると，理論的な分布である「ガンマ分布」と一致した．とくに開状態が1回の場合は，このガンマ分布は一次の単純な指数関数になり，この開状態の個数が大きい場合は，「ガウス分布」になることが知られている（グラフ省略）．

さらに各バースト内で観察される開口時間の間に互いに相関関係があることが示され，状態間の遷移のスキームとして図2.29 Aのような一つの同じ閉状態から複数の開状態への遷移は可能性がないことが示唆される．

（iii）カイネティクスモデルの提唱 以上のような，シングルチャネルの実験結果から得られた閉状態や開状態に関する解析結果から，上記で詳しく示したように，状態間の遷移定数が時間に依存していないので，閉状態の数は閉時間の分布をフィッティングした際の成分の数に等しくなる．したがって，閉状態として3個が得られた．また開状態の数はバーストあたりの全開口時間の分布の成分の数に等しくなるので，開状態として2個の状態が得られた．Monod-Wyman-Chanheuxモデルを説明するために，del CastilloとKatzが導入したカイネティクス・スキームを，さらにArthur Karlinが拡張したモデルをもとに，各状態の濃度依存性など考慮し，以下のモデルが提唱された（図2.29 B）．このモデルでは5個の状態を含んでおり，Aはアゴニストを，Rは受容体を示している．またR*は，受容体のイオンチャネルが開いている開状態を示し，Rは閉状態を示している．3個の閉状態は，閉時間が短いものからそれぞれA_2R，AR，Rに対応していると推察される．A_2RとARは，チャネルの1回の活性化中の閉状態を示唆している．二つの開口時間成

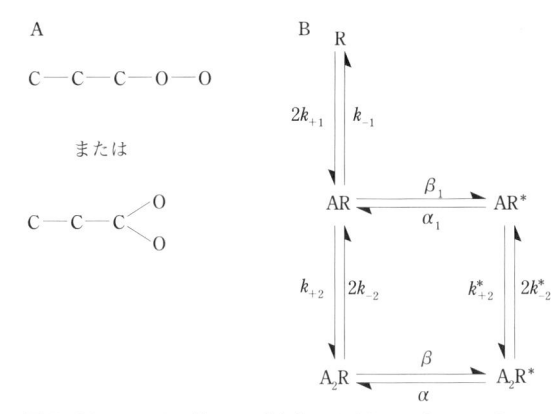

図2.29 ニコチン性ACh受容体のカイネティクス・スキーム
A：閉時間のヒストグラムが三つの成分をもつことから3個の閉状態が存在することが示唆される．またバーストごとの開状態数の分布から2個の開状態が存在することが示唆される．B：最終的にそのほかの実験結果を考慮して得られるACh受容体のカイネティクス・スキーム（詳細は本文参照）．

[D. Colquhoun, B. Sakmann, *J. Physiol.*, **369**, 501(1985)]

分が存在することから，三つの可能性が考えられる．① 短い開状態のチャネルと長い開状態をもつチャネルの二つのグループが存在する．② シナプス接合部のチャネルとシナプス接合部外のチャネルの2種類が記録に含まれている．③ 現在図2.29 Bで提唱しているモデルである．このうち①と②の可能性は，二つの開状態のシングルチャネル・コンダクタンスの値が等しいという結果が得られているColquhounらの実験から，可能性が低いと結論付けられる．また2個の開状態のうち，時間の短いものは，アゴニストの濃度が低くなるとその割合が小さくなることからAR*に対応していると考えられる．また，開口時間の長い成分はA_2R^*に対応していると考えられる．さらに$2k^*_{-2}$の遷移は非常に遅いのでこのスキームから省略することができ，ほかの各状態間の遷移定数は，実験結果から推測することができる．

このようなシングルチャネルの定量的解析によって，ニューロンで記録される多くの巨視的な電気生理学的現象をミクロな視点から構成することが可能である．図2.30の例はシナプス前部からACh分子が放出され，個々のACh受容体と結合した後，この受容体チャネルが示すシングルチャネル電流を表している（図では6個のチャネルのシングルチャネル電流が示されている）．これらを加算すると図2.30 Bで得られるような興奮性シナプス後電流（EPSC）と似た形状の電流波形が得られる．同様に，シナプス下膜に存在する多数のACh受容体を加算すれば，高いS/N比をもつ通常記録されるEPSCとなる．ただし，この波形はシナプス結合が行われているニューロンの下膜のごく

A 6個のチャネルの開口時間

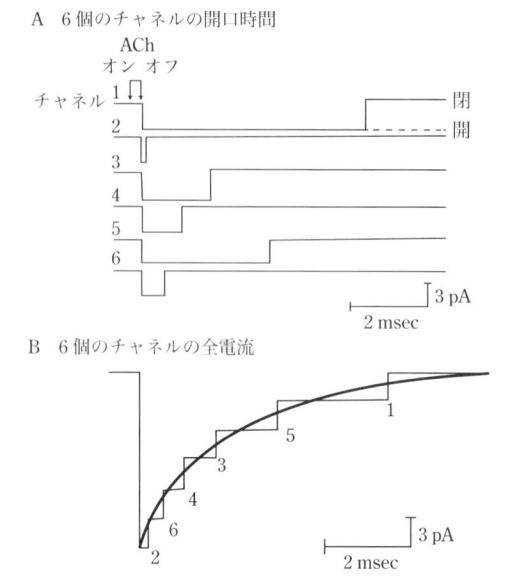

B 6個のチャネルの全電流

図2.30 シングルチャネル電流からシナプス電流の構成
A：AChのオンとオフにより6個のACh受容体チャネルが一斉に開状態になる．その後，それぞれ異なる時間の開状態をとった後，閉状態へと遷移する．B：この6個のシングルチャネル電流を加算すると指数関数で減衰する電流が得られる．このとき近似される指数関数（連続する線で描かれている）は，チャネルの開口時間の平均値に等しい時定数で減衰する．
[B. Sakmann, E. Neher, eds., "Single Channel Recording, 2nd ed.", p. 407, Plenum (1995)]

近傍で記録したものである．樹状突起からの記録ではない通常の実験の際は，細胞体に設置された記録電極から記録が通常行われるので，ニューロンの膜によるフィルタリング効果を受け，電気緊張的に減衰し，この波形に比較してより緩やかに立ち上がりゆっくり減衰する波形となる．一般にシナプス電流の波形（時間経過）を決定するのは，シナプス前終末からの神経伝達物質の放出過程，シナプスの形状と神経伝達物質のシナプス間隙での拡散，受容体チャネルのカイネティクスなどであるが，神経筋ACh受容体の場合，前者の二つの過程は速い過程であるので，時間経過へはほとんど影響がなく，上記のように受容体のカイネティクスによってシナプス電流の時間経過は決まる．

シナプス後部由来のシナプス可塑性を論じる場合，このシナプス下膜に存在する受容体のシングルチャネル・コンダクタンスを求めて可塑性が起こる前後でこの値を比較する必要がある．しかしながら，この受容体はシナプス前部で覆われているのでシングルチャネル記録用のパイペットを直接チャネルに当てて記録することができない．RobinsonとKawaiは，シナプス電流の減衰相のチャネル開閉に伴うノイズに注目した．KatzやStevensらが定常状態のACh受容体の開閉に伴うノイズからシングルチャネル・コンダクタンスの値を推定したのと同じ考えにもとづき，シナプス電流の減衰相に含まれる個々のチャネルの開閉に伴うノイズを解析することによって間接的にこのコンダクタンス値を求めた（非定常ノイズ解析）．

2.5.3 そのほかの重要な神経伝達物質と受容体

前節では，なるべく歴史的な流れに沿ってAChとニコチン性ACh受容体を中心に多様な角度からこれを論じてきたが，神経伝達物質はそのほかにも多数報告されており，これらすべてに関する詳細をここで紹介することは不可能である．さらに進んだ内容は章末にあげる文献を参考にされたい．ここでは基本的なものについて簡単に概説する．

a. 神経伝達物質

一般に神経伝達物質は，分子量が比較的小さいグループと神経ペプチドに分けられる．分子量が比較的小さい神経伝達物質としては，ACh，アミノ酸（グルタミン酸，アスパラギン酸，γ-アミノ酪酸（GABA），グリシン），モノアミン（ドパミン，ノルアドレナリン，アドレナリン；この三つはカテコールアミンともよばれる），セロトニン，ヒスタミン，プリン誘導体（アデノシン，ATP）などがある．神経ペプチドとしては，多数の物質が知られているが，メチオニンエンケファリン，ロイシンエンケファリン，サブスタンスPなどが代表的なものである．グルタミン酸やアスパラギン酸，GABAはクエン酸サイクルの生合成産物から合成される．グルタミン酸は2-オキソグルタル酸から酵素トランスアミナーゼにより，アスパラギン酸はオキサロ酢酸から，GABAはグルタミン酸からグルタミン酸デカルボキシラーゼ（glutamic acid decarboxylase：GAD）の作用によりそれぞれ合成される．グリシンは，グルコースからセリンを経由して生成される．カテコール基をもつカテコールアミン類は，チロシンの代謝によってドパミン，ノルアドレナリン，アドレナリンの順序で生成される．さらに，セロトニンはトリプトファンから合成される．

これらとは異なるガス状の一酸化窒素（nitoric oxide：NO）や一酸化炭素（CO）も広い意味での神経伝達物質と解釈される．また，同じ伝達物質であっても受容体の性質によってその作用が異なる．グルタミン酸受容体は一般的には速い電気的信号による情報伝達を行うが，別の種類の受容体と結合すると遅い調節的な反応を引き起こす．これら神経伝達物質のうちペプチド伝

達物質は，細胞体の核近傍の粗面小胞体で合成され，ゴルジ体で分泌小胞が形成された後，シナプス末端へ軸索輸送によって末端へと運ばれる．一方，アミンやAChなどは末端で合成される．

前述(2.1節)のDaleによって「ニューロンはすべての末端から同じ神経伝達物質を放出する」という法則が提唱され，これによってグルタミン酸を放出するニューロンをグルタミン酸作動性ニューロン，GABAを放出するニューロンをGABA作動性ニューロンなどとよぶことがある．しかし複数の神経伝達物質がシナプス終末に共存している場合も報告され，Daleの原則は必ずしも成り立たない．すなわち末端には複数の伝達物質が共存している．例として，AChとエンケファリン(蝸牛神経)，AChとATP(運動ニューロン)，グルタミン酸とサブスタンスP(一次求心神経終末)，ドパミンとCCK(コレシストキニン)(腹側被蓋)，セロトニンとGABA(背側縫線核)，ノルアドレナリンとATP(交感神経線維)，グルタミン酸とダイノルフィン(海馬神経細胞)などその他多数が報告されている．

またドパミンD2受容体のように，オートレセプターとして神経伝達物質放出過程に対して負のフィードバック制御に関与しているものもある．チロシンから合成されたドパミンは，末端から放出されるとその一部が放出されたのと同じ末端のD2受容体に結合し，アデニル酸シクラーゼ(AC)の活性を抑制し，cAMPの濃度を減少させる．その結果，種々のK^+チャネルを活性化する．このK^+チャネルの活性化によりシナプス末端で過分極が引き起こされ，同一のドパミン作動性ニューロンからのドパミン放出を低下させる．すなわち，終末からの伝達物質放出に負のフィードバックをかけている．

さらに別のタイプの伝達物質放出制御機構として，この前ニューロンのドパミン終末に，ほかのニューロンからのオピオイド作動性終末がシナプス結合(軸索-軸索シナプス結合)をしている場合がある．このシナプス前終末へシナプス結合しているオピオイド作動性ニューロンの終末へ活性をもたないオピオイド前駆体が最初に運ばれてくる．この前駆体はここでペプチダーゼにより活性化された後シナプス小胞に貯蔵され，その後神経活動に伴いシナプス間隙へと放出される．この活性型オピオイドペプチドがドパミン作動性ニューロン終末に存在するオピオイド受容体(μ, κ, δ)に結合すると，ドパミンの放出が抑制される．

b. 神経伝達物質受容体

受け手側のニューロンにおいては，これらの神経伝達物質に対して一般に複数の受容体が存在する．さらに受容体も受容体とイオンチャネルが連結しているイオンチャネル型受容体とチャネルとは直接には連結していないGタンパク質共役型受容体に分類される(図2.31)．とくにグリシンはイオンチャネル型のみ，ACh，グルタミン酸，GABA，セロトニン，ATPはイオンチャネル型とGタンパク質共役型の両方，カテコールアミン，ヒスタミン，アデノシンと大部分のペプチドはGタンパク質共役型をもつ．これら受容体の分子構造は大まかに図2.32の四つのタイプに分けられる．① 前のセクション(2.5.2項)で詳細に述べているACh・$GABA_A$受容体，② グルタミン酸受容体，③ プリン受容体(X型)，④ Gタンパク質共役型受容体，である(3.1節参照)．

(i) $GABA_A$受容体　ACh受容体，セロトニン受容体，グリシン受容体と同じグループに属している．前節で詳しく述べたように，4個の膜貫通領域(M1〜M4)をもちM2セグメントが孔を形成している．N末端(リガンド結合部位)とC末端は細胞外へ出ている．一般に5個のサブユニットが集合して機能的な受容体を構成している(図2.32)．中枢神経系におけるGABAを伝達物質とする一般に抑制性の作用をニューロンに対して及ぼす．しかし，シナプス前抑制や幼若なニューロンにおいてはGABAによって脱分極性の膜電位応答が起こる場合も報告されている．これは細胞内Cl^-濃度が通常のニューロン内の濃度と異なるためである．抑制性$GABA_A$受容体に関しては2.5.4項aで詳しく述べる．

(ii) グルタミン酸受容体　薬理学的にNMDA(N-methyl-D-aspartic acid)，AMPA(α-amino-hydroxy-5-methyl-4-isoxazolepropionic acid)，kainic acid(カイニン酸)に特異的に強い相互作用を示す3種類に分類されている．一般にAMPA型とカイニン酸型(まとめてnon-NMDA型受容体とよぶ)はNa^+およびK^+に対し透過性があり，中枢神経系での速いシナプス伝達に関与しているが，MNDA型はCa^{2+}に対する透過性ももち，中枢神経系で比較的遅いシナプス伝達に関与している．さらにMNDA受容体は細胞外からMg^{2+}による抑制を受けているが，膜電位が脱分極方向へシフトするとこのMg^{2+}による抑制がとれ同時にアゴニスト(グルタミン酸)の結合によりチャネルが活性化される．したがってHebb型シナプス可塑性の検出スイッチとして働いている(2.5.3項b(ii)(6)参照)．またグリシンに対する結合部位をもっており，この存在下で活性化される．したがって，グリシンはco-agonist(コアゴニスト)である(図2.52 A参照)．分子

構造は4個のサブユニットからなる四量体であり、このサブユニットは三つの膜貫通領域(M1, M3, M4)と膜内でヘアピン構造をとっているM2セグメントよりなり、N末端は細胞外に出ているが、C末端は細胞内に向いている(図2.32). NMDA型はNR1, NR2A～2D, NR3A～B, カイニン酸型はGluR5～7, KA1～2が報告されている. 最近では、IUPHAR(International Union of Basic and Clinical Pharmacology)の名称が一般化しつつある[6]. これらの受容体の特異的な阻害剤として、AMPA型はGYKI 53655, SYM

A　イオンチャネル型受容体

B　Gタンパク質共役型受容体

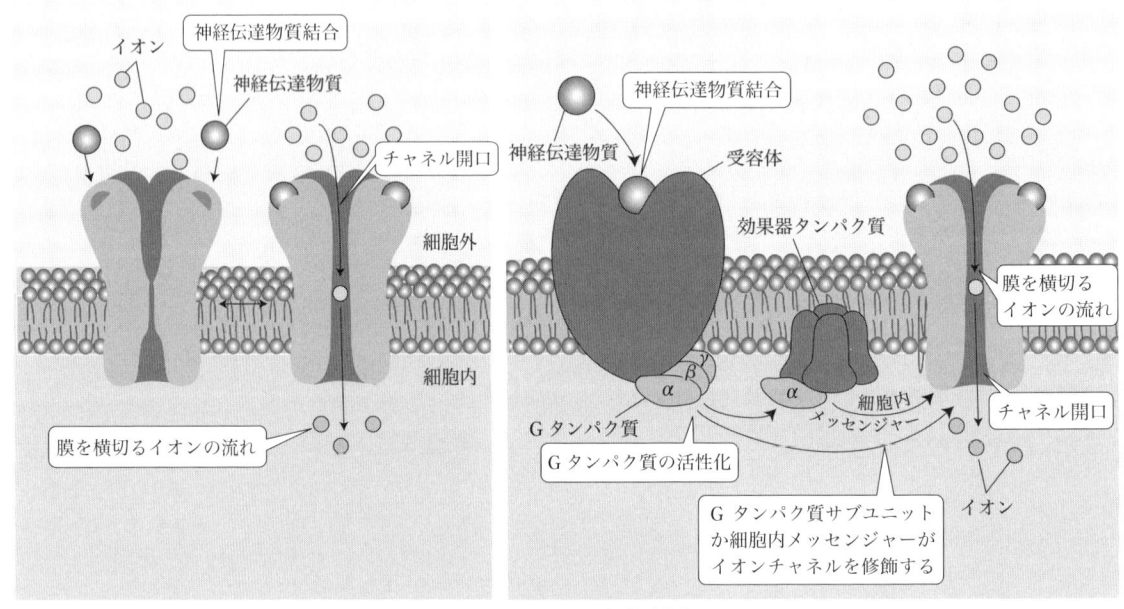

図2.31　神経伝達物質受容体
A：受容体とイオンチャネルが複合体を形成し、アゴニストの受容体への結合によってイオンチャネルが開状態になりイオンの流れが生じてシナプス電流が引き起こされる. B：Gタンパク質共役型受容体にアゴニストが結合し、Gタンパク質の活性化、セカンドメッセンジャーの産生などが起こり、間接的にイオンチャネルの活動を修飾する.

[D. Purves, *et al.*, "Neuroscience, 3rd ed." p. 125, Sinauer Associates (2004)からChloé Okunoにより引用改変]

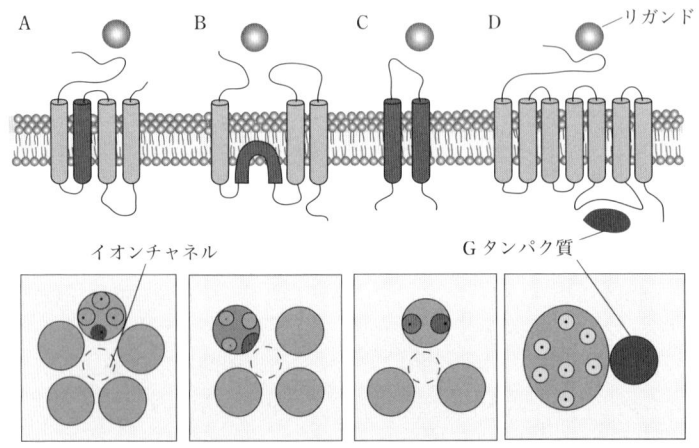

図2.32　神経伝達物質受容体の構造比較(上部が細胞外で下部が細胞内)
A：ACh受容体グループ. 膜を4～5回貫通し、N末端とC末端は細胞外に面している. 四または五量体で1個の受容体を構成する. B：グルタミン酸受容体グループ. 3回膜貫通領域と膜内に埋め込まれた領域をもち、N末端は細胞外、C末端は細胞内に面している. 四量体で1個の受容体を形成する. C：プリン受容体グループ. 2回膜貫通構造をもち、C末端とN末端は細胞内に面している. 三量体で1個の受容体を形成する. D：Gタンパク質共役型受容体. 7回膜貫通し、アゴニストの結合によって活性化されるGタンパク質と共役する.

[小倉明彦・冨永恵子, "記憶の細胞生物学", p. 22, 朝倉書店 (2011)からChloé Okunoにより改変]

2206, NBQX[7], CNQX(6-cyano-7-nitroquinoxaline-2,3-dione), MNDA型は，非競合的阻害剤としてMK801, PCP(phencyclidine)，麻酔薬のケタミンが知られていて，競合的阻害剤としてAPV(2-amino-5-phosphonovalerate), CCP, グリシン部位阻害剤として7-クロロキヌレン酸がある．カイニン酸型アゴニストとしてSYM 2081があり，これはカイニン酸型受容体に対してAMPA型受容体より1,500倍の活性化能力がある[8]．

　Traynelisらは，外液をMg^{2+}フリーにし，小脳顆粒細胞を-60 mVに固定したホールセルモードで苔状線維刺激によって得られるシナプス電流を記録した(図2.33)．この刺激によって減衰相が二相性(2個の成分をもつ指数関数で近似できる)を示す内向き電流が得られた．外液にMNDA受容体のアンタゴニストであるAPV(20 μM)を加えると，この二相性の成分のうち遅い成分が消失し，1個の指数関数(時定数1 msec)のみで近似されることから，遅い成分はMNDA受容体によるシナプス電流であることが示される(図2.33 A)．残っていた速い成分は，AMPA型受容体の特異的アンタゴニストであるGYK153655によって消失することから，AMPA型受容体による成分であることが示された．同じ実験においてAMPA型受容体のアンタゴニストであるCNQX(10 μM)を加えると速い成分のみが消失し，遅い成分(50 msec)のみ残った(図2.33 B)．この実験では，単一シナプスにAMPA型受容体とNMDA型受容体が共存しているかどうか判定できないので，彼らはさらにテトロドトキシン(TTX)(0.5 μM)存在下に微小シナプス電流の記録を行い，刺激によって誘起されたシナプス電流と同様にCNQXとAPVでそれぞれ消失する二つの相から減衰相が構成されていることを示した．この実験によって同一シナプスにこの両者の受容体が存在することが示された(図2.33 C)．

　上述のように，シナプスにAMPA型とNMDA型の両者が存在する自然状態のシナプス伝達の場合，細胞外液にMg^{2+}(1 mM程度)が存在するので，このMg^{2+}の効果が重要な役割を果たしている．このようなシナプスにおいてシナプス前線維を刺激してニューロンからホールセル電流記録を行い，パイペット内の固定電位を変化させて電流-電圧曲線を描くと受容体の活性化の様子が鮮明になる．このとき得られるシナプス電流のピーク値を電圧に対してグラフにすると線形のグラフが得られ，これはAMPA型受容体を通る電流に相当する(図2.34)．一方，このピーク値から25 msec遅れた時点で電流値を測定すると，マイナスの傾きをもつ電流-電圧曲線が得られる．この実験から静止膜電位付近に相当する電位において活性化されるのは

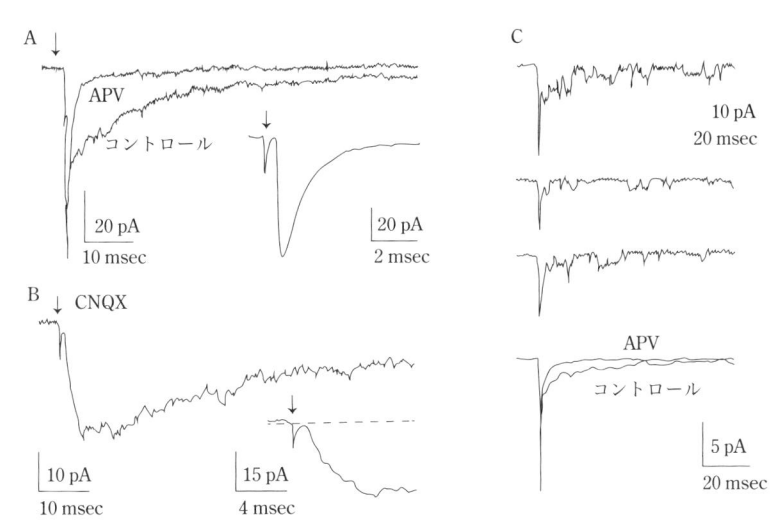

図2.33 グルタミン酸受容体によるシナプス電流(小脳急性スライス標本の顆粒細胞からのホールセル記録，固定電位-60 mVでMg^{2+}フリーの外液)
A：矢印の時点で苔状線維に刺激を与えると二相性の内向き電流が記録される．ここで20 μMのAPVを加えると遅い成分が消失する．右下の図は，速いスケールで遅い成分が消失した後の速い成分のみを示している．B：同様に苔状線維刺激によって引き起こされる内向き電流にAMPA型受容体の競合的アンタゴニストであるCNQX(10 μM)を加えると速い成分が消失し，遅い成分のみが残る．C：0.5 μMのTTX存在下に自発性微小シナプス電流を記録すると，速い成分と遅い成分の二つの成分で構成されていることがわかる．トレースの後部にNMDAチャネルのシングルチャネル電流が記録されている．最下段は20 μMのAPV投与前後に記録された自発性微小シナプス電流を平均加算して重ね合わせて示している．

[D. Tritsch, *et al.*, "Physiologie du neurone", p. 491, Edition Doin(1998)]

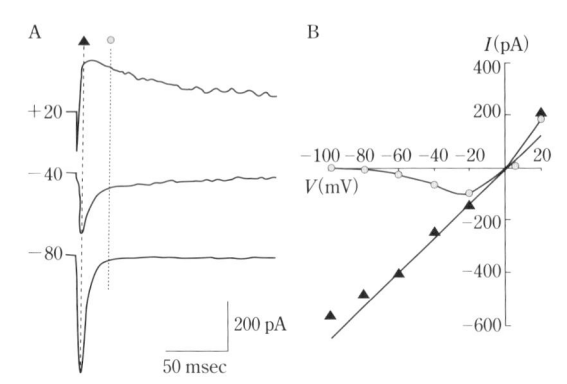

図2.34 AMPA型受容体とNMDA型受容体の電流-電圧曲線
A：海馬錐体細胞からシナプス前線維刺激によって得られる三つの異なる固定電位下でのシナプス後電流のホールセルによる記録．固定電位は上から+20，−40，−80 mV．B：図Aの▲と〇印の時点における電流値を固定電位に対してプロットした電流-電圧曲線．遅い成分は−80〜−20 mVにおいて右下がりのカーブとなっており，Mg^{2+}によるNMDA受容体のブロック効果を示している．
〔D. Tritsch, et al., "Physiologie du neurone", p. 494, Edition Doin (1998)〕

AMPA型受容体であり，NMDA受容体は，Mg^{2+}のためチャネルの孔がふさがれており，活性化されないことが理解される．

(1) AMPA型グルタミン酸受容体： AMPA型受容体のサブユニットはGluR1〜4の4個であり，このサブユニットでホモあるいはヘテロの四量体を構成していると考えられている．各サブユニットは約900個のアミノ酸残基により構成されており，70%近い相同性がある．M4セグメントの細胞外すぐ近傍に38個のアミノ酸からなる領域があり，二者択一的スプライシング（alternative splicing）によってフリップとフロップのいずれかの構造をとる．さらにGluR2サブユニットにおいては，RNA編集（editing）を受ける箇所が2箇所存在する．この一つであるQ/R部位では，ゲノムのDNA配列においてはM2セグメント内のグルタミンをコード化しているコドンがCAGであるが，これがmRNAになると側鎖が正電荷を帯びたアルギニンをコード化するコドンのCGGに変わっている．成体動物の大脳においては99%のこのサブユニットはQ/R編集を受けている．もう一つの部位はフリップ・フロップ部位の直前にあるR/G編集部位であり，ゲノムDNAではアルギニン（AGA）をコード化しているが，mRNAレベルではグリシン（GGA）になっている．この編集はGluR3, 4サブユニットにも存在するが，GluR2サブユニットにはない．成体動物大脳においては，このR/G編集を受けたサブユニットが大部分を占めている．AMPA型受容体は，どのサブユニットのホモ受容体でもヘテロ受容体でも機能的な受容体を構成することが卵母細胞などの異種間発現系を利用した実験によって報告されている（1.4.3項参照）．したがって，フリップ・フロップやRNA編集などを考慮すると，AMPA型受容体は機能する可能性のあるサブユニットの組合せは多岐にわたっている．

RNA編集を受けているGluR2サブユニットと他のサブユニットを一緒に発現させるとCa^{2+}を透過させず，電流-電圧曲線は線形になる．したがって，このM2セグメントはチャネル孔の形成にとって重要な役割を果たしていることがわかる．しかし，Q/R編集部位のアルギニンをアスパラギンで置き換えると電流-電圧曲線は線形であるが，Ca^{2+}に対して透過性をもつチャネルが得られる．このことからM2セグメントは孔内の領域に関連しているが，この二つの生理学的性質は独立していると考えられる．

多様なニューロンにおいて，アウトサイド・アウトパッチ膜にピエゾ素子を利用した速い外液置換でアゴニストを連続的に与え脱感作を測定すると，フロップ型のサブユニットを含む受容体はフリップ型のサブユニットを含む受容体より脱感作が速いことが示された（図2.35 A）．例として10 mMのグルタミン酸の速い置換によって脱感作の程度を新皮質介在ニューロンと錐体細胞で比較した．脱感作による減衰相を指数関数で近似し，その時定数を測定すると，介在ニューロンでは4.5 msec，錐体細胞では13 msecの値が得られた．これらの細胞をPCR法によって解析すると，介在ニューロンではフロップ型が大部分を占め，錐体細胞では逆にフリップ型が大部分を占めていた（図2.35 B）．この速いアゴニストの置換を比較的径の大きなパイペットに適応し，アウトサイド・アウト電流記録を行うと，AMPA型受容体チャネルの活性化に伴う電流の減衰相が，アゴニストを与える時間とともに変化していく様子が観察できる．1 mMの濃度で1 msecの時間パルス状にアゴニストを与えると，減衰相はチャネルの脱活性化に従って変化するが，アゴニストを与える時間を長くすると脱活性化と脱感作の両方をもつ減衰相へと変化していく（図2.35 C）．

さらに実際のニューロンからホールセルモードで記録されたシナプス電流と，同じ細胞からアウトサイド・アウトモードの膜に上記の速いアゴニスト投与によって得られた電流反応を比較すると，シナプス電流の減衰相がAMPA型受容体チャネルの脱活性化によるものであるか，あるいは脱感作によるものであるかを知ることができる．シナプス電流の減衰相（0.7 msec）は，グルタミン酸の短いパルス状（1 mM，1 msec）の投与

2.5 シナプス後機構と入力情報の統合

あるが Ca^{2+} 非透過の AMPA 型受容体の場合，基本は同じである）．

(2) AMPA 型受容体のサブユニット構成とシングルチャネル記録(Wyllie および Cull-Candy の実験)：AMPA 型受容体のシングルチャネル・コンダクタンスは多様な細胞で記録できるが，一般的にそのコンダクタンスは比較的小さいので，S/N 比のよい記録を行うことが必要である．また，複数の大きさのシングルチャネル・コンダクタンスが存在する．たとえば，ラット小脳顆粒細胞の膜からパッチクランプ法のアウトサイド・アウト法によって細胞外に適当濃度（～20 μm）の APMA を投与してシングルチャネル・コンダクタンスを測定すると，固定電圧 -80 mV で複数のレベル（10 pA，18 pA，30 pA，41 pA）のシングルチャネル・コンダクタンスが観察される．

さらに，英国，UCL の Stuart G. Cull-Candy（カルカンディ，1946～）らは，ラット急性スライス海馬標本の CA1 領域内の錐体細胞からアウトサイド・アウトパッチクランプ法で種々の濃度のアゴニストを与えてシングルチャネル電流を記録した．このとき NMDA チャネルの活性化を抑制するために，AP5 と 7-クロロキヌレン酸をバス溶液内に加えた．グルタミン酸(10 mM)とカイニン酸受容体に特異的なアゴニストの SYM 2081(100 μm)を与えると振幅はほぼ同じで，それぞれ時間が長い開状態と短い開状態が記録された．SMY 2081 がカイニン酸受容体に特異的なアゴニストであるので，グルタミン酸がアゴニストの場合でも短い開状態はカイニン酸受容体の活性化によっており，長い開状態は AMPA 型受容体によると推定できる．さらにグルタミン酸の濃度を 200 nM，10 μM，20 mM と濃度を次第に上昇させて与えると，開状態に対応する電流の頻度，平均の開口時間，シングルチャネル電流の振幅のいずれも増大した．シングルチャネル・コンダクタンスの平均値も，5.0，6.9，11.2 pS と上昇した．また閉時間の分布から最小時間の値は濃度に依存していないがその全体への寄与が大きくなっていることから，バースト状の開口がより起こりやすくなっていることがわかる．このバースト状開口の長さも濃度の上昇とともに大きくなった．さらにこのバースト内の開口数を幾何分布で表すと，10 μM では 20 %以下，20 mM では 40 %近くがバースト状の開状態をとっていることが示された．これによって，シナプス間隙のアゴニストの濃度変化がチャネルのカイネティクスを変化させることで EPSC の時間経過を変化させていると考えられる．

次にアゴニストとして AMPA を利用し低濃度(1

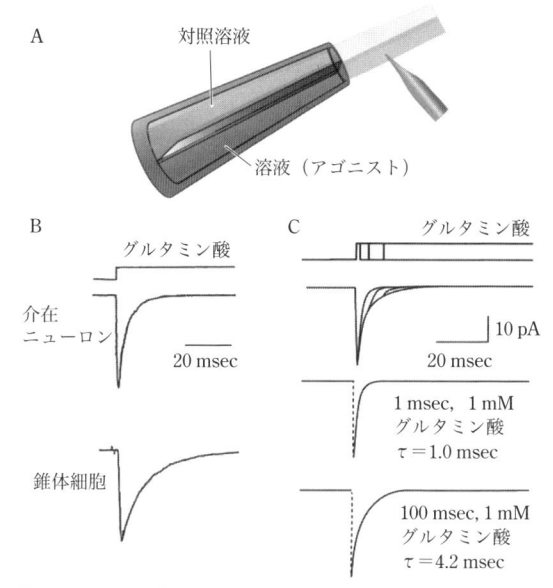

図 2.35 ピエゾ素子による速いアゴニストの投与実験と電流反応

A：コントロール溶液とアゴニストを含んだ溶液を少し大きめの先端径のパイペットに形成されたアウトサイド・アウトパッチ膜に速い速度で与える実験系．速い溶液の変換はピエゾを使った装置で行われる．[図は Chloé Okuno による]

B：新皮質介在ニューロン(上)と錐体細胞(下)のアウトサイド・アウトパッチ膜に 10 mM のグルタミン酸を急速かつ連続的に投与することによって得られた AMPA 型受容体の反応電流．この減衰相は脱感作カイネティクスを示しており，介在ニューロンと錐体細胞の値は，それぞれ 4.5 msec と 13 msec である．[D. Tritsch, et al., "Physiologie du neurone", p. 468, Edition Doin (1998)]

C：1 mM の濃度のグルタミン酸をアウトサイド・アウトパッチ膜に種々の時間与えた場合に得られる電流反応．1 msec では，減衰相は AMPA 型受容体チャネルの脱活性化(時定数 1 msec)により，100 msec では，脱感作によって減衰する(時定数 4.2 msec)．5 msec や 10 msec の投与によって得られる電流反応は，脱感作による部分と脱活性化による部分からなる．[D. Colquhoun, et al., J. Physiol., 458, 261 (1992)]

による減衰相と同じ時間経過(0.66 msec)を示している．一方，グルタミン酸を連続的に投与した場合の減衰相は遅い時間経過を示している(3.63 msec)．これらの結果から，グルタミン酸受容体を介するシナプス伝達は，AMPA 型受容体によっていることが示唆される(図 2.36 A)．また MNDA 受容体のシングルチャネル記録を行い，複数回行ったこのシングルチャネル記録を平均加算すると，同じニューロンからホールセルモードで記録された巨視的電流の時間経過と一致することが示される(図 2.36 B)．

AMPA 型受容体は，マイナスの膜電位では内向き電流が流れ，陽イオンである Na^+，K^+，Ca^{2+} を透過させるが，Na^+ と Ca^{2+} は細胞内へ，K^+ は細胞外へ移動して細胞内は脱分極する(図 2.37 は終板電位の例で

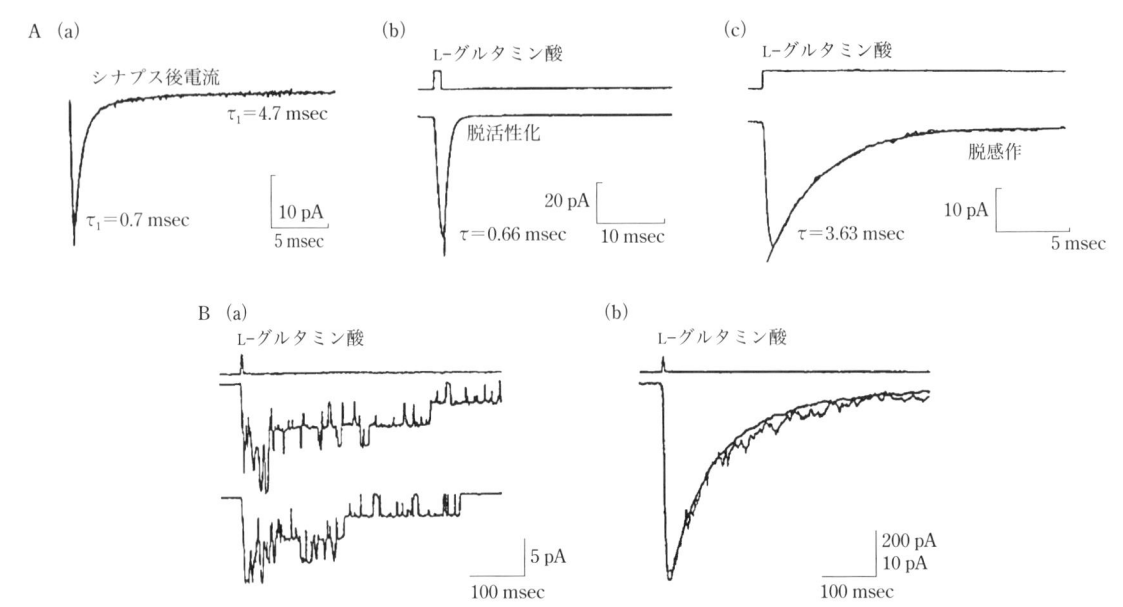

図2.36 グルタミン酸受容体への速いアゴニスト投与実験と脱感作

A：(a)小脳顆粒細胞をホールセルモードで記録(固定電位−60 mV, Mg^{2+}存在下)した微小シナプス電流は，AMPA および NMDA 受容体に相当する二つの相からなる減衰を示す．(b)5 mM のグルタミン酸の短時間投与による反応電流は，脱活性化の時間経過によって減衰する．(c)5 mM のグルタミン酸長時間投与による反応電流は，脱感作の時間経過によって減衰する．
B：(a)細胞外 Mg^{2+}フリーで海馬細胞のアウトサイド・アウトパッチ膜に 200 μM のグルタミン酸を短時間投与したときに得られる電流反応．AMPA 型受容体はアンタゴニストでブロックされている．(b)ホールセルモードによって記録された同じ細胞からの巨視的な反応電流(ノイズの小さい曲線)と MNDA 受容体のシングルチャネル電流を複数回重ね合わせたトレース．両者は同じ時間経過を示す．

[D. Tritsch, *et al.*, "Physiologie du neurone", p. 493, Edition Doin(1998)]

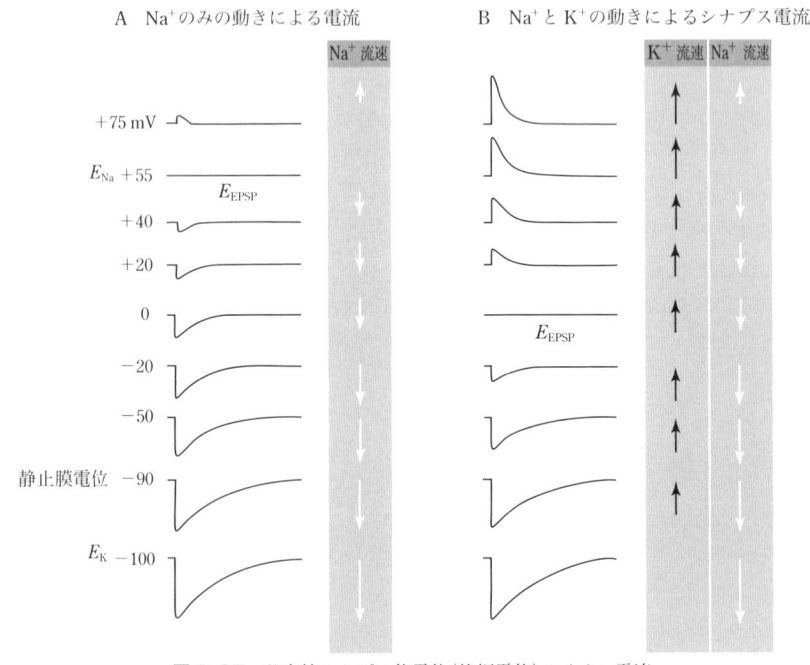

図2.37 興奮性シナプス後電位(終板電位)のイオン電流

A：Na^+のみを受容体チャネルが通過させると仮定した場合のイオン電流の向きと反転電位(+55 mV)．B：受容体チャネルが Na^+ および K^+ の両方を透過させると仮定した場合のイオン電流の向きと反転電位(−0 mV)．

[E. R. Kandel, *et al.*, "Principles of Neural Science, 5th ed.", p. 195, McGraw-Hill(2013)から Chloé Okuno により改変]

μM)と高濃度(10 μM)を与えてシングルチャネル記録を行うと，閉時間分布から長い閉時間の寄与が高濃度では減り，開口時間分布では長い開口時間の寄与が増えた．バーストに関してはバースト状の開状態の様子に濃度依存性はないが，開口時間とバーストの長さは濃度上昇とともに長くなった．またこれらのパラメータにアゴニストがグルタミン酸とAMPAの差違はみられなかったので，この標本のほとんどの開状態はAMPA受容体によっている．

さらに，グルタミン酸，AMPA，カイニン酸，SYM 2081をそれぞれアゴニストとして与えたときのシングルチャネル電流を詳細に比較解析した結果，カイニン酸(0.28 msec, 1.1 msec)とSYM 2081(0.23 msec, 1.2 msec)では，それぞれ短い開状態が存在し，一方，バースト状の開閉がないことを示した．またAMPA受容体のブロッカーGYKI 53655を利用した実験から，開口時間の長い成分は消去され，短い開口時間成分のみ変化を受けないことが示された(図2.38)．したがって，これらの実験より，このCA1の錐体細胞では，バースト状の開口はおもにAMPA型受容体の活性化により起こり，短い単独の開状態はカイニン酸受容体の活性化によると結論付けた．

また，アゴニストの濃度上昇に伴いコンダクタンスが上昇することから，GluR1とGluR2がそれぞれ2個ずつで構成されているAMPA型受容体は，アゴニストがそれぞれのサブユニットに2個，3個，4個結合しているとそのコンフォメーションがそれぞれ異なっており，それに対応してシングルチャネル・コンダクタンスも異なった4個の状態をとると結論付けている(アゴニストの数が大きいほどコンダクタンスの値も大きい)．さらにこのシングルチャネル・コンダクタンスが，シナプス間隙でのアゴニストの濃度依存的にステップ状に増大することがシナプス可塑性のメカニズムの一部になっているのではないかと推測している(図2.39)．最近ではアゴニストが1個でもチャネルが開状態をとるとの報告もある(Cull-Candyとの私信)．

(3) AMPA型受容体のカイネティクスとシナプス電流 (Sakmannの海馬，およびHäusserの小脳実験)：中枢のニューロンに存在するAMPA型受容体のカイネティクスの例として，Sakmannらによる代表的な海馬CA3錐体細胞およびHäusserらの小脳プルキンエ細胞のAMPA型受容体の解析例を紹介する．CA3の錐体細胞は苔状線維からシナプス結合を受けており，この速いシナプス伝達はAMPA型によっている．CA1の錐体細胞の細胞体からのアウトサイド・アウトパッ

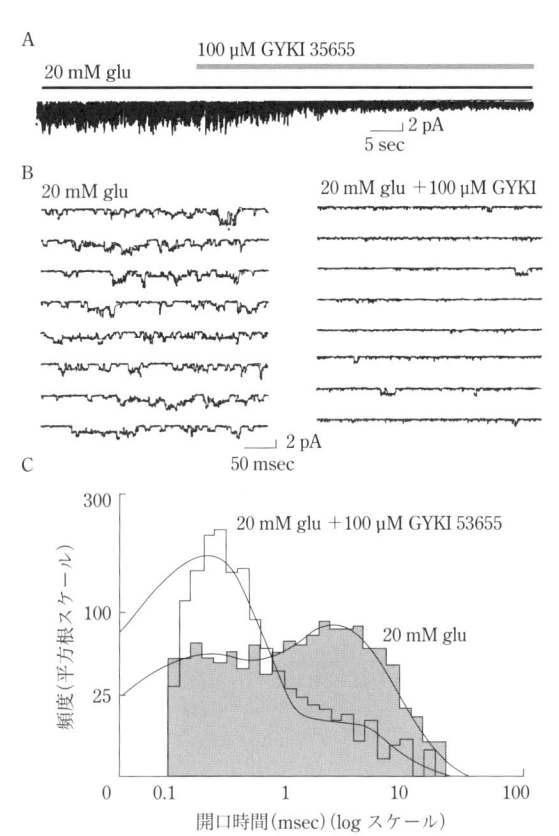

図2.38 AMPA型受容体のシングルチャネル電流記録
A：20 mMのグルタミン酸(glu)をアウトサイド・アウトのパッチ膜に与えた場合のシングルチャネル電流が，100 μMのGYKI 53655(AMPA型受容体のアンタゴニスト)によって抑制されている．B：Aと同じパッチ膜からのシングルチャネル電流記録を速い時間スケールで表したもの．(左)AMPA型受容体のアンタゴニストであるGYKI 53655を投与していないとき．(右)GYKI 53655を投与した場合．開口時間が長くまたコンダクタンスの大きい事象が開口時間の短いコンダクタンスの小さい事象で置き換えられている．C：Bのシングルチャネル電流の開口時間のヒストグラム．白抜きヒストグラムは20 mMグルタミン酸＋100 M GYKI 53655，灰色のヒストグラムは20 mMグルタミン酸のみ．ヒストグラムはどちらも二つの成分の指数関数の和でフィッティングされる．

[C. Gebhardt, S. G. Cull-Candy, *J. Physiol.*, **573.2**, 371(2006)]

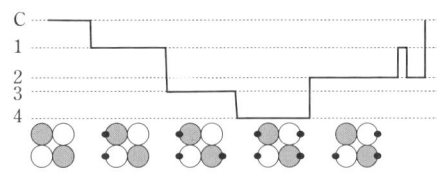

図2.39 AMPA型受容体のシングルチャネル電流とアゴニストの結合
AMPA型受容体チャネルは4個のサブユニットからなる．各サブユニットにアゴニストが1個ずつ結合すると，コンダクタンスのレベルが段階的に増大する．これによって4個の開状態が存在する．アゴニストが2個結合するとイオンチャネルが開状態になる．

[C. Gebhardt, S. G. Cull-Candy, *J. Physiol.*, **573.2**, 371(2006)]

チ膜に存在するAMPA型受容体をピエゾ素子による速い灌流液（グルタミン酸を含む）にさらし，得られる巨視的電流反応および3 mMのグルタミン酸を与えたときに得られる高いチャネル最大開口確率 $P_{o,max}=0.72$ の値などを詳しく解析した．その結果，七つの状態をもつ受容体のチャネル・カイネティクス・モデルを得ることができた．すなわち，C_0，C_1，C_2 のアゴニストがそれぞれ0個，1個，2個結合している閉状態，C_3，C_4，C_5 の三つの脱感作状態とO一つの開状態である．この開状態のとき 8.5 pS のシングルチャネル・コンダクタンスを非定常ノイズ解析によって算出した．このカイネティクス・モデルにおいて，これらの七つの状態間をこれも実験によって得られる速度定数に従って互いに遷移している．

HäusserとRothは，さらにこの海馬CA3の錐体細胞のAMPA型グルタミン酸モデルをもとにして小脳プルキンエ細胞のAMPA型グルタミン酸モデルを導出した（図2.40）．これは平行線維とのシナプス可塑性などで重要な役割を果たしており，詳細に論じられている．実験は樹状突起の膜および細胞体からパッチクランプ法のアウトサイド・アウトモードでシングルチャネル記録を行い，その生理学的性質を詳細に調べこの両者を比較した．非定常ノイズ解析から求めたシングルチャネル・コンダクタンス（$\gamma=8.2〜8.3$ pS），5 mMグルタミン酸に対するチャネル最大開口確率（$P_{o,max}=0.70〜0.74$）などの値を含んで両者はほぼ同じ性質をもっていることが明らかになった．また，この受容体は GluR2 サブユニットを含み Ca^{2+} に対する透過性が低い．さらにこのチャネルの開閉のゲーティングカイネティクスは，グルタミン酸が2個結合部位をもち，ホールセル記録から脱感作の時間経過が二つの指数関数の和で記述されることから，海馬錐体細胞のAMAP型受容体のカイネティクス・モデル（7個の状態をもつ）よりさらに2個多い閉状態を加えた全部で九つの状態をもっている．C_0 はアゴニストが結合していない閉状態，C_1 と C_2 はアゴニストがそれぞれ1個と2個結合している閉状態，$C_3〜C_7$ は脱感作の閉状態で，このうち C_3 は1個のアゴニストが，$C_4〜C_7$ は2個のアゴニストが結合している．Oは2個のアゴニストが結合した開状態を示している．ここで，各状態間の遷移定数は種々の実験から推測されている．とくに k^C_{C0C1} と k^C_{C0C2} は，シナプス前終末からシナプス間隙へと放出される神経伝達物質の濃度に依存している．

このカイネティクス・モデルは実験から推定されたものである．このモデルから求められたシミュレーション実験による種々の生理学的パラメータと，プルキンエ細胞膜から得られた受容体を含むアウトサイド・アウトパッチ状態の膜にピエゾ素子を利用して速いアゴニストの灌流（図2.35参照）を行って得られた電流反応のパラメータを比較した．脱活性化の時定数（1.12〜1.11 msec），脱感作の時定数（3.44〜3.37 msec, 14.88〜14.01 msec），$P_{o,max}$（0.74〜0.71），用量－反応曲線の EC_{50}（432〜441 μM），用量－反応曲線から求めたヒル係数（1.16〜1.25）など，ほとんどのパラメータがよい一致を示した．

この実験から，中枢神経系における速いシナプス伝達を担うAMPA型グルタミン酸受容体の性質が詳細に解析された．このカイネティクス・モデルは実際のAMPA型受容体のカイネティクスをほぼ正確に表現しているので，このモデルをもとにしてシナプス電流の再構成をシミュレーションによって求めることができる（図2.41）．ここで，開状態をとる確率，あるいは開状態の数の時間経過を求めることで，シナプス電流に相当するシナプス下膜での応答を求めることが可能である．この際，この系のシナプス間隙でのグルタミン酸の濃度とその時間経過を推定する必要がある．これは，おおまかに推定して，最大で 1 mM の濃度程度に 10〜20 μsec の時間内に到達したのち，数ミリ秒以内にほぼ 0 mM になる．この神経伝達物質のシナプス間隙における時間経過には種々のプロセス

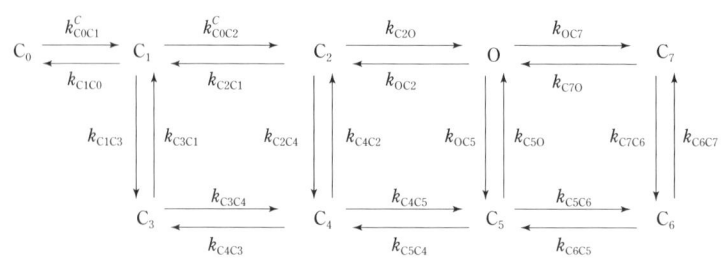

図2.40　小脳 AMPA 型受容体のカイネティクス・スキーム

3個の閉状態（C_0, C_1, C_2），1個の開状態（O），5個の脱感作状態（C_3, C_4, C_5, C_6, C_7）をもつ AMPA 型受容体のカイネティクス・スキーム．k^C_{C0C1} などは各状態間の遷移定数であり，k^C_{C0C1} と k^C_{C0C2} はアゴニストの濃度依存性を示す．

[M. Häusser, A. Roth, *J. Physiol.*, **501.1**, 77（1997）から Chloé Okuno により改変]

が含まれている．さらに理論的考察によって，一般にリニアーに上昇して速い単一指数関数で減衰するα関数になると推定されている．さらに，このα関数と最大値と時間幅がほぼ同じ値の矩形波で近似しても計算で得られたシナプス電流波形には大きな変化はないので，シナプス間隙でのアゴニスト濃度の時間経過は1 msec 以内に終了していると考えても差し支えない（図2.41）．この AMPA 型グルタミン酸の分子構造に関して，最近 Sobolevsky らによって X 線構造解析を利用した AMPA 型受容体の構造が報告された．また Cull-Candy は，AMPA 型受容体チャネルの TARPs などの補助的タンパク質の修飾によるカイネティクスやコンダクタンスの変化も報告している[9]．

(4) NMDA 受容体のシングルチャネル記録（Gibb の実験）： NMDA 受容体は NR1 と NR2 サブユニットがそれぞれ2個ずつで機能的な受容体を構成している．この受容体の活性化には2種類のアゴニストが必要である．一種類のアゴニスト（グルタミン酸）がNR2 サブユニットに結合し，グリシンは NR1 サブユニットに結合する．また Mg^{2+} によって細胞外からブロックされている．このブロックは細胞膜に脱分極性の電位が加わることで外れる．したがって，シナプス末端からのグルタミン酸の放出とシナプス後部の脱分極の両方が同時に起こる場合にイオンチャネルが開口してイオン電流が細胞内に流入する．これは Hebb のシナプス可塑性の仮説を示す実体とみなすことができ，長期増強などにおいて重要な役割を果たしている．また MNDA 受容体は Ca^{2+} 透過性をもつので，細胞内に流入した Ca^{2+} がその後の生化学反応を引き起こし多様な細胞の反応が誘起される．NR1 サブユニットの細胞膜内部に存在する M2 セグメント内のアスパラギン残基が Ca^{2+} 透過性に関与しており，一方 NR2 サブユニットの M2 ドメイン内の同じ残基が Mg^{2+} のブロックに関与していると考えられている．一般に，多くのシナプスではこの NMDA 型受容体と AMPA 型受容体は同じシナプス下膜に共存するが，プルキンエ細胞と顆粒細胞の軸索である平行線維間のシナプスでは AMPA 型受容体のみが存在し，NMDA 型は幼児期にのみ存在することが知られている．したがってこの部位のシナプス可塑性の誘導メカニズムは，海馬などのシナプス可塑性誘導メカニズムと異なる．

Gibb と Colquhoun は，酵素処理によって分離した海馬細胞からアウトサイド・アウトモードのシングルチャネル記録を行った[10]．パッチ膜内の複数のイオンチャネルが活性化することを避けるために20〜100 nM のグルタミン酸を与えることで50 pS と 40 pSの二つの開状態を記録し，その割合はそれぞれ80%と20%であった（1 mM Ca^{2+}，1 μm グリシン存在下）．チャネルの開口時間分布は 87 μsec，0.91 msec，4.72 msec（50 pS の開口）の三つの成分からなり，またチャ

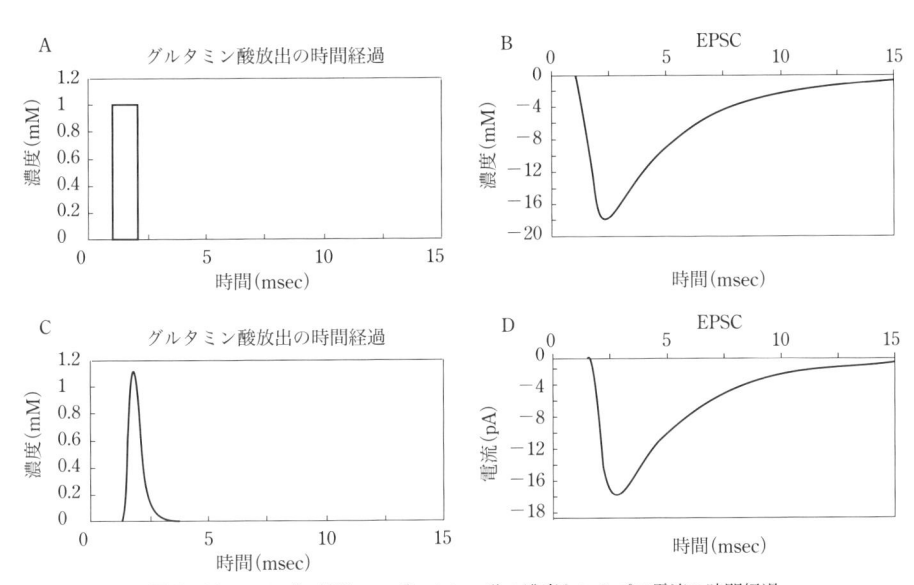

図 2.41 シナプス間隙でのグルタミン酸の濃度とシナプス電流の時間経過
A：シナプス間隙内でのグルタミン酸の濃度の時間経過をステップ関数で表している（1 mM の濃度で 1 msec の持続時間）．B：A の時間経過でシナプス間隙のグルタミン酸濃度が変化した場合に図 2.40 のカイネティクス・モデルによって計算されたシナプス電流．C：シナプス間隙内でのグルタミン酸濃度の時間経過を，線形に立ち上がり指数関数で減少するα関数で表している（ピーク値 1 mM）．D：C を利用し B と同じ方法で求めたシナプス電流．

[H. Kojima, S. Katsumata, *LNCS*, **80**, 88(2010)]

ネルの閉時間の分布を解析すると五つの成分で近似されることが示され，そのうち短い三つの成分は1回のチャネルの活性化によってバースト状にチャネルが活性化し，その間グルタミン酸が結合したままであることを示していた．このバースト状の開口は，それぞれ88 μsec，3.4 msec，32 msec の三つの平均の長さをもつバーストで，これは単純バースト，グループ状バースト，クラスター状バーストの3種類に分けられた．各バースト内の開状態の平均回数は，それぞれ1.22, 3.2, 11 回であった．さらに，これらバースト中のチャネルの開口確率は 0.62 である．1回のチャネルの活性化による開口時間の平均は，NMDA 受容体と ACh 受容体，$GABA_A$ 受容体やグリシン受容体でほぼ同程度であるが，アゴニストが結合したままでクラスター状のバーストとそのバースト間の長い閉状態を示すのは NMDA 受容体の特徴である（図2.42）．これがほかの受容体によるシナプス電流と異なり，NMDA 受容体によるシナプス電流（EPSC）の時間経過が，シナプス間隙のグルタミン酸濃度がシナプス末端から放出されピーク値に達した後も長く続く理由であると考えられる．

このように彼らは，シングルチャネル電流の閉時間，開口時間，バーストの長さ，バースト内の閉時間や開口時間などの分布を詳細に解析することによって，NMDA 受容体によるシナプス電流の巨視的な時間経過を説明した．この解析以前は，NMDA 受容体による遅いシナプス電流の原因は，一部シナプス間隙でのアゴニストの拡散やアゴニストと受容体の複数回の結合と解離によると考えられていた．

図2.43 に実際の non-NMDA 型グルタミン受容体において，アゴニストが結合している様子を示している．図では2番目のサブユニットの N 末端と M3 および M4 膜貫通ドメインの連結部位にアゴニストである AMPA が結合している．上述のように Call-Candy の実験では，アゴニストの濃度が高くなるに従って他の三つのサブユニットにも順次結合し，その結果高いコンダクタンスの値が順次記録されている．

(5) NMDA 型受容体のカイネティクスと動物の行動（Tsien の実験）： この NMDA 受容体は，記憶・学習行動などにおいて重要な役割を果たしており，とくにこの受容体のチャネルの孔が開くために，前述のように神経伝達物質であるグルタミン酸がシナプス前終末から放出されて受容体に結合することと，シナプス後細胞に脱分極を生じ，Mg^{2+} のブロックが外れることの二つが同時に起こることが必要である．これによってチャネル孔が開き，Ca^{2+} が細胞内に流入する．すると一連の生化学的反応が起こる．これは，シナ

図2.42 ニコチン性 ACh 受容体と NMDA 受容体の活性化の特徴

A：アゴニストが ACh の場合の神経筋接合部 ACh 受容体の活性化の特徴を示している．20 μsec のギャップをもつ 1.4 msec の開状態が3個連続するバースト（上のトレース）や 0.14 msec の開口時間をもつ単一開状態（下のトレース）を特徴的に示している．B：NMDA 受容体の活性化の特徴を示している．3個の開状態からなるバーストか1個の開状態（上のトレース）やバーストのクラスター状態（下のトレース）を示している．バースト内のギャップは，それぞれ 70 μsec と 0.7 msec の短いギャップと中間の長さのギャップからなり，クラスターは互いに 8 msec 離れた3個のバーストからなる．

[J. Gibb, D. Colquhoun, *J. Physiol*., **456**, 143(1992)]

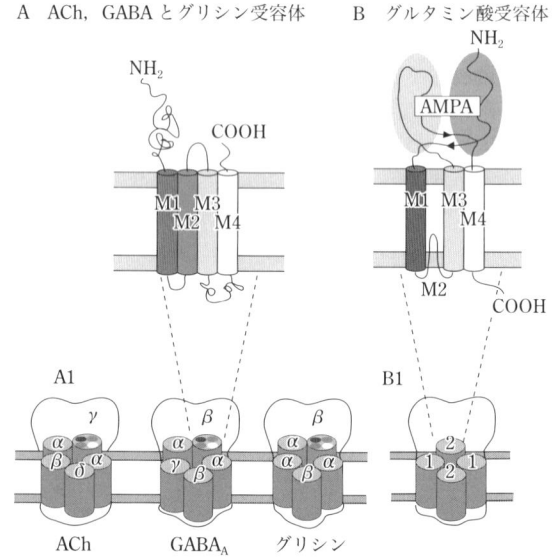

図2.43 ACh 受容体グループファミリーとグルタミン酸受容体ファミリーの構造比較

A：ACh，GABA およびグリシン受容体は，それぞれ複数のサブユニットによって構成され，各サブユニットは4回膜貫通構造をもつ．B：グルタミン酸受容体は，3回膜貫通と膜に一部埋め込まれた構造をもつサブユニットで四量体を形成している．細胞外に面している特殊な構造の N 末端がアゴニスト結合部位を形成している．

[E. R. Kandel, *et al.*,"Principles of Neural Science, 5th ed.", McGraw-Hill(2013)から Chloé Okuno により改変]

プス結合において，1949 年カナダの心理学者 Donald Hebb（ドナルド・ヘッブ，1904〜1985）が提唱した学習則「細胞 A の軸索が細胞 B を興奮させるに十分なほど近くにあるか，繰り返し一貫して細胞 B の発火に関与している場合，B を発火させる細胞の一つとしての A の効率が増すような，何らかの成長プロセスあるいは代謝の変化が，片方または両方の細胞に起こる」における条件と一致している（5.1.2 項および 6.1.4 項 b 参照）．

この Hebb の学習則によると，シナプス前細胞と後細胞の同時の活動がニューロン間のシナプス結合を変化させる長期増強や長期抑圧が起こすためにはNMDA 受容体が必要であり，この受容体が Hebb 学習則の分子スイッチとして働いていることになる．したがって，この NMDA 受容体の機能に変化を起こすことができれば，記憶・学習などの動物の行動変化として観察できる可能性がある．

中国生まれで，大学教育を中国で受け，その後米国の University of Minnesota で博士号を取得した Joe Tsien（現 Boston University）は，MIT（Massachusetts Institute of Technology）の Matthew Wilson らとともに，まず NMDA 受容体の NR1 サブユニットのみを海馬の CA1 領域で選択的に欠損させたマウスを生み出し，このマウスの行動を調べた．このとき利用した方法では，NMDA 受容体 NR1 サブユニットの遺伝子を *LoxP* という切断配列ではさんだマウスと *Cre* 組換え酵素遺伝子をもつマウスをかけ合わせたマウスを生み出した（図 2.44）．このマウスは，海馬 CA1 領域でのみ NMDA の NR1 サブユニットがないが，体のほかの部位では *NR1* 遺伝子が正常に発現している．このマウス（愚かなマウス）は，空間感覚が異常で，モリス水迷路試験のテスト結果や空間記憶などの記憶力テストの成績が悪かった．このことによって，NMDA 受容体が記憶に重要な役割を果たしていることは示すことができるが，これだけでは不十分である．

さらに彼は，NMDA 受容体の機能の重要性を確かめるために，この機能が増強しているマウスを生み出した．一般に生体が幼若から成体へと成熟するにつれて NR2B サブユニットを含む受容体から NR2A サブユニットを含む受容体へと変化する．さらに NMDA 受容体は，NR2B を含んでいる受容体の方が NR2A を含んでいる受容体よりチャネルの平均開口時間が長いことが報告されている．すなわち，この NR2B サブユニットを含む受容体が関与するシナプス電流はさらに大きくなることが期待される．この NR2B の遺伝子をマウス受精卵のどちらかの核に注入し，発生した胚を雌マウスの子宮に移植した．これにより，海馬 CA1 領域の錐体細胞において *NR2B* 遺伝子をさらにもう 1 個もつ NMDA 受容体を発現させているマウスを生み出すことができる（賢いマウス：ドギー）．実際このマウスでは NMDA 受容体のチャネルの平均開口時間が野生型マウスの 2 倍の長さ（230 msec）になり，シナプス結合が増強された．このマウスの行動をテストすると，物体探索テスト，恐怖条件付け，モリス水迷路試験などすべての行動テストにおいてよい成績を残した．このドギーを使った実験によって，NMDA 受容体が記憶や学習過程で重要な役割を果たしていることが示され，Hebb の学習則を表す分子スイッチであることが確認できた．

(6) シナプス可塑性と AMPA 型受容体（Linden の実験）： Tsien の実験は NMDA 受容体チャネルの平均開口時間の変化とシナプス可塑性の関連に注目していた．さらにグルタミン酸受容体とシナプス可塑性に関して，小脳皮質において顆粒細胞の軸索である平行線維とプルキンエ細胞間のシナプスにおいて長期抑圧（long-term depression：LTD）が報告されている（1.3.4 項参照）．この小脳における長期抑圧は，運動学習の基礎的なメカニズムと考えられており，前庭動眼反射などを説明するために導入されている．このシナプス伝達は，成熟ラットでは NMDA 型グルタミン酸受容体は関与せず，AMPA 型グルタミン酸受容体によって行われている．プルキンエ細胞と顆粒細胞の共培養標本において長期抑圧を誘起するのと同様な種々のタイプの刺激を加えた後，パッチクランプ法のホールセルモードでプルキンエ細胞の細胞体からシナプス電位記録を行うと，LTD を観察できる．さらに，LTD 誘発類似の刺激前後でのシナプス電流の比較検討を行うと，AMPA 型受容体レベルで起こっている変化を推測できる．一方，プルキンエ細胞と平行線維の長期抑圧には，シナプス前終末からの神経伝達物質放出メカニズムの寄与はないということが，量子解析などそのほかの実験で示されており，この LTD はシナプス後部の変化に起因すると考えられている．したがって，その AMPA 型受容体レベルで起こっているメカニズムの可能性として，LTD 前後で，① AMPA 型受容体のチャネルカイネティクスが変化した，② アゴニスト（グルタミン酸）と AMPA 型受容体の親和性が変化した，③ AMPA 型グルタミン酸受容体のシングルチャネル・コンダクタンスの値が変化した，④ シナプス下膜に存在する AMPA 型受容体の数が減少した，などの可能性が考えられる．それぞれの可能性について電気生理学的実験によりある程度検討する

ことが可能である．①に関しては，LTDの前後でシナプス電流の時間経過（波形）を比較した結果，これらの波形を正規化したものが一致することから，AMPA型受容体チャネルのカイネティクスには変化がないことが示唆された（図2.45）．②に関しては，LTD前後で，アゴニスト（グルタミン酸）濃度変化に対するAMPA型受容体応答の最大応答値に正規化した用量-反応曲線を求め，比較したところ，変化が観察されなかった．したがって，アゴニストと受容体の結合においてその親和性には変化がないと結論できる（図2.46）．③に関しては，シナプス電流の下降相に非定常ノイズ解析（peak scaled non-stationary fluctuation analysis）を適用し，AMPA型受容体のシングルチャネル・コンダクタンス値をLTD前後で比較した結果，AMPA型受容体のシングルチャネル・コンダクタンスにも変化がないことが示された（図2.47）．これらの実験結果から，④以外の可能性がすべて否定され，残った結論として，平行線維とプルキンエ細胞間シナプスのシナプス後膜に存在するAMPA型受容体の数が減少することが原因でLTDが誘発される．

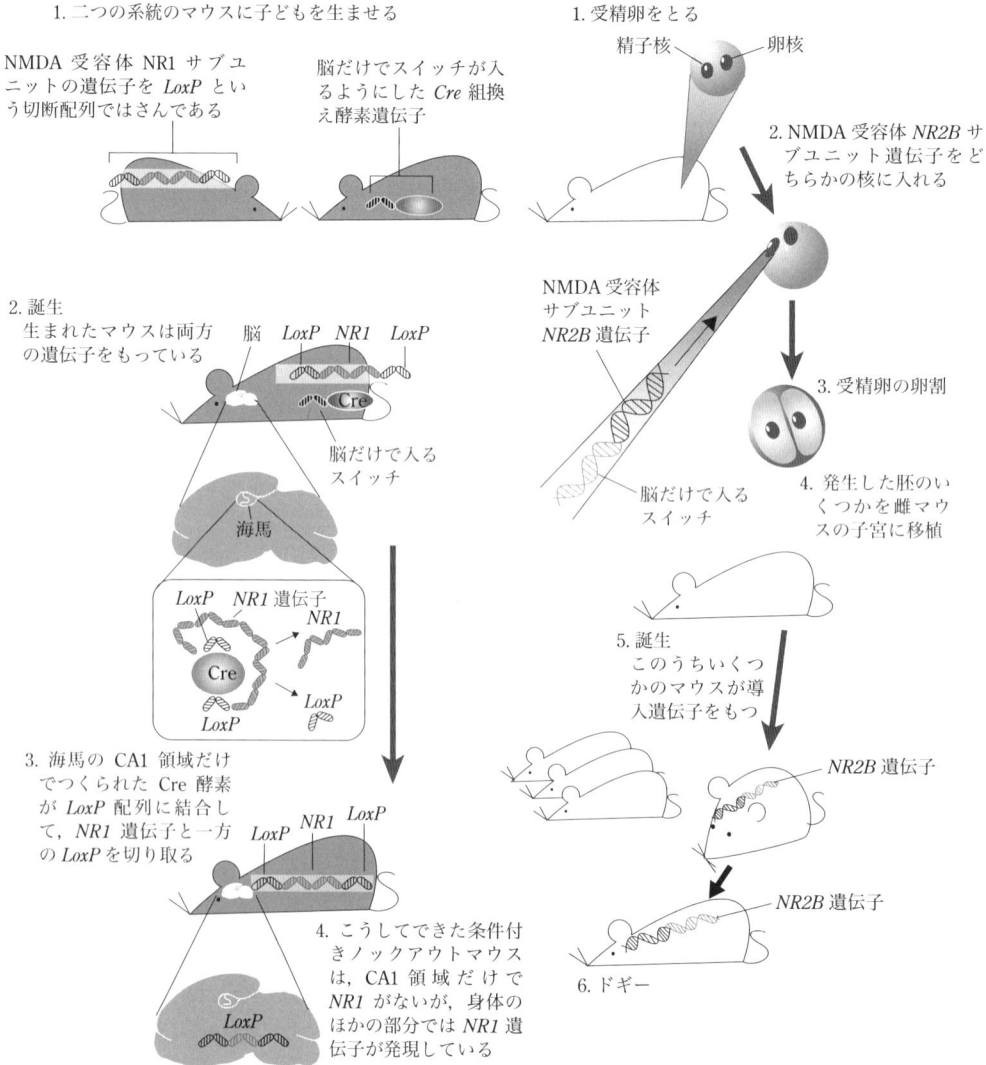

図2.44　愚かなマウスと賢いマウスのつくり方
海馬CA1領域におけるMNDAのNR1サブユニットのみをもたない愚かなマウスのつくり方と，NR2Bサブユニットを海馬で発現している賢いマウス（ドギー）のつくり方．

［J. Tsien, *SCIENTIFIC AMERICAN*, **282**(4), 62(2000)からChloé Okunoにより改変］

このAMPA型グルタミン酸のメカニズムに焦点をあてた実験手法は，海馬CA3錐体細胞のシャファー側枝とCA1の錐体細胞間のシナプス伝達で見出される長期増強(long-term potentiation：LTP)においても同様に利用された．この場合の実験結果は，LTDとは逆に，シナプス下膜(錐体細胞)のAMPA型受容体の数が増大することによって，シナプス電流のピーク値が増大した結果，LTPが誘起されていると示唆された．

(ⅲ) プリン受容体 アデノシンによって活性化される代謝型受容体のP1受容体(A1，A2受容体)と

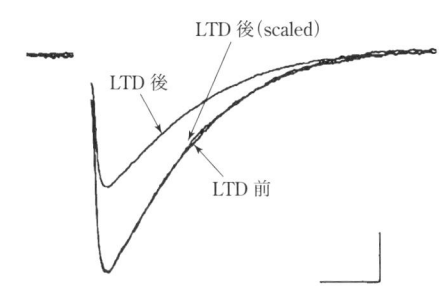

図2.45 小脳平行線維プルキンエ細胞間のシナプス電流のLTD前後での比較
培養プルキンエ細胞へシナプス結合している顆粒細胞の刺激によって引き起こされた興奮性シナプス電流．LTD前はLTD誘発7 min前の記録で，LTD後はLTD誘発後15 min経過してからの波形である．スケールは，10 msecおよび10 pA．
[D. J. Linden, PNAS, **98**(20), 14006(2001)]

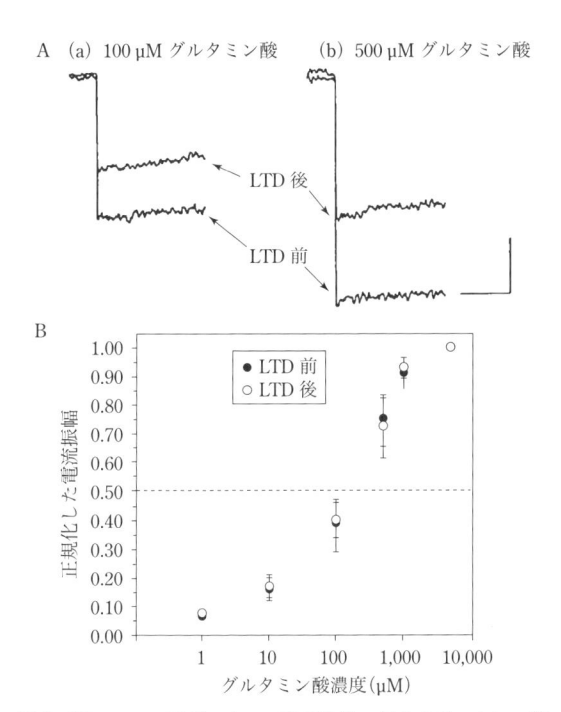

図2.46 AMPA型グルタミン酸受容体に対するグルタミン酸の親和性のLTD前後での比較
A：(a)LTD誘起前後に100 μMのグルタミン酸を投与し，プルキンエ細胞から応答電流記録したトレース．(b)同様にLTD誘起前後に500 μMのグルタミン酸を投与し，プルキンエ細胞から得られた電流応答．スケールは，25 msecと300 pA．B：Aの方法で得られたプルキンエ細胞の用量-反応曲線をLTD前後で比較した結果．LTD前後で得られた最大応答で正規化している．用量-反応曲線の形状やK_a(半数有効値)の値は，LTD前後で変化していない．
[D. J. Linden, PNAS, **98**(20), 14006(2001)]

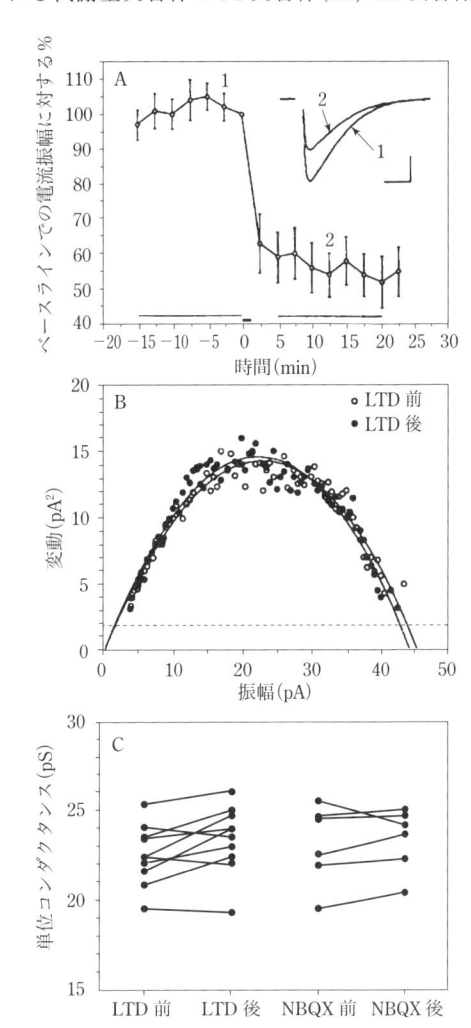

図2.47 LTD前後でのシングルチャネル・コンダクタンスの非定常ノイズ解析による比較
A：顆粒細胞とプルキンエ細胞間で引き起こされたLTD．横軸上の15 minのバーの間に得られた興奮性シナプス後電流を非定常ノイズ解析に用いた．右上の挿入図でグラフの1と2の時点における興奮性シナプス電流の波形を比較した．スケールは，10 msecと10 pA．B：非定常ノイズ解析の結果．LTD誘起前(○)とLTD誘起後(●)の電流-分散曲線．連続している曲線はparabolic曲線を，点線はバックグラウンドノイズをそれぞれ示している．C：(左)非定常ノイズ解析によって得られたシングルチャネル・コンダクタンスの値のLTD前後での比較．(右)低濃度(0.1 μM)のAMPA受容体のアンタゴニストNBQXの投与前後でのシングルチャネル・コンダクタンスの比較．
[D. J. Linden, PNAS, **98**(20), 14006(2001)]

ATPによって活性化されるP2受容体(イオンチャネル型P2X受容体,代謝型P2Y受容体)の2種類に分かれる.このうちP2X受容体は,2個の膜貫通領域をもち,N末端とC末端は細胞内に向いている.3個のサブユニットが集まって1個の機能的なイオンチャネルを形成している(図2.32 C参照).サブユニットとしてP2X1〜P2X7の7個が報告されており,孔は非選択的陽イオン(Na^+, K^+, Ca^{2+})透過性をもち,後ニューロンを興奮させる.A1,A2受容体のアンタゴニストは,テオフィリン(theophylline)とカフェイン(caffeine),P2X受容体のアンタゴニストとしてスラミン(suramin)が知られている.このP2X受容体は,英国,UCLのGeoffrey Burnstock(バーンストック,1929〜)が最初に交感神経(輸精管)における神経伝達物質がATPである可能性を示唆した後,1992年に神経伝達物質であることが確認された(3.3.1項参照).

(iv) Gタンパク質共役型受容体　多くの神経伝達物質の受容体となっており,その分子構造はN末端が細胞外にあり,細胞内に面するC末端とループがGタンパク質結合部位をもつ7回膜貫通タンパク質である.細胞外に伝達物質と結合する部位が存在する(図2.32 D参照).この受容体としては,ムスカリン性ACh受容体(m1〜m5の5種類のサブユニット),$GABA_B$受容体($GABA_BR1$, $GABA_BR2$の2種類),代謝型グルタミン酸受容体のmGluR1〜mGluR8の8種類で,これはさらにIグループのmGluR1, 5；IIグループのmGluR2, 3；IIIグループのmGluR4, 6, 7の3種類に分類される.IグループはホスホリパーゼC(PLC)を活性化し,IIとIIIグループはアデニル酸シクラーゼ(AC)を活性化する.さらにセロトニン受容体(5-HT1, 5-HT2, 5-HT4-7の6種類),アドレナリン受容体($\alpha1A$〜$\alpha1D$, $\alpha2A$〜$\alpha2C$, $\beta1$〜$\beta3$の9種類),ドパミン受容体(D1〜D5の5種類),ヒスタミン受容体(H1〜H3),アデノシン受容体(A1, A2の2種類),P2YタイプのATP受容体,オピオイドペプチド受容体(μ, δ, κの3種類),サブスタンスP受容体(NK1〜NK3の3種類)などが報告されている.また,これらは1個のサブユニットによって受容体が形成されている.しかし$GABA_B$受容体は例外で,2種類のタンパク質2個でヘテロの機能的な受容体を形成している.この$GABA_B$受容体のアゴニストはバクロフェン(baclofen),アンタゴニストはサクロフェン(saclofen),ファクロフェン(phaclofen),CGP55845Aなどがある.

このGタンパク質共役型受容体のニューロン機能,とくにイオンチャネルの機能修飾のメカニズムには3種類のタイプが知られている(2.7節参照).これらの修飾によってイオンチャネルの機能がさまざまに制御されており,その結果としてニューロンやシナプス情報伝達制御が行われている.

ほとんどの神経伝達物質がシナプス前ニューロンからシナプス後ニューロンへと放出されて後ニューロンへ作用を及ぼすのに対して,後から前へと逆行性に信号を伝える物質(内在性カンナビノイド(endogenous cannabinoid))も報告されている.後ニューロンの活動が活発になると電位依存性Ca^{2+}チャネルの開口に伴いニューロン内に流入したCa^{2+}の働きで合成されたカンナビノイドが放出される.このカンナビノイドは代謝型受容体であるカンナビノイド受容体(CB1)に結合し,シナプス前末端に存在するCa^{2+}チャネルの開口を抑制する.この逆行性に作用する物質として前述の一酸化窒素や一酸化炭素などがある.

このような多様な神経伝達物質とその受容体における信号伝達を制御し修飾する物質として精神賦活薬が多数報告されている(3.3.1項および表3.1参照).

2.5.4　抑制性シナプス伝達とニューロンにおける情報の統合

軸索を伝搬してきた活動電位は,シナプス前末端から神経伝達物質を放出して,シナプス後細胞に脱分極を生じる興奮性シナプス後電位を引き起こす.この興奮性シナプス後電位がある一定の値(閾値)を超えると活動電位が"all-or-none"に発生する.とくにこの活動電位が発生する部位は,活動電位発生にかかわっているNa^+チャネルの膜における密度がもっとも高いニューロンの軸索起始部である.しかしながら,複数のシナプス入力が1個のニューロンに存在する場合,今まで述べてきた興奮性シナプス入力のみならず,シナプス後膜をさらに静止膜電位から過分極方向に変化させ抑制的に働くシナプス伝達(抑制性シナプス伝達)が存在する場合もある.この抑制性シナプス伝達に関与する神経伝達物質や受容体としてGABA,グリシンとそれらの受容体などが存在する.とくにGABA作動性シナプスは脳(甲殻類神経筋接合部,哺乳類の小脳,脊髄後角,黒質,海馬など)に存在することが知られている.

a. 抑制性シナプスの働き

このGABAによってシナプス後細胞に発生する過分極性の電位を抑制性シナプス後電位(inhibitory postsynaptic potential：IPSP)とよび,電位固定実験に

おいて記録される外向き電流は抑制性シナプス後電流（inhibitory postsynaptic current：IPSC）とよばれる．

この抑制性シナプス伝達は，1952年にニュージーランド，University of OtagoのEcclesらの実験において運動ニューロンからの細胞内記録によってIPSPが記録された．さらに，1953年にFattとKatzは，甲殻類の筋肉から細胞内記録によって同様のIPSPを記録することに成功した．その後1960年以降のHarvard UniversityのStephen Kuffler（クフラー，1913～1980）らのロブスターの神経節の抑制性ニューロンの研究により，この抑制性シナプスにおける神経伝達物質の代表はGABAであり，受容体はCl^-透過性をもつイオンチャネル型受容体であることが明らかになった．図2.48にGABA$_A$受容体チャネルの電位固定化で測定されるCl^-によって流れる電流の向きと，それに伴って発生する電位を示している．電流とともに反転する電位は-70 mVで，これが反転電位である．また，グリシンはGABAと同じように抑制性シナプス伝達に関与している神経伝達物質であるが，哺乳類神経系の延髄，脊髄のニューロンにおいて機能している．このグリシンはGABAと化学構造が類似しているが，GABAは親和性が低い．痙攣誘発剤のストリキニーネがこの受容体の活性を阻害する．なお代謝型グリシン受容体はみつかっていない．

ニコチン性ACh受容体ではα-ブンガロトキシンが用いられたが，GABA$_A$受容体に関しては，1987年にベンゾジアゼピンを用いてウシ大脳皮質から精製された．

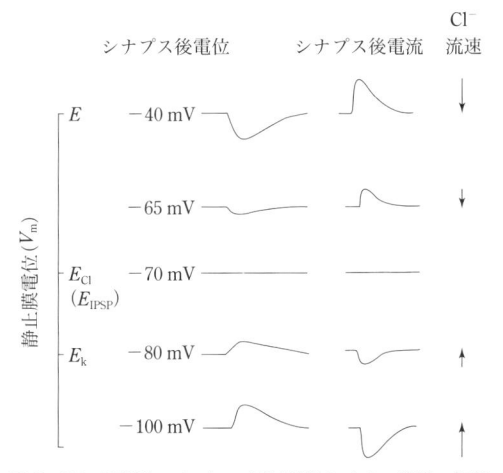

図2.48 抑制性シナプスの反転電位とイオン機構の関係
反転電位が-70 mVの場合，GABA$_A$受容体のCl^-によるシナプス後電流およびそれに伴って誘起されるシナプス後電位の振る舞いを示している．
[E. R. Kandel, *et al.*, "Principles of Neural Science, 5th ed.", p. 223, McGraw-Hill (2013)]

この速い伝達を担うイオンチャネル共役型GABA$_A$受容体およびグリシン受容体は，ACh受容体のサブユニットと同様なタンパク質構造をとっており，4回膜慣通領域（M1～M4）を形成するサブユニットが5個（ヘテロ多量体）集まって中心部にCl^-を通過させる孔を形成している．この孔はM2領域がその壁を形成している．またGABA$_A$受容体のサブユニットは，α（53 kDa），β（57 kDa），など13種類（α1～6，β1～3，γ1～3，δ，ε，θ，ρ1～3）などが報告されている．機能的なサブユニットは，（2α，2β，γ）か，割合は少ないが，（2α，2β，δ）で構成されている．アゴニストは，機能的な受容体のこれらのサブユニットのうち，αサブユニットとβサブユニットの両方に結合する（図2.49および図2.51）．用量-反応曲線からヒル係数が1～2と求まっており，少なくとも2個のGABA分子が1個の受容体に結合することでイオンチャネルが開口することがわかっている．これらの受容体は，5-HT3受容体とともにACh受容体のスーパーファミリー（ニコチン受容体，GABA$_A$受容体，グリシン受容体）を形成している（図2.32および図2.43参照）．

GABA$_A$受容体やグリシン受容体からのシングルチャネル電流記録をパッチクランプ記録法のアウトサイド・アウトモードで記録すると，この開口状態に複数のサブレベルが存在する．マウス脊髄ニューロンのGABA受容体では，そのシングルチャネル・コンダクタンスが，12, 20, 30 pSとなっており，グリシン受容体では12, 20, 45 pSである．このシングルチャネル・コンダクタンスがよく似ていることからGABA$_A$受容体とグリシン受容体のM2セグメントは似通った構造をとっている可能性が示唆される．

このGABA$_A$受容体には，競合的阻害剤として植物アルカロイドのビククリン，非競合的阻害剤（チャネルブロッカー）としてピクロトキシンが知られており，さらに抗不安薬であるベンゾジアゼピン（benzodiazepine）や麻酔薬のバルビツール酸誘導体（barbiturate）は，この受容体に結合してその作用を増強させることが知られている．ステロイドホルモン（neuroactive steroid）はGABA受容体の活動を調節することが知られている．図2.50および図2.51に，これらの化学構造と受容体を細胞外からみた場合における大まかな結合部位を示す．

GABA$_B$受容体は，Gタンパク質共役型受容体，GABA$_C$受容体は網膜の水平細胞と双極細胞にみられ，Cl^-透過性をもつチャネルに結合しているが，薬理学的性質がGABA$_A$受容体とは異なり，ビククリン，ベンゾジアゼピン，バルビツール酸誘導体に対して感受

A GABA_A受容体　　　　　　　　　B グリシン受容体

図2.49　GABA_A およびグルタミン酸受容体の分子構造

A：ニコチン受容体と類似の構造をもつ GABA 受容体構造．灰色の部位は負電荷の残基を黒丸部位は陽電荷の残基を，それぞれ示している．矢印は糖鎖による修飾を受ける部位である．[P. R. Schofield, *et al.*, *Nature*, **328**, 221 (1987)；D. Tritsch, *et al.*, "Physiologie du Neurone", p. 426, Edition Doin (1998)]

B：グリシン受容体のαサブユニット構造．GABA_A 受容体と同様，●で示された残基の部位にグリシンが結合し，①，②，③および⑧の領域はサブユニットの結合に関与する．Zn^+ は②と③付近に結合する．シナプス前終末に含まれる Zn^+ の放出によってグリシン受容体は修飾されシナプス伝達効率を制御することが可能である．[J. Kuhse, *et al.*, *Curr. Opin. Neurobiol.*, **5**, 318 (1995)；D. Tritsch, *et al.*, "Physiologie du Neurone", p. 434, Edition Doin (1998)]．

GABA 結合部位　　　　　　　　　チャネル内結合部位

GABA　ムシモール（アゴニスト）　ビククリン（競合的阻害剤）　ピクロトキシン（チャネルブロッカー）

バルビツール酸結合部位　　ベンゾジアゼピン結合部位　　神経ステロイド結合部位

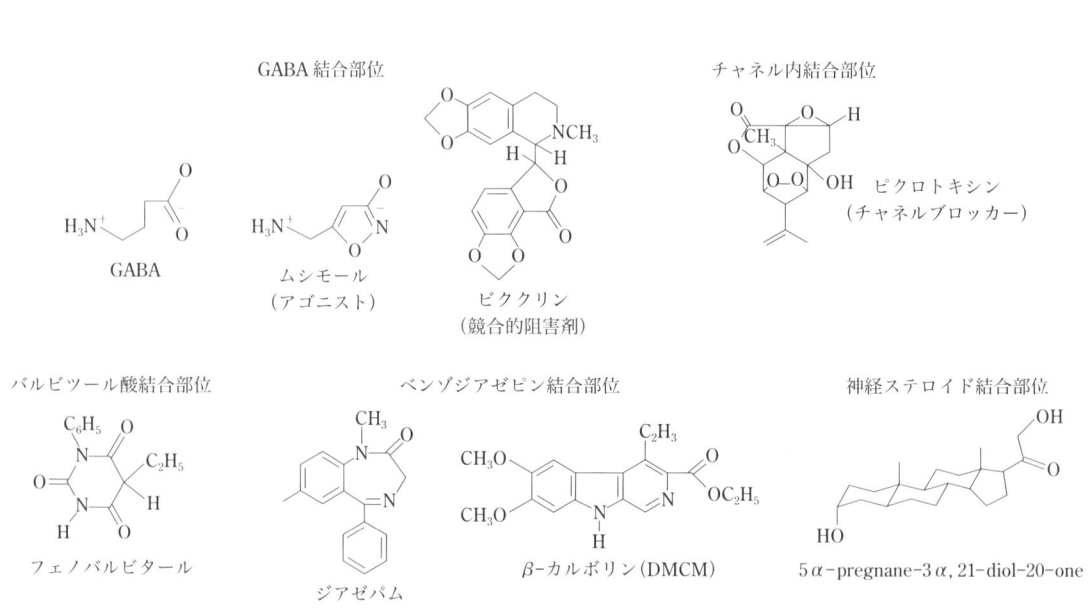

フェノバルビタール　ジアゼパム　β-カルボリン（DMCM）　5α-pregnane-3α, 21-diol-20-one

図2.50　GABA_A 受容体の各結合部位に対する化学物質の構造

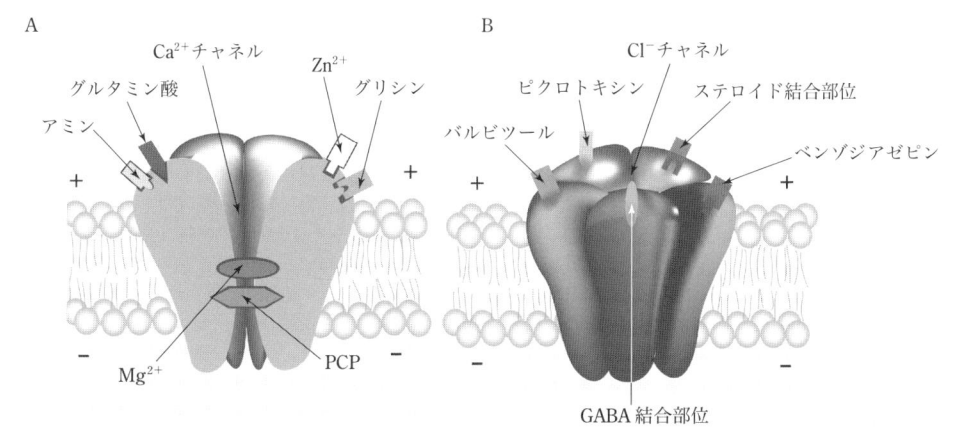

2.5 シナプス後機構と入力情報の統合

図 2.52 NMDA型グルタミン酸受容体とGABA$_A$受容体の比較
A：MNDA受容体の構造と各種化学物質の結合部位．B：GABA$_A$受容体の構造と各種化学物質の結合部位．
［泰羅雅登・中村克樹 監訳，"第3版 カールソン神経科学テキスト—脳と行動—"，p. 128, 129，丸善出版(2010)］

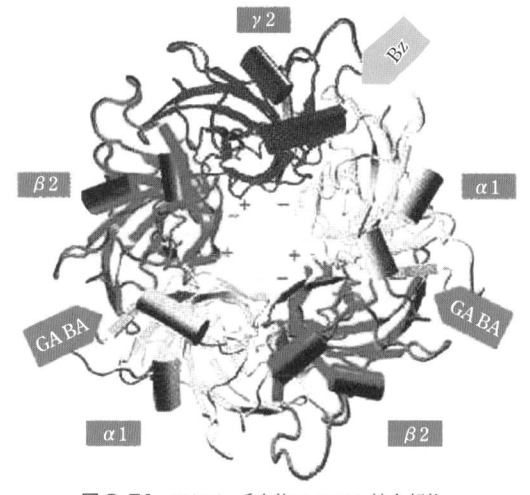

図 2.51 GABA$_A$受容体のGABA結合部位
［J. Kew, C. Davies, eds., p. 266, "Ion channels from structure to function", Oxford University Press(2010)］

性をもっていないが，ピクロトキシンによってブロックされる(図 2.52)．サブユニット $\rho1～3$ がこの受容体に関係している．

グリシン受容体チャネルは $\alpha1～4$，β の五つのサブユニットが報告されており，サブユニット構成は α が3個，β が2個の五量体を形成している．α サブユニットのみでホモの機能的な受容体を形成する．グリシン結合部位はN末端に存在し，α と β サブユニットの隣接する2個のサブユニットの境界部位にまたがっていることが知られている(3.3.1項参照)．

b. 樹状突起のコンパートメント・モデル

1個のニューロンは興奮性や抑制性のシナプス入力を樹状突起や細胞体で受け取っている．これら多数の入力によって引き起こされるイオンによる反応は大まかに2種類あると考えられる．① 細胞内に流入した Ca^{2+} によるカスケード反応によって引き起こされる生化学，遺伝子発現制御反応，② 活動電位の発生とその連続的発火(スパイクの周波数)．

とくに②の活動電位発生に関しては，ニューロンを覆っている細胞膜を電気的に受動的性質をもつ膜として仮定した場合，複雑な形状の樹状突起をもつニューロンでもそれを単純な電気的等価回路に置き換えることで，多数の入力がどのように統合されるかをある程度計算によって求めることができる．これはとくに1959年以降米国 NIH の Wilfid Rall によるケーブル理論とコンパートメント・モデルによって行われた(1.3.4項f参照)．その代表的な計算例を図2.53 Aに示している．ここでは，星状の対称な形状の樹状突起をもつ脊髄運動ニューロンの4分の1の部分を示している．樹状突起を等価なシリンダーで置き換え，細胞体から近い順に番号を付けて10個のコンパートメントに分割した．各点に興奮性シナプス入力に相当する電流を注入すると，細胞体でEPSPの形をした電位変化が記録される．これに抑制性シナプス入力も加えると図2.53 Bのような電位変化が記録される．

一方，細胞体で発生した活動電位が電気緊張的に樹状突起において記録されるだけではなく，1950年代から1960年代初頭において，樹状突起からの能動的活動電位を記録したという報告がなされていた[11]．これは当時の技術的レベルとしては非常に高い技術力を必要とする実験である．この記録を行った日本人研究者 Tatsunosuke Araki(荒木辰之助，1927～2001)は，

運動ニューロンからの細胞内電位記録にホイートストーン・ブリッジの原理を応用した測定回路をはじめて導入した．その後オーストラリアのEcclesのもとで，運動ニューロンからの細胞内記録で多くの業績をあげ，さらに京都大学生理学教室を近代的な神経生理学研究の中心へと大きく進歩させた．

最近のパッチクランプをスライス標本に応用した実験から樹状突起にも種々のイオンチャネルが存在することが報告されるに伴い，これら樹状突起で発生する活動電位の存在が確認された．これらの研究によって細胞体で発生した活動電位が逆行性に樹状突起を伝搬していくのみではなく，樹状突起自体も活動電位を発生することが報告されている．したがって，樹状突起は，単純にシナプス部位で発生した信号を受動的に細胞体へ伝えるだけでなく，能動的に信号を発生させることによって種々の機能を担っていることが明らかになってきた．その機能的意義として，① 細胞体からの出力の頻度をシナプス入力部位へ伝えることによってシナプス入力へフィードバックをかけることで制御する，② 細胞体から遠位に入力したシナプス電位を増幅して正確に細胞体へ伝達する，③ とくに小脳の樹状突起などでは，樹状突起に流入したCa^{2+}が樹状突起で起こる細胞内過程に関与することで，樹状突起の性質を変化させる，などの可能性が考えられている（1.3.4項 b 参照）．

さらに中枢神経系において遠位の樹状突起に入力するシナプス電位の値は，通常 1 mV 以下と小さい．したがって，このような小さいシナプス入力は細胞体に到達するまでに減衰してしまう．このような遠位のシナプス入力の生理学的意義は，樹状突起の分枝が局所的に受けるシナプス入力をある程度まとめてこの部分を一つのローカルな機能単位として動作させていると考えられる．すなわち，遠位の個々のシナプス入力がそれぞれ細胞体に送られるのではなく，その近傍の複数の入力が空間的・時間的に加算されて一まとまりの単位として細胞体へ送られる．この際，このローカルに加算された脱分極性シグナルは，樹状突起に存在するイオンチャネルの作用によりさらにその信号が増幅される．またこのローカルな脱分極によってその部位の局所的な細胞内Ca^{2+}濃度が上昇し，シナプス伝達効率の変化や膜の興奮性の変化（一般にCa^{2+}依存性K^+チャネル）などを引き起こし，結果としてニューロンにおけるシナプス情報伝達統合に関与することになる．

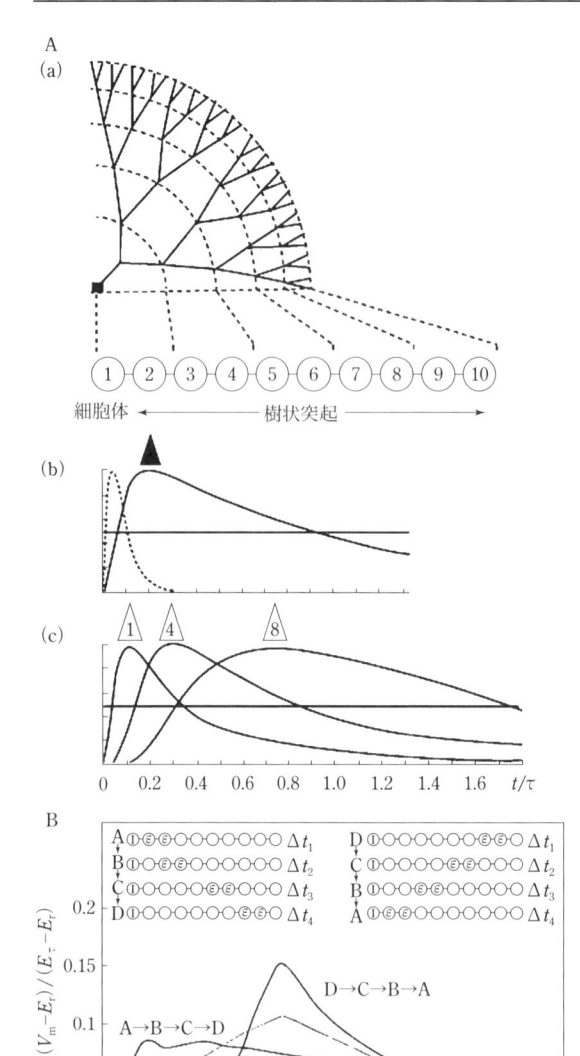

図 2.53 ケーブルモデルによるシナプス入力に対するシナプス応答の計算例
A：(a) 脊髄運動ニューロンのような球形をしたニューロンの細胞体と樹状突起の全体の4分の1の部位を示すモデル．細胞体と樹状突起の各部位を10個のコンパートメントに分割し，細胞体から樹状突起の方へ向かって各コンパートメントを①～⑩と番号を付けている．(b)点線は単位の興奮性シナプス入力の時間経過．実線は任意の興奮性シナプス入力の時間経過．(c)上段のコンパートメントモデルの1, 4, 8の各部位に(b)点線の興奮性入力が入ったとき，コンパートメント①で記録したシナプス電位波形．[W. Rall., *J. Neurophysiol.*, **30**. 1169 (1967)]
B：時間を示す横軸のΔt_1, Δt_2, Δt_3, Δt_4の各時間に図上部に挿入されている2種類の系列で図で示されている各コンパートメントに興奮性および抑制性シナプス入力を加えたとき，コンパートメント①で記録されるシナプス電位の波形．[W. Rall, "Neural Theory and Modeling" (RF. Reiss ed.), p. 73, Stanford University Press (1964)]

c. 光刺激実験とシナプス情報の統合

最近では，ニューロンの樹状突起や細胞体の任意の

2.5 シナプス後機構と入力情報の統合

多数のポイントを高速で uncaging することで多様な時空間パターンのシナプス入力刺激を行うことが可能になった．uncaging では，まずグルタミン酸などの神経伝達物質やその他の生理活性をもつ化学物質に別の化学物質を結合させて不活性化した状態の化合物を合成する．次に標本を灌流している溶液や記録を行うニューロンなどの近傍にこの複合化合物を与えておき，紫外線や赤外線（2光子励起）などのレーザー光線でこの化学物質との結合を切断する．このようにして活性化した神経伝達物質などを局所的な微小領域に一定の濃度で与えることで，そのごく近傍の受容体などを限定的に活性化する方法である．この実験はとくに急性スライス標本や培養細胞などの in vitro 標本を使って行われている．これらの標本を利用した従来の実験では，幾何学的・空間的制約からパイペットを利用して最大でも3点までの刺激しか行えなかった（Bert Sakmann のグループ，1.3.4 項 e 参照）．しかし，この高速多点刺激法により in vivo の生体のニューロンで実際に起こっているシナプス入力をある程度再現することができ，ニューロンでのシナプス入力の統合に関する知見が飛躍的に進んだ．この装置は，最初，米国，Princeton University，分子生物学教室の Shy Shoham と Sam Wang によって開発され，ドイツ，University of Freiburg, Ad Aertsen 研究室などでも開発された．わが国においては玉川大学の筆者（小島）とドイツ，Carl-Zeiss 社との共同で最初に開発された．また，uncaging 可能な微小領域も，英国，University College London の Angus Silver のグループによって，対物レンズを通過するレーザービーム（紫外線）のもつ波長の理論的限界値に近い値まで近づけることが可能になった．さらに東京大学，Haruo Kasai（葛西晴夫）のグループでは，2光子レーザービームを用いてニューロン樹状突起のスパインレベルの小さい領域の uncaging 刺激によるシナプス後部受容体の活性化に成功し，シナプス可塑性に伴うスパイン形状変化などを報告している．さらに，米国，University of California at San Francisco の Edwards M. Callaway のグループは，マウス海馬 CA3 から CA1 への神経連絡に関して解剖学的に報告されているニューロン間の線維投射や機能的連関を，UV レーザーの uncaging 刺激と CA1 および CA3 からの電気信号記録を利用して調べた実験結果を報告している．

（ⅰ）紫外線レーザーによる微小領域刺激（Silver の実験）　図 2.54 は Silver のグループの uncaging 刺激実験の装置の概念図である．正立顕微鏡下のスライス標本は CCD カメラによって撮影し観察している．

彼らは，0.5 W の紫外線アルゴンレーザー（351 nm）を 100× の対物レンズを通して小脳スライス標本上で焦点面をつくり照射した．ビーム強度は AOTF（acousto-optical tunable filter）で制御され，single mode fiber で顕微鏡へと導入されている．刺激箇所を変更するために single mode fiber からのレーザービームの出口をステップモータで X-Y 軸に従って二次元方向に動かすことで，対物レンズ直下の標本上の任意の位置を uncaging 刺激することが可能である．利用した caged 化合物は，MNI-L-caged glutamate（10 mM）である．uncaging 領域の空間分解能は，110 nm の蛍光ビーズを 42 nm ごとのステップで移動させて，のピークに対する 250 nm 半値幅であった．この空間分解能は，ラット小脳皮質における苔状線維と顆粒細胞間で形成されるシナプスにおけるシナプス後肥厚（postsynaptic density：PSD）の大きさに相当しており，この光刺激で1個の PSD に相当する微小部位が刺激可能であることを示している．

（ⅱ）多入力に対するニューロンの応答（Aertsen の実験）　図 2.55 は，Aertsen のグループが実験に利用した装置を示している（2005 年）．正立顕微鏡の対物レンズ直下のチェンバー内にスライス標本を置き，紫外線レーザービーム（351.1 nm と 363.6 nm，最大出力 108 mW）をチェンバーの石英ガラスで構成されている底面から照射する．スライス上の各点を刺激するために2枚のミラーを利用してレーザービームを二次元的に移動させる．レーザービームの出力部位にシャッターが置かれ，2枚のミラーからなるビームディフレクターと連動してスライス上へ各点（図 2.55 A と B の番号が対応している）への照射時間を制御している．これらの制御はコンピュータからのコマンドで制御されており，このシャッターの開口時間は uncaging のためのレーザービーム照射時間に相当する（図 2.55 B）．任意の2点間の照射時間間隔は 1 msec 以下である．また最大で 300 点までの部位を照射刺激できる．さらに uncaging 用のレーザービームは，光学系の改良によりスライス標本上で，約 50 μm の直径まで絞ることが可能である．これは一般に比較的大きなニューロンの細胞体の大きさに相当している．彼らの装置では，1個のニューロンの細胞体レベルの刺激によって，これらニューロンを発火させ，このニューロンとシナプス結合しているニューロンへシナプス伝達を行うことは可能であるが，1個のニューロンの細胞体より微小な樹状突起やスパインレベルの領域を選択的に刺激することは事実上不可能である．

Aertsen らは，上記の多点を uncaging 刺激できる

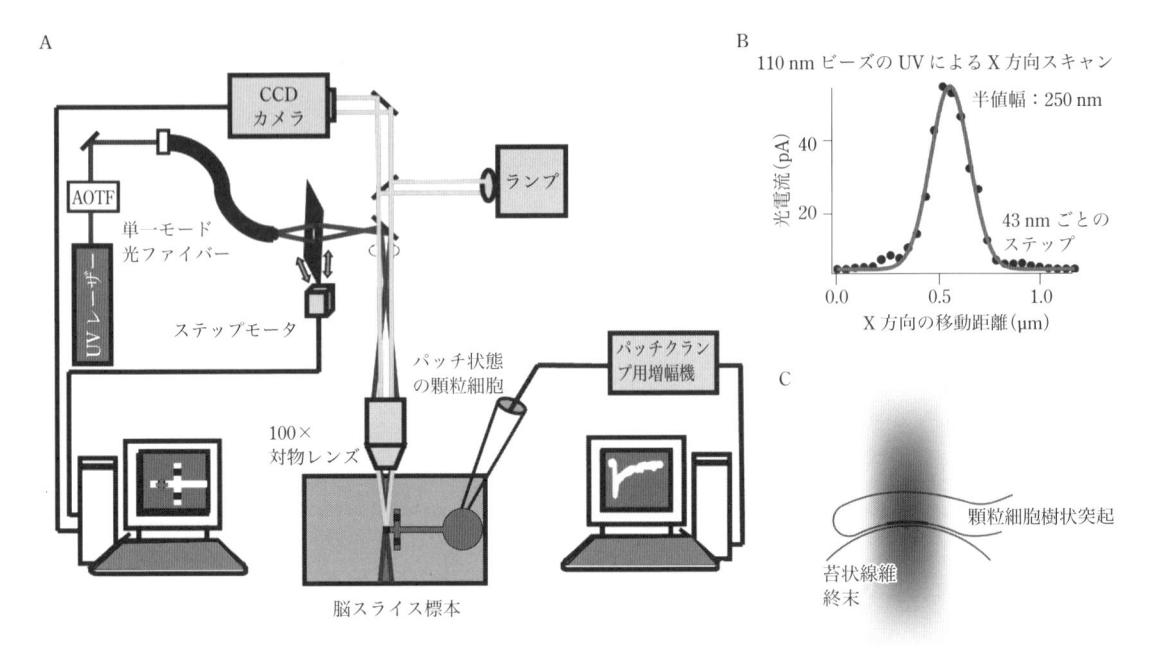

図2.54　UVレーザービームによるシナプス微小領域の活性化
A：ラット小脳急性スライス標本の顆粒細胞の樹状突起の微小領域を紫外線レーザービームで照射してcaged-グルタミン酸をuncagingしてその部位のグルタミン酸を活性化し得られた応答を細胞体からホールセル・パッチクランプ法で電流記録している．B：直径110 nmの蛍光ビーズを紫外線レーザービームでスキャンして得られる水平方向の分解能．半値幅(250 nm)．C：PSDに相当する領域を限定的にuncagingすることが可能．

［図はA. Silverとの私信による］

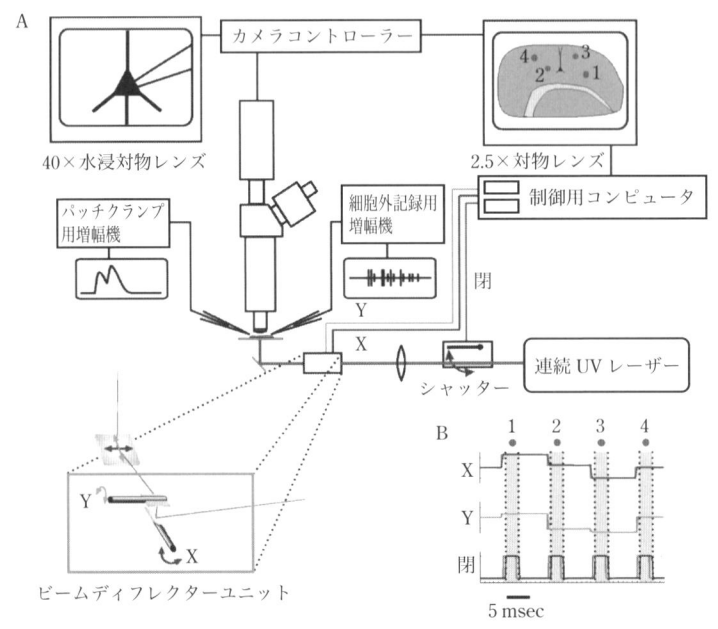

図2.55　ダイナミック光刺激のための実験装置
A：正立顕微鏡の対物レンズ下のチェンバーに脳スライス標本をおく．uncaging用のレーザー光をチェンバーの底面をなす石英ガラス面を通して導入する．レーザービームの偏向は拡大図のように2枚のミラーで行われる．B：レーザー光の照射時間は，コンピュータのプログラムで制御されたシャッターで行われる．偏向用のミラーのX軸およびY軸の回転とシャッターの開閉を連動させることで，電気計測を行っているニューロンの近傍の4箇所を番号に従って照射できる．

［C. Boucsein, et al., J. Neurophysiol., **94**, 2948(2005)］

装置を利用してスライス標本から多数のシナプス入力が存在する場合の体性感覚野第V層の1個の錐体細胞の膜電位のゆらぎを計測した．図2.56は，細胞内電位記録を行いながらこの錐体細胞の近傍をレーザービームでuncaging刺激し，得られた電位応答を調べた実験である．図2.56 A(a)の三角形の部位(△)のニューロンに記録用の電極を刺入し，このニューロンから細胞内記録を行い，TTX存在下で応答が得られた部位をグレースケールで示している．この部位の刺激では，直接ニューロンの樹状突起上のグルタミン酸受容体をuncaging刺激しており，シナプス伝達を介さない応答を示している．それに対し，図2.56 A(b)のグレースケールの各区画部位をuncaging刺激すると電位応答が得られ，この応答はシナプス伝達を介した応答であることを示している．とくに種々の形状の印(▽，□，◇，＊)でマークされた部位の刺激では大きなシナプス応答が得られ，記録を行っているニューロンとシナプス結合していることが理解される．このマークされた部位刺激による実際のシナプス応答を表したものが図2.56 Bであり，11回の同じ刺激強度を加えた場合，刺激強度が同じでも異なる振幅の応答が得られており，振幅がゆらいでいることが観察される．この図の上のトレースは，uncaging用紫外線レーザービーム出口のシャッターのオン-オフを表している．図2.56 Cは，各刺激部位の信頼度(応答が得られた相対的割合)，変動(シナプス応答の振幅のピーク値の変動係数)，正確さ(シナプス遅延と応答の立ち上がり時間)を各刺激部位から得られた応答に関してグラフにしたものである．

この細胞内記録を行っている体性感覚野第V層錐体細胞へシナプス結合をしている複数のニューロンを異なる時間・空間系列で400回刺激(40 Hz)を加え，錐

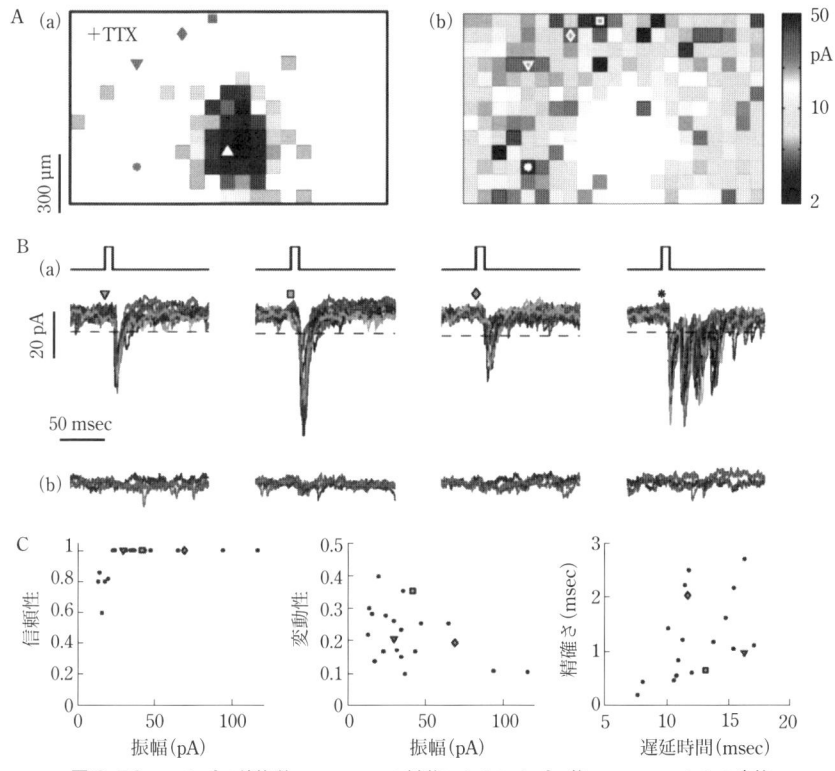

図2.56 シナプス前複数ニューロンの刺激によるシナプス後ニューロンからの応答
A：細胞内電位記録を行っている細胞に対する機能的な入力地図が12 msecで35 mWのレーザーのシングル・ショットで得られる．シナプス応答の振幅は各刺激点におけるグレースケールで示されている．(a)TTX(20 min with 4 μM)を加えた後に観察されるある閾値以上の反応を示す部位．これはシナプスを介さずに直接記録している神経細胞を刺激していることを示している．(b)(a)の部位に対応するのは(b)の白抜きの部位．シナプス伝達を介して得られた応答が得られた部位をグレースケールで示している．B：(a)▽や□などの各シンボルで示された部位の刺激によって実際に得られたシナプス応答を示す．(b)TTXを加えることでシナプス応答が消失したことを示す．C：4個のニューロンの21箇所の刺激によるデータをまとめたもの．信頼性は刺激によって検出可能なシナプス応答が得られた相対的な数割合．変動性はシナプス後電流のピーク値の変動係数(CV)によって測定されている．これは10～40%の範囲に収まっている．シナプス後電流のonsetの時間は3 msec以内である．

[C. Boucsein, *et al.*, *J. Neurophysiol.*, **94**, 2948(2005)]

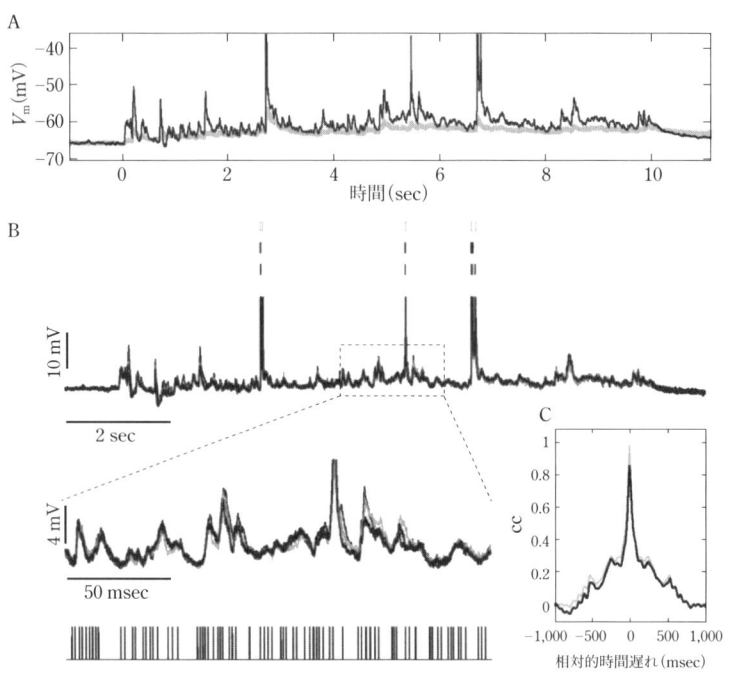

図 2.57 ダイナミカル時系列刺激に対する応答

A：平均周波数 40 Hz で不規則な時系列でランダムに多数の部位を刺激した際に得られる膜電位のゆらぎと，TTX(4 μM，灰色のトレース)を投与した得られる膜電位のゆらぎ．TTX 投与後に残っている応答は，細胞内記録を行っているニューロンを直接刺激していることを示している．B：ニューロン同士のシグナル伝達の信頼性をテストするために，同じ時系列の刺激が 2 min 以上の時間間隔で 3 回繰り返して与えられた．各トレースから TTX 投与後のトレースとベースライン中の平均膜電位が差し引かれている．3 回の試行で得られた電流変化のトレースはよい再現性を示している．下図は上図の点線の四角で囲んだ部位を拡大したトレース．C：各試行のすべてのペアに対する相関関数(cc)によって膜電位のゆらぎの再現性をテストした．

[C. Boucsein, et al., *J. Neurophysiol.*, **94**, 2948 (2005)]

体細胞からのシナプス後電位変化の「ゆらぎ」を記録した(図 2.57 A)．スライス標本上の uncaging 刺激ポイントは上記で電位変化が得られた結果から 34 ポイントを選択している．したがって 400 回の刺激では重複して刺激が繰り返されるポイントが含まれている．また，この時系列の各刺激の間隔の最小値は 15 msec で，uncaging のためのレーザービーム照射時間は 5 msec である．また TXX(5 μM)を灌流液に加えた状態でこの同じ時系列の刺激を与え，得られた電位記録が同じ図の灰色で表されているトレースである．この同じ時間・空間パターン系列(図 2.57 B 一番下の図)をもつ uncaging 刺激を 3 回適当な時間間隔(2 min 以上)をおいて与えた結果が図 2.57 B である．その結果，3 回の刺激で得られた反応の時間経過が，活動電位の発生時点を含めてほぼ一致した．一般に，「シナプス伝達における欠損やシナプス応答の振幅が確率的に変動する」，「樹状突起でのシナプス入力統合における『ゆらぎ』」，また「活動電位の軸索起始部での発生が確率的に起こる」などの点を含めたシナプス伝達や活動電位発生の不確定さを考慮しても，このシナプスを介した 1 個のニューロンに収束する情報伝達の再現性は非常によい一致を示しており，この実験は新皮質における情報伝達の信頼性の高さを示している．

この実験系の問題点は，① レーザービームが標本面上で 50 μm の大きさまでしか絞られていず，より小さいニューロンを選択的に刺激して活性化することが困難であることである．このため，抑制性のインターニューロンの刺激を行うことが難しく，この実験でも抑制性シナプス後電位を記録することがまれであった点を示している．② uncaging 刺激のためのレーザービーム照射時間を 1 msec とした場合，ガルバノミラーの振動周波数の限界のため，刺激の頻度の最大値が 300 Hz に抑えられている．しかし，実際の生理学的状況では，新皮質の 2/3 層および 5 層の錐体細胞 1 個に対するシナプスの平均数は 5,000〜13,000 個であるが，このニューロンのスパイク発火数は 5〜10 Hz である．したがって，平均の入力数は 25〜130 kHz であるので，実際のニューロンにおける入力状況はこの装置の能力を超えている．

(ⅲ) 超高速多点入力刺激とシナプス伝達(Wang と

Shohamグループの実験） 標本上の多点を速い時間間隔で刺激する実験技術はさらに改良を加えられ，uncaging刺激用のレーザービームと2枚のミラーを組み合わせたガルバノタイプのディフレクターとは異なる原理のものが開発された．これは結晶を利用するタイプの装置で，これによって高速で標本上の複数の部位をuncaging刺激することが可能になった．ただし，レーザービームがこの結晶内を通過する際，多くのエネルギーをロスしてしまうので，対物レンズを通過後十分なuncagingのためのエネルギーを得るために高出力のレーザー光源を必要とするなどの欠点もある．

図2.58は，Princeton Universityのグループによって開発された装置の概要を示している．彼らの装置では，標本としてラット急性スライス標本の海馬錐体細胞や小脳プルキンエ細胞を利用している（図の一番下に位置する）．Tiサファイアの赤外線パルスレーザーを光源とする2光子レーザー顕微鏡で，Alexa 488などの適当な染色剤を満たし錐体細胞やプルキンエ細胞の画像を取得する．その後，紫外線レーザー光源から出たレーザービームを音響光学素子結晶を互いに垂直方向に張り合わせたレーザービーム・ディフレクター（TeO_2, acousto-optical deflector：AOD）によって紫外線レーザービームを二次元平面上で任意のポイントに自由に振って照射することができる．距離にも依存しているが，任意の2点の間を約30 μsecの時間間隔で移動させることができ，その結果1 msec内に20ポイント近い点（20,000ポイント毎秒）を高速で刺激することが可能である．これによって灌流液内に溶解したMNI-L-caged glutamateをuncagingすることでシナプス後部のグルタミン酸受容体を活性化する．また樹状突起上の刺激領域の大きさは，MNDA受容体をAPVで抑制した場合，0.75〜1.4 μmの半値幅であった．これによって，生体内の自然状態のニューロンの樹状突起や細胞体に多様な時空間パターンで入力する興奮性シナプスの活性化をある程度 *in vitro* 標本で再現することが可能である．

このシステムで樹状突起を一定の時空間パターンで刺激することにより，重要ないくつかの結論を得た．

① 樹状突起の複数の点を，細胞体に近い部位から次第に細胞体から離れる方向に向かって樹状突起の遠位を刺激した．同じ強度で異なる時間間隔で刺激した場合，刺激の時間間隔が長い（200 msec）と興奮性シナプス後電位は加算されず，個々に離れて誘起される．刺激間隔が50 msec，さらに20 msecと小さくなるにつれて各刺激による興奮性シナプス後電位が加算されるが，とくに細胞体から遠位のシナプスでは，非線形に加算されている．時間間隔がさらに短くなると（50 μsec以下）細胞体で加算されて活動電位を発生させることができる．これは遠位の樹状突起は，細胞体へ情報を伝達する場合，隣接する部位のシナプス入力が互いに協調して一まとまりの機能単位として働きやすくなっていることを示唆している．遠位の1個のシナプス入力は細胞体へ小さなシナプス電位しか引き起こすことができないので，このことによって情報伝達を確

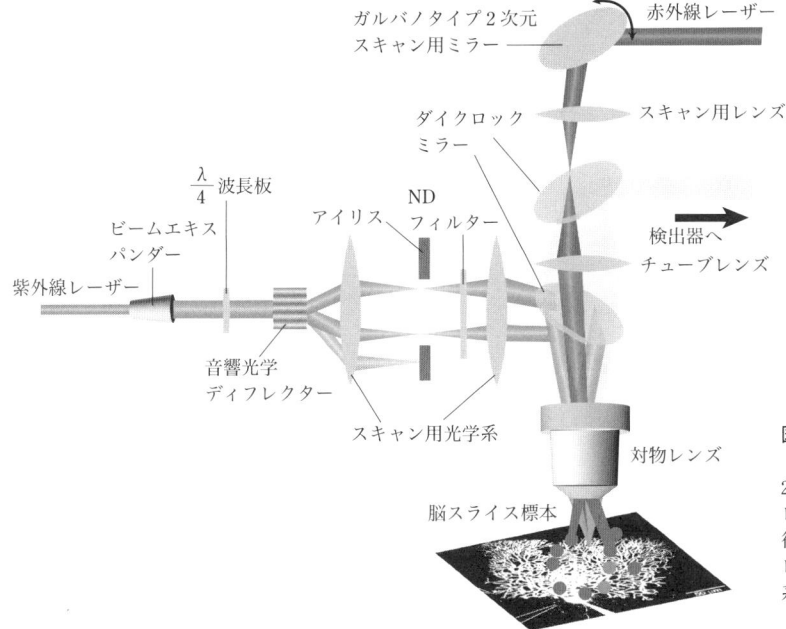

図2.58 uncagingによる高速多点刺激装置の概要
2光子レーザー顕微鏡の焦点面に紫外線レーザービームを投射してuncagingを行う．AOD（acousto-optical deflector）とレンズとアイリスは4-fのイメージング系を構成している．
［図はS. Shohamとの私信による］

実にしていると考えられる（図2.59）．

② 海馬錐体細胞樹状突起の一つの分枝は，複数のある一定以上の大きさのシナプス入力が加わると，協調してこれらシナプス入力の非線形的な加算が起こり，大きなシナプス電位を発生させ，錐体細胞の樹状突起の各分枝がある程度の一まとまりの機能単位として働いていること．

③ 海馬錐体細胞の異なる3本の樹状突起分枝上の27箇所を6 Hzで任意の時間・空間パターンでシナプス入力刺激を加えた．このとき錐体細胞の細胞体からホールセル・パッチクランプ法によってシナプス電流（電位固定実験）と活動電位（電流固定実験）を記録した．同様の時間・空間パターンでダイナミックな刺激を加えると，この刺激パターンが同じであると細胞体からは毎回同じパターンの信号が記録できた．すなわち，同一刺激パターンであれば，電気信号を細胞体で発生させる効果として，毎回差がない．しかし，この樹状突起状の同じ27箇所を異なる時間・空間パターンで刺激すると，細胞体で記録される電気信号に変化が観察された．すなわち発生する活動電位やシナプス電流のパターンに異なる振る舞いがみられる．図2.59 B(c)は，この刺激の時空間的ダイナミックなパターンの違いによる相関係数をグラフにしたものである．グレイの棒グラフは，同じ時空間的ダイナミックなパターンで刺激した場合の応答の相関を示しており，白抜きの棒グラフは異なる時空間ダイナミックパターンで刺激した場合の応答の相関を示している．明らかにグレイ棒グラフの方が相関が高いことがわかる．これは，上記Aertsenグループの実験を一部支持する実験であり，「樹状突起でのシナプス入力統合における『ゆらぎ』」，また「活動電位の軸索起始部での発生が確率的に起こる」などの不確定さにもかかわらず，ニューロンにおける情報の統合と伝達が正確に行われていることを示している．

④ プルキンエ細胞へ平行線維を介してシナプス結合している顆粒細胞をレーザービームでuncaging刺激すると各刺激によって活性化された顆粒細胞が活動電位を発生し，その結果プルキンエ細胞でシナプス応

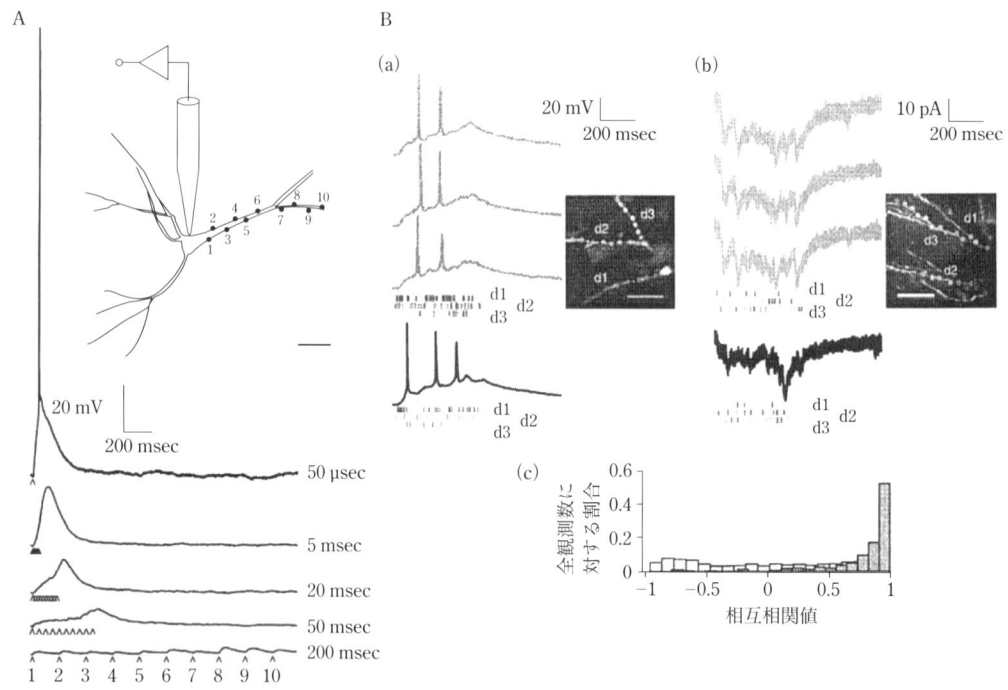

図2.59 高速多点刺激によるニューロンの応答
A：海馬CA1領域の錐体細胞と，その尖頭樹状突起状のuncaging（番号1～10）を示す．スケールバーは20 μm．錐体細胞の番号が付いている刺激部位をuncagingすることによって細胞体から得られた電位応答．各刺激点の時間間隔は50 μsecから200 msecの間隔．B：樹状突起の複数部位のパターン刺激に対する応答の信頼性を示している．2光子顕微鏡挿入画像の錐体細胞樹状突起d1, d2, d3の各点をグレースケールで示し，この点をトレースの下の時系列で刺激して得られた電位応答（(a)27点を6 Hzで刺激）と電流応答（(b)24点を4 Hzで刺激）．(a), (b)の上の三つのトレースは同じ刺激系列に対して同じ反応が得られていることを示し，一番下のトレースは異なる刺激系列に対して異なる応答が得られていることを示している．(c)は電位固定実験の相関関係を示すグラフ．灰色は同じパターンでの刺激で，白は異なるパターンでの刺激に対する応答相関を示す．

[S. Shoham, *et al.*, *Nature methods*, **2**(11), 1(2005)を引用改変]

答が記録されたなど，樹状突起と細胞体における情報処理に関して重要な実験結果を示した．

図2.60は彼らが実験に利用したビームディフレクターで，二酸化テルル(TeO_2)の結晶を垂直方向に2個貼り合わせた構成をしている．この結晶の2組のピエゾ素子に互いに垂直方向に電場をかけることで，結晶に高周波の歪圧力をかけることができる．この歪圧力波は，音速(617 m/sec)で結晶内を伝搬し結晶の屈折率の周期的な振動を生み出す．Y方向とX方向に紫外線レーザービームを偏向させ，標本の表面の二次元上平面でビームを移動させる．垂直方向の電場は，コンピュータによって発生させることができ，任意の方向へ高速でビームを偏向させることが可能である．

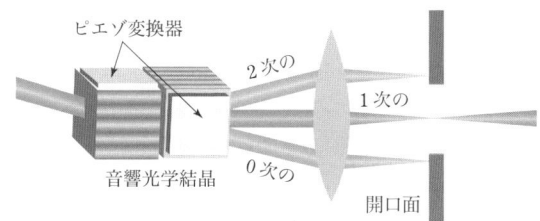

図2.60 高速多点刺激のための音響光学素子の構成図
[図はS. Shohamとの私信による]

2.6 シナプス情報伝達の変化

2.6.1 シナプス前抑制と前促通

シナプス前抑制は，1957年にFrankとFourtesによって最初に哺乳類の脊髄で報告された．これは一般に興奮性シナプス結合のシナプス前末端上に別のシナプスが接続している軸索-軸索シナプスの例である．その後，1961年にDudelとKufflerによって甲殻類の神経筋接合部で示された．また同年，Ecclesらは，脊髄の運動神経にシナプス入力するIa神経線維のシナプス末端に投射する介在ニューロンによる前抑制の実験的観察を行った．Kufflerらの実験では，甲殻類の筋肉は興奮性のシナプスと抑制性のシナプスの両方の支配を受けているが，抑制性シナプス入力は興奮性シナプス入力の末端にもシナプス結合している．したがって，興奮性シナプス神経性線維を刺激する数ミリ秒前に抑制性シナプスを刺激すると筋線維からのEPSPが記録されない．また，Ecclesらの実験では，運動ニューロン細胞体から細胞内電位記録を行いながらIa神経線維を刺激するとEPSPが記録される．次にこのIa線維の刺激に数十msec秒先行してこのIaシナプス末端にシナプス結合している介在ニューロンの軸索を刺激すると，EPSPの振幅がこの介在ニューロンを刺激しない場合と比較して多く減少する．これらがシナプス前抑制の現象である．このメカニズムとして抑制性神経線維を刺激すると興奮性シナプス末端にシナプス結合しているGABA作動性シナプスによるCl^-の透過性(クロライド・コンダクタンス)の上昇が起こる．このCl^-の透過性の上昇が脱分極を打ち消してしまうことで活動電位をキャンセルする．その結果，興奮性シナプス前末端に到達した活動電位の大きさが小さくなり，神経伝達物質の放出が減少してシナプス後部における興奮性シナプス電位の振幅を減少させる．さらに1993年にDaviesとCollingridgeは，海馬CA1の錐体細胞へシナプス結合をしている抑制性ニューロンの軸索を刺激することで別のタイプのシナプス前抑制が起こることを示した．これは抑制性シナプス刺激によって放出された神経伝達物質(GABA)がシナプス間隙から漏れ出てシナプス前末端膜に存在する代謝型$GABA_B$受容体に結合し，これによってシナプス前末端のCa^{2+}チャネルが抑制され，神経伝達物質の放出が続く2回目の刺激で減少する結果起こる．さらに代謝型受容体の活性化によりCa^{2+}チャネルの閉口と電位依存性K^+チャネルの開口がともに起こり，K^+の流出と膜の再分極が起こる．最後に代謝型受容体の活性化が直接に神経伝達物質放出機構を抑制して神経伝達物質の放出量を減少させるなどの原因が考えられている．

シナプス前促通とは，あるニューロンにシナプス入力しているシナプス前末端に別のニューロンからのシナプス形成が行われ，ここでのシナプス伝達効率が増強される現象をいう．そのメカニズムとしてcAMP依存性のK^+チャネルのリン酸化によりこのチャネルが閉口し，その結果活動電位の時間幅が広がる．このことでシナプス末端に流入するCa^{2+}の量が増加し，神経伝達物質の放出量が増える．あるいは，同じくcAMP依存性のリン酸化酵素がエクソサイトーシスメカニズムを直接に調節し，神経伝達物質の放出量を増大させるという可能性もある．またシナプス前末端に存在するニコチン作動性ACh受容体やカイニン酸型グルタミン酸受容体などが活性化されることによってシナプス前末端に脱分極が起こり，Ca^{2+}の増大を促す．などのメカニズムが報告されている．

2.6.2 シナプスのPPFとPPDおよび反復刺激後増強

ニューロン間のシナプスの働きは，自分自身の以前の活動状態を記憶し，次のシナプス情報伝達の様子が，

この記憶に依存して変化する傾向をもっている．ここではこの変化が短期的に行われる現象について概説する．長期的に変化する現象は，別の章(5.1節)で詳しく解説されているので省略する．

a. paired pulse facilitation(PPF)

神経線維を数十msec程度の時間間隔をおいて刺激すると，後ニューロンから得られる応答が最初の刺激によって得られた応答と比較して大きくなる現象が知られている．海馬CA3とCA1の間のシナプス結合や小脳プルキンエ細胞にシナプス形成している顆粒細胞の軸索である平行線維などでこの現象が報告されている．いずれの場合もそのメカニズムは，2回目の刺激におけるシナプス前末端からの神経伝達物質の放出量の増大(放出確率の増大)が一つの原因と考えられている．

図2.61Aは，小脳プルキンエ細胞へシナプス結合している平行線維刺激によって得られるシナプス電流(EPSC)を細胞体からのホールセル・パッチクランプ電流記録法によって記録したものを示している．平行線維への刺激の強度を1, 3, 4, 7, 10 Vと次第に増大させると，EPSCの大きさは順次大きくなっていることが示されている．横軸に刺激強度，縦軸にEPSCの振幅をとってグラフに表したものがその下の図である．これは，平行線維の刺激強度を増大させるにつれて刺激される平行線維の数が増大している結果，より多くのシナプスが活性化されEPSCの振幅が増大し

ていると考えられる．このシナプスにおいて平行線維への刺激を2回，30 msecの時間間隔をおいて続けて刺激すると，1回目の刺激と比較して，2回目の刺激が大きくなっていることが示されている(図2.62 B)．この刺激間隔を次第に大きくしていくと2回目の刺激で得られるEPSCの振幅は次第に減少し，およそ200 msecの間隔をあけて二つの刺激を加えると1回目の刺激と2回目の振幅の大きさがほぼ等しい値に戻っている．この現象をpaired pulse facilitationとよんでいる．

海馬CA3とCA1の両領域間の錐体細胞どうしは，CA3領域の錐体細胞の軸索側枝であるシャファー側枝でシナプス結合している．このシャファー側枝を異なる時間間隔で2回刺激を行うと最初のシナプス電流の振幅値よりも2番目のシナプス電流の振幅値の方が大きくなる．これは小脳平行線維とプルキンエ細胞間でみられるpaired pulse facilitationと同様の現象である．これはとくにシナプス前終末からの神経伝達物質の放出確率が小さいほど，逆にpaired pulse ratio(2番目のEPSCの振幅/1番目のEPSCの振幅の比)は大きくなることが示されている(図2.63)．

b. paired pulse depression(PPD)

図2.61 Bには，プルキンエ細胞に対するもう一つの入力線維である登上線維の刺激によってプルキンエ細胞の細胞体からホールセルパッチクランプ法によって記録されるシナプス電流の記録を示した．刺激の

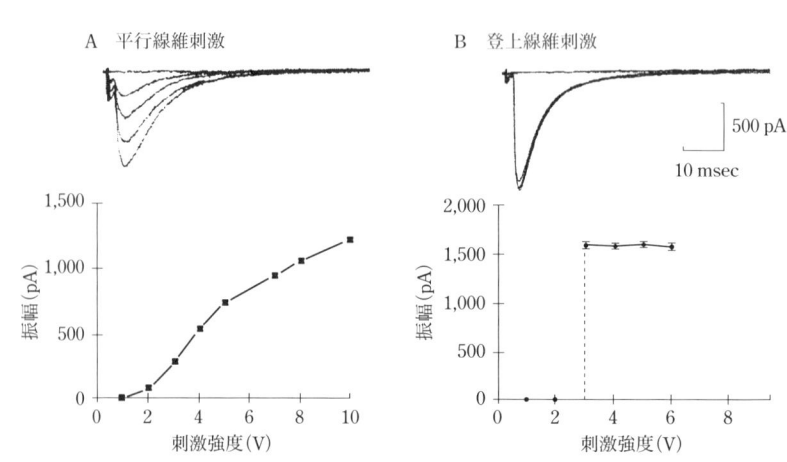

図2.61 2種類の興奮性シナプス入力に対するプルキンエ細胞で記録されるシナプス電流
10 μMのbicuculline(GABA_A受容体チャネルの競合阻害剤)の存在下でホールセル・パッチクランプ法によるプルキンエ細胞からの記録(固定電位は-30 mV)．
A：(上段)平行線維刺激に対してプルキンエ細胞から得られるシナプス電流．刺激強度は1, 3, 4, 7, 10 V．刺激強度に従ってシナプス応答は次第に増大している．(下段)刺激強度の関数として表したシナプス応答を示すグラフ．シナプス応答は徐々に増大している．
B：(上段)登上線維刺激に対してプルキンエ細胞から得られるシナプス電流．刺激強度は1, 2, 3, 4, 5 V．刺激強度が1, 2 Vのときはシナプス応答はみられない．(下段)刺激強度の関数として表したシナプス応答を示すグラフ．シナプス応答はall-or-noneで変化している．

[A. Konnerth, et al., PNAS, **87**, 2662(1990)]

2.6 シナプス情報伝達の変化

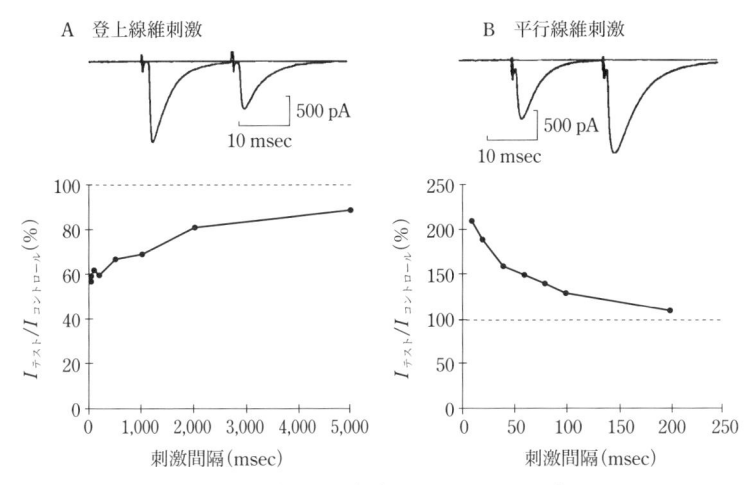

図2.62 プルキンエ細胞における PPF および PPD

連続する2回の刺激に対するシナプス応答を 10 μM の bicuculline 存在下にホールセル・パッチクランプモードで測定した（固定電位は −30 mV）。A：（上段）登上線維への2回目の刺激に対してシナプス応答は小さくなる。これは，数 sec で回復してくる。（下段）二つの刺激の間隔とシナプス応答の抑制の割合をグラフで示している。B：（上段）平行線維への2回目の刺激に対してシナプス応答は大きくなる。（下段）二つの刺激の間隔とシナプス応答の増強の割合をグラフで示している。

[A. Konnerth, et al., *PNAS*, **87**, 2662(1990)]

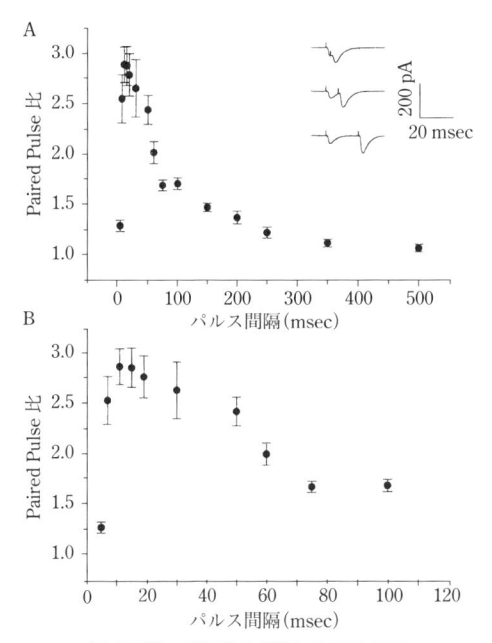

図2.63 海馬錐体細胞における PPF

A：海馬 CA1 シャファー側枝刺激に対して海馬錐体細胞からホールセルパッチクランプ法によって記録されたシナプス応答の比を二つの刺激間隔に対してプロットした。B：二つの刺激間隔を 100 msec までの小さいスケールで示している。

[L. E. Dobrunz, C. F. Stevens, *Neuron*, **18**, 995(1997)]

強度を次第に増大させると，シナプス電流が all-or-none の振る舞いを示すことが観察される。すなわち，刺激の強度が3V以下のときはシナプス電流は記録されないが，3V以上の刺激を与えると約 1.5 nA の振幅値をもつ EPSC が突然記録される。この振幅値は，さらに刺激強度を増大させても変わらず一定値のままである。このような EPSC を発生させる登上線維刺激を 30 msec 間隔で2回刺激すると，シナプス電流の振幅値は最初の振幅値の約60%に減少する。この二つの刺激の間隔を次第に大きくしていくと2回目の刺激に対する振幅は刺激間隔とともに大きくなり，5 sec 刺激後には最初の値にほぼ戻ってくる。この現象を paired pulse depression とよんでいる。これは，最初の刺激によって放出された神経伝達物質が，シナプス後部の受容体を飽和させるため，2回目の刺激で活性化される受容体数が相対的に減少する結果，EPSC の振幅が小さくなると推測される。

この平行線維と登上線維刺激によるシナプス電流を記録しながら，灌流液に AMPA 型グルタミン酸受容体の抑制剤である CNQX(2 μM)を加えると両方のシナプス電流が消失するが，これを洗い流すとシナプス電流が回復することが観察される。したがって，このシナプス伝達は AMPA 型グルタミン酸受容体によって行われていることが示唆されている。

c. 反復刺激後増強 (post tetanic potentiation)

反復刺激後増強とは，最初シナプス前線維を低頻度(1 Hz など)で刺激しながらシナプス後ニューロンに引き起こされるシナプス後電位を測定する。その後同じシナプス前線維を高頻度(50 Hz など)で刺激した直後に最初の低頻度で刺激しながらシナプス電位の大きさを測定する。コントロール刺激で得られたシナプス電位より大きなシナプス電位が記録され，これが数分

間から数十分にわたって持続する現象である．

例として，ヒナドリ(Chiken)の毛様体神経節の細胞内記録によってシナプス電位(EPSP)を記録し，テタヌス刺激を加えた実験を紹介する．今，EPSPの大きさを活動電位の閾値を超えない程度まで減少させるために，クラーレを灌流液に加えている．シナプス前線維に毎秒50 Hzで10 secテタヌス刺激を加え，その後テスト刺激によるEPSPの大きさを記録した．また，活動電位の発生を抑えるために，過分極パルスを与えながら実験を行った．テタヌス刺激前(コントロール)のEPSPの大きさは5 mVであった．ここで，刺激によって誘起されるEPSPの直前に観察される小

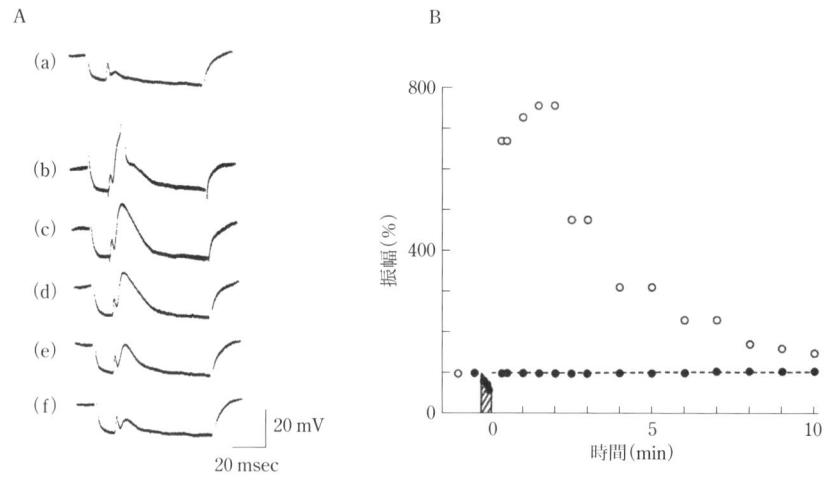

図2.64 ヒナドリの毛様体神経節ニューロンにおけるテタヌス後増強
A：(a)シナプス前線維刺激によって記録されるテタヌス刺激前のシナプス応答．灌流液内にd-ツボクラリン(d-tubocurarine)を5 μg/mL加えることによってEPSPの振幅を減少させている．(b)シナプス前線維に50/secで20 sec刺激を与えた後，15 sec後に記録されたシナプス応答．(c)〜(f)．テタヌス刺激1, 3, 5, 10 min後に記録されたシナプス応答．いずれのトレースでもカップリング電位はその振幅が一定．B：シナプス後増強の時間経過．○がEPSPの振幅でテタヌス刺激直後に800％増大しているが，カップリング電位(●)は変化していない．斜線部分はテタヌス刺激を示す．

[A. R. Martin, G. Pilar, *J. Physiol.*, **175**, 17(1964)]

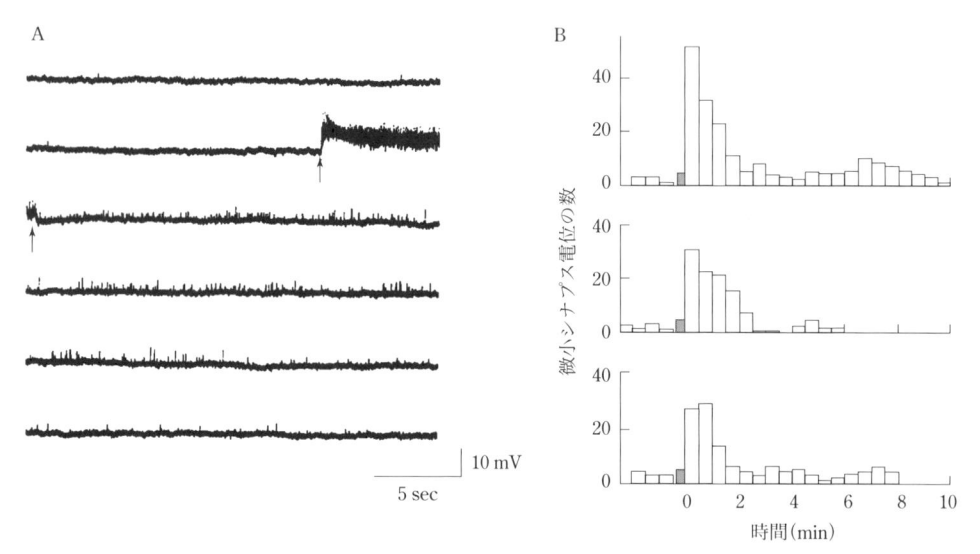

図2.65 膜電位の連続的記録
A：テタヌス刺激後(2個の矢印の間でテタヌス刺激を加えた)の自発性微小シナプス電位(s-mEPSP)の変化．多量子放出によって微小シナプス電位の振幅が増大している．温度31 ℃．B：3個のニューロンにおける微小シナプス電位数の増大．斜線の棒はテタヌス刺激を示している．各棒グラフは30 sec ごとの微小シナプス電位の数．温度は上から31 ℃, 26 ℃, 30 ℃．

[A. R. Martin, G. Pilar, *J. Physiol.*, **175**, 17(1964)]

さな脱分極性電位は，このシナプス間の電気的カップリングによる電位変化であり，その大きさは約 10 mV である．テタヌス刺激直後は EPSP の大きさはいったん減少するが，約 15 sec 後から EPSP の大きさは最大で 30 mV まで増大する．その後時間の経過とともに EPSP の大きさは次第に減少していくが，テタヌス刺激後約 10 min 経過後記録してもテタヌス刺激前の EPSP の大きさの 2 倍程度はある（図 2.64 A）．別の細胞を使った実験によるテタヌス刺激後の EPSP の大きさの時間経過をみると，テタヌス刺激直後の EPSP の大きさはコントロールの値に比較して 8 倍程度になっていることがわかる．この大きさは，記録している細胞によって変化するが，3 倍以下になることはない．また，シナプス間の電気的カップリングによる電位は，テタヌス刺激前後で変化がないことが観察される（図 2.64 B の●）．

このテタヌス刺激後の EPSP 増大のメカニズムを調べるために，自発的微小シナプス電位（spontaneous miniature EPSP, s-mEPSP）の頻度に注目した．テタヌス刺激前の s-mEPSP の頻度は低いが，50 Hz のテタヌス刺激後その頻度は増大し，その後次第にテタヌス刺激前のレベルに戻っていくことが観察された（図 2.65 A）．図 2.65 B は，テタヌス刺激前後の s-mEPSP の頻度の時間経過を三つの異なる細胞で示したグラフである．このグラフから，EPSP の大きさの時間経過とは少し異なり，テタヌス刺激直後から s-mEPSP の頻度は増大するが，その減衰は EPSP の大きさの増大より速いことがわかる．また，テタヌス刺激 3〜5 min 後に，2 回目の頻度の増大がみられる．この単位の mEPSP の大きさは，テタヌス前後で変化していないので，テタヌス刺激後の EPSP 増強は quantum content（量子成分）の増大によると結論できる．

2.7　シナプス入力の修飾

前項まではシナプス入力として速いシナプス電位に関して述べてきたが，実際のニューロンのシナプス入力は，さまざまな修飾や制御を受けている（3.3 節および 3.4 節で詳述）．その代表的な過程は代謝型受容体によって誘起される一連のシグナル伝達系によるものである．前項でも触れたように，これらによってニューロンに存在するイオンチャネルを修飾することで細胞膜の興奮性を変化させたり，神経伝達物質の放出メカニズムさらには細胞骨格などを修飾する．これらの修飾により速いシナプス伝達自身も種々に制御

され多様なニューロンの働きが生じてくる．図 2.66 にシナプスで起こる出来事をまとめて示している．図中の［⑨ a］はイオンチャネル共役型受容体による速いシナプス反応を示している．一方［⑨ b］は，G タンパク質共役型受容体によるニューロンで引き起こされる種々のプロセスを示している．たとえば，この［⑨ b］は，［⑨ a］の速い受容体チャネルの働きやほかの電位依存性イオンチャネル［⑫ a］の働きを間接的に制御する．また，その他のシグナル伝達系［⑫］を活性化することにより多様な効果を引き起こすことが可能である．

この代謝型受容体は，三量体の GTP 結合タンパク質を介して細胞内シグナル伝達系に働きかける．すなわち受容体とチャネルは互いに分離しており，この過程は大きく分けて次の三つの過程に分類される．① G タンパク質が直接ニューロンに存在する別のイオンチャネルに作用してニューロンの機能を修飾する，② cAMP や cGMP などの核酸性のセカンドメッセンジャーが直接イオンチャネルに結合することで，これを活性化する，③ G タンパク質の活性化からセカンドメッセンジャーを生じさせ，さらにタンパク質のリン酸化過程などを通してニューロンの機能を修飾する．ここでセカンドメッセンジャーとは，代謝型受容体と修飾を受ける最終ターゲットであるイオンチャネルなどとの中間に存在して，これらの情報伝達を仲介する役割を果たしている化学物質のことである．セカンドメッセンジャーとしてよく知られている代表的なものは，cAMP, cGMP, イノシトール三リン酸（IP_3），ジアシルグリセロール（DAG），アラキドン酸，Ca^{2+} などである．図 2.67 にこれら代表的なセカンドメッセンジャーの化学構造を示す（3.1.2 項で詳述）．

とくに上記③においてその情報の流れは，伝達物質の受容体への結合→ G タンパク質の活性化→アデニル酸シクラーゼ（AC）の濃度上昇→セカンドメッセンジャー（cAMP）の産生→ cAMP 依存性キナーゼ（PKA）の活性化→直接または間接にイオンチャネルのリン酸化，となる．さらに，セカンドメッセンジャーとして IP_3 や DAG を利用する場合，その情報伝達は，伝達物質の受容体への結合→ホスホリパーゼ C（PLC）の活性化→イノシトールリン脂質（ホスファチジルイノシトール二リン酸）の IP_3 と DAG への分解→ IP_3 受容体への結合による Ca^{2+} のカルシウムストアーからの放出や DAG によるプロテインキナーゼ（PKC）の活性化→種々のイオンチャネルの活性化などを引き起こす．

このような G タンパク質を介しての制御の例として，網膜の視細胞でのイオンチャネル修飾などがある（6.1.1 項 b 参照）．

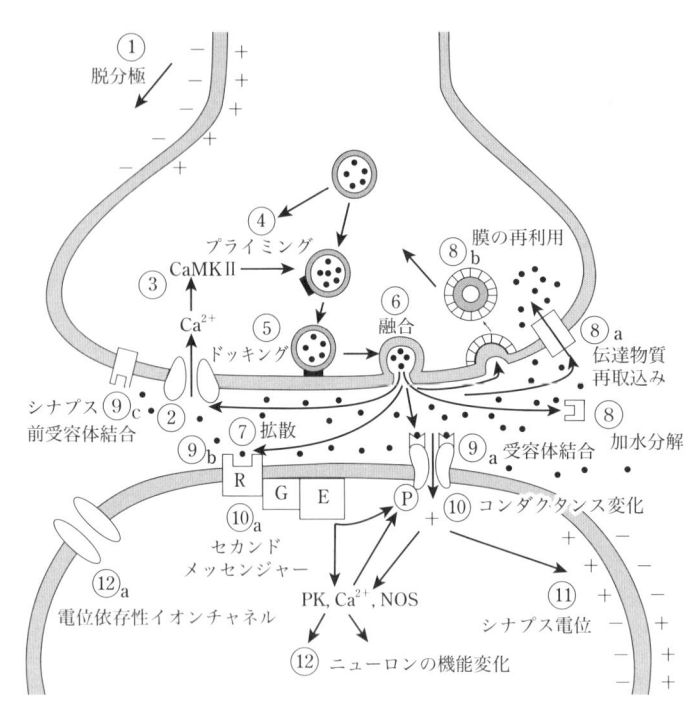

図 2.66 速いシナプス伝達と代謝型受容体の活性化

シナプス前ニューロンの軸索を伝搬してきた活動電位によって軸索末端が脱分極した後に起こる一連の過程. ほぼ番号の順に従って一連の過程が起こる.

①活動電位による脱分極, ②電位依存性 Ca^{2+} チャネルを通る Ca^{2+} イオンの流入, ③流入した Ca^{2+} により CaMK II (Ca^{2+}-カルモジュリン依存性タンパク質キナーゼ)によるリン酸化, ④シナプス小胞の移動, ⑤シナプス小胞の膜へのドッキング, ⑥エクソサイトーシス(開口放出), ⑦伝達物質のシナプス間隙中の拡散, ⑧伝達物質の加水分解, ⑧$_a$伝達物質の再取り込み, ⑧$_b$膜の再利用(エンドサイトーシス), ⑨$_a$伝達物質の受容体への結合, ⑨$_b$代謝型受容体への結合, ⑨$_c$シナプス前受容体への結合, ⑩イオンチャネル・コンダクタンスの変化, ⑩$_a$セカンドメッセンジャーの産生, ⑪シナプス電位の発生(図の場合, 興奮性), ⑫シグナル伝達系活性化などによるニューロン機能の変化, ⑫$_a$電位依存性イオンチャネル. R:代謝型受容体, G:G タンパク質, E:酵素, PK:プロテインキナーゼ, NOS:一酸化窒素合成酵素, P:リン酸化.
[D. M. Shepherd, ed., "The Synaptic Organization of the Brain, 5th ed.", p. 4, Oxford University Press (2004)から Chloé Okuno により改変]

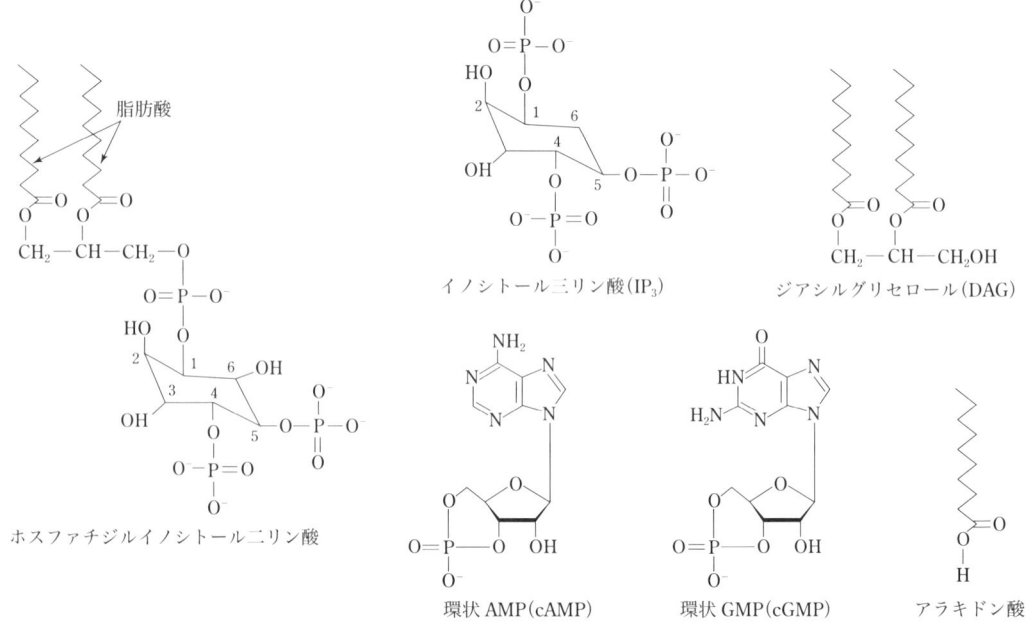

図 2.67 シナプス伝達における多様な過程と関連するセカンドメッセンジャーの化学構造

引用文献

1) F. A. Edwards, A. Konnerth, B. Sakmann, "Quantal analysis of inhibitory synaptic transmission in the dentate gyrus of rat hippocampal slices : a patch-clamp study", *J. Physiol.*, **430**, 213(1990).

2) B. Katz, R. Miledi, "A study of synaptic transmission in the absence of nerve impulses", *J. physiol.*, **192**, 407(1967).

3) R. Llinas, *et al.*, "Relationship between presynaptic calicium current and postsynaptic potential in squid giant synapse", *Biophys. J.*, **33**, 323(1981).

4) D. Colquhoun, B. Sakmann, "Fast events in single-channel currents activated by acetylcholine and its analogues at the frog end-plate", *J. Physiol.*, **369**, 501(1985).

5) D. Colquhoun, A. G. Hawkes, "On the stochastic properties of single ion channels", *Proc. R. Soc. Lond.* [*B*]**211**:205(1981).

6) S. F. Traynelis, *et al.*, "Glutamate receptor ion channels:

structure, regulation, and function", *Pharmacol. Rev.*, **62**, 405 (2010).

7) C. Gebhardt, S. G. Cull-Candy, "Influence of agonist concentration on AMPA and kainate channels in CA1 pyramidal cells in rat hippocampal slices", *J. Physiol.*, **573**, 371 (2006).

8) S. D. Donevan, et al., "The methylglutamate, SYM 2081, is a potent and highly selective agonist at kainate receptors", *J Pharmacol. Exp. Ther*, **285**, 539 (1998).

9) C. Shelley, M. Farrant, S. G. Cull-Candy, *J. Physiol.*, in press (2013).

10) A. J. Gibb, D. Colquhoun, "Activation of NMDA receptors by L-glutamate in cells dissociated from adult rat hippocampus", *J. Physiol.*, **456**, 143 (1992).

11) C. A. Teruzuolo, T. Araki, "An analysis of intraversus extracellular potential changes associated with activity of single spinal motoneurons", *Ann. N. Y. Acad. Sci.*, **94**, 547 (1961).

参考文献

参考書

H. Kojima, "Information Processing in Synapses", Springer Handbook of Bio-/Neuro-Informatics, N. Kasabov, ed., Springer (2014).

M. Sheng et al. ed., "The Synapse", Cold Spring Harbor Laboratory Press (2012).

J. W. Hell, M. D. Ehlers, eds., "Structure and functional organization of the synapse", Springer (2008).

古市貞一編,"分子・細胞・シナプスからみる脳",東京大学出版会 (2008)

G. M. Shepherd ed., "The synaptic organization of the brain 5th edition", Oxford University Press (2004).

W. M. Cowan et al., "Synapses", The Johns Hopkins University Press (2001).

M. Kuno, "The synapse: function, plasticity, and neurotrophism", Oxford University Press (1995).

久場健司,"世界のシナプス研究の現状", pp. 7-32, "シナプス伝達のダイナミクス", 吉岡 亨, 桐野 豊, 工藤佳久共編, 培風館 (1995).

論文

P. R. Schofield, et al., "Sequence and functional expression of the $GABA_A$ receptor shows a ligand-gated receptor superfamily.", *Nature*, **328**, 221 (1987).

R. Llinas, L. Z. Steinberg, K. Walton, "Presynaptic calcium currents in sqid giant synapse", *Biophys. J.*, **33**, 289 (1981).

R. Heidelberger, et al., "Calcium dependence of the rate of exocytosis in a synaptic terminal", *Nature*, **371**, 513 (1994).

S. Mochida, et al., "Light chain of tetanus toxin intracellularly inhibits acetylcholine release at neuro-neuronal synapses, and internalization is mediated by heavy chain", *FEBS Lett,* **253**, 47 (1989).

T. A. Benke, et al., "Mathematical modeling of non-stationary fluctuation analysis for studying channel properties of synaptic AMPA receptors", *J. Physiol.*, **537**, 407 (2001).

H. Korn, et al., "Fluctuating responses at a central synapse : n of binomial fit predicts number of stained presynaptic boutons", *Science*, **213**, 898 (1981).

I. A. Boyd, A. R. Martin, "The end-plate potential in mammalian muscle", *J. Physiol.*, **132**, 74 (1956).

H. Korn, D. S. Faber, "Quantal analysis and synaptic efficacy in the CNS", *Trends Neurosci.*, **14**, 439 (1991).

F. A. Edwards, "LTP is a long term problem", *Nature*, **350**, 271-272 (1991).

T. H. Bulloch, S. Hagiwara, "Intracellular recording from the giant synapse of the squid", *J. Gen. Physiol.*, **40**, 565 (1957).

Y. Humeau, et al., "How botunium and tetanus neurotoxin block neurotransmitter release", *Biochimie*, **82** (5), 427 (2000).

B. Poulain, et al., "Inhibition of neurotransmitter release by botulinum neurotoxins and tetanus toxin at Aplysia synapse: role of the constituent chains", *J. Physiol. (Paris)*, **84**, 247 (1990).

J. D. Clements, R. A. Silver, "Unveiling synaptic plasticity: a new graphical and analytical approach", *Trends Neurosci.*, **23** (3), 105 (2000).

P. Fatt, B. Katz, "An analysis of the end-plate potential recorded with an intracellular electrode", *J. Physiol.*, **115**, 320 (1951).

K. L. Magleby, C. F. Stevens, "The effect of voltage on the time course of end-plate currents", *J. Physiol.*, **223**, 151 (1972).

D. Colquhoun, B. Sakmann, "Fluctuation in the microsecond time range of the current through single acetylcholine receptor ion channels", *Nature*, **294**, 464 (1981).

A. L. Sobolevsky, M. P. Rosconi, E. Gouaux, "X-ray structure, symmetry and mechanism of an AMPA-subtype glutamate receptor", *Nature*, **462**, 745 (2009).

S. Tomita et al., "Dynamic interaction of stargazin-like TARPs with cycling AMPA receptors at synapses", *Science*, **303**, 1508 (2004).

M. Häusser, A. Roth, "Dendritic and somatic glutamate receptor channels in rat cerebellar Purkinje cells", *J. Physiol.*, **501**, 77 (1997).

H. Kojima, S. Katsumata, "An analysis of synaptic transmission and its plasticity by glutamate receptor channel kinetics models and 2-photon laser photolysis", *LNCS*, **80**, 88 (2010).

R. A. Silver, S. F. Traynelis, S. G. Cull-Candy, "Rapid-time course miniature and evoked excitatory currents at cerebellar synapses in situ", *Nature*, **355**, 163 (1992).

D. J. Wyllie, et al., "Evidence for more than one type of non-NMDA receptor in outside-out patches from cerebellar granule cells of the rat.", *J. Physiol.*, **463**, 193 (1993).

J. Z. Tsien, "Building a brainier mouse", *Scientific American*, **282**, 62 (2000).

D. J. Linden, "The expression of LTD in culture is not associated with changes in AMPA-receptor kinetics, agonist affinity, or unitary conductance", *PNAS*, **98** (20), 14066 (2001).

H. Kojima, et al., "Properties of AMPA receptor channals during long-term depression in rat cerebellar Purkinje cells", Slow synaptic responses and modulation, K. Kuba, et al., eds., Springer (2000).

J. Bormann, O. P. Hamill, B. Sakmann, "Mechanism of anion permeation through channels gated by glycine and γ-aminobutyric acid in mouse cultured spinal neurones", *J. Physiol.*, **385**, 243 (1987).

C. Boucsein, et al., "Controlling synaptic input patterns in vitro by dynamic photo stimulation", *J. Neurophysiol.* **94**, 2948 (2005).

S. Shoham, et al., "Rapid neurotransmitter uncaging in spatially defined patterns", *Nat. Methods*, **11**, 837 (2005).

H. Kojima et al., "Ultraviolet laser beam and confocal microscopy", *IEEE circuit & Devices, The Electronics & Photonics Magazine*, **22**, 66 (2006).

A. Konnerth et al., "Synaptic currents in cerebellar Purkinje cells", *PNAS*, **87** (7), 2662 (1990)

L. E. Dobrunz, C. F. Stevens, "Heterogeneity of release probability, facilitation, and depletion at central synapses", *Neuron*, **18**, 995 (1997).

A. R. Martin, G. Pilar, "Presynaptic and post-synaptic events during post-tetanic potentiation and facilitation in the avian ciliary ganglion", *J. Physiol.*, **175**, 17 (1964).

3章 ニューロン内のシグナル伝達とシナプス伝達の修飾

　ニューロンの軸索終末から放出された神経伝達物質が，別のニューロンの膜に作用して情報を伝える際に働くのは，膜に存在する受容体で，これには2章で記述したイオンチャネル共役型受容体(ionotropic receptor)のほかに，細胞内で代謝経路の活性化を引き起こす代謝調節型受容体(metabotropic receptor)がある．後者では，一次性情報伝達物質(ファーストメッセンジャー：first messenger)である神経伝達物質が受容体の細胞外に突出した部位に結合する結果，細胞内にあるグアノシン三リン酸(guanosine 5′-triphosphate：GTP)結合タンパク質(GTP-binding protein, G protein：Gタンパク質)が活性化されて，細胞膜中を側方に移動し，① イオンチャネルの開閉，あるいは，② 酵素の働きの促進や抑制を引き起こす．つまり，Gタンパク質は受容体の活性化をタンパク質へ伝えるトランスデューサーといえる．②の場合には，細胞内で情報を伝える二次性情報伝達物質(セカンドメッセンジャー：second messenger)である小分子の生成の促進や抑制が起こり，その結果，細胞の機能が変わることになる．イオンチャネル共役型受容体が速いシナプス応答を生じるのに対して(2章参照)，代謝調節型受容体では，反応の出現が遅いが，長く続き，緩徐なシナプス応答，あるいは，速いシナプス応答の修飾が起こり，さまざまな生理機能を果たす．本章では，まず代謝調節型受容体の活性化の仕組みを説明し，次に，神経伝達物質とそれにより活性化される受容体，さらに，その受容体がニューロンの軸索終末(シナプス前終末)およびシナプス後細胞で働くことによるシナプス伝達の修飾(synaptic modulation)について述べる．最後に，自律神経節(autonomic ganglion)や脊髄後角(spinal dorsal horn)のニューロンでみられる代謝調節型受容体の活性化を介するシナプス伝達の修飾の研究をいくつか紹介したい．

3.1　細胞膜受容体を介するニューロン内のシグナル伝達

　細胞膜に存在する受容体への神経伝達物質の結合により活性化されるGタンパク質は，(ヘテロ)三量体Gタンパク質((hetero)trimeric G protein)と，1本のポリペプチド鎖でできた単量体の低分子量Gタンパク質(small G protein)に分けることができる．三量体Gタンパク質は細胞膜に結合しており，受容体に共役して働く．三量体Gタンパク質の活性化により細胞内でどのような反応が起こるかを詳しく述べる．低分子量Gタンパク質については，細胞内小胞輸送に働くRab，細胞骨格を制御するRho，細胞増殖を制御するRasなどがあるが，これについては簡単に触れる．

　このGタンパク質の研究で，Alfred Goodman Gilman(ギルマン，1941～)とMartin Rodbell(ロッドベル，1925～1998)は，1994年のノーベル生理学・医学賞を受賞している．米国の有名な薬理学の教科書として"Goodman & Gilman's The Pharmacological Basis of Therapeutics"(巻末参考書)があるが，その本の題名のGilmanはギルマンの父Alfred Gilman(ギルマン，1908～1984)であり，その薬理学の教科書の共同執筆者であるLuis Goodman(グッドマン，1906～2000)に敬意を示して息子にGoodmanというミドルネームを与えたそうである．

3.1.1　代謝調節型受容体

　代謝調節型受容体は三量体Gタンパク質共役型受容体(G protein-coupled receptor：GPCR)ともいわれる．イオンチャネル共役型受容体を構成するサブユニットは，多くの場合4回膜貫通ドメインをもっているのに対して(2章参照)，この受容体は7回膜貫通ドメイン(transmembrane domain(TM) I～VII；細胞膜を貫通する七つのαヘリックスをもち，N末端ドメインは細胞外に存在)をもっており，7回膜貫通型受容体(seven transmembrane receptor)ともよばれる．多くの場合，細胞外のTM II～IIIとTM VI～VIIのループに神経伝達物質の結合部位があり，細胞内のTM III～IVのループとC末端の部分にGタンパク質との結合部位がある．

　図3.1は，この受容体の活性化におけるGタンパ

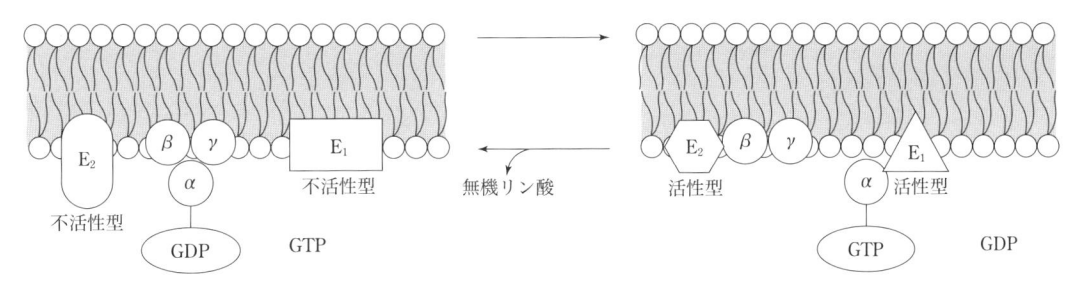

図 3.1 G タンパク質の作用
αサブユニットあるいはβγサブユニットは酵素やイオンチャネル(E_1 や E_2)の働きを制御する．
[I. B. Levitan, L. K. Kaczmarek, "The Neuron. Cell and Molecular Biology, 3rd ed.", p. 289, Oxford University Press(2002)を引用改変]

ク質の働きの様子を示している．神経伝達物質が結合する前には，細胞内ドメインに結合しているGタンパク質はα，β，γサブユニットが結合した三量体として存在し，細胞内で細胞膜に強く結合している．この結合は，αサブユニットとγサブユニットに共有結合している脂肪酸の働きによる．一番大きなαサブユニットにはグアノシン二リン酸(guanosine 5′-diphosphate：GDP)が結合しているが，神経伝達物質が受容体に結合すると，その GDP は細胞内に存在する GTP と置き換わり，GTP が結合したαサブユニットは異なる高次構造となるためβγサブユニットから解離することになる．この GTP 結合型αサブユニットは細胞膜に存在する酵素の働きを調節することができる(後述)が，一方，βサブユニットとγサブユニットは強固に結合したままであり，βγサブユニットとして酵素を活性化したり，電位作動性の Ca^{2+} チャネルや K^+ チャネル(後者の場合，GIRK チャネル；3.4.2項 j 参照)のようなイオンチャネルの開閉を制御することができる．いずれが起こるかは細胞の種類により異なる．ここでの酵素の活性化やイオンチャネルの開閉の制御はタンパク質間の相互作用による．

αサブユニット自体には GTP 加水分解(GTPase：GTPアーゼ)活性があり，このサブユニットに結合していた GTP が GDP と P_i(無機リン酸)になると，再びβγサブユニットと結合できるようになり，不活性型の G タンパク質に戻ることになる．ここで，この GTP の加水分解反応は数秒から数分かけてゆっくりと進行する．G タンパク質は，GTP と GDP を結合した状態で，それぞれオンとオフとして働く分子スイッチといえるであろう．αサブユニットの GTPアーゼ活性は G タンパク質シグナル伝達調節因子(regulator of G protein signaling：RGS)によって増大する．つまり RGS は活性型αサブユニットの GTP を速やかに加水分解して不活性型の GDP 結合型へ戻し，これによりシグナル伝達を素早く停止させることができる．

三量体 G タンパク質はαサブユニットの種類の違いによりいくつかに分類されるが，神経機能の調節に働く代表的なものとして，アデニル酸シクラーゼ(adenylate cyclase)という酵素を活性化する G_s(s は stimulatory に由来)，その酵素の活性を抑制する G_i(i は inhibitory に由来)，そしてホスホリパーゼ(phospholipase)Cβ を活性化する $G_{q/11}$ の三つがよく知られている．G_s と G_i はアデニル酸シクラーゼに対して反対の作用を示すので，分子スイッチの働きをしているといえよう．

アデニル酸シクラーゼは細胞膜を12回貫通している膜貫通型タンパク質であり，アデノシン三リン酸(adenosine 5′-triphosphate：ATP)からサイクリック AMP(cyclic AMP：cAMP，環状 AMP)を生成する反応を触媒する(図 3.2)．一方，細胞膜に結合しているホスホリパーゼCβは，細胞膜を構成するリン脂質の一つであるホスファチジルイノシトール二リン酸(phosphatidylinositol 4,5-bisphosphate：PIP_2)を分解して，水溶性のイノシトール三リン酸(inositol 1,4,5-trisphosphate：IP_3)と疎水性のジアシルグリセロール(diacylglycerol)を生成する酵素である(図 3.3，PIP_2 および IP_3 の化学構造は図 2.67 参照)．細胞膜から離れて拡散した IP_3 はセカンドメッセンジャーとして働き，細胞内小器官の一つである細胞内 Ca^{2+} ストア(Ca^{2+} store：Ca^{2+} 貯蔵庫；滑面小胞体やミトコンドリア)から細胞質へ Ca^{2+} を放出することができる(図 3.4)．IP_3 ばかりでなく cAMP，ジアシルグリセロールおよび Ca^{2+} は細胞内でセカンドメッセンジャーとして働くことができる．見方を変えれば，IP_3 というセカンドメッセンジャーが，もう一つのセカンドメッセンジャーである Ca^{2+} の放出を引き起こすといえる．

以上のような，神経伝達物質の結合による受容体の活性化→Gタンパク質の活性化→酵素の活性化→セカンドメッセンジャーの生成，という一連の過程において注目すべきことは，この過程が進むにつれて増

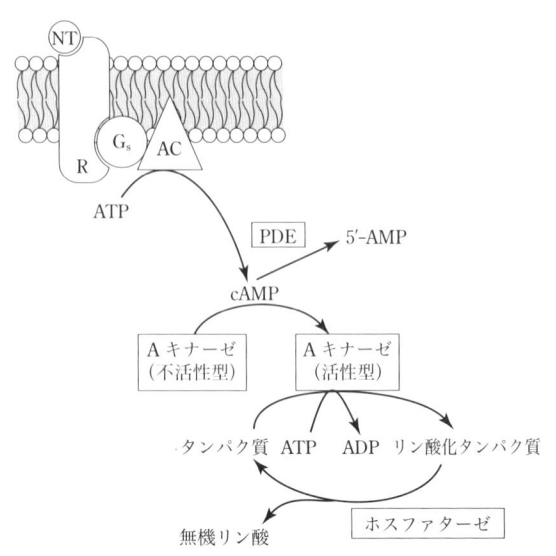

図3.2 アデニル酸シクラーゼの活性化
受容体(R)に神経伝達物質(NT)が結合すると、アデニル酸シクラーゼ(AC)が活性化され、ATPがサイクリックAMP(cAMP)になる。そのcAMPはAキナーゼを活性化し、このAキナーゼはタンパク質をリン酸化する。リン酸化されたタンパク質はホスファターゼの働きにより脱リン酸化される。PDEはホスホジエステラーゼを示す。
[I. B. Levitan, L. K. Kaczmarek, "The Neuron. Cell and Molecular Biology, 3rd ed.", p. 298, Oxford University Press(2002)を引用改変]

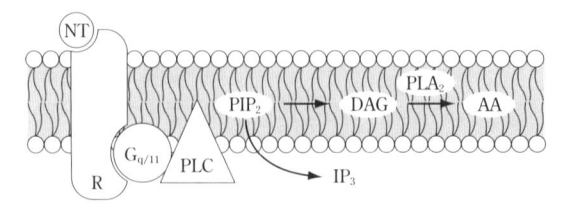

図3.3 ホスホリパーゼ$C\beta$の活性化
受容体(R)に神経伝達物質(NT)が結合すると、ホスホリパーゼ$C\beta$(PLC)が活性化され、PIP_2からIP_3とジアシルグリセロール(DAG)が生成される。さらにホスホリパーゼA_2(PLA_2)の働きによりDAGからアラキドン酸(AA)が生成される。
[I. B. Levitan, L. K. Kaczmarek, "The Neuron. Cell and Molecular Biology, 3rd ed." p. 302, Oxford University Press(2002)を引用改変]

幅が起こるということである。つまり、活性化された受容体は多くのGタンパク質を活性化し、さらに活性化された酵素は多くのセカンドメッセンジャーを生成する。このような反応の連鎖をシグナルカスケード(signal cascade)といい、弱い刺激から大きな反応を引き起こすことができる。また、このカスケードは受容体から細胞内の適当な場所へシグナルを運ぶ役割をもつ。多くのシグナルカスケードで共通のセカンドメッセンジャーを用いることがあり、複数のカスケードの間でクロストーク(cross talk：セカンドメッセンジャー間での正や負の相乗効果)があることにも注意

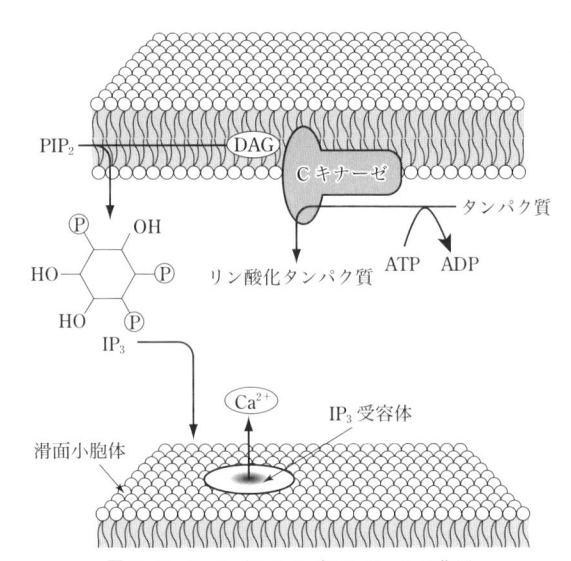

図3.4 IP_3とジアシルグリセロールの作用
IP_3は滑面小胞体膜に存在するIP_3受容体に作用してその内腔から細胞質へCa^{2+}を放出させる一方、ジアシルグリセロール(DAG)はCキナーゼを活性化させタンパク質をリン酸化する。
[I. B. Levitan, L. K. Kaczmarek, "The Neuron. Cell and Molecular Biology, 3rd ed." p. 303, Oxford University Press(2002)を引用改変]

したい。

G_sやG_iのαサブユニットにADP(アデノシン二リン酸：adenosine diphosphate)リボースを結合させることにより(ADPリボシル化：ADP ribosylation)αサブユニットの機能を阻害する毒素がある。コレラ菌(*Vibrio cholerae*)の毒素であるコレラ毒素(cholera toxin)は$G_s\alpha$サブユニットをADPリボシル化する。その結果、それに結合したGTPをGDPに加水分解することができず、GTP結合型αサブユニットがアデニル酸シクラーゼを持続的に活性化することになる。そのためcAMPの濃度が増加したままとなる。コレラ菌による下痢は腸管の上皮細胞にコレラ毒素が作用し、Cl^-チャネルとNa^+/H^+交換輸送体がリン酸化され(3.1.2項a参照)、その結果、Cl^-チャネルの開口とNa^+/H^+交換輸送体によるNa^+の吸収が抑制され、過剰なNaClと多量の水が腸管内へ移動するためである。一方、百日咳の原因となる細菌(*Bordetella pertussis*)の毒素(pertussis toxin：PTX)は、$G_i\alpha$サブユニットをADPリボシル化することによりアデニル酸シクラーゼを抑制できなくさせ、そのためcAMPの濃度の増加が持続的に起こることになる。コレラ毒素や百日咳毒素はcAMPが関与した反応を調べるのに利用される。Michio Ui(宇井理生、1933～)はインシュリン分泌を促進する物質として百日咳毒素を世界ではじめて発見して膵島活性化タンパク質(islet-activating protein：IAP)と名付けたが、この名称は定着しなかった。

Robert J. Lefkowitz(レフコビッツ, 1943～)と Brian K. Kobilka(コビルカ, 1955～)は, 2012年, Gタンパク質共役型受容体の研究でノーベル化学賞を受賞している.

以上では, 神経伝達物質が受容体に結合することによりGタンパク質が活性化される場合を述べたが, トロンビン(thrombin；血液凝固因子の一つ)やトリプシン(trypsin；胃液に含まれるタンパク質分解酵素)のようなプロテアーゼ(protease)は, プロテアーゼ受容体(protein-activated receptor：PAR)を活性化することによりGタンパク質を活性化し, セカンドメッセンジャーを生成することが明らかにされている(図3.5). これまでに, PAR は PAR-1～PAR-4 までの四つが明らかにされている. PAR は細胞膜の外にあるN末端領域がプロテアーゼによって切断されると, 新たに露出された N末端が内蔵リガンドとして受容体自身に結合することで活性化される. PAR-1 はトロンビン受容体ともいわれ血液凝固系に関与することはよく知られているが, PAR は神経系にも発現しており, ニューロンやグリア細胞の活動に影響を及ぼすことが示されている.

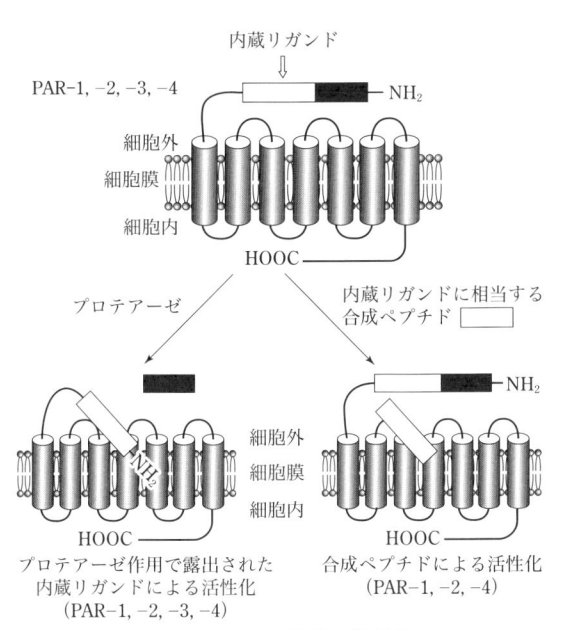

図3.5 PAR 活性化の模式図

3.1.2 セカンドメッセンジャー

a. サイクリック AMP

サイクリック AMP(cAMP)は細胞質に存在するプロテインキナーゼA(protein kinase A, Aキナーゼ；キナーゼとは, 基質タンパク質のアミノ酸残基のヒドロキシ基に ATP のリン酸基を結合させる酵素の総称である)と結合することにより, それを活性化する(図3.2参照). これは A キナーゼの(二つの)調節サブユニットに cAMP が結合する結果, この調節サブユニットに結合している(二つの)触媒サブユニットが解離し, そのためこの触媒サブユニットが活性をもつようになるためである. 活性化された触媒サブユニットはさまざまなタンパク質のセリン残基やトレオニン残基をリン酸化し, このリン酸化されたタンパク質は, その負に荷電したリン酸基のために化学構造が変化し, 活性をもつようになる(図3.6).

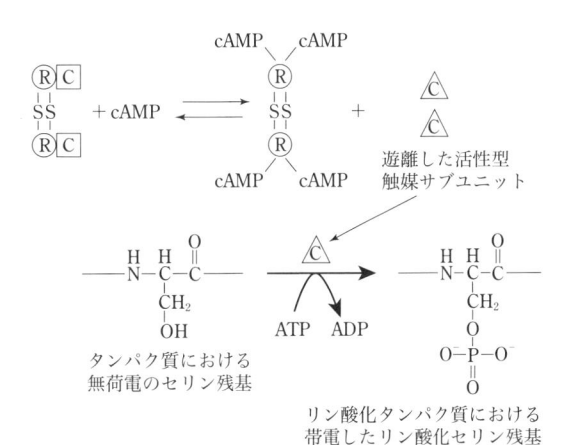

図3.6 cAMP による A キナーゼの活性化とタンパク質のリン酸化
R は調節サブユニット, C は触媒サブユニットを示す.
[I. B. Levitan, L. K. Kaczmarek, "The Neuron. Cell and Molecular Biology, 3rd ed.", p. 298, Oxford University Press(2002)を引用改変]

リン酸化されたタンパク質は化学的に安定で自発的に加水分解されないため, リン酸基を取るためには特別な酵素が必要である. その脱リン酸化反応を触媒する酵素にタンパク質セリン/トレオニンホスファターゼ(protein serine/threonine phosphatase)があり, この働きによってリン酸基が取れると cAMP の効果が終了する(図3.2参照). そのタンパク質ホスファターゼの一つに, 脳で最初に発見された Ca^{2+} 依存性のカルシニューリン(calcineurin)がある. これには電位作動性 Ca^{2+} チャネルを脱リン酸化して不活性化する作用などがある. タンパク質セリン/トレオニンホスファターゼの阻害剤としてオカダ酸(okadaic acid)が知られているが, これは藻により生成される毒素であり, 下痢性の食中毒を引き起こす原因となることがある. カルシニューリンは protein phosphatase 2B (PP2B)ともいわれる. 神経系で働くタンパク質ホスファターゼには, その他, protein phosphatase 1(PP1)

や protein phosphatase 2A(PP2A)などがある．

最近，細胞膜に存在する電位感受性ホスファターゼ(voltage-sensing phosphatase)が発見されている．これは電位センサーとホスファターゼがつながった構造をしており，膜が脱分極するとホスファターゼが活性化されて膜に存在するイノシトールリン脂質を脱リン酸化する機能をもっている．この反応もニューロン内のシグナル伝達に寄与すると考えられる．

Earl Wilbur Sutherland Jr.(サザランド，1915〜1974)は，ホルモン作用の機序にcAMPがセカンドメッセンジャーとして働くことを明らかにした研究に対して1971年にノーベル生理学・医学賞を受賞している．

cAMPはcAMPホスホジエステラーゼ(phosphodiesterase)により5′-AMPへ加水分解されるので(図3.2参照)，この酵素の働きを抑制するとcAMPの反応を促進させることができる．カフェイン(caffeine)やテオフィリン(theophylline)などのメチルキサンチン(methylxanthine)誘導体にはcAMPホスホジエステラーゼ抑制作用がある．この誘導体は，アデニル酸シクラーゼ自体の活性化作用をもつ植物(シソ科の植物 Coleus forskohlii の根)由来成分であるフォルスコリン(forskolin；ジテルペンに属する)と同様に，cAMPを介するシナプス伝達の調節作用を調べるのに利用される．なお，カフェインには上記の作用以外に，Ca^{2+} が Ca^{2+} ストアから Ca^{2+} を放出させる機構の閾値を下げる作用，また，アデノシン受容体を非特異的に抑制する作用が知られている(3.4.1項b参照)．

鼻腔上部の嗅上皮に存在する嗅細胞には，におい物質と共役して働くことのできる嗅覚(olfaction)特異的Gタンパク質(G_{olf}；これはG_sのファミリーに含まれる)がある．におい物質がその受容体に結合する結果，Gタンパク質が活性化され，GTP結合型αサブユニットとβγサブユニットに解離する．このGTP結合型αサブユニットは嗅細胞膜に存在するアデニル酸シクラーゼを活性化し，細胞内のcAMPの濃度を増加させる．このcAMPは嗅細胞膜の陽イオンチャネルを開口して膜の脱分極を生じる結果，活動電位が発生してにおい情報を中枢へ伝える．このような嗅覚系の研究でLinda B. Buck(バック，1947〜)とRichard Axel(アクセル，1946〜)は2004年にノーベル生理学・医学賞を受賞している．

嗅覚と異なり味覚では，cAMPによるAキナーゼの活性化を介した機構が明らかにされている．つまり，糖などの甘味を生じる物質が味細胞にある特定の受容体に作用すると，G_sタンパク質を介してアデニル酸シクラーゼが活性化され，cAMPの濃度が増加する．そして，そのcAMPにより活性化されたAキナーゼがK^+チャネルをリン酸化する結果，膜が脱分極して味神経線維への神経伝達物質の放出が増加し，甘味情報が中枢へ伝えられる．

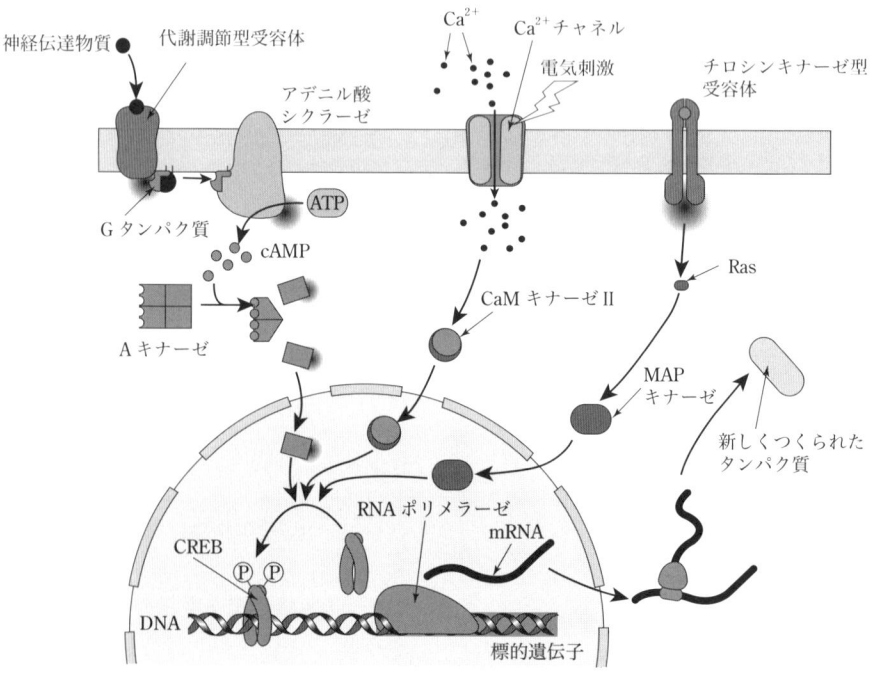

図3.7 代謝調節型受容体の活性化によるCREBを介した転写活性
[岡 良隆，"基礎から学ぶ神経生物学"，p.160．オーム社(2012)]

cAMPは酵素やイオンチャネルの活性化ばかりでなく，遺伝子の働きを制御することも知られている．細胞質で生成されたcAMPにより活性化されたAキナーゼは核内に入り，CRE(cyclic AMP response element：cAMP応答配列)というDNA上の結合部位に結合しているタンパク質であるCREB(CRE binding protein：cAMP応答配列結合タンパク質)をリン酸化する(図3.7)．その結果，転写活性が上昇することになる．このCREBは学習のようなシナプスの可塑性(plasticity)に関与していることが明らかにされている(5.1.3項参照)．

b. サイクリックGMP

サイクリックGMP(cGMP)はグアニル酸シクラーゼ(guanylate cyclase)の働きによりGTPから生成される環状ヌクレオチドである．このグアニル酸シクラーゼには，膜を1回貫通する膜結合性のものと細胞質に存在する可溶性のものの2種類がある．この膜結合型のものは，血管拡張や利尿の作用をもつ心房性ナトリウム利尿ペプチド(atrial natriuretic peptide：ANP)の受容体でもある．アデニル酸シクラーゼの場合と異なり，グアニル酸シクラーゼの活性化にはGタンパク質は介在しないことに注意したい．cGMPは細胞質に存在するプロテインキナーゼG(protein kinase G：Gキナーゼ)と結合することにより，それを活性化する．cAMPの場合と同様，cGMPはcGMPホスホジエステラーゼにより5′-GMPへ代謝される(図3.8A)．また，Gキナーゼの(二つの)調節サブユニットにcGMPが結合すると，この調節サブユニットに結合している(二つの)触媒サブユニットが活性をもつようになる(図3.8B)．活性化された触媒サブユニットはさまざまなタンパク質のセリン残基やトレオニン残基をリン酸化し，このリン酸化されたタンパク質は，その荷電のために化学構造が変化し活性をもつようになる．タンパク質セリン/トレオニンホスファターゼの働きによりリン酸基が取れると，cGMPの効果が終了する(図3.8A)．

可溶性のグアニル酸シクラーゼはヘム(鉄を含むタンパク質)をもち，膜を自由に透過することのできる一酸化窒素(NO)や一酸化炭素(CO)により活性化される．つまり，NOやCOのようなガス性のファーストメッセンジャーは受容体ひいてはGタンパク質を介さずに作用するといえる．NOはNO合成酵素(NO synthase：NOS)の働きでアルギニンというアミノ酸から生成され，かつては血管内皮細胞由来弛緩因子(endothelium-derived releasing factor：EDRF)とし

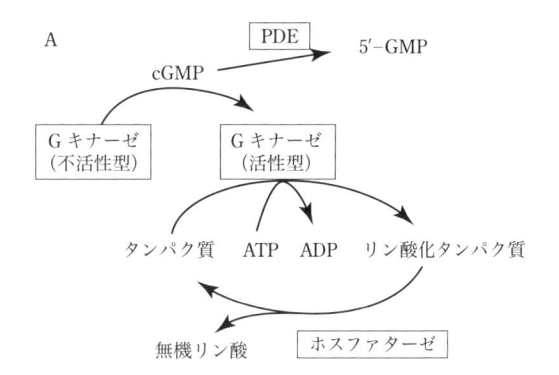

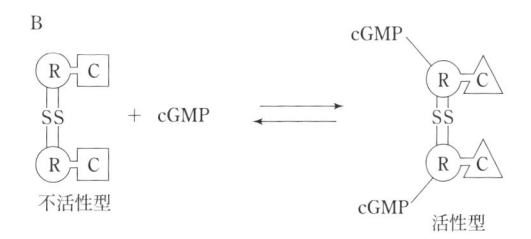

図3.8 グアニル酸シクラーゼの活性化
cGMPはサイクリックGMP，Rは調節サブユニット，Cは触媒サブユニットを示す.
[I. B. Levitan, L. K. Kaczmarek, "The Neuron. Cell and Molecular Biology, 3rd ed.", p. 300, Oxford University Press(2002)を引用改変]

て平滑筋の弛緩作用でよく知られていた．神経系では，シナプス後細胞に存在するNOSの働きで生成されたNOがシナプス前終末に作用する結果，神経伝達物質の放出量が調節されるという逆行性メッセンジャー(retrograde messenger)として働くことが明らかにされている．あるニューロンでNOが生成されるかどうかは，以前は，NADPHジアホラーゼ(NADPH diaphorase)活性の有無から調べられていたが，現在では，抗体を用いて標識する免疫組織化学(immunohistochemistry)の手法によりNOSの存在の有無から調べられている．NOSには三種類のアイソフォーム(isoform；同じ機能をもつが異なる構造をもつタンパク質)が存在することが知られているが，1型(神経型)の場合，Ca^{2+}依存的に結合するカルモジュリン(後述)により活性化される．一方，COはヘムオキシゲナーゼ(heme oxygenase)の働きで赤血球などに含まれているヘムからビリベルジン(biriverdin)や鉄とともに生成される．酵素や受容体などのタンパク質の局在を調べるとき，免疫組織化学法ばかりでなく，それらのメッセンジャーRNAの存在を調べる *in situ* ハイブリダイゼーション組織化学(*in situ* hybridization histochemistry)法も用いられる．

Ferid Murad(ムラド，1936～)，Robert Furchgott (ファーチゴット，1916～2009)およびLouis J. Ignarro

(イグナロ，1941〜)は，NOが情報伝達物質として働くことを明らかにした業績により，1998年にノーベル生理学・医学賞を受賞している．

cGMPは網膜の視細胞において光受容にも働いている．光の明暗を感じる桿体細胞(rod cell)や色覚を感じる錐体細胞(cone cell)という視細胞では，細胞内に存在するcGMPにより陽イオンチャネルが開口しており，常に脱分極状態にある．ロドプシン(rhodopsin)というタンパク質に結合しているレチナールが光を受容すると，トランスデューシン(transducin)というGタンパク質(G_t；これはG_iのファミリーに含まれる一方，G_sと同様にコレラ毒素に感受性をもつ)が活性化され，代謝調節型受容体の場合と同様，GTP結合型αサブユニットと$\beta\gamma$サブユニットに解離する．このGTP結合型αサブユニットがcGMPホスホジエステラーゼを活性化する結果，細胞内のcGMP濃度が下がり，cGMPにより開いていた陽イオンチャネルが閉じる．そのため膜が過分極し，視細胞から(光情報の伝達に働く)双極細胞への神経伝達物質の放出量が減少することになる．この視覚に働くcGMPにより開口される陽イオンチャネルは，上述の嗅覚に働くcAMPにより開口される陽イオンチャネルとともに，環状ヌクレオチド作動性(cyclic nucleotide-gated：CNG)チャネルとよばれる．CNGチャネルはニューロンでも働いていることが知られている(6.1.1項b参照)．

c．ジアシルグリセロール

PIP_2から生成されたジアシルグリセロールは，その疎水性のためにそのまま細胞膜にとどまり，細胞質に存在するプロテインキナーゼC(protein kinase C：Cキナーゼ)と結合することにより，それを活性化する(図3.4参照)．この際，リン脂質二重層の細胞質側の層に存在するホスファチジルセリンやCa^{2+}とも結合することが必要であり，その結果，Cキナーゼの触媒ドメインに結合していた抑制性調節ドメインが外れる．このため触媒ドメインがさまざまな基質タンパク質のセリン残基やトレオニン残基をリン酸化できるようになる(図3.9)．ここで，Cキナーゼの活性化にあたってジアシルグリセロールとIP_3が一緒になって働いていることに注意したい．つまり，IP_3がCa^{2+}濃度を上昇させ，Ca^{2+}がCキナーゼの活性化を促進させているわけである．

AキナーゼやGキナーゼによる活性化の場合と同様，Cキナーゼによりリン酸化されたタンパク質は，その荷電のために化学構造が変化し活性をもつように

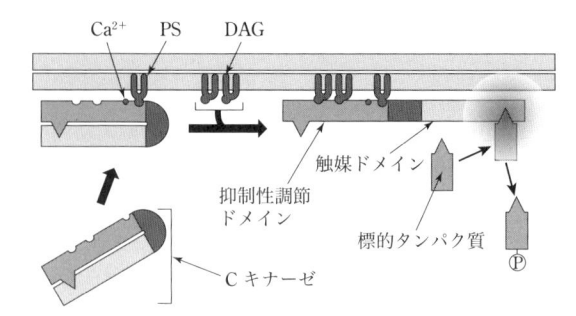

図3.9 ジアシルグリセロール，ホスファチジルセリンおよびCa^{2+}によるCキナーゼの活性化の様子
DAGはジアシルグリセロールを，PSはホスファチジルセリンを示す．
[岡 良隆，"基礎から学ぶ神経生物学"，p.153，オーム社(2012)]

なる．これらのタンパク質リン酸化酵素のそれぞれは複数のタンパク質をリン酸化するので，セカンドメッセンジャーの生成に至るまでの過程でみられたような増幅過程がタンパク質のリン酸化でもみられる．Cキナーゼをウシの脳からはじめて単離し，その機能を解明したのはYasutomi Nishizuka(西塚泰美，1932〜2004)であり，彼の一連の研究により新たな細胞内情報伝達系が明らかにされた．ハズ油成分のホルボールエステルの一種であるホルボール12,13-ジブチラート(phorbol 12,13-dibutyrate：PDBu)はジアシルグリセロールと同様なCキナーゼの活性化作用を示すため，PDBuはCキナーゼを介する反応を調べるのに利用される．ホルボールエステルは発癌促進活性をもっている．

d．IP_3

IP_3は細胞内Ca^{2+}ストアの膜に存在するIP_3受容体(四量体チャネルタンパク質)を開口させ，ストア内から細胞質へCa^{2+}を放出させることにより，細胞内のCa^{2+}濃度を上昇させる(図3.4参照)．その結果，Ca^{2+}依存性の(K^+やCl^-)チャネルの開口や酵素の働きなどにより細胞の機能が変化する．このようなCa^{2+}放出現象をIP_3誘起Ca^{2+}放出(IP_3-induced Ca^{2+} release：IICR)とよぶ．IP_3は，ホスファターゼの働きによりそのリン酸基が取れること，あるいはリン酸化反応を受けることにより，その濃度が減少する．IICR機構は細胞内のCa^{2+}により調節されていることが知られており，このため細胞内のCa^{2+}濃度の振動(oscillation)を生じることがある．このことはニューロン以外の細胞，たとえば，内分泌細胞からのホルモン分泌や卵細胞の受精(fertilization)などに重要な役割を果たす．Ca^{2+}濃度の振動は比較的規則正しく起こり，その振動の周期が情報となることが多い．IICR

は味細胞においては苦み受容に働くことも知られている．IP_3受容体の阻害薬として，2-aminoethoxydiphenyl borate（2-APB）がよく知られている．Katsuhiko Mikoshiba（御子柴克彦，1945〜）は小脳（cerebellum；これに対して大脳を cerebrum という）失調を生じる突然変異マウスにおいて欠落する P400 タンパク質として IP_3 受容体を世界ではじめて発見した．

e. Ca^{2+}

IP_3 ばかりでなく Ca^{2+} 自身も細胞内の Ca^{2+} 濃度を上昇させることができる．この Ca^{2+} 放出現象を Ca^{2+} 誘起 Ca^{2+} 放出（Ca^{2+}-induced Ca^{2+} release：CICR）とよぶ．これは細胞内 Ca^{2+} ストアの膜に存在するリアノジン受容体（ryanodine receptor：RyR；リアノジンとは植物由来のアルカロイド（alkaloid；窒素原子を含み，塩基性を示す）である）に結合することで生じる．この受容体には3種類のアイソフォームが知られており，神経系に多いのは3型（RyR3）である．リアノジンは〜nM 濃度ではその受容体を半開きの状態にするが，〜μM 濃度では受容体の活性化を抑制する．リアノジン受容体の阻害剤として，ダントロレン（dantrolene）やルテニウムレッド（ruthenium red）がよく知られている．IP_3 受容体と同様，リアノジン受容体も四量体チャネルタンパク質であるが，両者の構造は異なっている．リアノジン受容体は骨格筋の筋小胞体にも存在しており，筋の表面から横行小管内に伝わってきた活動電位を感知するジヒドロピリジン（dihydropyridine：DHP）受容体から情報を受け取って筋細胞質内へ Ca^{2+} を放出する．生理的条件下ではリアノジン受容体は CICR としては働かない．また，DHP 受容体は膜電位のセンサーとして機能し，L 型の電位作動性 Ca^{2+} チャネルとしては働かない．ジヒドロピリジン系薬物であるニフェジピン（nifedipine）やニカルジピン（nicardipine）は Ca^{2+} チャネル阻害剤であり，カルシウムアンタゴニスト（calcium antagonist）といわれる．ADP リボシルシクラーゼ（ADP ribosylcyclase）という酵素の働きによってニコチンアミドアデニンジヌクレオチド（nicotinamide adenine dinucleotide）からつくられる環状 ADP-リボース（cyclic ADP-ribose：cADPR）はリアノジン受容体に作用してストアから Ca^{2+} を放出することが知られている．

細胞膜を通って細胞内に入る Ca^{2+} はその荷電のために膜の分極を変えるので電気信号として働くことができるが，流入してきた Ca^{2+} は Ca^{2+} 結合タンパク質（Ca^{2+}-binding protein）に結合して生理機能を果たす．この理由は，Ca^{2+} がタンパク質の内部に存在するアミノ酸の複数個の酸素原子に結合することで，その構造が大きく変化するためである．その Ca^{2+} 結合タンパク質には，パルブアルブミン（parvalubumin；Ca^{2+} 結合性の低分子量のアルブミン），カルビンディン（calbindin），骨格筋の収縮に働くトロポニン（troponin）C，カルモジュリン（calmodulin；これには四つの Ca^{2+} 結合部位がある）などがある．カルモジュリンに Ca^{2+} が結合するとその疎水性表面を露出させるような構造変化が起こり，Ca^{2+}/カルモジュリン依存性キナーゼ II（CaM キナーゼ II；神経系では II 型が多く存在）に結合できるようになる（図 3.10A）．Ca^{2+}/カルモジュリンが結合する前の CaM キナーゼ II では，触媒ドメインが抑制ドメインによりマスクされていてキナーゼ作用をもたない．しかし，Ca^{2+}/カルモジュリンが結合

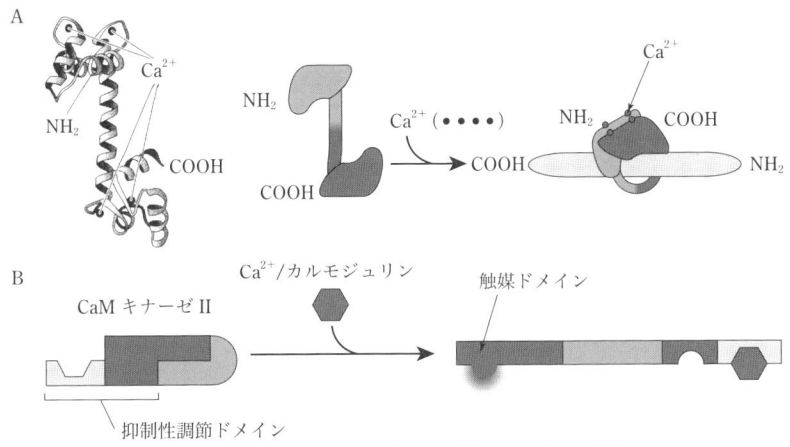

図 3.10 Ca^{2+}/カルモジュリン依存性キナーゼ II の活性化
A は Ca^{2+} がカルモジュリンに結合する様子，B は Ca^{2+}/カルモジュリンが CaM キナーゼ II を活性化する様子を示す．
［岡 良隆，"基礎から学ぶ神経生物学"，p. 155，オーム社（2012）］

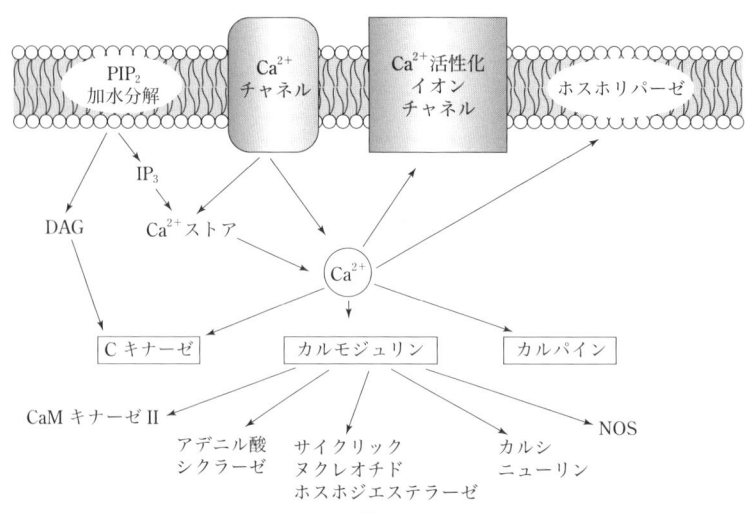

図3.11 細胞内のCa^{2+}が果たすさまざまな作用
［I. B. Levitan, L. K. Kaczmarek, "The Neuron. Cell and Molecular Biology, 3rd ed.", p. 309, Oxford University Press（2002）を引用改変］

することにより触媒ドメインが活性化されると，基質タンパク質をリン酸化できるようになる（図3.10B）．CaMキナーゼIIは，Aキナーゼ，Gキナーゼおよび Cキナーゼと同様，タンパク質のセリン残基やトレオニン残基をリン酸化し，その結果，タンパク質の構造が変化してそれが機能をもつようになる．カルモジュリンは，CaMキナーゼIIばかりでなくアデニル酸シクラーゼ，（cAMPやcGMPの）ホスホジエステラーゼ，カルシニューリン，NOSなどを活性化することができる（図3.11）．カルモジュリンにより活性化されるその他のキナーゼとしてミオシンをリン酸化するミオシン軽鎖キナーゼ（myosin light-chain kinase：MLCK）があり，ミオシンをリン酸化して平滑筋の収縮を起こす．トロポニンは Setsuro Ebashi（江橋節郎，1922～2006）が1965年に発見（1.5.2項 a(ii)参照），カルモジュリンは Shiro Kakiuchi（垣内史朗，1929～1984）が1970年に発見し，<u>ca</u>lcium <u>m</u>odulated <u>p</u>rotein の言葉から名付けた．

　CaMキナーゼIIは自分自身をリン酸化できることが明らかにされている．細胞内のCa^{2+}濃度が上昇してCaMキナーゼIIが自己リン酸化（autophosphorylation）されれば，Ca^{2+}濃度が低下した後でもある程度のリン酸化能力が残る．このことはCaMキナーゼIIがCa^{2+}濃度の高い状態を記憶しているとみなすことができ，この現象がシナプス伝達の可塑性に関与していると考えられている．タンパク質セリン/トレオニンホスファターゼの働きにより，リン酸化されたCaMキナーゼIIからリン酸が外れると，もとの不活性の状態に戻る（図3.12）．

　細胞内のCa^{2+}はイオンチャネルに結合してその開

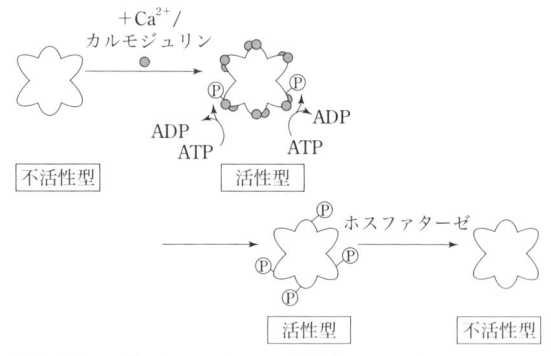

図3.12 Ca^{2+}/カルモジュリン依存性キナーゼIIによるタンパク質のリン酸化とその脱リン酸化の様子
［I. B. Levitan, L. K. Kaczmarek, "The Neuron. Cell and Molecular Biology, 3rd ed.", p. 217, Oxford University Press（2002）を引用改変］

口を起こすことがある．たとえば，活動電位の発生に伴う脱分極により開口した電位作動性Ca^{2+}チャネルを通って細胞内に流入したCa^{2+}は，いくつかの種類のCa^{2+}依存性K$^+$チャネルを活性化し，活動電位の下行相やそれに引き続く過分極性の後電位（afterhyperpolarization）の形成に働くことが明らかになっている．なお，このCa^{2+}依存性K$^+$チャネルには単一チャネル伝導度が大きくアパミン（apamin）感受性のBKチャネルや，単一チャネル伝導度が小さくカリブドトキシン（charybdotoxin）感受性のSKチャネルなどがある（BKのB，SKのSは，それぞれ，伝導度が大きいこと，小さいことを意味する）．その後電位は活動電位の発生頻度を制限するのに役立つ．BKチャネルの場合，細胞内でCa^{2+}が直接チャネルを開口させるのに対して，SKチャネルの場合，カルモジュリンを介してチャネルが開口することが知られている．アパ

ミンとカリブドトキシンは，それぞれミツバチとサソリの毒に含まれている(1.5.2項a(iii)参照)．

以上で述べたように細胞内でCa^{2+}が情報伝達物質として働くことができるのは，その濃度が大変低く($\sim 10^{-4}$ mM)保たれているためである．通常，細胞外のCa^{2+}濃度は~ 2 mM，細胞内Ca^{2+}ストア内のCa^{2+}濃度は~ 0.1 mMであり，細胞質のCa^{2+}濃度より大変高いため，細胞外あるいは細胞内Ca^{2+}ストアから細胞質へCa^{2+}が少し移動するだけで細胞内のCa^{2+}濃度を大きく変えることができる．つまり，細胞質のCa^{2+}濃度が定常的に低い濃度に維持されているために，Ca^{2+}濃度の一過性の上昇を容易に感知できるわけである．

細胞内Ca^{2+}濃度を低くする仕組みとして，① 細胞膜には，細胞外へCa^{2+}をくみ出す細胞膜Ca^{2+}ATPアーゼ(plasma membrane Ca^{2+}ATPase：PMCA)や，Na^+-K^+ ATPアーゼの働きでつくられたNa^+の電気化学ポテンシャル差を利用して細胞外へCa^{2+}をくみ出す二次性能動輸送体であるNa^+-Ca^{2+}交換輸送体(Na^+-Ca^{2+} exchanger：NCX)，② 小胞体の膜には，小胞体内へCa^{2+}をくみ入れる小胞体膜Ca^{2+} ATPアーゼ(sarco-endoplasmic reticulum Ca^{2+}ATPase：SERCA)がある．さらに，③ ミトコンドリアの膜には，ミトコンドリア内へCa^{2+}をくみ入れるミトコンドリアNa^+-Ca^{2+}交換輸送体(mitochondrial Na^+-Ca^{2+} exchanger：mNCX)，また，電位勾配により駆動されるCa^{2+}ユニポーター(Ca^{2+}uniporter)があり，細胞内Ca^{2+}濃度が大きく増加したときに働く．SERCAの阻害剤として，サプシガージン(thapsigargin)がよく知られている．これをニューロンに作用させると数分で小胞体内のCa^{2+}を枯渇させることができる．

一方，細胞内Ca^{2+}濃度を高くする仕組みとして，① 上述のIICRやCICR，② 細胞膜に存在する電位作動性Ca^{2+}チャネル，③ Ca^{2+}透過性のイオンチャネル共役型受容体(たとえば，神経型のアセチルコリン(ACh)のニコチン受容体，N-メチル-D-アスパラギン酸(N-methyl-D-aspartic acid：NMDA)受容体，Ca^{2+}透過型のα-アミノ-3-ヒドロキシ-5-メチル-4-イソオキサゾールプロピオン酸(α-amino-3-hydroxy-5-methyl-4-isoxazolepropionic acid：AMPA)受容体)，④ ストア作動性Ca^{2+}(store-operated Ca^{2+}(SOC))チャネルの活性化がある．Ca^{2+}透過型のAMPA受容体を最初に発見したのはSeiji Ozawa(小澤瀞司，1940～)である．SOCチャネルは，細胞内のCa^{2+}ストアが枯渇したときに，それに素早くCa^{2+}を再貯蔵するためのもので，以前は容量性Ca^{2+}流入(capacitative Ca^{2+}entry)といわれていた．

細胞内外のCa^{2+}濃度調節機構が破綻して細胞内のCa^{2+}濃度が異常に高くなると，カルパイン(calpain；プロテアーゼの一種．図3.11参照)などのCa^{2+}依存性の酵素が働いて，タンパク質の断片化が起こる結果，細胞死が起こる．たとえば，脳が虚血状態(ischemia)や低血糖(hypoglycemia)に陥ると，ATP不足になり，細胞外に存在するグルタミン酸を処理するグルタミン酸輸送体がうまく働かず，細胞外のグルタミン酸濃度が過剰になり，グルタミン酸受容体の活動が高まる場合である．これは，NMDAやCa^{2+}透過型AMPAの受容体チャネルの開口，また，受容体活性化による膜脱分極の結果として起こる電位作動性Ca^{2+}チャネルの開口を介した，細胞外から細胞内へのCa^{2+}流入による．これはグルタミン酸の興奮毒性(excitotoxity)として知られている．筋萎縮性側索硬化症(amyotrophic lateral sclerosis：ALS)における体性運動ニューロンの細胞死に，このようなグルタミン酸の興奮毒性が関与しているのではないかと考えられている．

ウシガエル交感神経節細胞にカフェインが作用すると過分極性の膜電位の振動がみられる．これを発見し，この振動現象にCICRが関与していることを一連の実験と理論的な考察により明らかにしたのはKenji Kuba(久場健司，1939～；名古屋大学名誉教授)とMitsuo Nohmi(能見光雄，1949～)である．

細胞内のCa^{2+}濃度の変化をリアルタイムで測定するための蛍光指示薬としては，Quin 2, Fura 2, Indo 1がよく使われる．それらを開発した，Roger Y. Tien(チェン，1952～)は，緑色蛍光タンパク質(green fluorescent protein：GFR)の発見と開発の研究で，Osamu Shimomura(下村脩，1928～)，Martin Chalfie(チャルフィー，1947～)とともに2008年にノーベル化学賞を受賞している．下村はオワンクラゲから発光タンパク質のイクオリン(aequorin)を発見したことでも知られている．チェンの兄のRichard W. Tsien(1945～)は電位作動性Ca^{2+}チャネルの研究で著名である．Ca^{2+}蛍光指示薬を用いた研究により，細胞内のCa^{2+}濃度の増加といっても，細胞質全体ではなく細胞質内の局所的な増加，つまり時空間的なCa^{2+}濃度分布が生理機能に重要であることがわかっている．その局所的にCa^{2+}濃度が高くなったところはCa^{2+}スパーク(Ca^{2+}spark)やCa^{2+}ミクロドメイン(Ca^{2+}microdomain)といわれる．Ca^{2+}ばかりでなくcAMPなどのほかのセカンドメッセンジャーを感知するための試薬も開発されており，ニューロン内のシグナル伝達の解明に役立っている．

f. アラキドン酸代謝物

　神経伝達物質による代謝調節型受容体の活性化により生成されるわけではないが，ホスホリパーゼ A_2 (phospholipase A_2：PLA_2；これには Ca^{2+} 依存性のものと Ca^{2+} 非依存性のものがある)などのホスホリパーゼの働きにより細胞膜のリン脂質からアラキドン酸(arachidonic acid)が切り出される．PLA_2 はジアシルグリセロールからもアラキドン酸を生成する(図3.3参照)．アラキドン酸は細胞内に存在するシクロオキシゲナーゼ(cyclooxygenase：COX)やリポキシゲナーゼ(lipoxygenase：LOX)という酵素により代謝されてさまざまな生理活性物質が生成される．その後，すぐに放出されてシナプス伝達の調節などに働くことが知られている．おもに COX はプロスタグランジン (prostaglandin：PG)類(PGE_2 など)やトロンボキサン(thromboxane)類を合成し，LOX はロイコトリエン(leukotriene：LT)類(LTB_4 などで，アレルギー反応や炎症に関与)を合成する(図3.13)．これらはエイコサノイド(eicosanoid)とよばれる炭素数20個の不飽和脂肪酸である．プロスタグランジン類が作用するプロスタグランジン受容体は G タンパク質共役型であり，4 種類のサブタイプ(EP1〜EP4)が知られている．エイコサノイドは脂溶性が高いために細胞膜を自由に透過して細胞外へ拡散し，NO や CO のように局所で生理活性物質として働くことができる．これらはオータコイド(autacoid)と総称される．

　COX には COX1 と COX2 の 2 種類のアイソフォームが存在している．COX1 は，常時，細胞内に一定量存在していて，たとえば，これにより生成されるプロスタグランジン類は胃腸管粘膜に作用することにより潰瘍形成を抑制するのに働く．一方，COX2 は炎症を生じた組織において成長因子やサイトカイン(cytokine)などの働きにより発現が誘導され，痛みや炎症に関わっている．このため COX1 に作用を示さず COX2 の活性を特異的に抑える薬物は副作用の少ない鎮痛薬(analgesic)になることが期待される．プロスタグランジン類は，最初精液(semen)から発見されたが，現在ではほとんどすべての組織に存在することが明らかにされている．解熱鎮痛作用のあるアスピリン(aspirin：アセチルサリチル酸；サリチル酸系)は COX1 と COX2 の両方を阻害する非ステロイド性抗炎症薬(non-steroidal anti-inflammatory drugs：NSAIDs)で，発熱や炎症などに関与する PGE_2 の生成を阻害することで作用を発揮する．インドメタシン(indomethacin；インドール酢酸系)も同様な作用をもっている．これらの鎮痛作用は発痛物質の作用を増強するプロスタグランジン類(この増強は発痛物質が作用する受容体のリン酸化などを介する)の合成を抑制することによると考えられている．アラキドン酸は，その代謝物を介して生理作用を示すばかりでなく，アラキドン酸自身が C キナーゼやイオンチャネル(3.4.2項 m 参照)を活性化することに注意したい(図3.13)．なお，アラキドン酸の代謝物には TRPV1 チャネルの活性化作用もある(3.4.2項 o 参照)．

　PLA_2 には，ヘビやハチなどの毒に含まれている分泌型と，細胞質に存在する細胞質型に分けられる．アラキドン酸は，NO や CO と同様，非常に疎水性が高いためにシナプス小胞内に貯蔵することができない．そのため，シナプス後細胞で生成されたものがシナプス前終末に作用する逆行性メッセンジャーとしても働き，シナプス伝達の可塑性に関与することも明らかにされている．副腎皮質ホルモンの一つである糖質コルチコイド(glucocorticoid)は，PLA_2 の活性を抑制するタンパク質であるリポコルチン(lipocortin)の合成を誘導して，間接的に PLA_2 の活性を阻害してプロスタグランジン類を含むエイコサノイドの生成を抑制することにより，抗炎症作用(anti-inflammatory action)を示す．

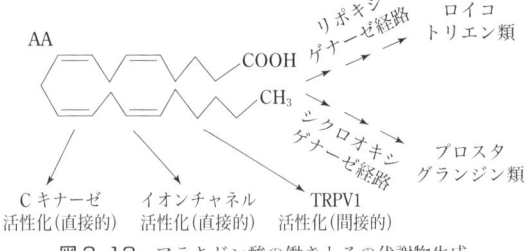

図3.13　アラキドン酸の働きとその代謝物生成
AA はアラキドン酸を示す．
[I. B. Levitan, L. K. Kaczmarek, "The Neuron. Cell and Molecular Biology, 3rd ed.", p. 303, Oxford University Press (2002)を引用改変]

3.1.3　酵素共役型受容体

　上で述べたように，タンパク質のリン酸化を生じる A キナーゼや C キナーゼは，神経伝達物質の受容体への結合により細胞内で生成されたセカンドメッセンジャーにより活性化される．一方，酵素共役型受容体(enzyme-coupled receptor)の場合，細胞膜に存在する酵素それ自身がリン酸化能をもっている．この受容体でよく知られているものは，サイトカインや神経成長因子(nerve growth factor：NGF)などが作用する Trk(tyrosine kinase に由来)ファミリー受容体である．たとえば，NGF は TrkA 受容体に，脳由来神経栄

養因子(brain-derived neurotrophic factor：BDNF)はTrkB受容体に，ニューロトロフィン(neurotrophin)-3(NT-3)はTrkC受容体に結合する．Aキナーゼ，Gキナーゼ，CキナーゼおよびCaMキナーゼIIはタンパク質のセリン残基やトレオニン残基をリン酸化する(それらをまとめてセリン/トレオニンキナーゼとよぶ)．これに対して，Trkファミリー受容体はチロシン残基をリン酸化するので，チロシンキナーゼ型受容体(tyrosine kinase receptor)とよばれる(図3.14)．この受容体活性化の経路の下流(down stream)では，さらにほかのいくつかのタンパク質のキナーゼ(Raf, MEK, ERK；後述)が働いており，細胞の増殖や分化の過程などに関与している．

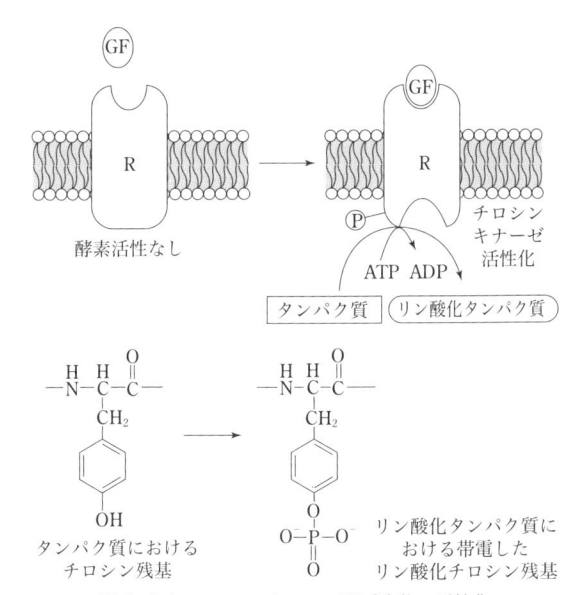

図3.14 チロシンキナーゼ型受容体の活性化
受容体(R)に種々の成長因子(GF)が結合すると，チロシンキナーゼが活性化される．これはタンパク質のチロシン残基をリン酸化する．
[I. B. Levitan, L. K. Kaczmarek, "The Neuron. Cell and Molecular Biology, 3rd ed.", p. 312, Oxford University Press(2002)を引用改変]

タンパク質のホスファターゼには，上述したようなリン酸化されたセリンやトレオニンを基質とするものばかりでなく，リン酸化されたチロシンを基質とするタンパク質チロシンホスファターゼ(protein tyrosine phosphatase)，あるいは，タンパク質セリン/トレオニン/チロシンホスファターゼ(二重特異性ホスファターゼ(dual specificity phosphatase))がある．いずれの場合でも，タンパク質のリン酸化は，プロテインキナーゼとプロテインホスファターゼの両者の働きのバランスで決まることになる．

チロシンキナーゼ型受容体にNGFなどの作動物質(リガンド(ligand)の一つ)が結合すると，受容体が二量体を形成する．この二量体化した受容体は，それ自身の細胞内領域のチロシンキナーゼ活性によって自己リン酸化されることで完全に活性化される．その結果，ホスホリパーゼCγやGrb2アダプタータンパク質(growth factor receptor bound protein-2 adapter protein；後述)やホスファチジルイノシトール3-キナーゼ(phosphatidylinositol 3-kinase：PI3-kinase)を活性化してさまざまな応答が生じることになる．ホスホリパーゼCγの活性化は，ホスホリパーゼCβの場合と同様，Cキナーゼの活性化やIP_3の生成を生じる．リガンドには，機能を発現させる作動物質(作動薬；アゴニスト(agonist))と機能を抑制する阻害物質(阻害薬(剤)；アンタゴニスト(antagonist))がある．

NGFは胎生期において，感覚神経や交感神経の生存やその線維の伸長に必要な栄養因子である．その受容体であるTrkAの遺伝子に異常があると，それらの神経が消失することになり，その結果，先天的に痛みや温度感覚を欠く先天性無痛無汗症(congenital insensitivity to pain with anhidrosis：CIPA)になると考えられている．Rita Levi-Montalcini(レヴィ-モンタルチーニ，1909〜2012)とStanley Cohen(コーエン，1922〜)はNGFなどの神経成長を促すタンパク質の発見で1986年にノーベル生理学・医学賞を受賞している．

チロシンキナーゼ型受容体からのシグナル伝達経路にあるGタンパク質として低分子量Gタンパク質が知られている．これはGTP結合部位で三量体Gタンパク質のαサブユニットと共通した構造をもっている．つまり，低分子量Gタンパク質はGTPと結合し，これを加水分解してGDPとP_iにし，さらにそのGDPをGTPに交換することにより，細胞内シグナル伝達のスイッチ機能を果たす．低分子量Gタンパク質は高度に制御されており，GTP加水分解酵素活性化タンパク質(GTPase-activating protein：GAP；これは三量体Gタンパク質の場合のRGSに相当；3.1.1項を参照)はGTPをGDPとP_iに加水分解することでGタンパク質を不活性化する一方，グアニンヌクレオチド交換因子(guanine nucleotide exchanger factor：GEF)はGDPのGTPへの交換を促進することにより低分子量Gタンパク質を活性化する．

代表的な低分子量Gタンパク質として，癌遺伝子*ras*の産物であるRasがある．図3.15はNGFによるTrkA受容体の活性化の様子を示している．RasはGEFの一つであるSos(son of sevenless)によって活性化される．SosはSH3(Src Homology 3)ドメインを介してGrb2と常に会合している．NGFが結合すること

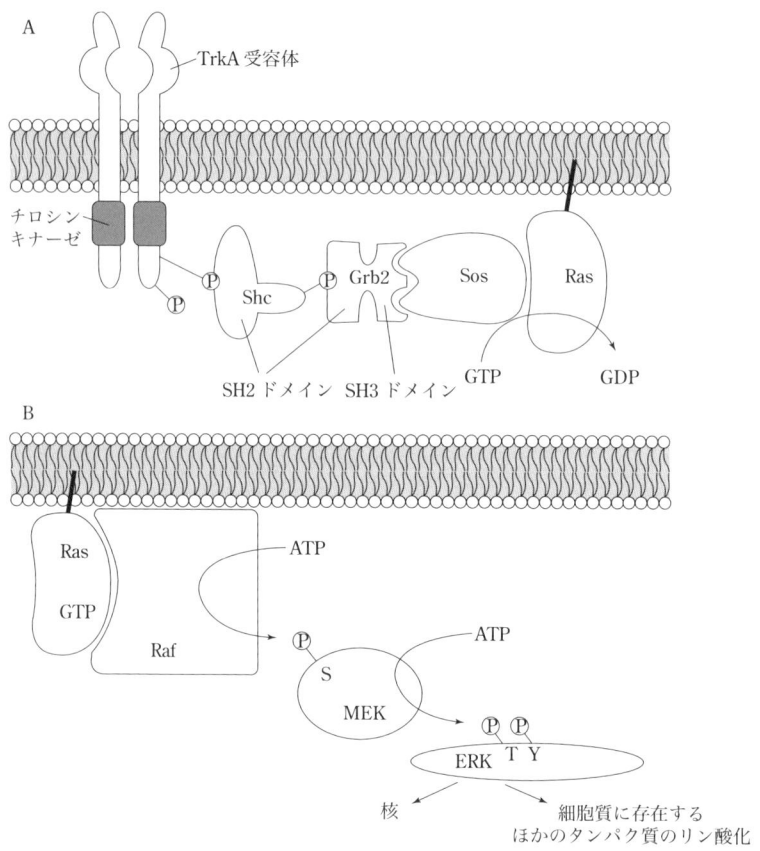

図3.15　NGFによるTrkA受容体の活性化の様子
Bにおいて、MEKではセリン(S)残基、ERKではトレオニン(T)残基とチロシン(Y)残基がリン酸化を受ける.
[I. B. Levitan, L. K. Kaczmarek, "The Neuron. Cell and Molecular Biology, 3rd ed.", p. 416, Oxford University Press(2002)を引用改変]

により、TrkA受容体やShc(これとGrb2にはSH2ドメインも存在)のようなアダプター分子がリン酸化されるとGrb2-Sos複合体が細胞膜に移動する．その結果、細胞膜に存在するRasと接触可能となり、SosがRasに結合していたGDPを追い出してGTPを結合させる、つまりRasをGTP結合型に変換させると(図3.15A)、Rasの高次構造が変化する．活性化されたRasはRafを細胞膜に移動させ、そこでRafはリン酸化され活性化される(図3.15B). 三量体Gタンパク質のαサブユニットと同様、Ras自体にGTPアーゼ活性があり、活性化されたGTP結合型のRasは、自発的に不活性なGDP結合型に変換されるが、GAPの存在下でその変換速度が調節される．

活性化されたRafはMEK(セリン/トレオニン残基とチロシン残基の両方をリン酸化することのできる二重特異性キナーゼ(dual specificity kinase))を活性化し、活性化されたMEKはMAPキナーゼ(MAPK: mitogen-activated protein kinase, 分裂促進因子活性化プロテインキナーゼ；これはセリン残基やトレオニン残基をリン酸化する)の一つであるERK(extracellular signal-regulated kinase: 細胞外シグナル調節キナーゼ)1/2を活性化するようなカスケードを形成する(図3.15B). ここで、RafはMAPキナーゼキナーゼキナーゼ(MAPKKK), MEKはMAPK/ERKキナーゼのことでMAPキナーゼキナーゼ(MAPKK)ともいわれる．この活性化されたERK1/2(セリン残基やトレオニン残基がリン酸化)は核内への移行を促進するタンパク質と結合することができるようになる．その結果、ERK1/2は核膜孔を通って核内に入り(図3.7参照)、cAMPの場合と同様(上述)、CREBをリン酸化することが明らかにされている.以上をまとめると、Rasは細胞膜から核へ情報を伝えるといえる．CaMキナーゼのある種のものもCREBをリン酸化することが知られている(図3.7参照). ERKは細胞質に存在するタンパク質をリン酸化することによってもさまざまな生理機能を果たす．ERK2は海馬(hippocampus；大脳辺縁系(limbic system)の一つ)の長期増強(long-term potentiation: LTP；3.4.2項o参照)に、ERK1

とERK2はコカインの麻薬中毒(3.4.2項e参照)，さらには，アルツハイマー病，パーキンソン病(3.3.1項参照)，グルタミン酸の興奮毒性(3.1.2項e参照)などにもERKが関与していることが知られている．

リン酸化CREBにより転写活性が上昇する遺伝子の一つに c-fos (immediately early gene：初期応答遺伝子)があり，これはニューロンが刺激を受けた後，数十分以内に活性化される．この c-fos 遺伝子がmRNAを介してc-Fosタンパク質とよばれる核タンパク質を生成すると，これが転写因子として働いて，二次的にほかの遺伝子の転写活性を上昇させることが明らかになっている．c-Fosタンパク質は免疫組織化学的方法で検出することができ，ニューロン活動の指標として用いられる．

痛みの伝達(3.4.2項参照)にもMAPキナーゼのシグナル伝達系が関与することが知られている．皮膚末梢に痛み(侵害：nociceptive)刺激が与えられた場合，その伝達系の一つであるERKのリン酸化が脊髄後角表層部で誘導されるが，非侵害刺激が与えられた場合にはそのような誘導が生じないことが報告されている．

3.2 細胞内受容体を介するニューロン内のシグナル伝達

内分泌ホルモンはシナプス伝達そのものには関与しないが，その修飾に働くことが知られている．ステロイド骨格をもった脂溶性のステロイドホルモン(steroid hormone)は，血液中ではキャリアタンパク質と結合して水溶性になっているが，それから離れると，脂溶性のために細胞膜を通って細胞内に入り細胞質や核にある受容体(細胞内受容体：intracellular receptor；構造内にDNA結合ドメインをもっている)に結合してシナプス伝達の修飾に関与することがある．これはホルモン-受容体の複合体がDNAに直接結合して転写を制御する，つまり，リン酸化CREBと同様，転写因子として働くためだと考えられる．

ステロイドホルモンが受容体に結合していないときは，その受容体に抑制性タンパク質が結合している．ステロイドホルモンが結合することで，その受容体の構造が変化し，抑制性タンパク質が解離する．それと同時に受容体の転写活性化ドメインがコアクチベータータンパク質(coactivator protein)と結合できる．その結果，DNAからmRNAへの転写活性が増加する．これによりつくられたタンパク質が転写因子として働くことで，ほかの遺伝子を活性化する．たくさんのタンパク質が，この遺伝子活性化の影響を受け，結局，最初のホルモンのシグナルは，標的細胞の中で複雑なタンパク質合成のパターンの変化を引き起こすことになる．その生理効果については，内分泌作用と同様，はじまりは緩徐であるが長く続く．

ステロイドホルモンは，転写に影響を及ぼす(genomic effect)だけでなく，イオンチャネルや受容体に直接作用して効果を現す(non-genomic effect)場合もある．

3.3 代謝調節型受容体によるシナプス伝達の修飾

神経伝達物質には，代謝調節型の受容体のみを活性化させるものやイオンチャネル共役型と代謝調節型の両方の受容体を活性化するものがあり，それらによりシナプス前性(presynaptic)あるいは後性(postsynaptic)にシナプス伝達が修飾される．これに働く物質には，① 注目しているシナプスの前終末から放出された神経伝達物質(シナプス前終末に作用する場合は自己分泌(オートクリン：autocrine)という)，② 注目しているシナプスの(数ミリメートルほど離れた)近傍のニューロン終末から放出された神経伝達物質(この放出を傍分泌(パラクリン：paracrine)という)，③ 体液中の内分泌ホルモン，④ 治療のために投与された薬剤などがある．薬剤では，内因性に神経伝達物質やホルモンが作用する受容体に作用して効果を発揮する場合がある．ここでは詳しく触れないが，シナプス近傍に存在するグリア細胞(アストロサイト(astrocyte：星状膠細胞)やミクログリア(microglia：小膠細胞))から放出された物質がシナプス伝達の修飾に関わることも明らかになっており，ニューロン-グリア相関(neuron-glia interaction)といわれる．アストロサイトは血管内皮細胞とともに血液脳関門(blood-brain barrier：BBB)の形成にも関わっている．以下，シナプス伝達に働く神経伝達物質とその受容体のいくつかを紹介する(1.6.2項参照)．

3.3.1 神経伝達物質とその受容体

アセチルコリン(acetylcholine：ACh)は，神経筋接合部(運動終板：motor endplate；体性運動ニューロンと骨格筋の間)や自律神経節(autonomic ganglion；節前線維と節後ニューロンの間．3.4.1項参照)のシナプスで，イオンチャネル共役型のニコチン性(nicotinic)ACh受容体を活性化して速い興奮性シナプス伝

達に働くが，自律神経節，あるいは，節後線維から効果器へ至るシナプスでは，代謝調節型のムスカリン性(muscarinic)ACh受容体を活性化して緩徐なシナプス伝達を生じる．この緩徐なシナプス伝達には興奮性のものばかりではなく抑制性のものもある．中枢神経系では，AChは，マイネルト(Mynert)基底核を含む前脳基底部(basal forebrain)，線条体(striatum)，中脳橋被蓋(mesopontine tegmentum)などで働くが，ほとんどの場合，ムスカリン性ACh受容体に作用して効果を発揮する．その生理作用には学習や記憶，睡眠と覚醒などがある．アルツハイマー病ではマイネルト基底核のコリン作動性ニューロンの著しい変性がみられる．

ムスカリン受容体にはM1〜M5の五つのサブタイプが知られており，M1，M3，M5は$G_{q/11}$タンパク質を介してホスホリパーゼCβを活性化する一方，M2，M4はG_iタンパク質を介してアデニル酸シクラーゼ活性を抑制する(表3.1)．イオンチャネル活性の制御として，M1，M3はMチャネル(Mはムスカリン感受性を意味する)とよばれる電位依存性K^+チャネルの抑制と陽イオン選択性チャネルを活性化させ，膜の脱分極を生じる．Mチャネルは，最初，ウシガエル交感神経節細胞で発見され，その後，中枢ニューロンにも存在することがわかった．ニコチンはタバコ(*Nicotiana*)の葉に含まれているアルカロイドであり，ムスカリンはベニテングタケ(*Amanita muscaria*)という毒キノコに含まれており，その名はどちらも学名に由来する．

末梢神経系における速い興奮性のシナプス伝達に働くおもな神経伝達物質はAChであるが，脳や脊髄(spinal cord)のような中枢神経系ではグルタミン酸が速い興奮性のシナプス伝達に働いている(2.5.3項b(ii)参照)．このためグルタミン酸は興奮性アミノ酸(excitatory amino acid：EAA)ともいわれる．AChの場合と同様，グルタミン酸もイオンチャネル共役型と代謝調節型の受容体の両方を活性化する．前者には

表3.1 代謝調節型受容体の種類と関与する酵素活性(セカンドメッセンジャー)の変化

受容体	サブタイプ	酵素活性の変化
ムスカリン性アセチルコリン受容体	M1, M3, M5 M2, M4	ホスホリパーゼCβ (IP_3/DAG ↑) アデニル酸シクラーゼ (cAMP ↓)
代謝調節型グルタミン酸受容体	mGluR1, 5 mGluR2, 3 mGluR4, 6, 7, 8	ホスホリパーゼCβ (IP_3/DAG ↑) アデニル酸シクラーゼ (cAMP ↓) アデニル酸シクラーゼ (cAMP ↓)
$GABA_B$ 受容体	$GABA_B$R1, $GABA_B$R2	アデニル酸シクラーゼ (cAMP ↓)
ドパミン受容体	D1, D5 D2, D3, D4	アデニル酸シクラーゼ (cAMP ↑) アデニル酸シクラーゼ (cAMP ↓)
アドレナリン受容体	$\alpha_{1A}, \alpha_{1B}, \alpha_{1D}$ $\alpha_{2A}, \alpha_{2B}, \alpha_{2C}$ $\beta_1, \beta_2, \beta_3$	ホスホリパーゼCβ (IP_3/DAG ↑) アデニル酸シクラーゼ (cAMP ↓) アデニル酸シクラーゼ (cAMP ↑)
ヒスタミン受容体	H1 H2 H3, H4	ホスホリパーゼCβ (IP_3/DAG ↑) アデニル酸シクラーゼ (cAMP ↑) アデニル酸シクラーゼ (cAMP ↓)
セロトニン受容体	5-$HT_{1(A,B,D,E,F)}$, 5-HT_5 5-HT_2 5-HT_4, 5-HT_6, 5-HT_7	アデニル酸シクラーゼ (cAMP ↓) ホスホリパーゼCβ (IP_3/DAG ↑) アデニル酸シクラーゼ (cAMP ↑)
P2Y受容体	$P2Y_{1,2,4,6,11,14}$ $P2Y_{4,12,13,14}$ $P2Y_{11}$	ホスホリパーゼCβ (IP_3/DAG ↑) アデニル酸シクラーゼ (cAMP ↓) アデニル酸シクラーゼ (cAMP ↑)
アデノシン受容体	A_1 A_{2A}, A_{2B} A_3	アデニル酸シクラーゼ (cAMP ↓) アデニル酸シクラーゼ (cAMP ↑) アデニル酸シクラーゼ (cAMP ↓) また，ホスホリパーゼCβ (IP_3/DAG ↑)
オピオイド受容体	μ, δ, κ	アデニル酸シクラーゼ (cAMP ↓)
タキキニン受容体	NK1, NK2, NK3	ホスホリパーゼCβ (IP_3/DAG ↑)
ガラニン受容体	GalR1 GalR2	アデニル酸シクラーゼ (cAMP ↓) ホスホリパーゼCβ (IP_3/DAG ↑)
ソマトスタチン受容体	sst1, sst2A, sst2B, sst3	アデニル酸シクラーゼ (cAMP ↓)
カンナビノイド受容体	CB1, CB2	アデニル酸シクラーゼ (cAMP ↓)

AMPA型，カイニン酸型およびNMDA型(これらの構成サブユニットは，いずれも例外的に3回膜貫通ドメインをもっている)がある．一方，後者の代謝調節型グルタミン酸受容体(metabotropic glutamate receptor：mGluR)にはmGluR1～mGluR8があり，細胞内代謝系や薬理作用により，一般に三つのグループに分けられている(mGluR1, 5；mGluR2, 3；mGluR4, 6, 7, 8；表3.1)．mGluRのクローニングに最初に成功したのはShigetada Nakanishi(中西重忠，1942～)の研究グループである．グルタミン酸はクレブス回路(Krebs cycle：トリカルボン酸回路)の前駆物質を経由してグルコースの代謝過程の途中で生成される．

中枢神経系では，抑制性アミノ酸(inhibitory amino acid)として，γ-アミノ酪酸(γ-aminobutyric acid：GABA)やグリシン(glycine)がある．これらはイオンチャネル共役型受容体を活性化して速い抑制性のシナプス伝達にも働く．GABAはGABA$_B$という代謝調節型受容体にも作用し，G$_i$タンパク質を介してアデニル酸シクラーゼ活性を抑制したり(表3.1)，K$^+$チャネルやCa^{2+}チャネルのようなイオンチャネルの開閉を制御することが知られている．GABA$_B$受容体のサブユニットとして，GABA$_B$R1とGABA$_B$R2の2種類があるが，両者は二量体として機能していると考えられている．一方，グリシンが代謝調節型受容体を活性化するという報告はない．中枢神経系における速い抑制性の神経伝達物質として，大脳ではおもにGABA，脳幹(brainstem)と脊髄ではGABAとグリシンが用いられるが，幼若期では，グリシンも大脳で神経伝達物質として働くと考えられている．GABAはグルタミン酸脱炭酸酵素(glutamic acid decarboxylase：GAD)の働きでグルタミン酸から合成される．免疫組織化学の手法でGADの存在を調べることによりGABA作動性ニューロンの同定が行われる．

アンモニアの水素原子の1個以上が炭化水素基に置換された化合物であるアミンは，生体内で神経伝達物質として働くが，そのアミンの中でカテコール基をもっているものをカテコールアミン(catecholamine)という．これにはドパミン(dopamine)，アドレナリン(adrenaline)，ノルアドレナリン(noradrenaline)がある．ドパミンにより活性化されるドパミン受容体(D1, D2, D3, D4, D5)，アドレナリンとノルアドレナリンにより活性化されるアドレナリン受容体(α_1, α_2, β_1, β_2, β_3)のいずれも代謝調節型である．ドパミン受容体はD1様受容体ファミリー(D1, D5)とD2様受容体ファミリー(D2, D3, D4)に分けられている．α_1はα_{1A}, α_{1B}, α_{1D}に，α_2はα_{2A}, α_{2B}, α_{2C}に細分化されている．これらはそれぞれのサブタイプの種類に応じてG$_s$タンパク質を介したアデニル酸シクラーゼ活性の促進，G$_i$タンパク質を介したアデニル酸シクラーゼ活性の抑制，さらにG$_{q/11}$タンパク質を介したホスホリパーゼCβの活性化の作用をもっている(表3.1)．チロシン→ドーパ→ドパミン→ノルアドレナリン→アドレナリンという一連の反応でカテコールアミンは生成される．もし神経の終末でドパミンをノルアドレナリンに変換する酵素(dopamine-β-hydroxylase)が欠如していればドパミンが放出されることになる．末梢神経系では神経終末にノルアドレナリンをアドレナリンに変換する酵素(phenylethanolamine N-methyltransferase)がないためにノルアドレナリンが神経伝達物質として用いられる．

アドレナリンはJokichi Takamine(高峰譲吉，1854～1922)によりウシの副腎(adrenal gland)から世界ではじめて結晶化された．ヨーロッパでは，このアドレナリンという言葉が使われているが，米国ではAbelという米国の研究者が名付けたエピネフリン(epinephrine)という言葉が使われている．両者はまったく同じものである．

Arvid Carlsson(カールソン，1923～)，Eric Richard Kandel(カンデル，1929～)およびPaul Greengard(グリーンガード，1925～)は，2000年，脳の神経系におけるシグナル伝達の機序の解明に対して，ノーベル生理学・医学賞を受賞している．Carlssonは黒質(substantia nigra)から線条体へ至るドパミン作動性神経の消失がパーキンソン病(Parkinson's disease)の発症に関わることを，Greengardは神経系におけるドパミンの生理作用にAキナーゼによるタンパク質のリン酸化が重要であることなどを示した．一方，Kandelは，最初，軟体動物の一種であるアメフラシ(Aplysia)の腹部神経節(abdominal ganglion)のニューロン，後に，ラットの海馬ニューロンを標本として，記憶や学習の機序を分子レベルで明らかにした．

生体で働くアミンとして，カテコールアミン以外に，セロトニン(serotonin；インドールアミン)やヒスタミン(histamine；イミダゾールアミン)があり，これらはすべて1個のアミノ基をもつのでモノアミン(monoamine)といわれる．セロトニンは5-ヒドロキシトリプタミン(5-hydroxytryptamine：5-HT)ともいい，その受容体を5-HT受容体とよぶ．ヒスタミン受容体(H1, H2, H3, H4)はいずれも代謝調節型であるが，セロトニン受容体はイオンチャネル共役型である5-HT$_3$受容体を除いていずれも代謝調節型であり，5-HT$_{1A}$, 5-HT$_{1B}$, 5-HT$_2$, 5-HT$_4$, 5-HT$_5$,

5-HT$_6$，5-HT$_7$などがある．これらはG$_s$タンパク質を介したアデニル酸シクラーゼ活性の促進，G$_i$タンパク質を介したアデニル酸シクラーゼ活性の抑制，さらにG$_{q/11}$タンパク質を介したホスホリパーゼCβの活性化の作用をもっている（表3.1）．セロトニンはトリプトファンから5-ヒドロキシトリプトファンを経て生成される一方，ヒスタミンはヒスチジンから生成される．LSD（lysergic acid diethylamide：リゼルグ酸ジエチルアミド）の幻覚作用は，5-HT受容体に結合してセロトニンの作用を阻害するためだと考えられている．

ATPは生体の化学エネルギーとして用いられるが，Geoffrey Burnstock（バーンストック，1929～）らによる1970年代からの長年の研究により，現在では，神経伝達物質としても働くことが認められている（2.5.3項b(iii)参照）．ATPがどこから遊離されてニューロンに作用するかは明確に示されていないが，一つの候補として，シナプス小胞に含まれている神経伝達物質（AChやノルアドレナリンなど）とともにシナプス間隙へ放出されることが考えられている．ATPの受容体として，イオンチャネル共役型のP2X（P2X$_1$～P2X$_7$；ほかのイオンチャネル共役型受容体と異なり，構成サブユニットは2回の膜貫通ドメインをもっている）と代謝調節型のP2Y（P2Y$_{1,2,4,6,11～14}$）が知られている．後者の場合，G$_s$，G$_i$およびG$_{q/11}$タンパク質を介した代謝反応を起こすことが示されている（表3.1）．このATP受容体のアゴニストとしてATPばかりでなくADP，ウリジン三リン酸（uridine triphosphate：UTP），ウリジン二リン酸（uridine diphosphate：UDP）などのヌクレオチドもある．

ATPから三つのリン酸基が加水分解されたアデノシンは代謝調節型受容体のみを活性化し，そのアデノシン受容体としてA$_1$，A$_{2A}$，A$_{2B}$，A$_3$の存在が知られている．P2Yと同様，G$_s$，G$_i$およびG$_{q/11}$タンパク質を介した代謝反応を起こす．アデノシンはシナプス小胞からは放出されず，細胞外へ放出されたATPがエクトヌクレオチダーゼ（ectonucleotidase）という酵素により分解されて生じると考えられている（表3.1）．

神経系において神経伝達物質として働くペプチドがあり，神経ペプチド（neuropeptide）といわれる．これにはさまざまなものが知られているが，いずれも代謝調節型受容体を活性化する．たとえば，① ダイノルフィン（dynorphin）類，βエンドルフィン（β-endorphin），メチオニンおよびロイシンエンケファリン（Met-enkephalin, Leu-enkephalin；エンケファリンは5個のアミノ酸からなり，C末端のアミノ酸がメチオニンの場合がメチオニンエンケファリン，ロイシンの場合がロイシンエンケファリン），エンドモルフィン（endomorphin）-1，-2のような内因性オピオイドはμ，δ，κ受容体に，② タキキニン（tachykinin；速く動かすことを意味し平滑筋を収縮させる）といわれるサブスタンスP（substance P：P物質），ニューロキニンA，ニューロキニンBは，それぞれNK（neurokinin）1，NK2，NK3受容体（すべてまとめてタキキニン受容体という）に，③ ガラニン（galanin）はガラニン受容体（GalR1, 2, 3）に，④ ソマトスタチン（somatostatin）はソマトスタチン受容体（sst1, sst2A, sst2B, sst3, sst4, sst5に分類）に，⑤ オキシトシン（oxytocin）はオキシトシン受容体（現在のところ，1種類のみ知られている）に作用する．これらの受容体の活性化によりイオンチャネルの開閉が直接制御されたり，G$_s$，G$_i$およびG$_{q/11}$タンパク質を介した代謝反応を起こす（表3.1）．神経ペプチドは，低分子の神経伝達物質（ACh，グルタミン酸など）と共存しており，放出され受容体に作用した後，タンパク質分解酵素により分解される．癌に伴う強い痛みを抑えるのによく使われるモルヒネ（morphine；ケシの実からできるアヘン（opium）に含まれているアルカロイド）はμ受容体に作用して効果を発揮する．

カンナビノイド（cannabinoid；大麻の抽出物であるマリファナ（marijuana）に含まれる多数の生理活性物質の総称）が作用する受容体には1型（CB1）と2型（CB2）があり，おもにCB1は中枢神経系に，CB2は末梢（免疫系）に存在している．いずれも代謝調節型受容体である（表3.1）．これの内因性作動物質としてアナンダミド（anandamide：N-arachidonoylethanolamide）や2-アラキドノイルグリセロール（2-arachidonoyl-glycerol：2-AG；この前駆体であるジアシルグリセロールから，ジアシルグリセロールリパーゼ（diacylglycerol lipase）の働きにより生成）が発見されている．カンナビノイドがDSI（depolarization-induced suppression of inhibition：脱分極誘導性脱抑制）やDSE（depolarization-induced suppression of excitation：脱分極誘導性興奮抑制）を引き起こすための逆行性伝達物質として働くことは，Takako Syosaku（少作隆子，1957～）とMasanobu Kano（狩野方伸，1957～）らにより明らかにされている．つまり，シナプス後細胞の脱分極により細胞膜のリン脂質からカンナビノイドが合成・放出された後，シナプス前終末に逆行性に働いて神経伝達物質の放出を抑制する（抑制性シナプスでみられるのがDSI，興奮性シナプスでみられるのがDSEである）．

ACh，グルタミン酸，GABA，グリシン，カテコールアミン，アミン，ATPのような低分子の神経伝達物質は神経終末において合成されるが，神経ペプチドはニューロンの細胞体(neuronal cell body)で合成され，順行性の軸索輸送(axonal transport)により神経終末まで運ばれる．電子顕微鏡で観察すると，低分子神経伝達物質は，小型透明小胞(clear core vesicle)という電子密度の低い小型の小胞に含まれているのに対して，神経ペプチドは，大型の有芯小胞(dense core vesicle)という大型で中心部の電子密度が高い小胞に含まれている．

ACh，グルタミン酸，GABA，グリシンなど速いシナプス伝達に関与する神経伝達物質はアクティブゾーン(active zone)から放出されてシナプス下膜(sub-synaptic membrane)に高密度で存在するイオンチャネル共役型受容体(あるいは代謝調節型受容体)に作用する．一方，上述の代謝調節型受容体のみを活性化して緩徐なシナプス応答やシナプス伝達の修飾にかかわる神経伝達物質の放出部位は，アクティブゾーンから離れた神経終末，あるいは細胞体や樹状突起(dendrite)であると考えられている．このような伝達様式を容積伝達(volume transmission)ということもある．ペプチド性の神経伝達物質の場合には，神経線維の途中に多数存在する膨大部(バリコシティー：varicosity)から放出されることが知られている．

3.3.2 シナプス前終末における修飾

神経終末からの神経伝達物質の放出は，その終末に存在する代謝調節型受容体の活性化により促進されたり抑制されたりする．この調節作用が長時間続く場合があり，シナプス伝達の可塑性といわれる．伝達の促進が起こる場合が長期増強，伝達の抑制が起こる場合が長期抑圧(long-term depression：LTD)である．これらには神経終末を起源とするシナプス前性のものだけでなく，シナプス後性のものもある(3.3.3項参照)．シナプス伝達の可塑性の機序は，それの発生の原因は何か(誘起：induction)，それはどんな形で現れるか(発現：expression)，それを長続きさせる仕組みは何か(維持：maintenance)，の三つに分けて考えられる．しかし，誘起の原因がシナプス後細胞であっても，上で述べたようにシナプス後細胞で生成されたNO，CO，アラキドン酸などが逆行性メッセンジャーとしてシナプス前終末における修飾に働くことがある．長期増強は海馬で，長期抑圧は小脳で最初に発見されたが，海馬でも長期抑圧がみられるし，小脳でも長期増強がみられる．小脳の運動学習に長期抑圧が関与していることを明らかにしたのはMasao Ito(伊藤正男，1928〜)である(1.3.4項b参照)．

神経終末には代謝調節型受容体ばかりでなくイオンチャネル共役型受容体も存在し神経伝達物質の放出を制御することも明らかになっている．この受容体として最初に発見されたものはGABA$_A$受容体であるが(3.4.2項1参照)，その後，AMPA型のグルタミン酸受容体，ATPにより活性化されるP2X受容体などさまざまな種類が報告されている．この制御機構の一つとして，イオンチャネル共役型受容体の活性化による膜電位の変化が考えられる．

3.3.3 シナプス後細胞における修飾

シナプス後細胞の代謝調節型受容体が活性化されると，緩徐な脱分極や過分極が生じ，その結果，速いシナプス伝達が促進されたり抑制されたりする．また，その代謝調節型受容体の活性化によりセカンドメッセンジャーが生成され，それが速いシナプス伝達に関わるイオンチャネル共役型受容体をリン酸化するなどして，速いシナプス伝達の効率が変化することになる．神経終末における修飾と同様，この調節作用が長時間続く場合があり，シナプス後性のシナプス伝達の可塑性といわれる(図2.66参照)．

シナプス後細胞の受容体の数が変化することによっても長期増強や長期抑圧が起こることが，脳のシナプスで示されている．すなわち，代謝調節型のグルタミン酸受容体の働きやNMDA受容体を通って細胞内に入ったCa^{2+}によりCaMキナーゼIIが活性化された結果，細胞膜と細胞質の間におけるAMPA受容体の小胞輸送(vesicular transport；膜トラフィッキング(membrane trafficking)ともいう)活動が変化し，シナプス下膜におけるAMPA受容体の数が増えたり(長期増強)，減ったり(長期抑圧)する．このようなAMPA受容体のトラフィッキングは，従来から知られている，細胞膜に存在する受容体の細胞質への取込み(エンドサイトーシス：endocytosis)や細胞質から細胞膜への出現(エクソサイトーシス：exocytosis)，という現象に対応するものであろう．

3.4 末梢と中枢におけるシナプス伝達の修飾

神経系における情報処理の多様性は，主としてシナプスでの多彩な伝達の調節によっており，それが神経

回路網での情報(活動電位)の流れを修飾制御することになる.

3.4.1 自律神経節のシナプス伝達の修飾

自律神経(autonomic nerve)は,内臓の働きを調節する遠心性(efferent)の交感神経(sympathetic nerve)と副交感神経(parasympathetic nerve),そして諸臓器の状態を中枢神経に伝える求心性(afferent)の内臓知覚神経(visceral sensory nerve)に分けられる.交感神経は身体の活動が高まったときに,諸臓器をその状態に適応させるのに働くのに対して,副交感神経は身体がリラックスした状態のときに働く.自律神経は中枢神経内に細胞体のある節前ニューロン(preganglionic neuron;交感神経の場合には胸髄(thoracic cord)と腰髄(lumbar cord),副交感神経の場合には脳幹と仙髄(sacral cord)にある)と中枢神経外の神経節(ganglion)にある節後ニューロン(postganglionic neuron)から構成される.節前ニューロンの線維(節前線維:preganglionic fiber)が節後ニューロンに,節後ニューロンの線維(節後線維:postganglionic fiber)が心筋,平滑筋,分泌腺などの効果器に,それぞれシナプスを形成している.自律神経節は多様なシナプス伝達様式を示すため,中枢シナプスの基本的な雛型と考えられる.代謝調節型受容体の活性化が自律神経節のシナプス伝達をどのように修飾するかについて,いくつかの研究結果を紹介する.

a. 交感神経節

この神経節における神経-神経シナプスは神経筋接合部シナプスに比べて,伝達の修飾を受けやすい部位である.温血動物では,神経節にドパミン作動性の介在ニューロンなどが存在し,シナプス伝達の複雑な調節が行われる.一方,ウシガエルの腰部交感神経節では,節前線維から節後ニューロンへと比較的単純な伝達が行われ,神経-神経シナプスの伝達の修飾作用を調べる標本として便利である.この神経節はウシガエルの腹部を開くことにより容易に認めることができる.これを節前線維束と節後線維束を付した状態で剥離し,次に,実体顕微鏡下で神経節の表面を覆っている薄い膜をピンセットにより剥ぎ取る.レジンを敷いたチェンバーに,この標本をピンで固定する一方,室温のリンガー液を灌流すれば,ニューロンを生かした状態を一日中維持し,その交感神経節ニューロンに細胞内ガラス微小電極法を容易に適用することができる.

この標本を低Ca^{2+},高Mg^{2+}のリンガー液に浸し,3 secに1回の低頻度で節前線維を電気刺激するとニコチン性のACh受容体を介する速い興奮性シナプス後電位(excitatory postsynaptic potential:EPSP)を記録することができる.アドレナリン(図3.16A)あるいは膜透過性のジブチリル(dibutyryl)cAMP(図3.16C)を30 min間灌流投与すると,その後EPSPの振幅が3~4 hにわたり増強する.量子解析によると,これらの作用は,主として量子サイズ(quantal size)ではなく量子数(quantal content)の増加によっており,シナプス前性,つまりAChの放出促進作用であることがわかる(図3.16B, D).アドレナリンと同様な作用はβ受容体アゴニストのイソプレナリン(isoprenaline;これはイソプロテレノール(isoproterenol)ともいう)によりみられる一方,アドレナリン作用はβ受容体阻害薬プロプラノロール(propranolol)により抑制され,α受容体阻害薬フェノキシベンザミン(phenoxybenzamine)により影響を受けない.また,cAMPホスホジエステラーゼ阻害薬のカフェインや3-イソブチル-1-メチルキサンチン(3-isobutyl-1-methylxanthine:IBMX),コレラ毒素はアドレナリンと同様な促進作用を示す.以上より,アドレナリンは,シナプス前末端のβ型受容体を活性化し,これによりコレラ毒素感受性のG_sタンパク質を介してアデニル酸シクラーゼが活性化し,そして,細胞内のcAMP濃度が増加して,AChの放出量が長時間増加することがわかる[1].

このアドレナリンによるシナプス伝達の長期増強は,Kandel(3.3.1項参照)らにより明らかにされたアメフラシの感覚細胞の神経末端で見られるセロトニン-cAMP系を介した神経伝達物質の放出の促進作用と似ている.しかし,アメフラシの場合は,神経末端におけるSチャネル(Sはセロトニンに由来;K^+チャネルの一種)の閉鎖→活動電位の持続時間の延長→活動電位の発生に伴ったCa^{2+}流入量の増加→神経伝達物質の放出量の増加,という機序で起こるのに対して,アドレナリンによる促進作用は,K^+チャネルの閉鎖によるのではなくて,静止時における神経末端内のCa^{2+}濃度の持続的な上昇により生じることが示唆されている.この考えは,アドレナリンによるシナプス伝達の促進中にみられる,微小EPSPの発生頻度の増加,つまり,AChの自発性放出の増加,2発連続刺激によるEPSPの短期促通(short-term facilitation)の減少,などの生理学的な実験結果,さらに,神経末端内における静止時や活動電位の発生時のCa^{2+}の動態と神経伝達物質の放出量との間の理論的な考察から支持されている[1].アドレナリンの作用ではみられなかったが,

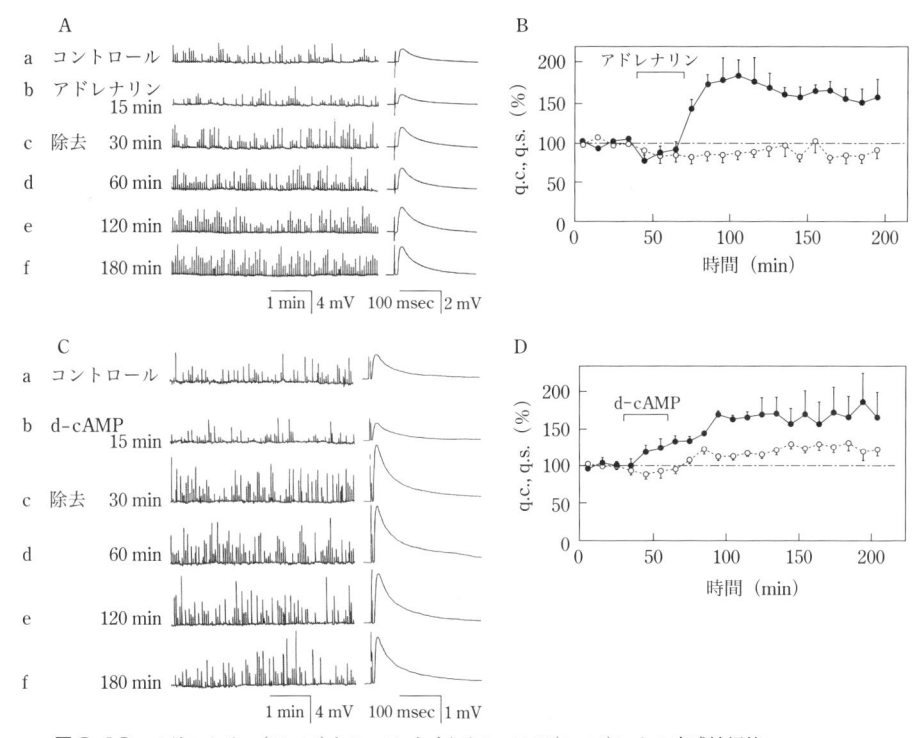

図 3.16 アドレナリン(10 μM)あるいはジブチリル cAMP(1 mM)による交感神経節ニューロンの
ACh 作動性シナプス伝達のシナプス前性促進作用

A と C で上向きに記録されているのは EPSP であり，左と右で異なった時間や振幅のスケールで示されている．B と D は，薬物投与前のコントロールを 100％としたときの q.c. と q.s. の％の経時変化を示している．EPSP の振幅の増加は量子の大きさ(q.s.：○)ではなく量子数(q.c.：●)の増加によっている．d-cAMP はジブチリル cAMP を示す．

[K. Kuba, E. Kumamoto, *J. Physiol.*, **374**, 515(1986)を引用改変]

テトラエチルアンモニウム(tetraethylammonium)，4-アミノピリジン(4-aminopyridine)，Cs^+ のような K^+ チャネル阻害剤をウシガエル交感神経節に作用させると，節前線維の電気刺激に伴って神経終末から起こる ACh 放出量の著明な増加がみられる．これは神経終末において活動電位の持続時間が延長することで Ca^{2+} 流入量が増加し，神経伝達物質の放出が促進されるためである[1]．

シナプス伝達の促進を生じるアドレナリンは，生理的には，アドレナリンを含むことが知られている節後細胞に由来する，あるいは，副腎髄質(adrenal medulla)から血中に放出されたものに由来するという可能性がある．その理由として，節後細胞に含まれるアドレナリンを放出させることのできる節後細胞の頻回刺激によっても，アドレナリンの作用と同様なシナプス伝達の促進はみられないことがあげられる．また，節後細胞内に細胞内ガラス微小電極を通して西洋ワサビペルオキシダーゼ(horseradish peroxidase：HRP)を注入することで神経軸索の走行が調べられているが，温血動物でよくみられる，節後細胞の軸索側枝(axon collateral)が節前線維の終末近くに帰ってくる反回性(recurrent)の神経構造はない．

アドレナリンによるシナプス伝達の促進は，アドレナリンを除去した後も長く続くが，これでは節後細胞が異常に興奮したままの状態になる．これを防ぐためには，アドレナリンによるシナプス伝達の促進系を制御する機構が必要である．この点に注目して次のようなシナプス伝達の抑制系の存在が明らかにされている[1]．① 神経末端には β 型とは異なる α 型のアドレナリン受容体があり，この α 型受容体の活性化は，アドレナリンが存在するときにのみ ACh の放出を抑制する，② 促進機構を開始する β 型受容体は，長時間アドレナリンが存在し続けると脱感作(desensitization)を示す，③ ACh(ムスカリン様作用)やアデノシン以外の神経伝達物質の作用を介して，神経末端内で cGMP が産生され，これが cAMP を介する細胞内代謝系に干渉してシナプス伝達の促進機構を抑制する，という機構である．この①の機構では，同じ神経終末に α と β という代謝調節型アドレナリン受容体の異なる型が存在し，伝達物質の放出に対して互いに

独立して相反的に作用することが示されている[1]．受容体がそれを活性化する神経伝達物質に長時間さらされると，応答が次第に弱くなる現象を同種脱感作(homologous desensitization)という．そのほかに，注目している受容体以外の受容体を活性化する神経伝達物質により引き起こされる異種脱感作(heterologous desensitization)というものもある．脱感作は受容体のリン酸化などにより生じることがわかっている．

以上の研究結果より，交感神経の活動が高まると，副腎髄質から分泌されたアドレナリンがシナプス伝達を長時間亢進させ，交感神経の活動亢進を長時間維持するのに関係していると考えられる．

アドレナリン投与の場合と同様，節前線維を頻回刺激(33 Hz で 10 sec)してもシナプス前性の長期増強がみられる．C キナーゼの活性化薬である PDBu 自身もシナプス前性の促進作用を示すが，PDBu 存在下において頻回刺激による長期増強は影響を受けない(図 3.17A)．この結果と一致して，この長期増強は，C キナーゼの阻害薬である H-7 やスタウロスポリン(staurosporine)により影響を受けない(図 3.17B, C)．一方，カルモジュリンの阻害薬であるトリフルオペラジン(trifluoperazine)や W-7 の存在下では頻回刺激による長期増強はみられない(図 3.17D, E)．以上より，頻回刺激による長期増強は，神経終末における CaM

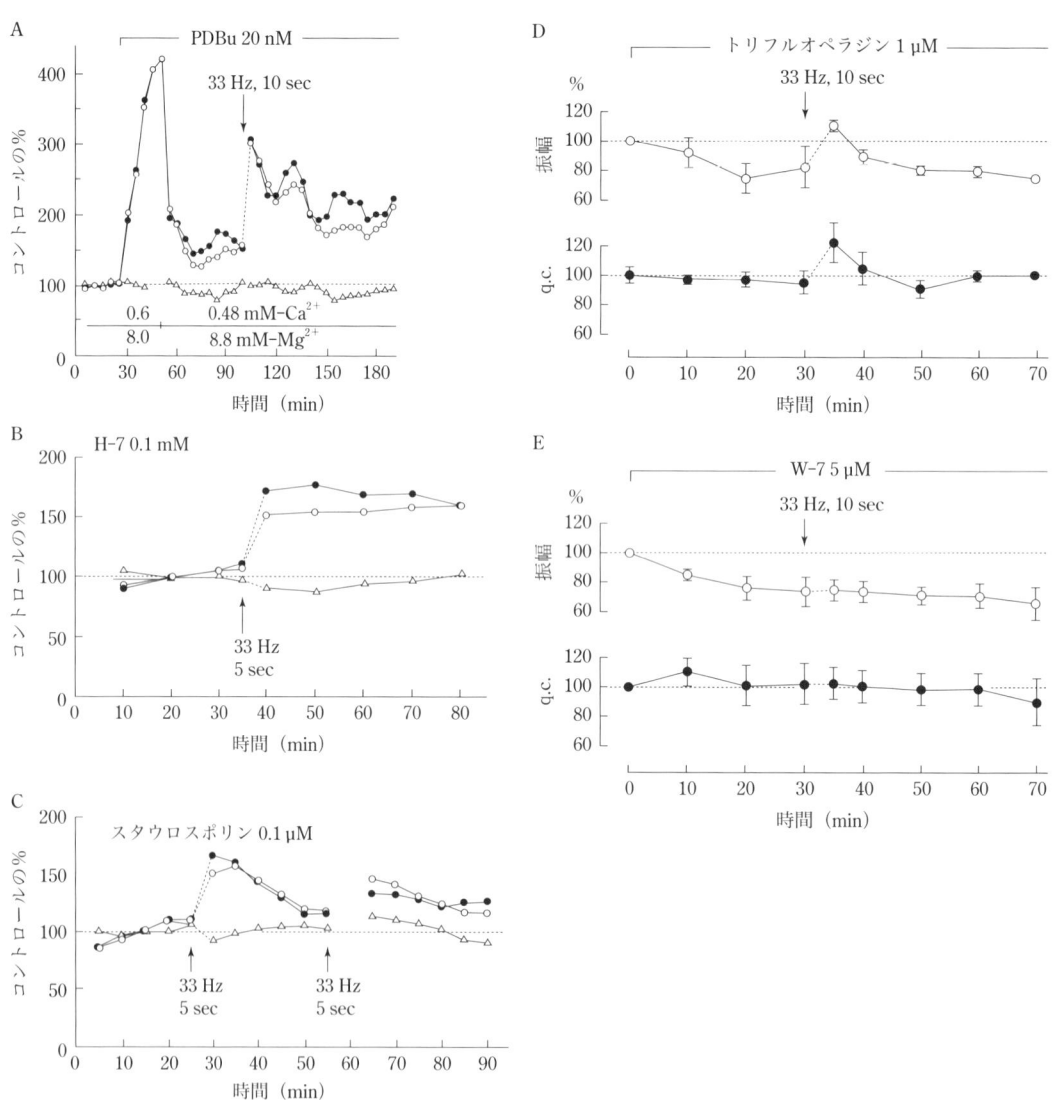

図 3.17 節前線維の頻回刺激による交感神経節ニューロンの ACh 作動性シナプス伝達のシナプス前性促進作用
下向きや上向きの矢印は頻回刺激を与えた時間を示している．EPSP の振幅(○)の増加は量子の大きさ(q.s.：△)ではなく量子数(q.c.：●)の増加によっている．

[S. Minota, *et al*., *J. Physiol*., **435**, 421 (1991) を引用改変]

キナーゼIIの活性化によることが示唆される[1]．

一方，節後線維を頻回刺激することによりシナプス後性の長期増強がみられる．つまり，EPSPの振幅，量子サイズの大きさ，およびAChの局所投与による節後細胞の応答性の増加がみられる．これは細胞外のCa^{2+}を除去することにより消失するので，細胞外から細胞内へ流入したCa^{2+}による細胞内Ca^{2+}濃度の増加により，節後細胞のニコチン性のACh受容体のACh感受性が増加したためだと考えられている[1]．

ウシガエルの腰部交感神経節のシナプス伝達とその修飾機構の一連の研究は，久留米大学名誉教授の(Kyozo Koketsu(纐纈教三，1922〜)やSyogoro Nishi(西彰五郎，1929〜)と，久場健司やSyoichi Minota(簑田昇一，1944〜)のグループにより行われた．纐纈は戦後，日本人としてはじめてオーストラリア国立大学のJohn C. Eccles(エクルズ，1903〜1997；抑制性シナプス後電位(inhibitory postsynaptic potential：IPSP)の発見により1963年，ノーベル生理学・医学賞を受賞)の研究室に留学後，米国University of IllinoisのRalph W. Gerald(ゲラルド，1900〜1974；G. Lingとともに細胞内ガラス微小電極法を開発)の研究室に留学した．Gerardは1969年に北米神経科学学会(Society for Neuroscience)を創立した．この学会は現在，年会への参加者が3万人を超える大きな学会に成長している．

上述のアドレナリンによる長期増強はシナプス前性であったが，ウサギの上頸交感神経節(supercervical ganglion)のニューロンにおいてドパミンがシナプス後性の長期増強を引き起こすことを，Tsuneo Tosaka(登坂恒夫，1930〜)，Haruo Kobayashi(小林春雄，1932〜)およびSumiko Mochida(持田澄子，1952〜)らが一連の研究により明らかにしている．すなわちドパミンはその受容体活性化によりcAMPを増加させ，細胞内代謝系の働きを介してAChのムスカリン受容体の活性化を介する緩徐なEPSPの振幅を長時間増加させた．

b．副交感神経節

副交感神経節は交感神経節と異なり，多くの場合，効果器のごく近傍に存在している．この神経節には節前線維ばかりでなく一次感覚ニューロン(primary-afferent neuron)からの入力があることも知られている．ネコの膀胱(bladder)の壁に存在している副交感神経節で複雑なシナプス伝達がみられることを紹介する．α-クロラロース(α-chloralose)とペントバルビタール(pentobarbital)麻酔下のネコから膀胱を取り出し，尿道にポリエチレンのカテーテルを挿入して膀胱内へ温めた生理食塩水を注入し，膀胱をぱんぱんに膨らませると，膀胱壁上に副交感神経節を視認できる．この神経節を節前線維束や節後線維束を付した状態で摘出し，実体顕微鏡下で副交感神経節の表面を覆っている薄い膜をピンセットで剥ぎ，その後，レジンを敷いたチェンバーにピンで固定すると，そのニューロンに細胞内ガラス微小電極法を容易に適用できる．この標本は，酸素を付加したクレブス液中でニューロンの活動を室温で2日間維持できる．一方，酸素を付加し36℃に加温したクレブス液を灌流すると，その標本のニューロンからシナプス応答を1日中記録することができる．

この標本では，節前線維に単発刺激を与えると，節後細胞においてニコチン性のACh受容体を介する速いEPSPがみられ，これが閾値を超えると活動電位が発生する．一方，節後線維の単発刺激では逆行性の活動電位が誘起され，また，記録電極から細胞に脱分極刺激を与えても活動電位が発生する(図3.18A)．この節後細胞では，節前線維の頻回刺激(40 Hzで1 sec)によりムスカリン性のACh受容体，アドレナリン受容体およびアデノシン受容体を介する緩徐なシナプス電位を記録できることが知られている．この結果と一致して，ニコチン性のACh受容体阻害薬のヘキサメトニウム(hexamethonium)，α型アドレナリン受容体阻害薬フェントラミン(phentolamine)およびアデノシン受容体阻害薬カフェイン存在下で，その緩徐なシナプス応答は部分的に抑制される．さらにムスカリン受容体阻害薬のアトロピン(atropine)を加えると，完全にシナプス応答が抑制される(図3.18B上)．この結果から，代謝調節型受容体を活性化させるためには，それを活性化する神経伝達物質を含む神経線維に高い頻度で強い電気刺激を与えることが必要であることがわかる．アトロピンはベラドンナ(Atropa belladonna)などのナス科の植物に含まれているアルカロイドである．アトロピンの名はベラドンナの属名がAtropaであることに由来する．これはムスカリン受容体活動(瞳孔括約筋(sphincter pupillae muscle)の収縮による瞳孔縮小)の抑制により瞳孔を散大させる．中世のイタリアでは女性が瞳孔を大きくして美しく見せるためにベラドンナを煎じ薬として点眼していたそうである．

神経終末からシナプス間隙へ放出された神経伝達物質は，拡散，酵素による神経伝達物質の分解，および輸送体(transporter)の働きによる近傍の細胞への取込みにより素早く処理されるが，その酵素の阻害剤はシナプス間隙において神経伝達物質の滞在時間を長くす

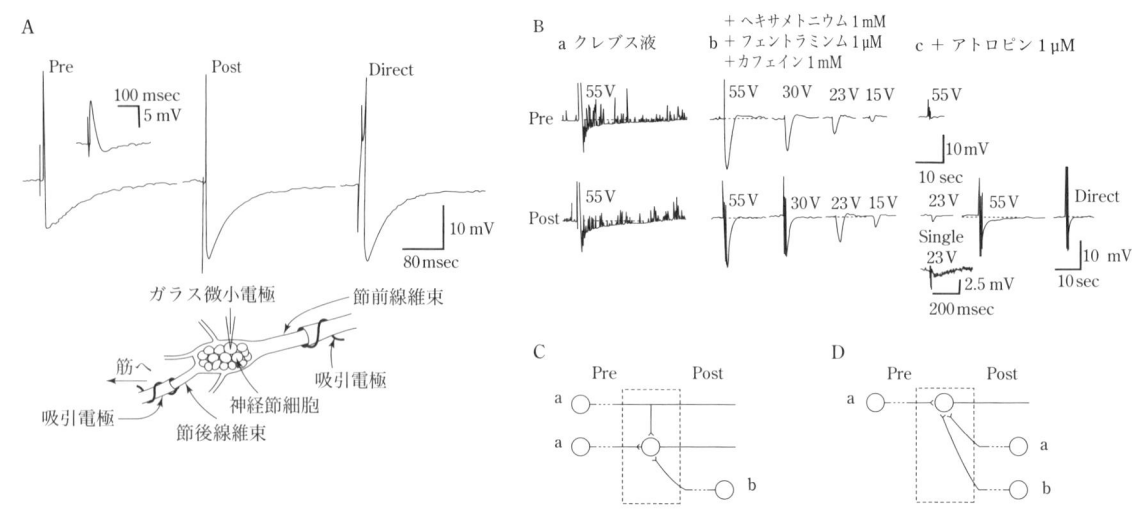

図 3.18 節前線維や節後線維の電気刺激による副交感神経節ニューロンの応答

Aの上は節前線維(Pre)，節後線維(Post)の電気刺激，および記録電極からの脱分極の直接刺激(Direct)により誘起される活動電位を示す．Preの刺激による活動電位の上の挿入図は，刺激の強さが弱いときにみられるEPSPである．Aの下は副交感神経ニューロンからガラス微小電極法により細胞内記録する際の模式図を示す．節前線維束や節後線維束を吸引電極により電気刺激する．Bにおいて，節後線維の頻回電気刺激によりシナプス応答が記録されるばかりでなく，節前線維の頻回電気刺激ではみられないシナプス応答も記録されることに注意．この節後線維特有のシナプス応答は直接頻回刺激によってもみられない(Direct)．記録の上の数値は刺激の大きさを示している．CとDにおいて，aはACh作動性，ノルアドレナリン作動性，およびプリン作動性ニューロンを示しており，これらが節前線維のみ(C)，節前線維と節後線維の両方(D)に由来する可能性がある．bは，これら以外の神経伝達物質を放出するニューロンを示している．点線で囲んだ四角は膀胱神経節内を示す．

[A：E. Kumamoto, P. Shinnick-Gallagher, *Brain Res.*, **435**, 403(1987)；B, C：E. Kumamoto, *Pflügers Arch. Eur. J. Physiol.*, **414**, 235(1989) を引用改変]

ることができる．シナプス間隙におけるAChの分解酵素であるアセチルコリンエステラーゼ(acetylcholinesterase)の不可逆的阻害剤であるソマン(soman)をネコの膀胱副交感神経節ニューロンに灌流投与すると，ムスカリン受容体応答が不可逆的に抑制される．これはAChがシナプス間隙に持続的に存在することでムスカリン受容体が細胞質内に取り込まれたため(down regulation)だと考えられる[2]．ソマンはサリン(sarin)と並ぶ神経ガスの化学兵器であり，ドイツの化学者のRichard Kuhn(クーン，1900〜1967)により開発された．Kuhnは，1938年，カロテノイド類とビタミン類の研究により，ノーベル化学賞を受賞している．

節前線維を刺激したとき(図3.18Bの上)と同様な緩徐なシナプス応答は，節後線維を頻回刺激してもみられるが，四つのすべての阻害薬(ヘキサメトニウム，フェントラミン，カフェインおよびアトロピン)存在下でも，節後線維の単発刺激，あるいは，頻回刺激によりシナプス応答がみられる．つまり，節後線維からのACh作動性，ノルアドレナリン作動性，プリン作動性シナプス応答，そして，これらの神経伝達物質を介さないシナプス応答があることが示されている(図3.18B下)．このような結果は，膀胱神経節内において，節前線維の軸索側枝や膀胱壁の伸展受容細胞である内臓知覚神経を含めた局所神経回路が存在していることを示唆している(図3.18C, D)．この神経回路は膀胱機能の調節に関与している可能性がある．たとえば，節後線維に特有なシナプス後電位の場合には，これが求心性情報，つまり，膀胱壁の伸展情報などとなる．この情報が副交感神経節のシナプスに入力することにより，このシナプスでの中枢から末梢への遠心性の情報伝達を制御していることが考えられる．

3.4.2 脊髄後角のシナプス伝達の修飾——痛み伝達の制御

ヒトに侵害性の刺激が加わると痛みが起こるが，その刺激の受容器を侵害受容器(nociceptor)と名付けたのは英国の生理学者のCharles Scott Sherrington(シェリントン，1857〜1952)である．その受容器は末梢の自由神経終末に存在しており，その実体は痛みを引き起こすさまざまな生理活性物質の受容体である．この多くは神経伝達物質の受容体でもある．国際疼痛学会(International Association for the Study of Pain：IASP)により，痛みは「組織の実質的または潜在的な傷害に伴う不快な感覚情動体験，あるいはこのような傷害を言い表す言葉を使って述べられる同様な体験である」

と定義されている．

　皮膚に与えられた痛み刺激の情報は，一次感覚ニューロン（この細胞体が集合しているところは末梢にあり，神経節という）を通って脊髄後角あるいは脳幹（つまり中枢神経系）に入力し，その後，大脳に達するが，脊髄を通る経路は大きく分けて二つある．一つは，脊髄視床路（spinothalamic tract）を経由して視床外側核群（lateral nuclei of thalamus）に至り，その後，大脳皮質体性感覚野に到達する経路である．これは痛みの強さや，痛み刺激が加わった部位を識別するのに関与する．もう一つは，脊髄網様体路（reticulospinal tract）を通って脳幹網様体（reticular formation）へ至り，そして視床内側核群（medial nuclei of thalamus）を経て，帯状回（gyrus of cingulum）などの大脳辺縁系に到達する経路である．これは痛みに伴う不快，不安，恐怖感などの情動に関与している．

　痛みは，一般に生体の警告信号であり，侵害を未然に防ぐために必要な生理機能である．これを生理的な痛みという．これに対するのが病的な痛みであり，炎症性疼痛（inflammatory pain）や神経因性疼痛（neuropathic pain；これは神経障害による）などの痛みが慢性的に続くことになる（慢性痛：chronic pain）．これは不必要な痛みである．

　生まれつき痛みを感じない先天性無痛無汗症の人（3.1.3項参照）では，体の至る所にひどい傷痕やたび重なる骨折による関節の著しい変形がみられ，短命といわれている．つまり，痛みは人が生きていくために必要である．手に痛み刺激が加わったとき，手を引っ込めてその刺激から逃れようとするが，これは痛みを感じるからではなく，脊髄のレベルで起こる屈曲反射（flexion reflex）であることに注意したい．同一個人の痛みの感じ方はそのときの精神状態に左右されることからわかるように，痛みの伝達は脳の働きに影響される．これは多くの場合シナプス伝達の修飾で説明される[3]．

　中枢神経系へ痛み情報を伝える一次感覚ニューロンはグルタミン酸作動性であり，この情報は活動電位という電気信号である．その一次感覚ニューロンは，脊髄後角へ入力する場合には後根（dorsal root）を，脳幹へ入力する場合は脳神経（cranial nerve）を通る．脊髄後角は6層に分けられるが，Ronald Melzack（メルザック，1929～）とPatrick David Wall（ウォール，1925～2001）が1965年に痛みのゲート・コントロール説（gate control theory）を発表して以来，浅層，特に第II層（膠様質：substantia gelatinosa）のニューロンにおけるシナプス伝達の修飾が痛みの制御に重要な役割を果たす

ことが明らかにされている．スポーツに熱中しているときには痛みを感じないことや，痛い箇所の近傍の皮膚をさすると痛みが和らぐという日常的に経験することを思い出してみると，痛みの伝達が制御を受けていることは納得できるであろう（図5.2参照）．

　痛みのうち，速い痛み（fast pain）は一次感覚ニューロンの細い有髄のAδ線維（伝導速度：10～25 m/sec）により伝えられるもので，明瞭で鋭く，痛み刺激がどこに与えられたかの局在がはっきりしている．一方，遅い痛み（slow pain）は無髄のC線維（伝導速度：0.5～2 m/sec）により伝えられるもので，不快で持続的であり，痛みの局在がはっきりしない．それらの線維を介するシナプス伝達は，脊髄後角内の興奮性や抑制性の介在ニューロン（interneuron）からなる神経回路，あるいは，視床下部（hypothalamus）や脳幹のような上位中枢から後角に至る下行性抑制系（desending inhibitory system）で働く神経伝達物質により制御を受けることが明らかにされている（図3.19）．多くの場合，代謝調節型受容体が働く．そのような制御を受けた痛み情報は膠様質より浅層や深層の後角に伝えられ，その後，脊髄を上行して大脳に至るのである．

　痛みの情報ばかりでなくほかの感覚情報も，感覚受容器のレベル，あるいは，大脳に至る神経経路の途中にあるシナプスのレベルで，その伝達の効率が上位中枢から制御を受けることは一般的によくみられることである．たとえば，骨格筋内にあり筋の長さを

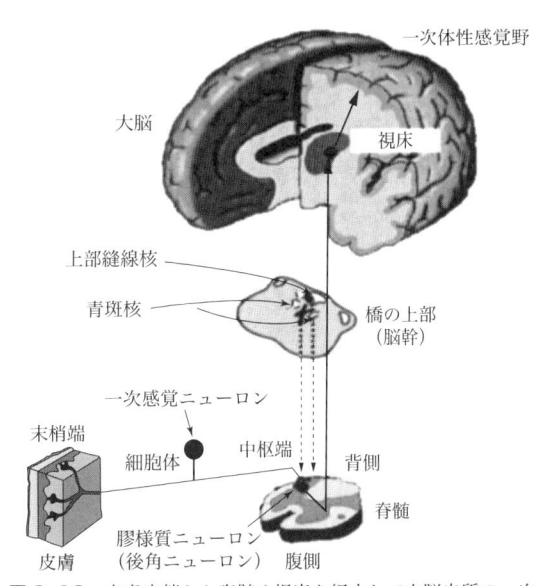

図3.19 皮膚末梢から脊髄や視床を経由して大脳皮質の一次体性感覚野に至る痛み伝達の経路

脳幹の縫線核や青斑核から脊髄後角に至る下行性の痛み伝達抑制経路に注意．

感知する筋紡錘(muscle spindle)にある錘内筋線維は，γ線維(Aδ線維よりも速い伝導速度をもつ体性運動ニューロンの神経線維)により支配されており，筋紡錘の感度を調節するのに働いている．

ラットの脊髄横断薄切片標本を用いた実験から，一次感覚ニューロンから脊髄後角表層ニューロンへのシナプス伝達が，内因性および外因性の鎮痛物質による代謝調節型受容体の活性化により制御を受けることがわかる．このような実験の方法と結果を紹介する．ウレタン(urethane)麻酔下の成熟ラットで椎弓切除(laminectomy)を行い，摘出した第1腰髄〜第3仙髄レベルの脊髄をマイクロスライサーにより約650μmの厚さに切って標本を作製する．必要に応じて後根を付した薄切片を作製する．酸素を付加し36℃に加温したクレブス液を灌流しつつ，その標本の膠様質ニューロンに細胞内ガラス微小電極法やブラインド・ホールセル・パッチクランプ(blind whole-cell patch-clamp)法を適用すると，終日，シナプス応答を記録することができる．

静止膜電位付近の−70 mVに膜電位を固定すると，自発性の興奮性シナプス後電流(spontaneous excitatory postsynaptic current(EPSC)：sEPSC)がみられる．このsESPCには，一次感覚ニューロンだけでなく興奮性介在ニューロンの終末からのグルタミン酸の自発放出も寄与する．sEPSCはAMPA受容体の阻害薬6-シアノ-7-ニトロキノキサリン-2,3-ジオン(6-cyano-7-nitroquinoxaline-2,3-dione：CNQX)存在下では記録されないので，AMPA受容体の活性化を介することがわかる．−70 mVはCl^-の平衡電位に近いため，自発性の抑制性シナプス後電流(spontaneous inhibitory postsynaptic current(IPSC)：sIPSC)はみられないのであるが，保持膜電位を非選択性の陽イオンチャネルの平衡電位付近である0 mVにすると，sEPSCはみられずsIPSCがみられる．sIPSCは抑制性介在ニューロンから自発的に放出されたGABAやグリシンによるものである．$GABA_A$受容体阻害薬ビククリン(bicuculline)存在下でグリシン作動性sIPSCを，グリシン受容体阻害薬ストリキニン(strychnine)存在下でGABA作動性sIPSCをそれぞれ分離することができる．

中枢神経系の場合，一般に，sEPSCやsIPSCの発生頻度や振幅は，電位作動性Na^+チャネル阻害薬のテトロドトキシン(tetrodotoxin：TTX；フグ毒の成分)により抑制される．そのため，TTX存在下で記録されるものを微小EPSC(miniature EPSC：mEPSC)や微小IPSC(miniature IPSC：mIPSC)とよんで，sEPSCやsIPSCと区別する．これは神経終末からの神経伝達物質の自発放出の一部は，シナプス前ニューロンで自発的に発生する活動電位によって引き起こされるためである．成熟ラットの脊髄横断薄切片の膠様質ニューロンではsEPSCとsIPSCはTTXにより影響を受けないことがわかっている．TTXは電位作動性Na^+チャネル阻害薬としてよく使われるが，電位作動性Na^+チャネルにはいくつもの種類があり，痛み情報を伝える神経線維などにはTTXに感受性をもたない電位作動性Na^+チャネルが存在していることに注意したい．

内因性の鎮痛物質により，興奮性や抑制性のシナプス伝達，また，静止膜電位がどのような影響を受けるかを調べることにより，その鎮痛の作用機序を知ることができる[3,4]．世界に先駆けて脳薄切片作製法を開発したのはChozaburo Yamamoto(山本長三郎，1932〜)，パッチクランプ法が中枢神経組織の薄切片に適用できることを最初に示したのはTomoyuki Takahashi(高橋智幸，1944〜)やFrances Edwards(エドワーズ，1957〜)であり，そして，脊髄薄切片の膠様質ニューロンにブラインド・ホールセル・パッチクランプ法を最初に適用したのはMegumu Yoshimura(吉村 恵，1945〜；九州大学名誉教授)である．

a. オピオイド

後根を付した脊髄薄切片を用いれば，後根の電気刺激によりAδ線維およびC線維の活動によるシナプス応答が誘起される．Aδ線維はC線維よりも伝導速度が大きく，また，直径が大きいため興奮に要する刺激閾値が小さいので，応答がいずれの神経活動によるかは，刺激のアーチファクトからの応答の遅れ時間(latency)あるいは閾値からわかる．Aδ線維やC線維から膠様質ニューロンへの入力には単シナプス性(monosynaptic)と多シナプス性(polysynaptic)のものがあるが，これらのいずれであるかは，高頻度刺激に応じるシナプス応答のlatencyの変化，および刺激に応じたシナプス応答のない欠損(failure)の有無により判定できる．

脊髄横断薄切片にμ型オピオイド受容体のアゴニストDAMGOやδ型オピオイド受容体のアゴニストDPDPEを灌流投与すると，単シナプス性のAδ線維誘起EPSCの振幅は可逆的に抑制される(図3.20)．これらの作用は，それぞれ，μ型オピオイド受容体の阻害薬CTAPとδ型オピオイド受容体阻害薬naltrindoleにより抑制される．一方，κ型受容体アゴニストU-69593はAδ線維誘起EPSCに影響を及ぼさない．以上より，膠様質ニューロンに入力するAδ線

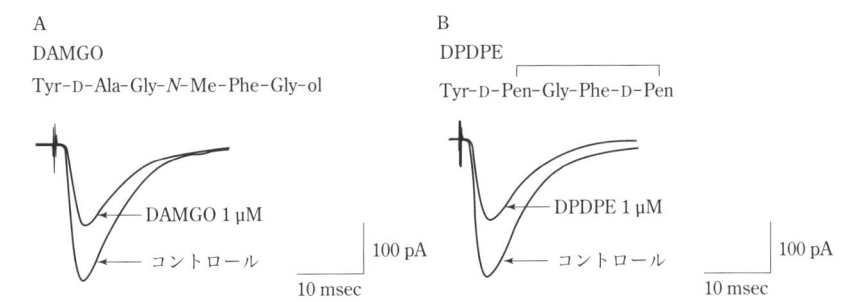

図3.20 後根の電気刺激により膠様質ニューロンで誘起される単シナプス性Aδ線維EPSCに及ぼすDAMGOとDPDPEの抑制作用
保持膜電位は−70 mV.
[T. Kohno, *et al.*, *J. Physiol.*, **518**, 803 (1999) を引用改変]

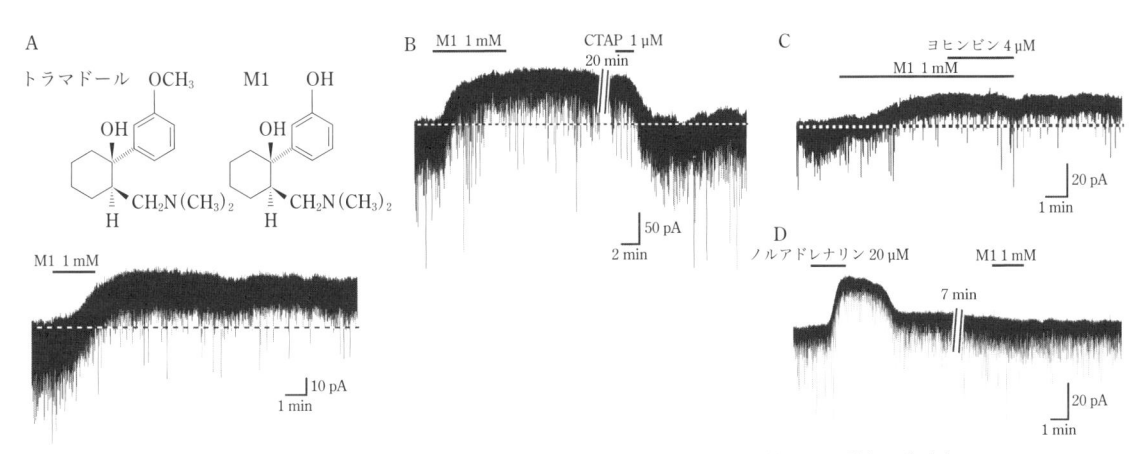

図3.21 トラマドール代謝物M1投与により膠様質ニューロンで誘起される外向き膜電流
この外向き膜電流はノルアドレナリンの受容体ではなくオピオイドのμ型受容体の活性化による．保持膜電位は−70 mV.
[A. Koga, *et al.*, *Brit. J. Pharmacol.*, **145**, 602 (2005) を引用改変]

維終末に存在するμ型やδ型のオピオイド受容体が活性化されると痛み伝達が抑制されることが示唆される．

トラマドール(tramadol)はモノアミンの取込み阻害作用をもつとともに，μ型のオピオイド受容体を活性化すると考えられているオピオイド鎮痛薬の一つである．トラマドールはおもに肝臓で代謝されるが，その代謝成分の一つであるM1(mono-*O*-demethyl-tramadol)が鎮痛活性をもつと考えられている．−70 mVの保持膜電位でM1を灌流投与すると，調べた膠様質ニューロンの約半数において，その除去後も持続する外向き膜電流がみられる(図3.21A)．これはCTAPにより抑制されるので，μ受容体の活性化によることがわかる(図3.21B)．一方，α_2アドレナリン受容体の阻害薬ヨヒンビン(yohimbine)により抑制されない(図3.21C)．M1に応答しないニューロンにおいてノルアドレナリンは外向き膜電流を誘起する(図3.21D)．以上より，膠様質レベルでのトラマドール

の鎮痛作用機序は，μ受容体の活性化による膜の過分極によるものであり，ノルアドレナリンを介する下行性抑制系(3.4.2項d参照)の活性化によるものではないことがわかる．

b．ノシセプチン

ノシセプチン(nociceptin；オーファニン(orphanin) FQともいわれる)は，オピオイド受容体と高い相同性を示すがオピオイドが結合しないオーファン受容体(orphanは孤児を意味する)として同定されたORL1 (opioid receptor-like 1)受容体に高い親和性を示す17個のアミノ酸からなるペプチドとして単離された．これは，μ，δおよびκ型オピオイド受容体にはほとんど親和性を示さない．ノシセプチンやORL1受容体は脊髄後角に高密度で存在し，また，炎症モデルラットでノシセプチンを脊髄腔内投与すると行動学的に鎮痛が起こることが示されている．つまり，ノシセプチンは脊髄後角レベルで内因性の鎮痛に働いている可能性

がある．

　膠様質ニューロンに及ぼすノシセプチンの作用はガラス微小電極法を適用して膜電流固定法で調べられているが，これによると膜のイオン透過性の増加を伴った過分極を引き起こし，自発的に発生する活動電位の頻度を抑制した（図3.22A）．ガラス微小電極から電流を流して膜電位を変えて調べると，ノシセプチンによる電位変化の逆転電位はK^+の平衡電位に近いことがわかった（図3.22B）[5]．さらに，ノシセプチンは，後根侵入部を局所電気刺激することにより誘起される EPSC の振幅を減少させた．この作用は，DAMGO の作用と異なり，オピオイド受容体の非選択的阻害薬ナロキソン（naloxone）抵抗性であると報告されている（図3.22C）[6]．このようなノシセプチン応答は ORL1 受容体の非ペプチド性阻害薬 CompB により抑制される[7,8]．また，後根を電気刺激することにより誘起される単シナプス性の$A\delta$線維とC線維誘起EPSCの振幅はノシセプチンにより可逆的に減少し，後者の減少は前者の減少よりも大きい．この減少の大きさの差は，膠様質ニューロンへ入力している$A\delta$線維とC

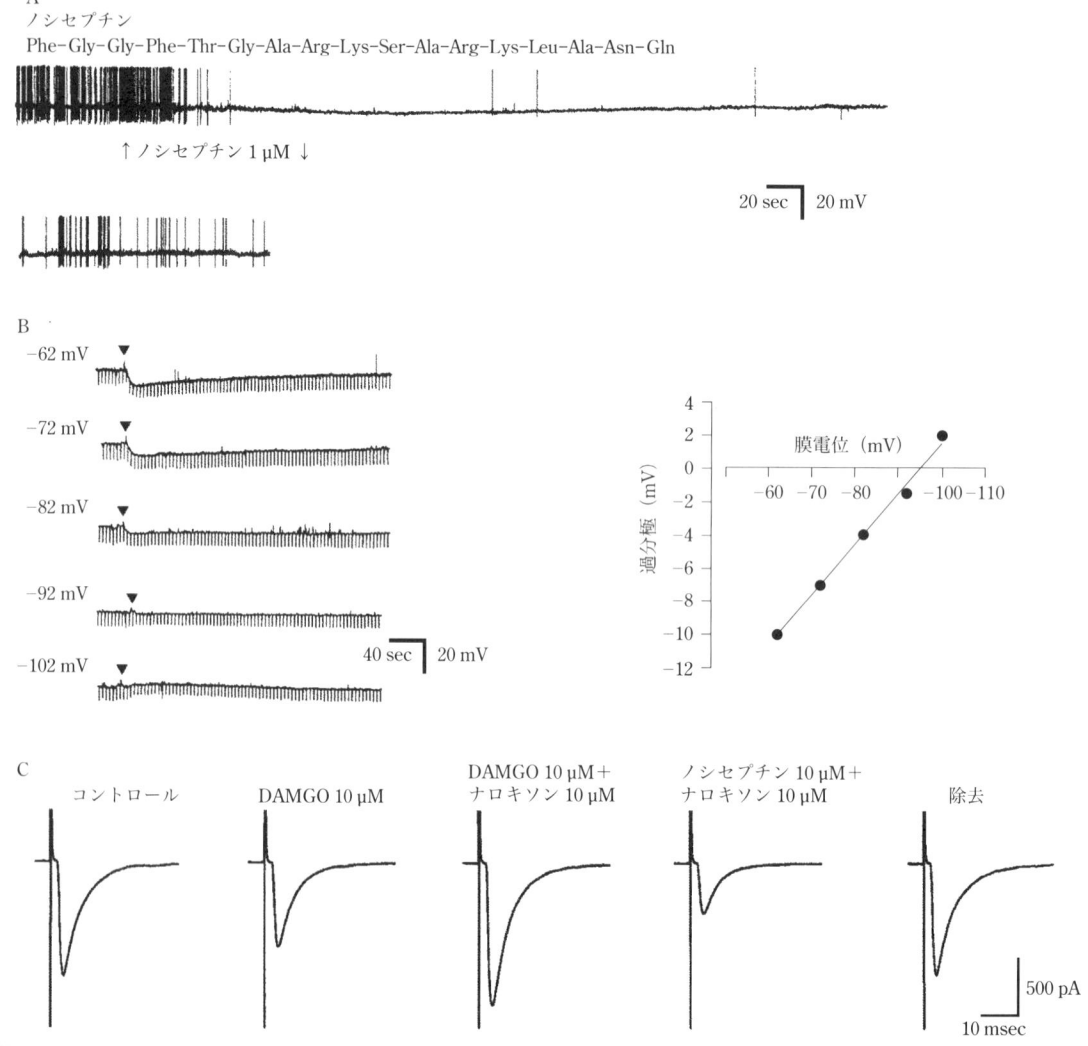

図 3.22 ノシセプチンは膠様質ニューロンにおいて膜の過分極を引き起こすとともに入力神経刺激による EPSC の振幅を減少させる
Aの上の記録における上向きと下向きの矢印の間にノシセプチンを灌流投与している．下の記録は上の記録に引き続いて同じニューロンから得られたもので，ノシセプチンによる膜過分極により抑えられた活動電位の自発発火が一部回復していることを示す．Bの左の記録において，下向きの矢頭でノシセプチンを短時間局所的に投与している．ノシセプチンによる膜過分極は記録電極から電流を流して膜を過分極させると（それぞれの記録の左の数値は膜電位を示す），その振幅は小さくなる．膜電流固定下で過分極パルスによりモニターされる膜抵抗はノシセプチン応答下で減少していることに注意．Bの右では，左の記録から得られたノシセプチンによる過分極を膜電位に対してプロットしている．Cの記録の保持膜電位は-80mV．
［A, B：C. C. Lai, et al., Neuroscience, **81**, 887(1997)；C：J. T. Liebel et al., Brit. J. Pharmacol., **121**, 425(1997)を引用改変］

線維の中枢端において，ORL1受容体の密度が異なること，あるいは，異なった種類のORL1受容体が存在していること，によると考えられる[8]．以上より，ノシセプチンの鎮痛作用は膜の過分極とグルタミン酸放出抑制によることが明らかになり，また速い痛みと遅い痛みでノシセプチンの効果が異なることが示唆される．

c. エンドモルフィン

エンドモルフィンはμオピオイド受容体を活性化する内因性の鎮痛物質として発見された4個のアミノ酸からなるペプチドで，1個だけアミノ酸配列が異なるエンドモルフィン-1とエンドモルフィン-2の2種類が存在している（図3.23）．これらが鎮痛に働く報告と一致して，いずれのエンドモルフィンも膠様質ニューロンのsEPSCの発生頻度を減少させる，つまり神経終末からのグルタミン酸の自発放出を減少させるとともに膜過分極を誘起し，膠様質ニューロンの膜興奮性を減少させる[9]．これらの作用はμオピオイド受容体の阻害薬であるCTAPにより抑制される．エンドモルフィン-1とエンドモルフィン-2のそれぞれを脊髄腔内に投与したとき，鎮痛作用が互いに異なると報告されているが，それらが外向き膜電流を誘起するEC_{50}（half-maximal effective concentration：最大効果の半分を示す濃度）値は，それぞれ0.19 μMと0.21 μMで，互いに異なっていない（図3.23）．以上より，エンドモルフィン-1とエンドモルフィン-2が鎮痛に働く作用の差は，膠様質ニューロンの興奮性シナプス伝達に及ぼす作用では説明できないことが明らかである．9)の論文はNae J. Dun（ダン）の研究室で行われたものであるが，Dunは米国シカゴにあるLoyola（ロヨラ）大学の西彰五郎の研究室で学位を取得している．この研究室は，西が繩縋教三から引き継いだものであり，当時，2)の論文の著者の一人，Patricia Shinnick-Gallagher（シニック-ギャラガー）が在籍し，自律神経節のシナプス伝達の研究が活発に行われた．その後，Shinnick-Gallagherは米国University of Texas Medical Branch at Galveston（UTMB）薬

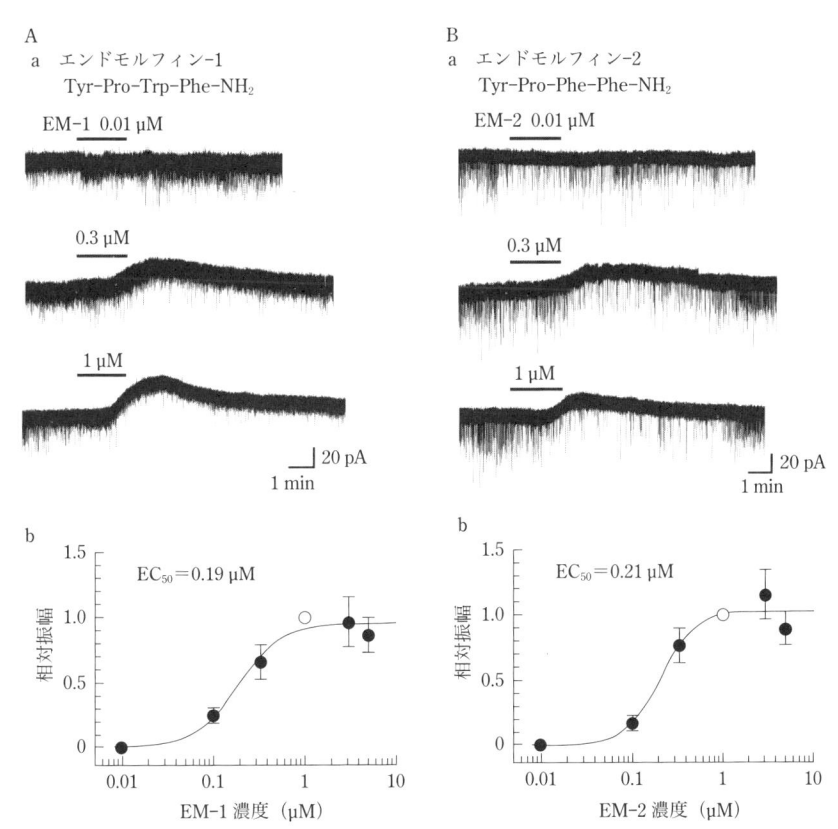

図3.23 膠様質ニューロンにおいてエンドモルフィン-1とエンドモルフィン-2が外向き膜電流を誘起する作用の濃度依存性は異ならない

膠様質ニューロンのすべてがエンドモルフィン応答を示すわけではないので，まず1 μMの濃度でエンドモルフィン応答を調べ，この大きさを1として（○），ほかの濃度の応答の大きさ（●）をbでプロットしている．保持膜電位は−70 mV．

[T. Fujita, E. Kumamoto, *Neuroscience*, **139**, 1095(2006)を引用改変]

理学教室を主宰したが，そこで，吉村恵をはじめとする多くの日本人研究者が研究を行った．

d. ノルアドレナリン

私たちが日常よく経験することであるが，同じ強さの痛み刺激が加わってもどんな状況にあるかで痛み感覚の程度は異なっている．この事実は，痛覚情報の伝達は脳の活動によって影響を受けることを示している．これに関与する下行性痛み伝達抑制系として，脳幹の青斑核(locus coeruleus nucleus)から脊髄後角に投射するノルアドレナリン作動性神経が知られている(図3.19参照)．

ノルアドレナリンを投与すると，膠様質ニューロンにおけるAδ線維およびC線維を介する単シナプス性のEPSCの振幅が可逆的に減少するが，APMA投与による応答は変化しないので，この振幅減少はシナプス前性であることがわかる．ノシセプチンの作用と異なり，Aδ線維EPSC振幅の減少の方がC線維EPSC振幅減少より大きい(図3.24A)．これよりノルアドレナリンとノシセプチンでは，異なった種類の痛みに特異的に作用することが推察される．ノルアドレナリンと同様な作用は，α_2アゴニストのクロニジン(clonidine)[10]やα_{2A}アゴニストのオキシメタゾリン(oxymethazoline)によりみられるが，α_1アゴニストのフェニレフリン(phenylephrine)やβアゴニストのイソプレナリンは作用しない．また，ノルアドレナリンの作用はα_2阻害薬のヨヒンビン(yohimbine)により抑制される．以上より，一次感覚ニューロンの中枢端のα_2，おそらくα_{2A}受容体の活性化によるグルタミン酸の放出抑制がノルアドレナリンによる鎮痛作用に寄与することが示唆される．

ノルアドレナリンを投与すると，ノシセプチンやエンドモルフィンの場合と同様，膜抵抗の減少を伴った膜過分極が誘起される(図3.24B)[11]．膜電位固定法を適用すると，-70 mVの保持膜電位でK^+チャネルの活性化による外向き膜電流がみられる．このノルアドレナリン作用はヨヒンビンにより抑制されるが，α_1阻害薬のプラゾシン(prazosin)やβ阻害薬のプロプラノロールにより抑制されない(図3.24C, D)．一方，クロニジンはノルアドレナリンと同様に外向き膜電流を誘起する(図3.24E)．以上より，ノルアドレナリンはシナプス前性だけでなくシナプス後性に，膠様質ニューロンのα_2受容体を活性化して膜を過分極させることもその鎮痛作用に寄与することが示されている．この結果は，ラットの脊髄横断薄切片でなく，麻酔下のラットの膠様質ニューロンにパッチクランプ

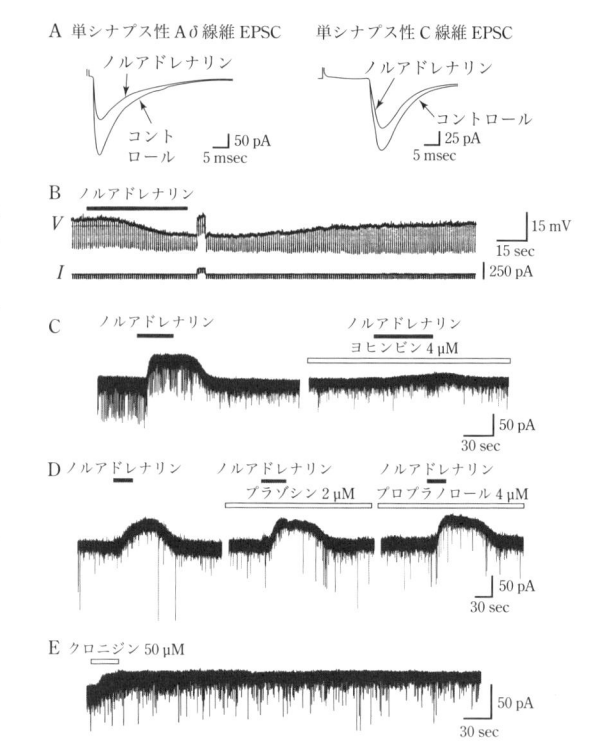

図3.24 膠様質ニューロンにおけるノルアドレナリンのEPSC抑制作用と膜過分極(外向き膜電流)誘起作用

Aにおいて，ノルアドレナリンはC線維EPSCよりもAδ線維EPSCの振幅をより大きく減少させていることに注意．保持膜電位は-70 mV．Bにおいて，膜電流(I)固定下の実験中，一定の膜過分極パルスを与える一方，ノルアドレナリンによる膜過分極発生中，記録電極から膜に電流を流すことにより膜電位(V)をノルアドレナリン投与前の膜電位に戻している．ノルアドレナリン作用は膜抵抗の減少を伴っていることに注意．使用されたノルアドレナリンの濃度はBのみ20 μMで，そのほかはすべて50 μMである．

[A：Y. Kawasaki, et al., Anesthesiology, 98, 682(2003)；B：R. A. North, M. Yoshimura, J. Physiol., 349, 43(1984)；C〜E：M. Sonohata, et al., J. Physiol., 555, 515(2004)を引用改変]

法を適用して得られた．脊髄膠様質ニューロンに in vivo パッチクランプ法を適用する方法を開発したのは Hidemasa Furue(古江秀昌，1971〜)と吉村恵である．

11)の論文の著者の一人である Alan R. North(ノース)は，ここ20年近くP2Xの研究を活発に行っている．Northは昔，米国Loyola Universityの西彰五郎の研究室の共同研究員だったことがあり，その縁で吉村恵をはじめとする多くの日本人研究者がNorthの研究室に留学し，シナプス伝達の制御に関する研究を行った．

e. セロトニン

ノルアドレナリンと同様，セロトニンも下行性痛み伝達抑制系に働くが，セロトニンの起始細胞は縫線核(raphe nucleus)にある(図3.19参照)．骨粗鬆症

(osteoporosis)の治療薬として使われる合成ウナギカルシトニン(エルカトニン:elcatonin)は,その症状に伴う痛みを和らげる効果があることが知られている.カルシトニンとは甲状腺(thyroid gland)の傍濾胞細胞(parafollicular cell)から分泌されるホルモンで,血中のCa^{2+}濃度を下げる作用がある.

そのエルカトニンの鎮痛作用機序を明らかにする目的で,痛覚過敏(hyperalgesia)を示し,エルカトニン投与により鎮痛される卵巣摘除(ovariectomy:OVX)ラットが作製されている.このOVXラットと偽手術(Sham)ラットから後根付き脊髄横断薄切片標本を作製し,脊髄膠様質におけるEPSCに対するセロトニンの作用が調べられている.偽手術ラットでは,セロトニンは単シナプス性のAδおよびC線維誘起EPSCの振幅を減少させたが,OVXラットではC線維誘起EPSCに対するセロトニンの作用が特異的に消失していた.このOVXラットで観察されたセロトニン効果の変化はエルカトニン投与により回復した(図3.25A,B,C).一方,$5-HT_{1A}$と$5-HT_7$の型のセロトニン受容体のアゴニスト8-OH-DPATは単シナプス性のC線維誘起EPSCの振幅を減少させるが,Aδ線維誘起EPSCには影響を及ぼさないことが知られている.

また,セロトニンによるC線維誘起EPSCの抑制は$5-HT_{1A}$型セロトニン受容体阻害薬WAY100635により影響を受けないこともわかっている.以上の結果と5-HT受容体阻害薬の作用などの結果から,膠様質に入力する一次感覚ニューロンのC線維中枢端にはグルタミン酸放出抑制に関与する$5-HT_{1A}$様受容体があり,これがOVXラットで消失し,エルカトニンの投与で回復すると結論されている.以上より,この代謝調節型受容体の発現の変化がOVXに伴う痛覚過敏やエルカトニン投与による鎮痛に関与することが示唆される.

入力神経が興奮したときにのみシナプス伝達を起こし,その後はただちに終了させる仕組みの一つとして,神経終末から放出された神経伝達物質の処理がある(3.4.1項b参照).セロトニンやノルアドレナリンのような代謝調節型受容体を活性化する神経伝達物質の場合,輸送体の働きにより,神経終末あるいはシナプスの近傍にあるグリア細胞(特にアストロサイト)に取り込まれる場合が多い.この輸送体の働きを阻害すると,シナプス近傍においてセロトニンやノルアドレナリンの濃度を高める結果となり,下行性痛み伝達抑制系の働きを強めることができる.その輸送体の阻害剤として,フルボキサミン(fluvoxamine)のような選択的セロトニン再取込み阻害薬(selective serotonin reuptake inhibitor:SSRI)やミルナシプラン(milnacipran)のようなセロトニン・ノルアドレナリン再取込み阻害薬(serotonin and noradrenaline reuptake inhibitor:SNRI)がある.これらは脊髄後角ばかりでなく大脳皮質のシナプスにおいてもモノアミンの濃度を高めるため,抗うつ薬(antidepressant)としても働くことができる.ほかのカテコールアミンであるドーパンについて,その再取込み阻害薬としてコカイン(cocaine;コカの葉に含まれるアルカロイド)やアンフェタミン(amphetamine)があるが,これらはシナプスにおいてドパミンの濃度を高めるため覚醒剤として働く.

μ受容体を活性化するモルヒネは,痛みの伝導経路である大脳皮質の一次体性感覚野や視床のニューロンの活動を抑えるばかりでなく,中脳水道周囲灰白質(periaqueductal gray matter:PAG)や延髄網様体のニューロンに作用して下行性痛み伝達抑制系を活性化させることが考えられている.

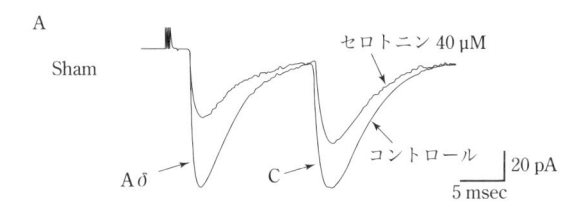

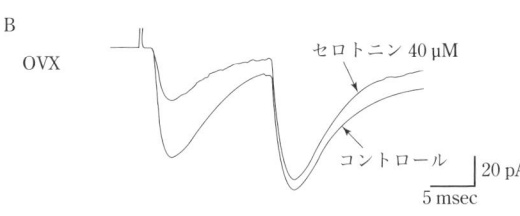

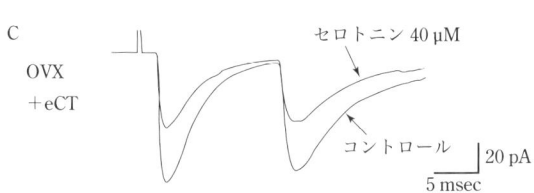

図3.25 膠様質ニューロンのAδ線維およびC線維誘起の単シナプス性EPSCに及ぼすセロトニンの作用
C線維EPSCに及ぼすセロトニンの抑制作用は卵巣摘除ラット(OVX)では消失している一方,そのラットにエルカトニン投与を行うと(OVX+eCT),セロトニンによる抑制作用がみられていることに注意.Shamは偽手術を示す.
〔A. Ito, et al., J. Neurosci., 20, 6302(2000)を引用改変〕

f. ドパミン

脳幹ばかりでなく視床下部から脊髄への痛み伝達を抑制する下行性投射経路があり,その一つに視床下部のA11領域から脊髄後角へ至るドパミン作動性神経

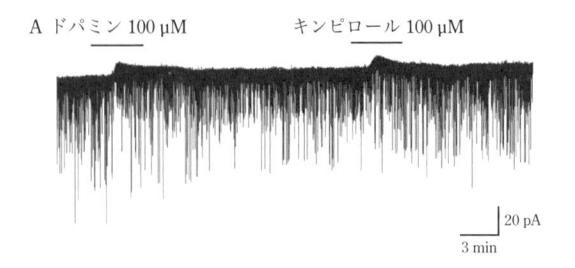

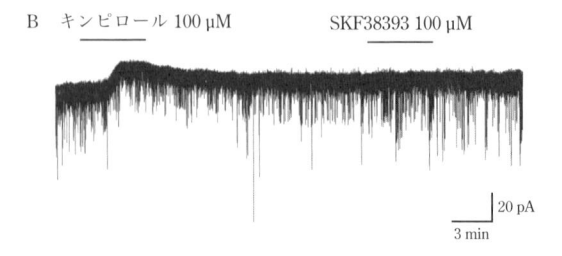

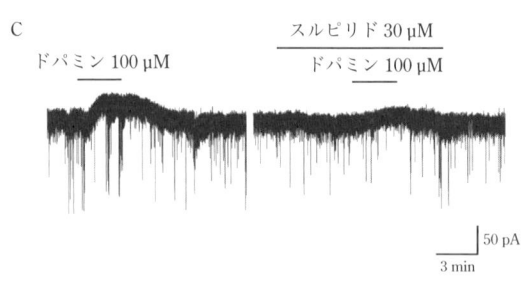

A ドパミン 100 μM　　　　キンピロール 100 μM

B キンピロール 100 μM　　　SKF38393 100 μM

C ドパミン 100 μM　　　　スルピリド 30 μM
　　　　　　　　　　　　　ドパミン 100 μM

図3.26 膠様質ニューロンにおいてドパミンにより誘起される外向き膜電流の薬理作用
Cの左と右の記録は同じニューロンから得られたものである．保持膜電位は−70 mV．
[W. Taniguchi, *et al., Pain*, **152**, 95(2011)を引用改変]

経路がある．中脳の黒質から線条体へのドパミン作動性神経が変性消失するとパーキンソン病を発症するが，その患者では静止時振戦，筋の固縮および無動の三徴候に加えて腰痛が起こることが知られている．これに視床下部から脊髄後角へのドパミン作動性神経が関与する可能性がある．*in vivo*パッチクランプ法を用いて，膠様質ニューロンにドパミンを作用させると，−70 mVの保持膜電位でK$^+$チャネル活性化を介する外向き膜電流がみられる．ドパミンと同様な作用は，ドパミンのD2様受容体ファミリーのアゴニストであるキンピロール(quinpirole)によりみられるが，D1様受容体ファミリーのアゴニストSKF38393ではみられない(図3.26A, B)．また，D2様受容体ファミリーの阻害薬スルピリド(sulpride)存在下ではドパミンによる外向き膜電流は抑制される(図3.26C)．以上より，ドパミンはD2様受容体ファミリーを活性化して膜を過分極させることにより，膠様質ニューロンの膜興奮性を抑え鎮痛に働くと考えられる．この受容体が代謝調節型受容体であることと一致して，Gタンパク質のGTP結合部位に作用して，その作用を抑制するGDP-β-Sをパッチ電極内から作用させるとドパミン応答はみられないことが示されている．

g．ATP

脊髄後角浅層に入力する一次感覚ニューロンの終末にあるATP受容体が活性化されるとグルタミン酸放出の促進がおこり，痛み伝達を修飾することが知られている．ここでは，ラット脊髄前角(spinal ventral horn)のニューロンのシナプス伝達に及ぼすATPの作用を紹介する．

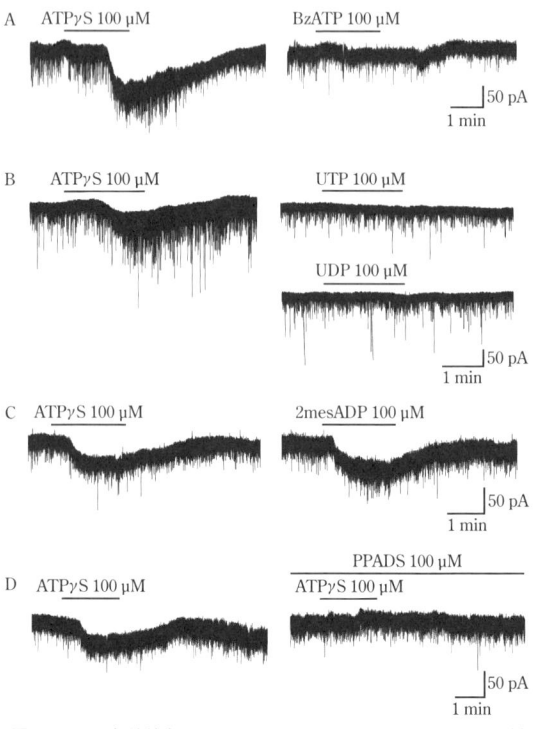

ATP自体を灌流投与すると，シナプス部位に存在するエクトヌクレオチダーゼの働きで加水分解されるので，ATP受容体の応答を調べるとき，加水分解を受けにくい代謝安定型のATP-γ-S(アデノシン 5′-O-(3-チオ三リン酸))がよく使われる．ATP-γ-Sを灌流投与すると，−70 mVの保持膜電位で内向き膜電流(脱分極)が観測される．ATP-γ-S投与によるものと同様な応答は，P2X受容体アゴニストである2′-

A ATPγS 100 μM　　　　BzATP 100 μM

B ATPγS 100 μM　　　　UTP 100 μM
　　　　　　　　　　　　UDP 100 μM

C ATPγS 100 μM　　　　2mesADP 100 μM

D ATPγS 100 μM　　　　PPADS 100 μM
　　　　　　　　　　　　ATPγS 100 μM

図3.27 脊髄前角ニューロンにおいてATP-γ-Sにより誘起される内向き膜電流の薬理作用
A〜Dのそれぞれにおいて，左と右の記録は同じニューロンから得られたものである．保持膜電位は−70 mV．
[T. Aoyama, *et al., Brain Res.*, **1340**, 10(2010)を引用改変]

3′-O-(4-benzoylbenzoyl)adenosine 5′-triphosphate triethylammonium salt(BzATP)や α,β-methylene ATP, また, P2Y$_{2,4}$ 受容体アゴニスト UTP や P2Y$_6$ 受容体アゴニスト UDP を投与してもみられない(図3.27A, B). 一方, P2Y$_{1,12,13}$ 受容体アゴニスト 2-methylthio ADP(2mesADP)は内向き膜電流を生じる(図3.27C). また, ATP-γ-S による内向き膜電流は P2X と P2Y の非特異的な阻害薬 pyridoxal phosphate-6-azo(benzene-2′,4′-disulfonic acid) tetrasodium salt(PPADS)あるいは P2Y$_1$ 受容体阻害薬の 2′-deoxy-N'-methyl adenosine 3′,5′-diphosphate diammonium salt(MRS2179)存在下ではみられない(図3.27D). 以上より, ATP-γ-S は脊髄前角ニューロンの P2Y$_1$ 受容体を活性化して, 膜の脱分極を生じるといえる. この反応を生じる ATP は脊髄損傷により細胞内から細胞外へ放出されたものが考えられ, この脱分極は, 脊髄損傷後の脊髄体性運動ニューロンの遅発性細胞死に関与していると示唆されている.

グリア細胞の一種であるミクログリアが神経因性疼痛に関与する機序を Kazuhide Inoue(井上和秀, 1951～)と Makoto Tsuda(津田誠, 1970～)の研究グループが明らかにしている. まず, 後根神経の損傷が起こると, 脊髄後角のミクログリアで P2X$_4$ 受容体の発現量が増加する. これが ATP により活性化されると, ミクログリアより BDNF が遊離される. 次に, これが脊髄後角第I層の GABA 作動性ニューロンの TrkB 受容体を活性化して, Cl$^-$ を細胞内から細胞外へくみ出す K$^+$-Cl$^-$ 共輸送体(K$^+$-Cl$^-$-cotransporter 2：KCC2)の発現量を減少させる. その結果, そのニューロンの Cl$^-$ 濃度分布が変わることになり, Cl$^-$ の平衡電位が脱分極側にシフトして, GABA$_A$ 受容体の活性化が過分極ではなく脱分極を引き起こす. このため抑制性介在ニューロンが興奮性に働いて痛みの伝達を促進するようになるという機序である.

h. アデノシン

脊髄後角におけるアデノシン様免疫活性やアデノシン A$_1$ 受容体の高密度な存在, 脊髄腔内への A$_1$ 受容体アゴニストの投与による鎮痛, さらに, A$_1$ 受容体欠損マウスにおけるアデノシンによる鎮痛の消失, などの実験結果から脊髄後角においてアデノシンが鎮痛に働いていると考えられている. Li と Perl[12]は, アデノシンが脊髄横断薄切片の膠様質ニューロンにおいて, -70 mV の保持膜電位で K$^+$ チャネルを開口して外向き膜電流を誘起することを報告している(図3.28A, B, C)[12]. このアデノシン作用の EC$_{50}$ 値は 130 μM であり, A$_1$ 受容体阻害薬 8-cyclopenthyl-1,3-dipropylxanthine(DPCPX)存在下ではアデノシン作用はみられず, A$_1$ 受容体アゴニスト N^6-cyclopentyladenosine(CPA)はアデノシンと同様な作用を示すことが明らかにされている. シナプスにおけるアデノシンはヌクレオシドトランスポーター(equilibrative nucleoside transporter 1：ENT1)により細胞内に取り込まれるが, その阻害薬 S-(4-nitrobenzyl)-6-thioinosine(NBTI)によりアデノシンによる外向き膜電流の持続時間が延長された. これは NBTI 存在下でシナプスにおけるアデノシン濃度が高まったためだと考えられる[13,14]. 12)の論文の著者のひとりである米国 University of North

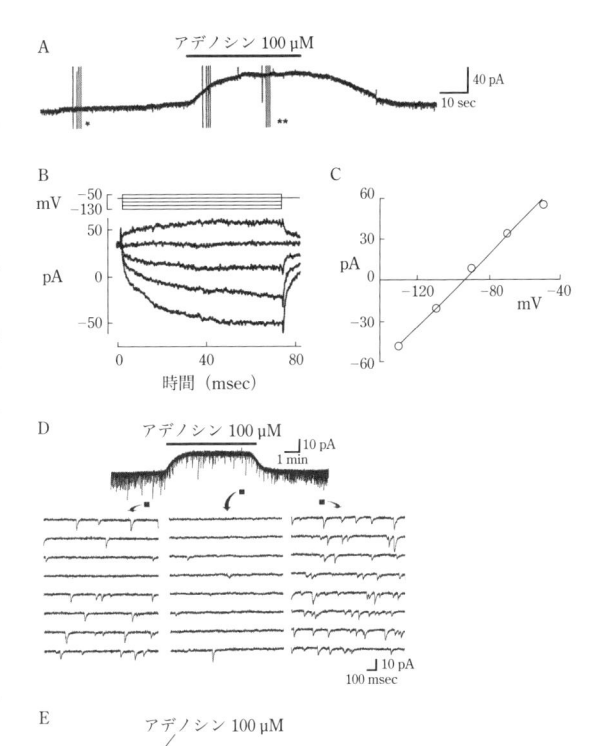

図3.28 膠様質ニューロンにおいてアデノシンは外向き膜電流と神経終末からのグルタミン酸放出を抑制する

A では, アデノシン投与前とアデノシンによる外向き電流発生中に(B の上図で示された)矩形波パルスを用いて電流-電圧関係を調べている. B の下図は, それら電流の差から得られたもので, さまざまな大きさの矩形波パルスにおける正味のアデノシン電流である. C は, 矩形波パルスの終了時のアデノシン電流の膜電位依存性を示す. この電流の逆転電位は K$^+$ チャネルの平衡電位にほぼ等しい. D の下に3列で示した8個の sEPSC の連続トレースは, 上の記録の下にあるバーで示した時間において時間軸を引き延ばしたものである. 保持膜電位は -70 mV.

[J. Li, E. R. Perl, *J. Neurophysiol.*, **72**, 1611(1994)を引用改変]

Carolina の Edward R. Perl(パール，2.4.2項参照)は，侵害性の機械的，化学的および温熱的刺激のいずれにも反応する受容器であるポリモーダル侵害受容器(polymodal nociceptive receptor)の発見者である．Perl の研究室で膠様質が痛み伝達の制御に働くことを生理学および解剖学の手法を用いて明らかにした研究者に，名古屋大学名誉教授の Takao Kumazawa (熊澤孝朗，1932〜2010)と Yasuo Sugiura(杉浦康夫，1946〜)がいる．

また，アデノシンは sEPSC の発生頻度(グルタミン酸の自発放出)を減少させる(図3.28D)[12]．この減少作用も濃度依存性で，EC_{50} 値は 277 μM であった．このアデノシンと同様の作用は CPA によりみられる一方，アデノシンは DPCPX 存在下では sEPSC の発生頻度に影響しなかった．さらに，A_{2A} 受容体アゴニスト CGS 21680 は sEPSC に影響せず，アデノシンによる sEPSC の発生頻度減少は A_{2A} 受容体阻害薬 ZM 241385 による影響を受けなかった．これらの結果はアデノシンによる sESPC の発生頻度減少は A_1 受容体の活性化を介しており，A_{2A} 受容体は関与していないことを示している[15]．

さらに，一次感覚ニューロンから膠様質ニューロンへの神経刺激誘起グルタミン酸放出もアデノシンにより抑制された(図3.28E)[12]．単シナプス性のAδ線維誘起 EPSC の振幅はアデノシンと CPA により抑制され，アデノシン作用は DPCPX 存在下でみられなかった．これより A_1 受容体の活性化によることがわかる．このアデノシン作用の IC_{50}(half-maximal inhibitory concentration；最大効果の半分抑制する濃度)値は 277 μM である．同様な抑制作用は C 線維誘起 EPSC でもみられ，これは Aδ 線維誘起 EPSC の抑制との間でほとんど差がなかった[16]．以上より，アデノシンによる鎮痛作用は A_1 受容体の活性化による膠様質ニューロンの膜過分極とグルタミン酸放出抑制によることが明らかとなった[13]．

脊髄後角における痛み伝達において，抑制性介在ニューロンも重要な役割を果たしている．この考えは，膠様質の GABA 作動性ニューロンが変性消失すると慢性痛が起こるという報告から支持される．アデノシンが抑制性シナプス伝達にどのような影響を及ぼすか調べられている．膠様質ニューロンのごく近傍に置かれた電極を用いて抑制性介在ニューロンを局所電気刺

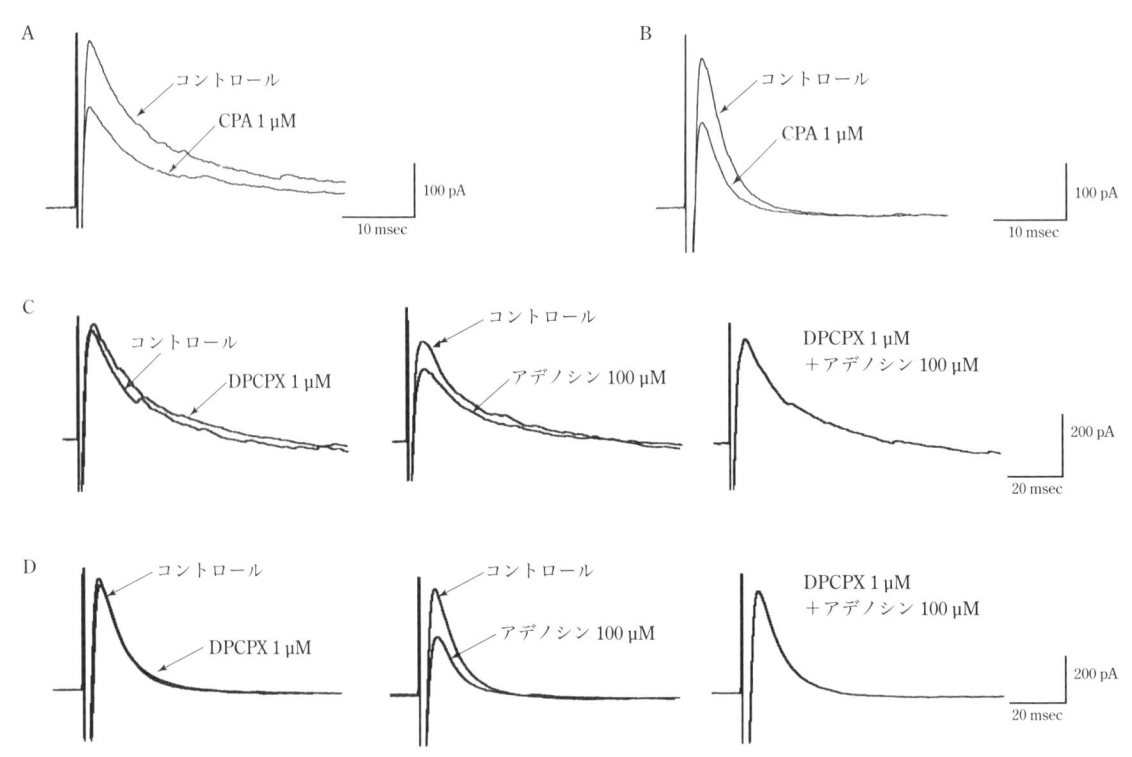

図3.29 アデノシンによる膠様質ニューロンの GABA およびグリシン作動性の神経刺激誘起 IPSC 抑制の薬理作用
A と C はストリキニン(1 μM)，B と D はピクロトキシン(10 μM)存在下で記録された．つまり，A と C は GABA 作動性 IPSC，B と D はグリシン作動性 IPSC を示す．保持膜電位は 0 mV．

[K. Yang, *et al., J. Neurophysiol.*, **92**, 2867(2004)を引用改変]

激することにより誘起されたGABAおよびグリシンを介するIPSCの振幅は，アデノシンにより濃度依存的に減少する．それらのIC$_{50}$値は，それぞれ14.5 μMと19.1 μMである[13]．図3.29A, Cと図3.29B, Dの記録の比較から明らかなように，GABA作動性IPSCはグリシン作動性のものよりも約3倍だけ長い持続時間をもっている．アデノシンと同様な作用はCPAによってもみられる一方(図3.29A, B)，アデノシン作用はDPCPX存在下ではみられない(図3.29C, D)．GABAおよびグリシンを介するsIPSCの発生頻度もアデノシンにより抑制されるが，sIPSCの振幅は影響を受けない．以上より，アデノシンによる抑制性シナプス伝達の抑制作用はシナプス前性であることがわかる[13]．GABAとグリシンが同じ神経終末から放出されるか，あるいは，別々の神経終末から放出されるか，ということは，調べた中枢神経の領域や動物の年齢などにより異なるようであるが，GABAとグリシンを介するIPSCに及ぼすアデノシンの作用には差がない．

アデノシンは膜過分極とグルタミン酸放出抑制に加えて，A$_1$受容体の活性化による抑制性アミノ酸の放出抑制の作用ももつ．これらの作用の濃度依存性の比較から，アデノシン濃度が低いときには抑制性アミノ酸の放出抑制により膠様質ニューロンの膜興奮性が高められる一方，その濃度が高くなると膠様質ニューロンの膜過分極とグルタミン酸放出抑制が起こり，膠様質ニューロンの膜興奮性は低下すると考えられる．つまり，アデノシンは痛み伝達に対して促進と抑制の二相性を示すと推測される[13]．

i. ガラニン

ガラニンは29あるいは30個のアミノ酸残基からなるペプチドで，中枢神経系に広く分布し，摂食などのさまざまな生理作用に重要な役割を果たしている．免疫組織化学，行動生理学および電気生理学の実験から，ガラニンは脊髄後角において痛みの制御に働いていると考えられている．脊髄横断薄切片の膠様質ニューロンにおいて，ガラニンは濃度依存的にsEPSCの発生頻度を増加させるとともに，-70 mVで外向き膜電流を誘起する．それらのEC$_{50}$値は，それぞれ2.0 nMと44 nMである．Aδ線維およびC線維を介する単シナプス性のEPSCの振幅もガラニンにより減少する．これらのガラニン作用は薬理学的に調べられており，その結果によると，GalR2/R3アゴニストのgalanin 2-11はsEPSCの発生頻度を増加させるが，GalR1アゴニストのgalanin(1-13)-Gln^{14}-bradykinin(3-9)amide(M617)はsEPSCに影響を及ぼさない(図

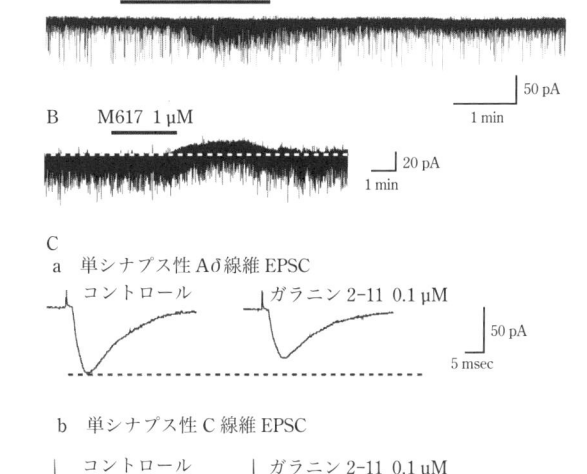

図3.30 膠様質ニューロンにおけるガラニン受容体作動薬による外向き膜電流と神経刺激誘起EPSC抑制
保持膜電位は-70 mV．
[H.-Y. Yue, et al., J. Neurophysiol., **105**, 2337(2011)を引用改変]

3.30A, B)．一方，M617は外向き膜電流を誘起するが，galanin 2-11は保持膜電流を変化させない(図3.30A, B)．単シナプス性のEPSCについて，galanin 2-11はAδ線維およびC線維を介するEPSCの振幅を減少させるが(図3.30C)，M617は影響を及ぼさない．ノルアドレナリンの作用と同様，Aδ線維EPSCの振幅減少の方がC線維EPSCの振幅減少よりも大きかった．

以上より，脊髄膠様質におけるガラニン作用について，GalR2/R3活性化による膠様質ニューロンへの自発性グルタミン酸放出の促進，GalR1活性化による膜過分極，そしてGalR2/R3活性化による一次感覚ニューロンから膠様質ニューロンへの神経刺激誘起グルタミン酸放出の抑制が起こることが明らかになっている．この結果は，同じシナプスにおいて，同じ神経伝達物質が，シナプス前終末とシナプス後細胞で，異なる型の代謝調節型の受容体を活性化することを示しているが，これは中枢神経で一般にみられる現象である．

j. ソマトスタチン

ソマトスタチンは14アミノ酸残基からなるペプチドで，① 視床下部のニューロンから下垂体門脈(hypophyseal portal vessel)中に分泌され，下垂体前葉(anterior lobe of hypophysis)からの成長ホルモン(growth hormone)の分泌を抑制すること，② 膵臓(pancreas)のランゲルハンス島(islet of Langerhans)

のδ細胞から分泌され，インスリン(insulin)やグルカゴン(glucagon)の産生・分泌を抑制すること，でよく知られている．ソマトスタチンは，また，膠様質ニューロンにおいてK^+チャネルを活性化することにより，膜を過分極して痛み伝達を抑制すると考えられるが[17]，その作用についてはまだ十分に調べられていない．膠様質において，記録電極の近くに刺激電極をおいて局所的に頻回の電気刺激(20 Hzで1 sec)を行うと，調べたニューロンの約30％で，GIRK(G-protein-coupled inwardly rectifying K^+：Gタンパク質共役型内向き整流性K^+)チャネル阻害薬tertiapin-Q感受性の緩徐な外向き膜電流を記録することができる．この振幅は，非選択的オピオイド受容体阻害薬ナロキソン，μオピオイド受容体阻害薬CTAP，アデノシンA_1受容体阻害薬DPCPX，α_2アドレナリン受容体阻害薬のヨヒンビン，セロトニン5-HT_{1A}受容体阻害薬WAY100635，$GABA_B$受容体の阻害薬CGP 35348，およびD2様受容体ファミリーの阻害薬スルピリドによる影響を受けないが，非選択的ソマトスタチン受容体阻害薬シクロソマトスタチン(cyclo-somatostatin)により減少する(図3.31A)．さらに，ソマトスタチン灌流投与による外向き膜電流発生中には，神経の頻回刺激による外向き膜電流は小さくなるが，エンドモルフィン-1灌流投与による外向き電流発生中では影響を受けない(図3.31B, C)．以上の結果は，膠様質の神経線維や細胞体の頻回刺激により，その終末からソマトスタチンが放出され，これが緩徐な外向き膜電流を発生させることを示唆している．膀胱副交感神経節ニューロンでもみたように(3.4.1項b参照)，一般に，代謝調節型受容体を活性化する神経伝達物質を放出させるためにはニューロンの頻回刺激を必要とする．

痛みを伝えるC線維の中枢端にはサブスタンスPやCGRP(calcitonin-gene related peptide：カルシトニン遺伝子関連ペプチド)が含まれており，これらが脊髄後角浅層ニューロンに作用して膜の脱分極を生じることが痛みの発生に関わることは古くから知られている．しかし，単シナプス性のC線維入力を頻回刺激(20

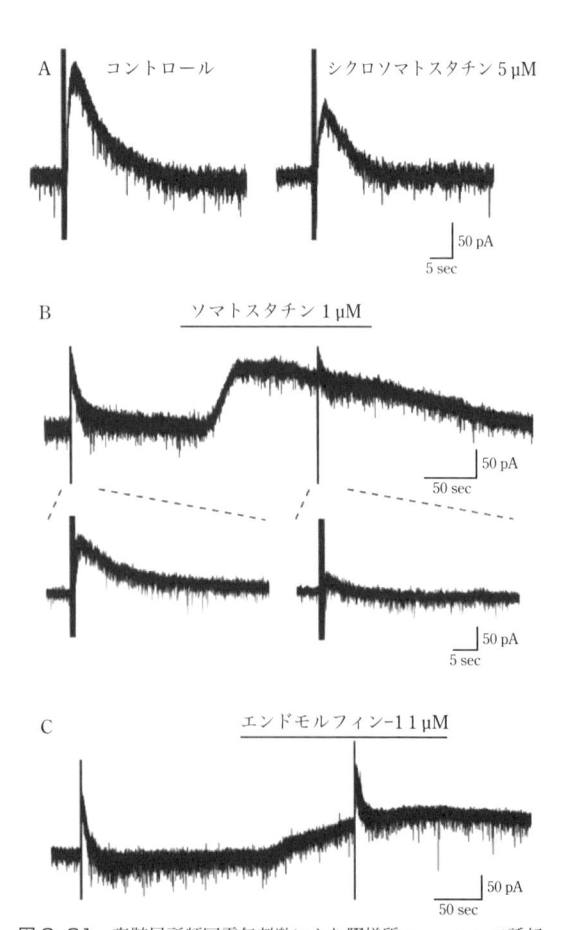

図3.31 脊髄局所頻回電気刺激により膠様質ニューロンで誘起される外向き膜電流はソマトスタチンの作用による
Bの下の記録は，Bの上の記録の一部を点線で示したように時間軸を引き延ばして示したものである．保持膜電位は-70 mV．
[T. Nakatsuka, *et al., J. Physiol.*, **586**, 2511(2008)を引用改変]

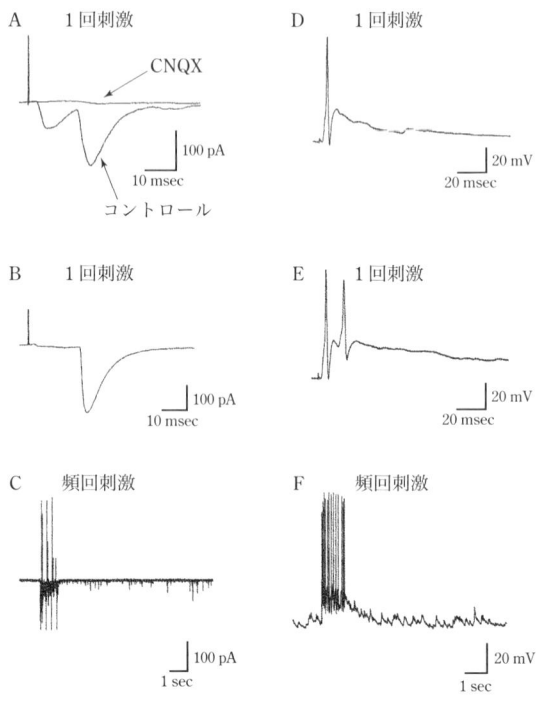

図3.32 後根の電気刺激により膠様質ニューロンにおいて緩徐なシナプス応答は記録されない
Aで示すように，後根刺激誘起EPSCはAMPA受容体阻害薬CNQXにより完全に抑制される．A～Cは膜電位固定下(保持膜電位は-70 mV)で，D～Fは膜電流固定下で記録されたもの．
[T. Nakatsuka, *et al., Neuroscience*, **99**, 549(2000)を引用改変]

Hzで1 sec)しても，膜電位あるいは膜電流の固定下において，膠様質ニューロンにおいて緩徐なシナプス応答は記録されない(図3.32A〜F)．それらのペプチドは膠様質つまり後角第II層以外のニューロンに放出されると考えられる．

k. カンナビノイド

カンナビノイド受容体の一つであるCB1受容体が脊髄後角や後根神経節(dorsal root ganglion)に発現していること，また，カンナビノイドの脊髄腔内投与により疼痛閾値の上昇が起こることが知られている．

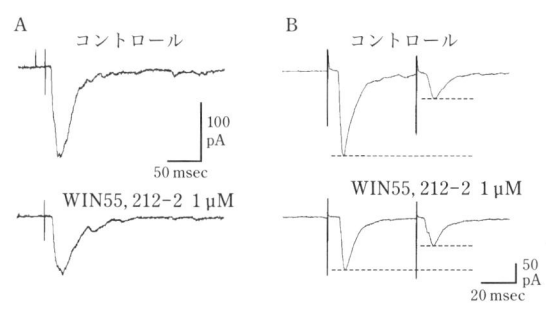

そのため，そのアゴニストのアナンダミドが膠様質ニューロンの興奮性シナプス伝達に及ぼす作用が調べられている．その結果，自発性の興奮性シナプス伝達にはアナンダミドは作用しないが，後根刺激誘起EPSCを抑制することが報告されている．さらに，単シナプス性のAδ線維誘起EPSCは強く抑制される一方，C線維誘起EPSCは弱い抑制を示した[18]．カンナビノイド受容体のアゴニストであるWIN55, 212-2も同様な抑制作用を示した(図3.33A, B)[19]．アナンダミドはGABAおよびグリシン作動性のIPSCも抑制することが明らかにされており，膠様質ニューロンに及ぼすカンナビノイドの作用を考える場合，アデノシンの作用と同様，興奮性と抑制性のシナプス伝達のそれぞれに及ぼす効果のバランスを考える必要があろう．

l. GABA

注目しているシナプスの前終末に，別の神経線維の終末がシナプス(軸索-軸索シナプス：axo-axonal synapse)を形成してシナプス伝達の修飾を起こす場合がある．この代表例は，脊髄の体性運動ニューロンでみられるシナプス前抑制(presynaptic inhibition)である．そのニューロンに入力している興奮性ニューロンの終末にGABA作動性ニューロンがシナプスを形成していて，放出されたGABAが神経終末のGABA$_A$受容体を活性化してグルタミン酸の放出を抑制する．

シナプス前抑制は代謝調節型受容体の活性化でもみられ，その例として，膠様質に入力する一次感覚ニュー

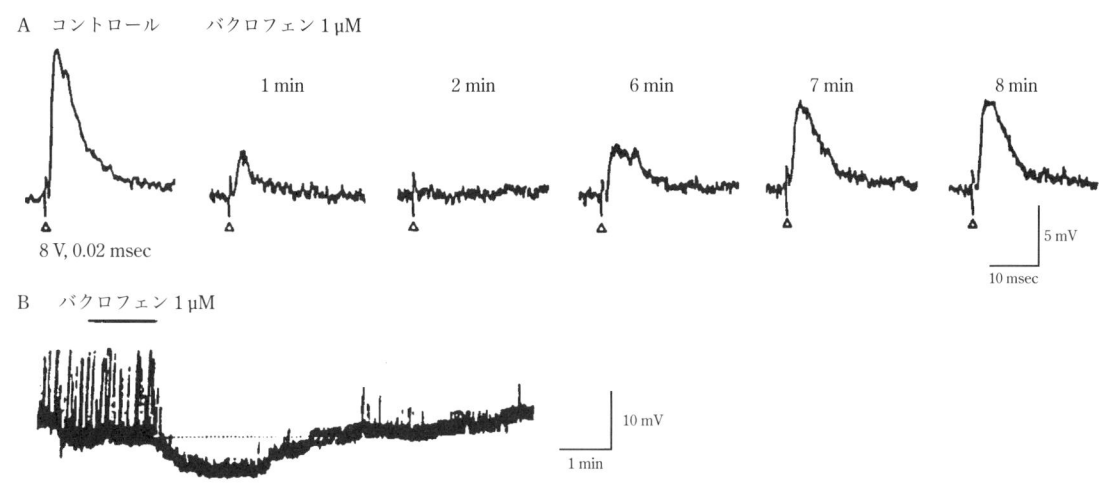

図3.33 WIN55, 212-2はシナプス前性に後根の電気刺激により膠様質ニューロンで誘起されるEPSCの振幅を減少させる

保持膜電位は−70 mV．Bにおいて，WIN55, 212-2によるEPSCの振幅減少がシナプス前性であることは，2発の連続パルス(paired pulse)の刺激により誘起される二つのEPSCの振幅の比がWIN55, 212-2により変化することから示唆される(E. Kumamoto, *J. Theor. Biol.*, **149**, 317(1991)を参照)．

[V. Morisset, L. Urban, *J. Neurophysiol.*, **86**, 40(2001)を引用改変]

図3.34 脊髄後角ニューロンに及ぼすバクロフェンの作用

AのEPSPの記録の下にある上向きの矢頭は，後根を8 Vの強さで0.02 msecだけ電気刺激したことを示す．記録の上の数値は，バクロフェンを1 minだけ投与した後にEPSPを記録した時間を示している．時間とともにEPSPの振幅がコントロールのものに近づいている．Bでは，バクロフェンを投与すると膜過分極が起こるとともに，投与前にみられていた活動電位の自発発火が抑えられていることに注意．

[I. Kangrga, *et al., Brain Res.* **562**, 265(1991)を引用改変]

ロンの中枢端に存在するGABA_B受容体の活性化によるグルタミン酸放出抑制がある。GABA_B受容体のアゴニストであるバクロフェン(baclofen)を作用させると，後根の電気刺激により誘起されるEPSPの振幅が減少することが報告されている(図3.34A)[20]。さらに，バクロフェンがAδ線維やC線維誘起の単シナプス性EPSCの振幅を減少させることが明らかにされている。この場合，ノシセプチンの作用でみられたように，後者の減少が前者の減少よりも大きい。AMPA灌流投与による応答はバクロフェンにより抑制されないので，シナプス前性作用であることがわかる。また，バクロフェンによるEPSCの抑制はGABA_B受容体阻害薬CGP35348存在下ではみられなかったのでGABA_B受容体の活性化を介することがわかる[21]。20)の研究は米国University of IowaのMirjana Randić(ランディク，1934〜)の研究室で行われたものであるが，彼女は脊髄後角ニューロンで長期増強や長期抑圧がみられることを報告している。彼女との痛みの神経生理学研究の共同研究者にKazuyuki Murase(村瀬一之，1952〜)がいる。

あるニューロンへの神経伝達物質の放出が抑えられる場合，その物質がグルタミン酸であれば，そのニューロンの膜興奮性が抑えられることになる。一方，抑制性伝達物質のGABAであれば，そのニューロンの膜興奮性が高められることになり，一種の脱抑制(disinhibition)であるといえる。膠様質ニューロンでは，sEPSCの発生頻度もGABA作動性のsIPSCの発生頻度もバクロフェンにより抑制される。この場合，sEPSCとsIPSCの振幅はバクロフェンにより影響を受けないのでシナプス前性作用である。動物の行動実験でバクロフェンを脊髄腔内に投与すると，低濃度の投与では痛みを引き起こし，高濃度の投与では鎮痛が起こることが報告されている。そこで，sEPSCとsIPSCの発生頻度に及ぼすバクロフェンの作用の濃度依存性が調べられた。その結果，これらの作用のEC_50値は，それぞれ4.44 μMと4.31 μMであり，差がないことが明らかにされている。それゆえ，痛み行動に及ぼすバクロフェンの作用は，興奮性と抑制性のシナプス伝達に及ぼす作用の差では説明できないことが示された[22]。

バクロフェンには上で述べたようなシナプス前性の作用だけでなく，シナプス後性の作用もあり，膜の過分極により活動電位の発生が抑えられることが報告されている(図3.34B)[20]。膜電位固定法を用いて，バクロフェンは-70 mVの保持膜電位でK^+チャネルを活性化することにより外向き膜電流を誘起することが明らかにされている。

m. ホスホリパーゼA_2

ハチ毒の主要成分で26個のアミノ酸からなるメリチン(mellitin)はPLA_2を活性化することが知られている。そのため，メリチンを用いることによりPLA_2の活性化が膠様質ニューロンのシナプス伝達にどのような影響を及ぼすか調べることができる。メリチンを灌流投与するとsESPCの発生頻度と振幅が可逆的に増加する。この作用はPLA_2阻害薬の4-ブロモフェナシルブロミド(4-bromophenacryl bromide：4-BPB)により抑制されるので，PLA_2の活性化を介することがわかる(図3.35A)。この活性化により細胞膜からアラキドン酸が遊離され，それが細胞内に存在するシクロオキシゲナーゼ(COX)やリポキシゲナーゼ(LOX)により代謝されてさまざまな生理活性物質が生成されることが知られている(図3.13参照)。メリチンによるsEPSCの促進作用は電位作動性Na^+チャネル阻害薬TTX，COX阻害薬インドメタシンおよびLOXの阻害薬ノルジヒドログアイヤレチン酸(nordihydroguaiaretic acid：NDGA)により影響を受けない。一方，アラキドン酸は，メリチンと同様にsEPSCの発生頻度

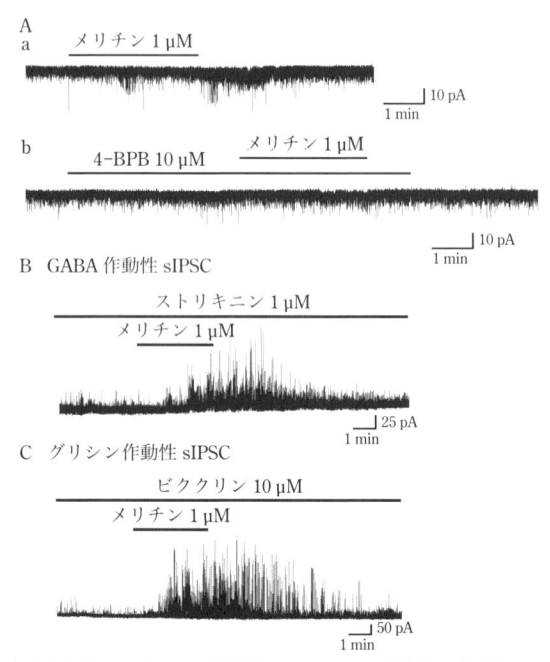

図3.35 メリチンは膠様質ニューロンの自発性の興奮性および抑制性のシナプス伝達を促進する

sEPSCとsIPSCの測定時の保持膜電位は，それぞれ-70 mVと0 mV。GABA作動性とグリシン作動性のsIPSCは，それぞれストリキニン(1 μM)とビククリン(10 μM)存在下で調べられた。

[A：H.-Y. Yue, et al., Neuroscience, 135, 485(2005)；B, C：T. Liu, et al., J. Neurophysiol., 99, 1274(2008)を引用改変]

を増加させる．また，メリチン作用は細胞外 Ca^{2+} の除去や膜電位作動性 Ca^{2+} チャネル阻害剤の La^{3+} により抑制される．以上より，PLA_2 活性化によるシナプス前性の自発性興奮性シナプス伝達の促進は，アラキドン酸の働きにより神経終末の Ca^{2+} チャネルを通って細胞外から細胞内に流入する Ca^{2+} 量の増加が起こることにより引き起こされることが示唆されている．

さらに自発性の抑制性シナプス伝達に及ぼすメリチンの作用も調べられている．sEPSC の場合と同様，GABA およびグリシン作動性の sIPSC の発生頻度と振幅が増加する（図 3.35B, C）．一方，TTX，グルタミン酸受容体阻害薬である AMPA 受容体阻害薬 CNQX と NMDA 受容体阻害薬 DL-2-アミノ-5-ホスホノ吉草酸（DL-2-amino-5-phosphonovaleric acid：APV）の混合物，および無 Ca^{2+} 液は，GABA 作動性 sIPSC に及ぼすメリチンの作用を抑制するが，グリシン作動性 sIPSC には影響を及ぼさない．これより，メリチンによる GABA 作動性シナプス伝達の促進は，メリチンにより興奮性シナプス伝達が促進することによりニューロンで活動電位が発生し，その結果，そのニューロンから放出された何らかの神経伝達物質（以下参照）の働きにより生じたものだと考えられる．ここで注目すべきことは，メリチンは GABA やグリシンを介するシナプス伝達にそれぞれ異なった作用を及ぼすということである．つまり，膠様質では GABA とグリシンは異なった神経終末から放出されることが示唆されている．

メリチンによるグリシン作動性 sIPSC の促進は，4-BPB や別の PLA_2 阻害薬のアストロキア酸（aristolochic acid），さらに，NDGA により抑制されたが，インドメタシンによる影響を受けない．これより，その促進作用にはリポキシゲナーゼの代謝物が関与していることが示唆される．なお，ロイコトリエン B_4（LTB_4）はグリシン作動性 sIPSC に影響を及ぼさないので，これ以外のリポキシゲナーゼ代謝物が関与しているのであろう．以上より，PLA_2 活性化により生成されたアラキドン酸がリポキシゲナーゼにより代謝され，その代謝産物が直接的に，あるいは，細胞外に放出された後に受容体を活性化して間接的に，神経終末とシナプス後細胞に作用して，グリシン作動性シナプス伝達を促進する可能性が考えられる．

さらに，メリチンによる GABA 作動性自発性シナプス伝達の促進にどのような種類の神経伝達物質が関与しているかが調べられている．脊髄後角におけるノルアドレナリンの鎮痛作用機序として，上の d で述べた膜過分極作用やグルタミン酸放出抑制以外に，α_1 型アドレナリン受容体の活性化を介した抑制性シナプス伝達の促進が知られている．また，ACh は脊髄後角でニコチン受容体やムスカリン受容体を活性化して鎮痛を起こし，この作用機序として抑制性シナプス伝達の促進が示されている．そこで，そのメリチン作用に及ぼすニコチン受容体阻害薬メカミラミン（mecamylamine），ムスカリン受容体阻害薬アトロピン，そして α_1 型アドレナリン受容体阻害薬 WB-4101 の作用が調べられた．その結果，これらの阻害薬の存在下では，メリチンは GABA 作動性のシナプス伝達を促進しないことが明らかにされた．一方，メリチンによるグリシン作動性のシナプス伝達の促進は，これらの薬物による影響を受けない．セロトニンは 5-HT_3 受容体の活性化，また，ATP は P2X 受容体の活性化により抑制性シナプス伝達が促進されると報告されているが，5-HT_3 受容体阻害薬 ICS-205,930，そして P2X と P2Y の非選択的阻害薬 PPADS は，メリチンによる GABA 作動性のシナプス伝達の促進に影響しない．以上より，PLA_2 活性化により ACh やノルアドレナリンが放出されることで，GABA 作動性シナプス伝達が促進される可能性がある[23]．

n．PAR

図 3.5 で示したように，PAR-1,-2,-4 は，プロテアーゼ非存在下でも内蔵リガンドに相当するアミノ酸配列をもつ合成ペプチドにより活性化される．PAR-1〜PAR-4 のすべてが脊髄後根神経節に存在し，また，PAR-1 と PAR-2 が一次感覚ニューロンの末梢端で痛み伝達に関与する報告があるので，PAR 活性化が脊髄膠様質ニューロンの自発性興奮性シナプス伝達にどのような作用を及ぼすか調べられている．PAR-1 活性化ペプチド SFLLRN を灌流投与すると，sEPSC の振幅は変化しないが，その発生頻度は可逆的に増加する（図 3.36A）．この SFLLRN の促進作用は，PAR-1 の阻害薬である YFLLRNP により抑制される（図 3.36B）．一方，PAR-2 活性化ペプチド SLIGKV や PAR-4 活性化ペプチド GYPGQV は sEPSC に影響を及ぼさない．さらに，SFLLRN より PAR-1 により選択的な活性化ペプチド TFLLR や PAR-1 の内因性アゴニストであるトロンビンも SFLLRN と同様に sEPSC の発生頻度を増加させる（図 3.36C, D）．以上より，PAR-1 活性化ペプチドは膠様質の神経終末に存在する PAR-1 を活性化し，シナプス前終末からのグルタミン酸の自発放出を促進することが明らかになっている．この作用は膠様質ニューロンの膜興奮性を増加することから，PAR-1 活性化は末梢から中枢への痛覚情報伝達の促

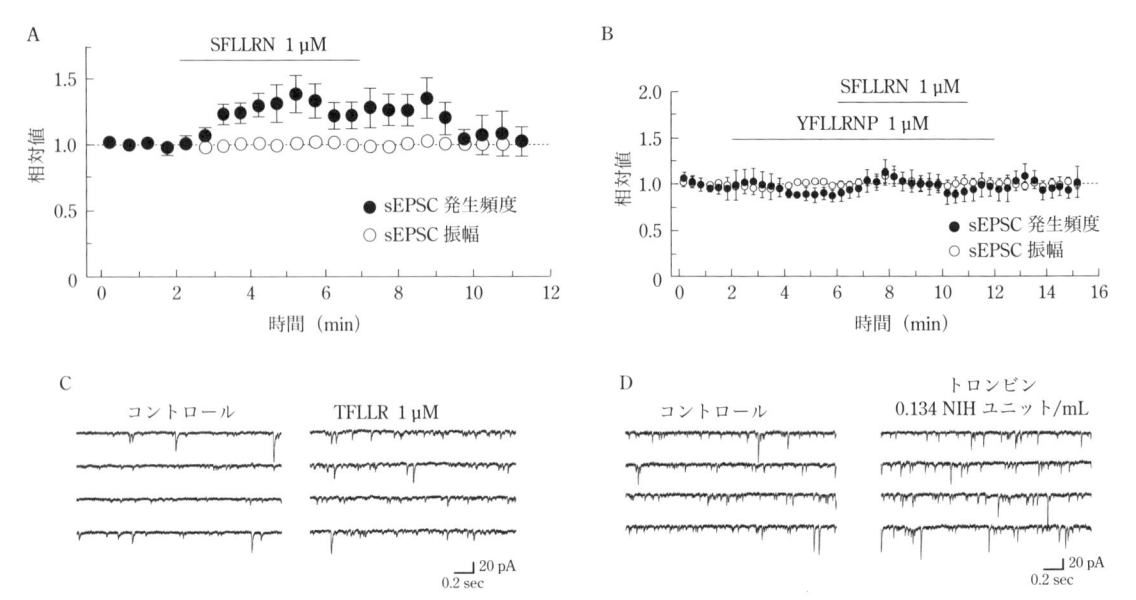

図 3.36 PAR-1 活性化は膠様質ニューロンの自発性興奮性シナプス伝達をシナプス前性に促進する
A と B は，薬物投与前を 1 とした時の sEPSC の発生頻度と振幅の相対値の経時変化を示している．C と D は，4 個の sEPSC の連続トレースが薬物によりどのような影響を受けるかを示している．保持膜電位は −70 mV．

[T. Fujita, *et al.*, *J. Neurophysiol.*, **102**, 312 (2009) を引用改変]

進に関与すると考えられる．

o．TRP

脊髄後角表層部に入力する一次感覚ニューロンの中枢端において痛み伝達の制御に働くことで注目されているイオンチャネル共役型受容体として TRP (transient receptor potential) チャネルがある．このチャネルをコードする *trp* 遺伝子は，光刺激に対して眼の受容器電位が一過性であるショウジョウバエの突然変異体から 1989 年にみつかった．米国 University of California の David J. Julius (ジュリウス，1955〜) の研究グループにより，1997 年にバニロイド化合物の一つである唐辛子成分カプサイシン (capsaicin) により開口するカプサイシン受容体 (後に TRP vanilloid type 1 (TRPV1) とよばれるようになった) が，TRP チャネルのなかで最初にクローニングされた．この単離と機能解析に携わったのが Makoto Tominaga (富永真琴，1958〜) である．その後，さまざまな種類の TRP チャネルのクローニングが行われ，化学刺激ばかりでなく，温度，浸透圧，機械刺激なども感知するセンサーとして機能することが明らかになった．

TRP チャネルは 6 回膜貫通型のサブユニットの四量体であり，非選択的な陽イオン透過性をもっている．そのいくつかの種類には高い Ca^{2+} 透過性がある．現在，哺乳類では，TRPC, TRPV, TRPM, TRPA, TRPML, TRPP の 6 個のサブファミリー (それぞれのサブファミリー自体にもさらにいくつかの種類がある) が存在することが知られている．これらのいくつかは皮膚にある一次感覚ニューロンの末梢端で痛みや温度の受容に関わっている．たとえば，TRPV1 チャネルは侵害性の熱刺激 (> 43℃)，H^+ およびカプサイシンにより活性化され，また，TRPA1 は侵害性の冷刺激 (< 17℃) やわさび成分のアリルイソチオシアネート (allyl isothiocyanate：AITC) により活性化される．ここで，一つのタンパク質が温度と化学物質の両方により活性化されることに注意したい．TRPC チャネルは代謝調節型受容体の活性化により生成されたジアシルグリセロールや Ca^{2+} により直接活性化されると考えられているし，サプシガージンによるストア作動性 Ca^{2+} チャネルの活性化に関与しているらしい (3.1.2 項 e 参照)．この活性化に関与するものは，TRPC チャネルではなく，Ca^{2+} ストア内の Ca^{2+} 枯渇を細胞膜に存在する Orai1 に伝える STIM1 (stromal interaction molecule 1；Ca^{2+} ストアの膜に存在している Ca^{2+} 感受性タンパク質) を含めたいくつかの分子の複合体ではないかという考えもあり，実体はまだはっきり示されていない．

脊髄薄切片標本において，TRPV1 アゴニストのカプサイシンを灌流投与すると膠様質ニューロンで記録される sEPSC の発生頻度が著明に増加し (図 3.37A)，この作用は TRPV1 の特異的阻害薬のカプサゼピン (capsazepine) により抑制される (図 3.37B)．一方，

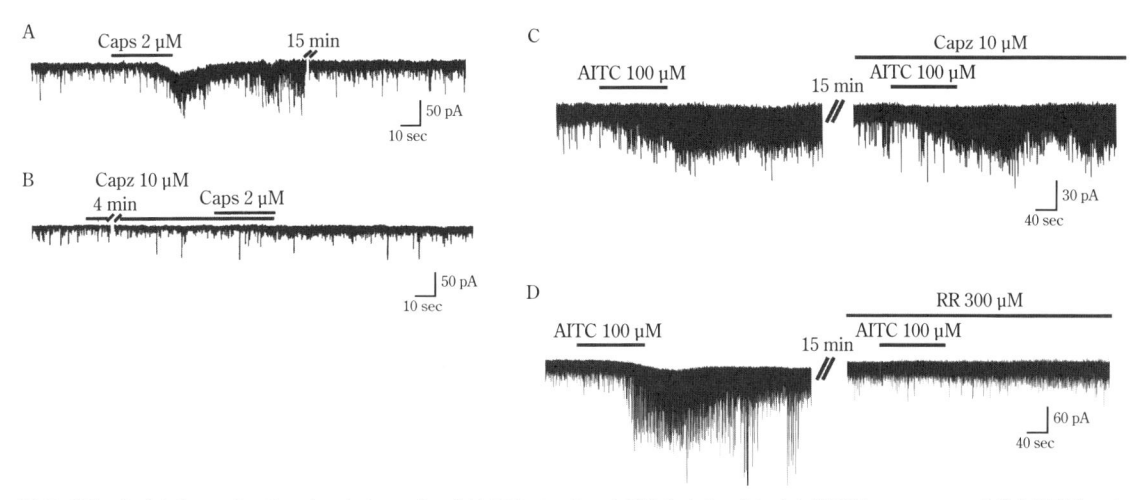

図 3.37 カプサイシンやアリルイソチオシアネートは TRP チャネルを活性化することにより膠様質ニューロンの自発性興奮性シナプス伝達をシナプス前性に促進する
Caps はカプサイシン，Capz はカプサゼピン，AITC はアリルイソチオシアネート RR はルテニウムレッドを示す．保持膜電位は -70 mV．
[A, B：K. Yang, et al., Neurosci. Lett., 255, 135 (1998)；C, D：M. Kosugi, et al., J. Neurosci., 27, 4443 (2007) を引用改変]

TRPA1 アゴニスト AITC を灌流投与すると，カプサイシンと同様に sEPSC の発生頻度が増加するが，カプサゼピンにより抑制されない(図 3.37C)．この AITC の促進作用は TRP チャネルの非選択的阻害剤ルテニウムレッド(これはリアノジン受容体の阻害剤としても働く；3.1.2 項 e 参照) により抑制され(図 3.37D)，さらに，カプサイシンの促進作用との間で相互作用がみられなかったことより，AITC は TRPA1 チャネルを活性化すると結論される．

免疫組織化学の研究により，TRPV1 チャネルや TRPA1 チャネルは脊髄のニューロンではなく一次感覚ニューロンに特異的に発現していることが知られている．上記のカプサイシンと AITC の促進作用は，一次感覚ニューロンの中枢端に発現している TRP チャネル(これは細胞体で合成され，軸索輸送により末梢端ばかりでなく中枢端へも運ばれると考えられる)が活性化されると，膠様質ニューロンへのグルタミン酸の自発放出が増加し，痛み伝達を促進する．神経障害に伴い TRP チャネルの発現量が増加することが報告されており，この増加は神経の障害に伴う痛み(神経因性疼痛)に関係していると考えられている．カプサイシンや AITC は内因性に存在していないが，TRPV1 の内因性作動物質としてカンナビノイド受容体のアゴニストのアナンダミドやリポキシゲナーゼの代謝物質が考えられている．しかし，膠様質ニューロンではアナンダミドは TRPV1 のアゴニストとして働いていないようである．なぜならば，アナンダミドは単シナプス性の C 線維誘起 EPSC に対して弱い抑制しか示さないが，その EPSC はカプサイシンにより強く抑制されるからである[18]．なお，TRPV1 チャネルは一次感覚ニューロンばかりでなく脳にも発現していることが知られている．

カプサイシンや AITC はいずれも植物由来であるが，TRP チャネルは植物から抽出された物質により活性化される場合が多い．ハッカ成分のメントール(menthol)は TRPM8 チャネルを活性化する．月桂樹などに含まれ歯科麻酔によく使われるオイゲノール(eugenol)は一次感覚ニューロン(の細胞体)で TRPV1 チャネルを活性化すると報告されている．オイゲノールが膠様質ニューロンの自発性興奮性シナプス伝達に及ぼす作用が調べられており，オイゲノールは sEPSC の発生頻度を増加し，この作用はカプサゼピン抵抗性である一方，ルテニウムレッドや TRPA1 阻害薬の HC-030031 により抑制されることが示されている．この結果は，オイゲノールが TRPV1 チャネルではなく TRPA1 チャネルを活性化して膠様質ニューロンへの自発性グルタミン酸放出を増加させることを示している．このことはオイゲノールが一次感覚ニューロンの細胞体と中枢端で異なる型の TRP チャネルを活性化することを示唆している[24]．一次感覚ニューロンの細胞体とその中枢端で異なる型の TRP チャネルを活性化する可能性は生姜成分のジンゲロン(zingerone)でも示されている[25]．

TRP チャネルは多くの化学物質により活性化されるが，その物質の多くは活動電位の伝導を抑制する．たとえば局所麻酔薬のリドカイン(lidocaine)，カプサイシン，メントール，AITC などが知られており，この伝導抑制は，おそらく電位作動性 Na^+ チャネルの

抑制による[26]．また，ニコチン性のACh受容体に作用する化学物質はTRPA1チャネルに作用することが報告されており，ニコチンはTRPA1チャネルを活性化する一方，ニコチン受容体の阻害薬メカミラミン（3.4.2項m参照）はAITCによるTRPA1チャネルの活性化を抑制する．従来から知られている受容体やイオンチャネルに作用する薬物がTRPチャネルに作用することは興味深い．図3.37A, C, Dでみられるように神経終末のTRPV1チャネルやTRPA1チャネルの活性化によるグルタミン酸の自発放出は数分間持続するが，これにはCICR機構が関与することが示唆されている．

以上，自律神経節ニューロンや脊髄膠様質ニューロンのシナプス伝達を対象にして，末梢と中枢のシナプス伝達の修飾をみてきたが，それと同様な修飾は脳のシナプスでもみられる．長期増強についても同様で，交感神経節シナプスでみられるものは海馬体のシナプスでもみられることが示されている[27]．つまり，シナプス伝達の長期増強の素過程は，末梢から中枢のシナプスに至るまで共通しており，これらの素過程の組合せにより多様なシナプス伝達の長期増強が発生すると考えられる．脳でみられるシナプスの可塑性にはシナプス伝達の可塑性だけでなく，発芽（sprouting）やシナプスの数が増えるなどのシナプス結合の可塑性があるが，同様な現象は脊髄膠様質でもみられる．たとえば，結核死菌を含む油である完全フロイントアジュバントを足底に投与した炎症モデルラットにおいて，触刺激を伝える太い有髄のAβ線維が発芽して膠様質ニューロンへ単シナプス性に入力することが示されている．この現象は皮膚に与えた触刺激が痛みを引き起こすアロディニア（allodynia；神経因性疼痛の一つ，3.4.2項参照）を説明すると考えられる[28]．また，新生仔ラットの皮下にカプサイシンを投与してC線維を脱落させると，成熟時にはAβ線維が単シナプス性に膠様質ニューロンに入力することも報告されている[29]．

3.5 まとめ

神経系における情報伝達の制御の要はシナプスであり，シナプス前終末やシナプス後細胞に存在する代謝調節型受容体が神経修飾物質のターゲットになる．細胞膜にある受容体が活性化すると，種々のキナーゼの活性化により生理機能をもつ種々のタンパク質のセリン/トレオニン残基あるいはチロシン残基のリン酸化が起こる．その結果，シナプス前終末からの神経伝達物質の放出量が変化したり，神経伝達物質に対する受容体の感受性や数が変化したりする．また，ホスファターゼの働きにより脱リン酸化されることにより反応は終了する．

それらのキナーゼの活性化，あるいは，細胞膜透過性の神経修飾物質による細胞内受容体の活性化により，遺伝子の発現パターンが変化する．その結果，新たなタンパク質が合成されることになり，シナプス伝達が修飾されることもある．このような修飾が長く続く場合をシナプス伝達の可塑性といい，長期増強と長期抑圧がある．また，もともと存在するシナプスの伝達が変化するばかりでなく，新たにシナプスが形成されるシナプス結合の可塑性もある．本章では，自律神経節と脊髄後角表層部のシナプスを取り上げて，さまざまな代謝調節型受容体によるシナプス伝達の修飾を説明したが，これらの修飾はほかの末梢神経や中枢神経でもみられる一般的な現象である．

引用文献

1) K. Kuba, E. Kumamoto, "Long-term potentiations in vertebrate synapses: a variety of cascades with common subprocesses.", *Prog. Neurobiol.*, **34**, 197 (1990).
2) E. Kumamoto, P. Shinnick-Gallagher, "Action of an irreversible acetylcholine esterase inhibitor, soman, on muscarinic hyperpolarization in cat bladder parasympathetic ganglia.", *Brit. J. Pharmacol.*, **99**, 157 (1990).
3) 熊本栄一，"痛み情報伝達はシナプスで制御される"，生物物理，**42**, 218 (2002).
4) 熊本栄一，藤田亜美，"末梢から脊髄後角へ入力する痛み情報の制御―シナプス伝達と神経伝導の修飾"，日本疼痛学会誌，**26**, 197 (2011).
5) C. C. Lai, *et al.*, "Nociceptin-like immunoreactivity in the rat dorsal horn and inhibition of substantia gelatinosa neurons.", *Neuroscience*, **81**, 887 (1997).
6) J. T. Liebel, D. Swandulla, H. U. Zeilhofer, "Modulation of excitatory synaptic transmission by nociceptin in superficial dorsal horn neurones of the neonatal rat spinal cord.", *Brit. J. Pharmacol.*, **121**, 425 (1997).
7) C. Luo, *et al.*, "Nociceptin-induced outward current in substantia gelatinosa neurones of the adult rat spinal cord.", *Neuroscience*, **108**, 323 (2001).
8) C. Luo, *et al.*, "Nociceptin inhibits excitatory but not inhibitory transmission to substantia gelatinosa neurones of adult rat spinal cord.", *Neuroscience*, **109**, 349 (2002).
9) S.-Y. Wu, *et al.*, "Endomorphin-like immunoreactivity in the rat dorsal horn and inhibition of substantia gelatinosa neurons *in vitro*.", *Neuroscience*, **89**, 317 (1999).
10) Y.-Z. Pan, D.-P. Li, H.-L. Pan, "Inhibition of glutamatergic synaptic input to spinal lamina II$_o$ neurons by presynaptic α_2-adrenergic receptors.", *J. Neurophysiol.*, **87**, 1938 (2002).
11) R. A. North, M. Yoshimura, "The actions of noradrenaline on neurones of the rat substantia gelatinosa *in vitro*.", *J. Physiol.*, **349**, 43 (1984).
12) J. Li, E.R. Perl, "Adenosine inhibition of synaptic transmission in the substantia gelatinosa.", *J. Neurophysiol.*, **72**, 1611 (1994).

13) 熊本栄一，藤田亜美，"アデノシンとATP"，慢性疼痛における薬剤選定と治療薬開発，技術情報協会，376 (2010).
14) T. Liu, *et al.*, "Regulation by equilibrative nucleoside transporter of adenosine outward currents in adult rat spinal dorsal horn neurons.", *Brain Res. Bull.*, **64**, 75 (2004).
15) L.-J. Lao, *et al.*, "Adenosine inhibits excitatory transmission to substantia gelatinosa neurons of the adult rat spinal cord through the activation of presynaptic A_1 adenosine receptor.", *Pain*, **94**, 315 (2001).
16) L.-J. Lao, *et al.*, "Modulation by adenosine of Aδ and C primary-afferent glutamatergic transmission in adult rat substantia gelatinosa neurons.", *Neuroscience*, **125**, 221 (2004).
17) S. J. Kim, *et al.*, "Postsynaptic action mechanism of somatostatin on the membrane excitability in spinal substantia gelatinosa neurons of juvenile rats.", *Neuroscience*, **114**, 1139 (2002).
18) C. Luo, *et al.*, "Anandamide inhibits excitatory transmission to rat substantia gelatinosa neurones in a manner different from that of capsaicin.", *Neurosci. Lett.*, **321**, 17 (2002).
19) V. Morisset, L. Urban, "Cannabinoid-induced presynaptic inhibition of glutamatergic EPSCs in substantia gelatinosa neurons of the rat spinal cord.", *J. Neurophysiol.*, **86**, 40 (2001).
20) I. Kangrga, M. Jiang, M. Randić, "Actions of (-)-baclofen on rat dorsal horn neurons.", *Brain Res.*, **562**, 265 (1991).
21) T. Ataka, *et al.*, "Baclofen inhibits more effectively C-afferent than Aδ-afferent glutamatergic transmission in substantia gelatinosa neurons of adult rat spinal cord slices.", *Pain*, **86**, 273 (2000).
22) M. Iyadomi, *et al.*, "Presynaptic inhibition by baclofen of miniature EPSCs and IPSCs in substantia gelatinosa neurons of the adult rat spinal dorsal horn.", *Pain*, **85**, 385 (2000).
23) T. Liu, T. Fujita, E. Kumamoto, "Acetylcholine and norepinephrine mediate GABAergic but not glycinergic transmission enhancement by melittin in adult rat substantia gelatinosa neurons.", *J. Neurophysiol.*, **106**, 233 (2011).
24) M. Inoue, *et al.*, "Presynaptic enhancement by eugenol of spontaneous excitatory transmission in rat spinal substantia gelatinosa neurons is mediated by transient receptor potential A1 channels.", *Neuroscience*, **210**, 403 (2012).
25) H.-Y. Yue, C.-Y. Jiang, *et al.*, "Zingerone enhances glutamatergic spontaneous excitatory transmission by activating TRPA1 but not TRPV1 channels in the adult rat substantia gelatinosa.", *J. Neurophysiol.*, **110**, 658 (2013).
26) A. Matsushita, S. Ohtsubo, *et al.*, "Inhibition by TRPA1 agonists of compound action potentials in the frog sciatic nerve.", *Biochem. Biophys. Res. Commun.*, **434**, 179 (2013).
27) 熊本栄一，久場健司，"海馬体シナプスの長期増強機序：新しい展開"，生物物理，**30**, 245 (1990).
28) T. Nakatsuka, *et al.*, "Plastic changes in sensory inputs to rat substantia gelatinosa neurons following peripheral inflammation.", *Pain*, **82**, 39 (1999).
29) K. Yang, *et al.*, "Alterations in primary afferent input to substantia gelatinosa of adult rat spinal cord after neonatal capsaicin treatment.", *J. Neurosci. Res.*, **74**, 928 (2003).

参考文献

参考書

I. B. Levitan, L. K. Kaczmarek, "The Neuron. Cell and Molecular Biology, 3rd ed.", Oxford University Press (2002).

甘利俊一 監修，古市貞一 編著，"シリーズ脳科学5 分子・細胞・シナプスからみる脳"，東京大学出版会 (2008).

岡 良隆 著，"基礎から学ぶ神経生物学"，オーム社 (2012).

小澤瀞司・福田康一郎 総編集，本間研一・大森治紀，大橋俊夫 編集，"標準生理学 第7版"，医学書院 (2009).

J. M. Berg, J. L. Tymoczko, L. Stryer 著，入村達郎・岡山博人・清水孝雄 監訳，"ストライヤー生化学 第6版"，東京化学同人 (2007).

D. Tritsch, D. Chesnoy-Marchais, A. Felz 著，御子柴克彦 監訳，加藤総夫・小島比呂志・持田澄子 訳者代表，藤吉好則・大谷 悟 補章執筆，"ニューロンの生理学"，京都大学学術出版会 (2009).

4章　脊椎動物神経系の発生

4.1　神 経 誘 導

　脊椎動物の中枢神経系は自律神経系および内分泌系を統合し身体機能の恒常性を保つとともに，外界の情報を的確に処理し，学習，記憶などの高次脳機能を営むきわめて複雑なシステムである．それは個々のニューロンの機能とニューロン同士の的確な回路に基づくものである．この複雑な中枢神経系も発生をたどると，一個の受精卵にはじまり，神経誘導とそれに続く中枢神経系の領域化，領域内での解剖学的座標に応じたニューロンの分化と神経結合の結果形成される．

　20世紀初頭に，SpemannとMangoldは，原腸形成期のイモリ胚の原口背唇部を別の胚の腹側部に移植すると，二次胚が形成されるという画期的な発見をした[1〜3]．原口背唇部はオーガナイザーと名付けられ，その後，オーガナイザーの本態は何かということの探索が行われたが，その答えは20世紀の末まで待たねばならなかった．その探索の過程で，いろいろな組織また化学物質がオーガナイザー活性をもっているかどうかということが試されたが，メチレンブルーのような無機物までオーガナイザーのような作用を示したことから，袋小路に入ったようにも思われた．しかし，そのような化学物質がほかの物質を活性化させて誘導作用を示したと解釈されるようになり，かえって生物の発生現象が生化学的に解析できるのではないかという希望を与えることにもつながった．

　神経誘導に関しては，皮肉なことに外胚葉のデフォルト，すなわち何らかの働きかけがないときに分化するのが神経組織で，BMP(bone morphogenetic protein：骨形成タンパク質)シグナルが働いたときに外胚葉は表皮外胚葉として分化することが明らかとなった．すなわちNoggin, ChordinなどのBMPと結合してその活性を阻害する分子がオーガナイザーであることが示されたわけである．オーガナイザーの近辺ではこのNogginやChordinが発現しており，これらがBMPと結合するために，その近辺ではBMPシグナルが遮断され，神経組織として分化する(図4.1)[1〜4]．

4.2　神経管の形成

　神経誘導の結果，神経系原基は神経板(neural plate)となる．神経板の細胞は周囲の表皮外胚葉に比べて背が高くなっているが，アピカル側(有羊膜類だと羊膜腔側，無羊膜類だと体の外に面した側)で幅が狭くなり，基底膜側が広いボトルのような形になる(図4.2)．これは，細胞のアピカル側から基底膜側に微少管が伸びて，細胞を突っ張り，アピカル側ではアクチン線維の帯ができ，そのアクチン線維がちょうど巾着のひも

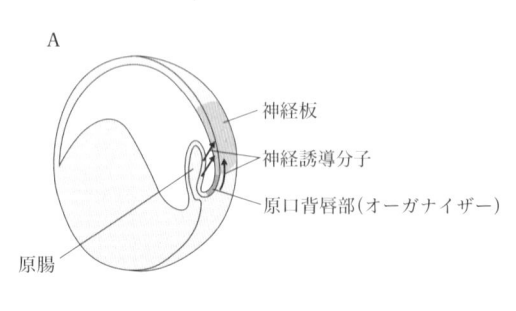

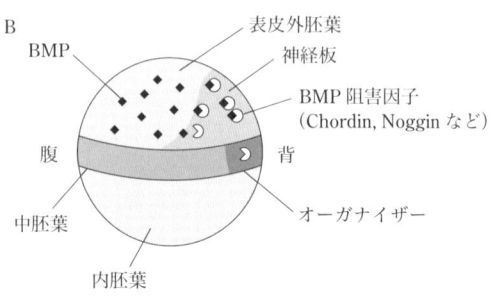

図4.1　神経誘導の模式図
A：原腸形成期に原口背唇部から神経誘導分子が分泌され，神経誘導が起こり，神経板が形成される．B：初期原腸形成期の胚を用いた神経誘導の模式図．神経誘導分子は実はBMPの阻害因子(Chordin, Nogginなど)でBMPと結合し，BMPがその受容体(TGFβ受容体)と結合するのを阻害する．BMPシグナルが流れると外胚葉は表皮外胚葉へと分化し，BMPシグナルが流れないと神経板へと分化する．すなわち神経系が外胚葉のデフォルト型である．

[T. J. Petros, B. R. Shrestha, C. Mason, *J. Neurosci*., **29**, 3463(2009)]

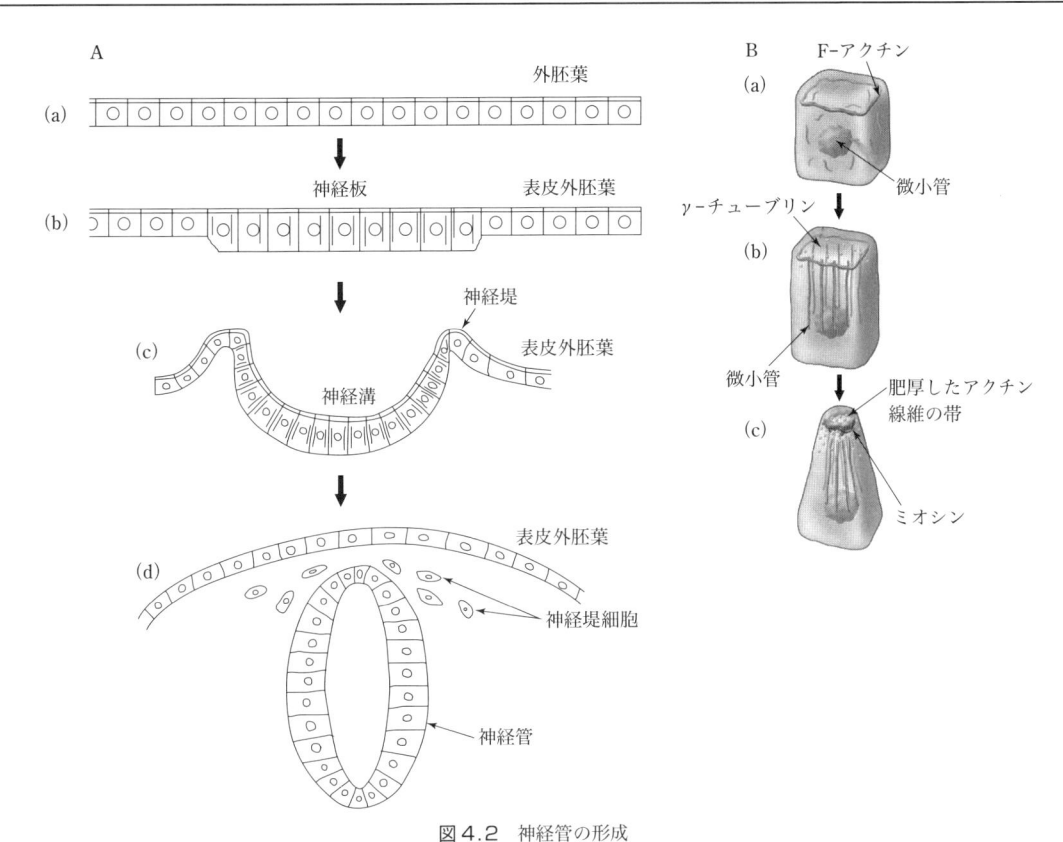

図 4.2 神経管の形成
A：神経誘導の結果，神経外胚葉は細胞のたけが高くなる(b)．細胞のアピカル側にはアクチン線維の帯ができ，この収縮によって神経板は落ち込んでいく(c)．微少管の突っ張りにより細胞のたけは高くなっている．ついには表皮外胚葉から分離し，神経管となる(d)．表皮外胚葉と神経板の境界は神経堤で，神経管が分離した後(頭部では分離前から)，神経堤細胞は元の位置を離れ，長い距離移動して種々の細胞に分化する．B：神経管形成期の細胞の形の変化と細胞骨格系．神経誘導前は細胞は立方状で微小管(microtubule)は細胞内に散在している．アピカル側(将来の管空側)にはアクチン線維の束がみられる(a)．神経板では微小管が突っ張ることにより細胞のたけが高くなる(b)．アクチンの収縮により，細胞のアピカル側が収縮し，神経溝ができ，神経板は落ち込んでいく(c)．

[B：M. Suzuki, H. Morita, N. Ueno, *Dev. Growth Differ.*, **54**, 266 (2012)]

を引っ張って口を閉めるように，アピカル側の幅を狭めていくもので，全体としてだんだん落ち込んでいくことになる(図4.2)．神経板は陥入して，元の上皮とのつながりも絶たれて神経管となる(図4.2)[5]．発生の過程で，上皮が肥厚し，陥入して新しい組織をつくるということがしばしば行われている．レンズ，内耳，角膜，甲状腺，肝臓などがこのような様式でつくられる．

外胚葉では細胞接着因子の E-Cadherin が発現しているが，神経板が形成され落ち込んでいくようになると神経板では N-Cadherin が発現するようになる[6]．Cadherin は同じ型同士の結合(ホモフィリックな結合)を行うので，神経管が表皮外胚葉と分離するときに働く．また，アピカル側へのアクチン線維の配列に N-Cadherin がかかわっており，神経板から神経管への形の変化に大きくかかわっている[5,6]．

4.3 神経板の領域化

中枢神経系の分化の最初のステップとして領域化が起こる．神経管に前後軸(頭尾軸あるいは吻尾軸)，背腹軸が形成され，前後軸に沿って，前脳，中脳，菱脳，脊髄の領域が形成され，背腹軸に沿って翼板と基板が形成される．そして，それぞれの解剖学的座標に従った場に応じたニューロンが分化し，それぞれが適切な神経結合を行って，高次脳機能を営む脳ができあがる．領域の発生運命はそこで発現している転写因子の組合せで決まる．その転写因子の発現をシグナル分子が制御するが，最初のシグナルは中胚葉や内胚葉から分泌される．最初に前後軸，背腹軸が決まり，神経管の中での領域化には神経管の中にできるシグナルセンターが大きな役割を果たす．次に，神経管の差別化のメカニズムについて概観する．

4.3.1 神経管前後軸の形成

a. 前後軸の決定

神経管の領域は，中胚葉，内胚葉からのシグナルにより，発生の早い時期にプリパターンとして前後軸を決める転写因子が発現し，発現境界付近にシグナルセンターができる．そこからのシグナル分子により，転写因子の発現が固定化されたり，新しい転写因子の誘導が起こることにより，領域の運命が決定される．前後軸の決定にはおもに Fgf と Wnt，レチノイン酸シグナルがかかわるが，初期には神経板に接している中胚葉と内胚葉から分泌される Wnt タンパク質が大きくかかわっている．神経板の後ろの方に接する中胚葉で Wnt のレベルが高く，神経板の前端付近の内胚葉で Wnt の阻害因子が発現していることにより，Wnt タンパク質の勾配がつくられる（図 4.3 A）．Wnt の阻害因子としては，Cerberus, Dickkopf などがあり，アフリカツメガエル卵に Cerberus mRNA を注入すると，異所的に脳が誘導される．Dickkopf とドミナントネガティブ型 BMP 受容体をアフリカツメガエル卵に発現させると二次軸が形成される[7, 8]．すなわち，神経管の Wnt のレベルが低いところが前側の性質を獲得し，Otx2 の発現が維持される．Wnt の発現の強いところは後ろとしての性質を獲得し，そこでは Gbx2 を発現する（図 4.3 B）．

脊椎動物の前後軸に沿った領域形成のその次のステップは，神経管前端で Wnt 阻害因子を発現していた細胞群と，Otx2 と Gbx2 の発現境界の細胞群が Fgf8 を発現するようになり，二次オーガナイザーとなることである（図 4.3 C）[9～12]．さらに，間脳に ZLI (zona limitance intrathalamica：視床内境界領域) が底板から伸び出し，Sonic hedgehog (Shh) を分泌して間脳の領域形成にかかわる（図 4.3 F）[13]．さらにレチノイン酸の濃度勾配が形成され[14]，Hox 遺伝子の発現を制御して，後脳より後ろの領域形成にかかわる．

二次オーガナイザーの作用により，神経管が閉じ

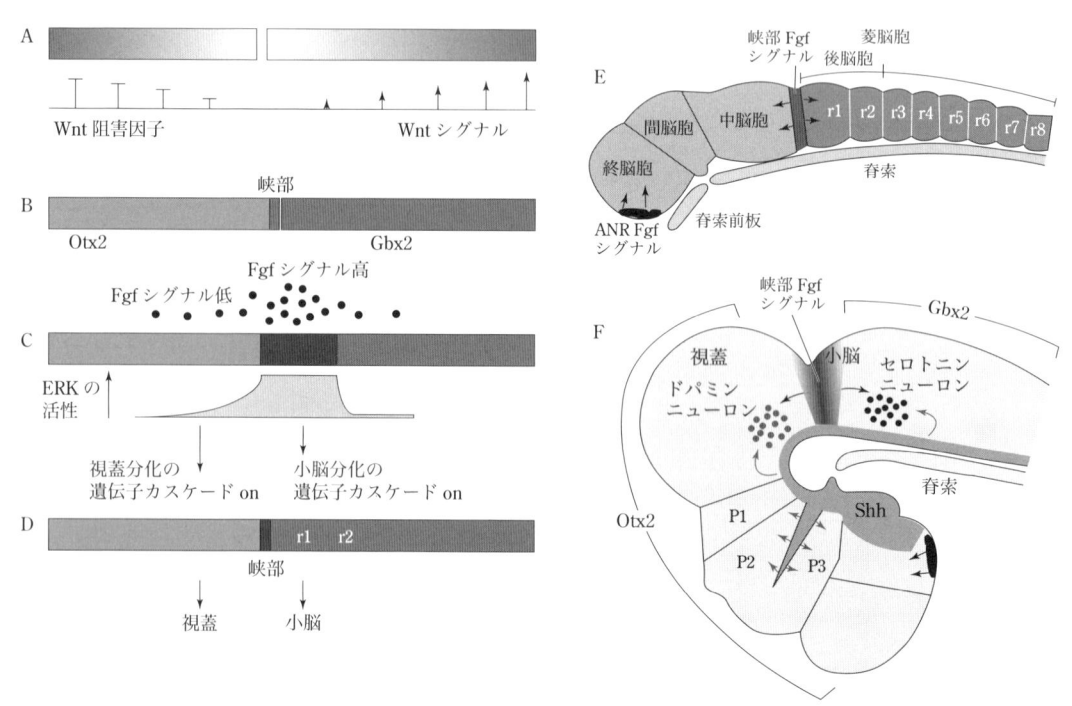

図 4.3 神経管の前後軸形成と前後軸に沿った領域形成
A：中胚葉，内胚葉から Wnt シグナルを受けるが，神経管の前の方では Cerberus, Dickkopf などの Wnt 阻害因子が発現しており，後ろで強く，前で弱いという Wnt の勾配ができる．B：Wnt 勾配の弱いところで Otx2 が発現し，強いところで Gbx2 が発現する．その境界部が，中脳後脳境界部（峡部）となる．C, D：Otx2 と Gbx2 の発現境界で Gbx2 と重複して Fgf8 の発現が誘導される．Fgf8 は Ras-ERK シグナル経路を活性化し，ERK 活性の強い後脳領域に小脳が分化する．中脳胞後端も強い Fgf シグナルを受けるが，Otx2 が発現しているため，小脳ではなく視蓋として分化する．E：峡部と前脳前端 (ANR) は局所的なシグナルセンターとして働き，Fgf8 シグナルが分泌される．菱脳胞には八つの分節構造ができ，菱脳分節（ロンボメア）とよばれる．F：前脳にも分節構造ができ，前脳分節（プロソメア）とよばれる．P1 は視蓋領域，P2 は視床，P3 は視床前部．P2 と P3 の境界では，腹側から Shh を発現する細胞群が背側に伸びていき ZLI とよばれるシグナルセンターを形成する．

[E, F : W. Wurst, L. Bally-Cuif, *Nat. Rev. Neurosci.*, **2**, 99 (2001)]

る前後に神経管の前方に前脳胞(prosencephalon), 中脳胞(mesencephalon), 菱脳胞(rhombencephalon)という三つの一次脳胞(primary brain vesicle)の膨らみができる(図4.3 E, 4.4). 前脳胞はその後, 終脳胞(telencephalon)と間脳胞(diencephalon)に, 菱脳胞は後脳胞(metencephalon)と髄脳胞(myelencephalon)に分かれ五つの二次脳胞となり, これが脳の基本プランとなる(図4.4)[2,3]. 終脳胞からは大脳が分化し, 間脳胞からは, 視床, 視床下部などの間脳と網膜, 松果体, 下垂体後葉などが分化する. 中脳の背側は膨らみ鳥類以下の脊椎動物では視蓋として視覚の中枢となっている. 後脳胞の背側からは小脳ができ, 腹側は橋となる. 髄脳胞は延髄となる. また, 終脳胞, 間脳胞, 中脳胞, 後脳胞の管腔は, それぞれ側脳室(終脳胞がふくれ出すために左右に一対), 第3脳室, 中脳水道, 第4脳室となって, 脳脊髄液を溜めており, 衝撃に対するバッファーの役目を果たしている[2,3].

b. 神経管の前後軸を決める二次オーガナイザー

脊椎動物では原腸形成の頃からOtx2(ショウジョウバエのorthodenticleに相同な遺伝子)が胚の頭側に, Gbx2(gastrulation and brain-specific homeobox protein 2)が胚の尾側に発現している(図4.3, 4.4,

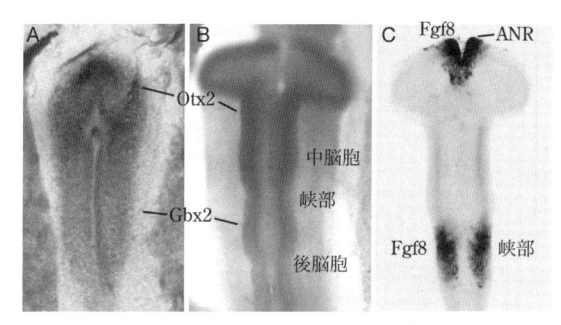

図4.5 中脳と後脳の領域形成
A: 原腸形成期のニワトリ胚, B: 11体節期のニワトリ胚でのOtx2, Gbx2の発現. C: 10体節期のニワトリ胚でのFgf8の発現. 発生の早い時期から前の方(頭側)にOtx2の発現, 後ろ(尾方)にGbx2の発現がみられ(A), 10体節期頃になると, 発現境界が明瞭になる(前脳, 中脳でOtx2の発現, 後脳より後ろでGbx2の発現). Otx2とGbx2の発現境界が中脳後脳境界部で, 発現境界にFgf8の発現が誘導される(C).

4.5A). 最初, これらはその発現境界付近で重複して発現しているが, 相互にその発現を抑制し合い, ニワトリ胚においては, 10体節期頃には明瞭な発現境界ができる(図4.3, 4.5 B). Otx2は前脳胞と中脳胞に, Gbx2は菱脳胞に発現するようになるが, その発現境界にGbx2の発現と重複してFgf8の発現が誘導される(図4.3, 4.4, 4.5 C)[16〜18]. Fgf8の発現領域は峡部とよばれる. Fgf8は前脳胞の前端でも発現しており, そこはanterior neural ridge(ANR)とよばれる(図4.3, 4.4, 4.5 C)[2,3].

峡部ではFgf8はGbx2の発現している領域に小脳を, Otx2の発現している領域に視蓋を誘導する. ANRのFgf8はBf1の発現を誘導し, 大脳を分化させる. RubensteinおよびPuellesらにより, 間脳胞を三つの分節に分けることが提案されている(図4.9参照)[2,3,15,16]. 中脳に近い方からP1(prosomere 1), P2, P3とよばれている(図4.3 F). 間脳胞にFgf8を強制発現させるとP2までは中脳視蓋として分化できるが, P3は視蓋に分化することはない. この違いについては, P2より尾側にはIrx3の発現があり, P3と終脳にはSix3という転写因子の発現があることによることが, Kobayashiらによって示された[17]. 言い換えると, Fgf8はプリパターンとしてSix3の発現している領域には大脳を誘導し, Otx2の発現しているところには視蓋を, Gbx2の発現している領域には小脳を誘導するということである.

P1は将来視蓋前域(pretectum)に, P2は視床(thalamus)に, P3は腹側視床(prethalamus)に分化するが, P2とP3の境界に底板からShhの発現が伸びてきて, ZLIというシグナルセンターを形成する(図4.3). こ

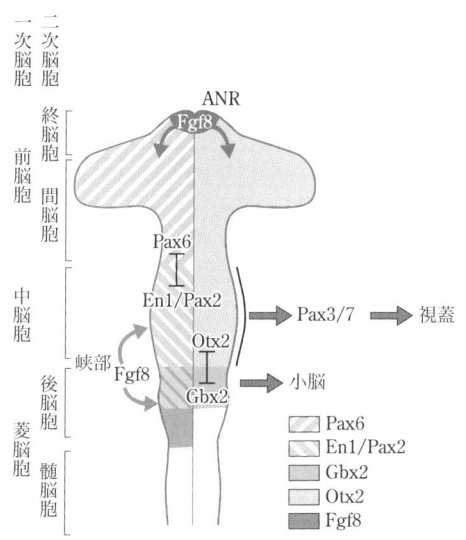

図4.4 脳胞の模式図と脳特異的遺伝子発現パターン
発生初期に前脳胞, 中脳胞, 菱脳胞という三つの脳胞ができ, その後前脳胞は終脳胞と間脳胞に, 菱脳胞は後脳胞と髄脳胞に分かれ, それぞれ決められた領域へと分化していく. 前脳前端(ANR)と中脳後脳境界部(峡部)はオーガナイザーとして働き, シグナル分子であるFgf8が発現している. 間中脳境界はPax6とEn1/Pax2の, 中脳後脳境界はOtx2とGbx2の抑制的相互作用により決まる. En1, Pax2, Otx2の発現している領域で後にPax3/7の発現する領域は視蓋として分化する.

こからのShhシグナルはP2を視床前部にP3を視床に分化させる[2,3,18]．

終脳は将来大脳に分化するが，終脳胞で特異的に発現している転写因子はEmx1,2, Foxg1(bf1), Otx2などである．Emx2は間脳胞のP3領域まで，Otx2は中脳領域まで発現している．これらの転写因子の発現の組合せにより終脳の運命が決まると思われるが，Emx2は後に領野形成，層形成にもかかわっている[19,20]．

c. 菱脳分節(rhombomere)

20世紀にショウジョウバエがモデル動物化され，遺伝学的解析が行われてきた．ホメオティック変異，すなわち体のある組織，器官が別の組織や器官になる変異の解析から，1980年代になって，その形づくりを担う遺伝子が次々と同定された[21]．節足動物に属するショウジョウバエはその発生の過程で14の擬体節ができ，それが再編されて，顎部に3体節，胸部に3体節，腹部に3体節できる(図4.6)．ホメオティック

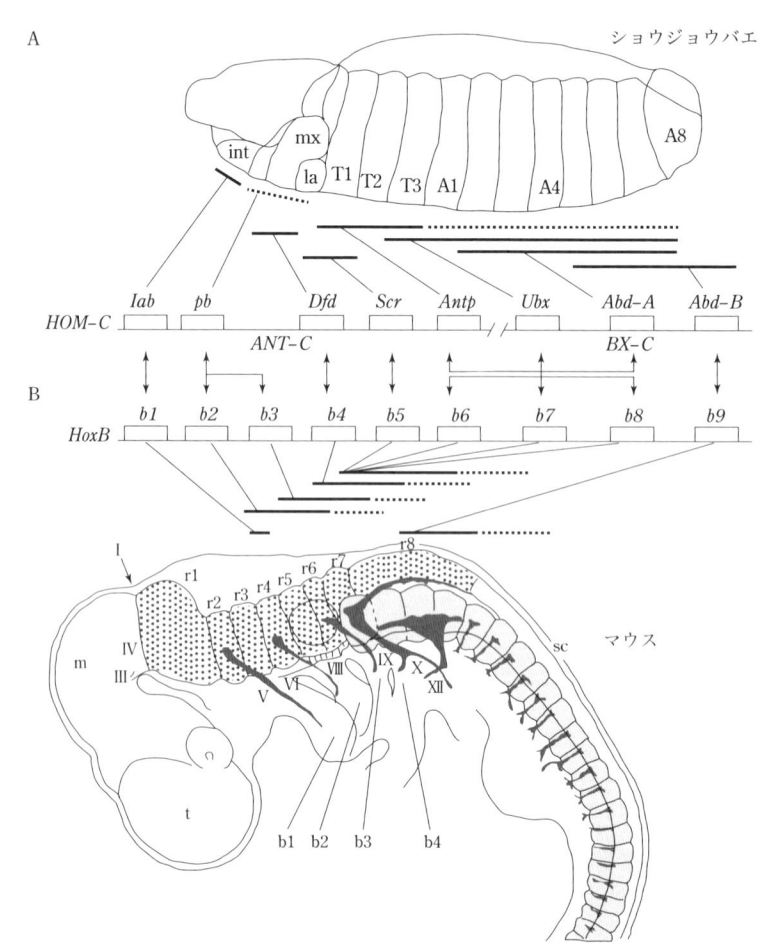

図4.6 菱脳分節および前脳分節

A：ショウジョウバエのホメオティック遺伝子(*HOM-C*)の発現の組合せが体節の特性を決めることが最初に明らかにされた．*HOM-C*はアンテナペディア複合体(*ANT-C*)とバイソラックス複合体(*BX-C*)より構成される．たとえばショウジョウバエの胸は3体節からなり，それぞれの節から足が出ている．胸の2番目(T2)には羽があるが，T3には平均棍がある．*Ubx*の発現調節領域の突然変異により，T3がT2化すると，平均棍が羽に置き換わり2対の羽をもつハエになる．3′側(図の左)に位置している遺伝子ほどより頭側(前側)で発現する．B：*HOM-C*と相同な*Hox*遺伝子群は脊椎動物では4セット存在し(*HoxA, HoxB, HoxC, HoxD*クラスター)，それぞれ体の頭尾を決めるのに働いている．脊椎動物でも3′側に存在する遺伝子ほど頭側で発現している．菱脳分節との関係はよく調べられている．r2(菱脳分節2番)からは三叉神経(Ⅴ)の運動枝が出て第1鰓弓の筋を支配し，r4からは顔面神経Ⅶが出て第2鰓弓の筋を，r6からは舌咽神経(Ⅸ)が出て，第4鰓弓筋を支配する．菱脳分節の特性は*Hox*遺伝子の発現の組合せで決まる．*Hoxb1*のノックアウトマウスではr4から出る顔面神経が三叉神経様の挙動をとる．

A1〜A8：腹部体節，b1〜b4：第1〜第4鰓弓，ローマ数字は脳神経の番号(Ⅲ：動眼神経，Ⅳ：滑車神経，Ⅴ：三叉神経，Ⅵ：外転神経，Ⅶ：顔面神経，Ⅸ：舌咽神経，Ⅹ：迷走神経，Ⅻ：副神経)，r1〜r8：菱脳分節，P1〜P3：前脳分節，i：峡部，m：中脳胞，sc：神経管，t：終脳胞．

[W. McGinnis, R. Krumlauf, *Cell*, **68**, 283(1992)を引用改変]

変異のバイソラックス変異体(bithorax；胸部第3体節が第2体節に変化したもので，本来の第3体節にある平均棍が羽に変化し，羽が2対できる)とアンテナペディア変異体(antenapedia；触覚が足に変化する)の解析から，繰返し構造である体節の性質は，ホメオティックセレクター遺伝子とよばれるアンテナペディアコンプレックス(*ANT-C*)群に属する遺伝子とバイソラックスコンプレックス(*BX-C*)遺伝子の発現の組合せにより決まることが明らかにされた[21]．この二つのグループは総合してホメオティック遺伝子複合体(*HOM-C*)とよばれるが，これに属する遺伝子は染色体上で近接して直線上に並んでいる．発生のより早い段階で，胚のより頭側で発現するものが染色体のより3′側に位置している．RNAは5′から3′の方に転写されるので，*HOM-C*複合体の遺伝子は発現の順番に並んでいるということになる．より尾側の体節がより多くの遺伝子を発現していることになり，機能欠損の突然変異が起こると頭側の性質をもつ体節になる(図4.6)[1,21]．

その遺伝子群の解析から，これらの遺伝子はよく保存された180塩基よりなるホメオボックスとよばれる領域をもっていることが明らかとなった．翻訳産物は60アミノ酸残基のヘリックス・ターン・ヘリックス構造であることが示され，ホメオドメインとよばれている．これらは，形態形成にかかわっていることが示されたはじめての遺伝子である．脊椎動物では*HOM-C*遺伝子群の相同遺伝子群は*Hox*遺伝子とよばれるが，2回の重複が起こっており，4組存在する．*Hox*遺伝子はまた脊椎動物でも初めて同定された形態形成遺伝子である[1,2]．脊椎動物でもより3′側にある遺伝子がより前側(頭側)で発現する．

ところで，菱脳胞には発生初期に7～8個の節ができ，菱脳分節(ロンボメア)とよばれる．中脳に近いところからr1～r8と番号がついている(図4.3E，4.6)．r2から後ろの方で*Hox*遺伝子が発現しているが，*Hox*遺伝子の発現境界は菱脳分節の前側境界と一致しており，菱脳分節の特異性は*Hox*遺伝子の組合せで決まる(図4.6)．菱脳分節はコンパートメントを形成しており，境界を越えて細胞が混じり合うことはない．脊髄領域でも，脊髄神経節の分節がみられるが，これは体節の分節により二次的につくられたものであり，菱脳分節は中枢神経系での真の分節構造である[2~4]．

*Hox*遺伝子の発現制御にレチノイン酸シグナルが関わっている．レチノイン酸は神経管に接する沿軸中胚葉でつくられるが，その濃度は胚の後ろの方で高く，前の方で低い．高いレチノイン酸濃度は体の前側で発現する*Hox*遺伝子の発現を抑える[22]．レチノイン酸は過剰に存在すると胚の異常を引き起こす催奇形物質にもなる．過剰レチノイン酸により，中枢神経系，四肢，顔面の異常などが引き起こされる．

d. 大脳皮質のパターニング

大脳皮質は感覚の中枢で，入力した感覚情報をもとに出力(行動)を決める最高の中枢であり，典型的な大脳皮質は哺乳類で認められる．ヒトでもっともよく発達した領域であり，基本的には6層よりなる．大脳皮質では機能の局在があり，それぞれの領野で特異的な細胞構築がみられる．マウスなどの齧歯類では，頬の感覚毛一本一本に対応したバレルとよばれる感覚受容野があり，パターニングのよい指標となっている[2,3]．

ANR(anterior neural ridge)は発生初期に終脳の誘導にかかわるが，その後もそこはシグナルセンターとして働きFgf8サブファミリー(Fgf8，Fgf17，Fgf18)を発現し続ける．また皮質原基の後ろで皮質縁(cortical hem)とよばれるところはいくつかのBMPとWntを発現し，シグナルセンターとして働いている．この前からのFgf8シグナルと，後ろからのBMP，Wntシグナルの勾配により，終脳での転写因子の発現制御が起こり，大脳皮質の領野が形成されると考えられている(図4.7)[19,23]．

終脳の領野決定に関わる転写因子として代表的なものはEmx2とPax6である．Emx2は終脳の後ろで強く，前で弱いという勾配をもって発現しており，Pax6が相補的に前で強く，後ろで弱いという勾配で発現している．この転写因子の発現勾配の形成にはFgf8が関与している．Fgf8はPax6の発現を促進し，Emx2の発現を抑制する．子宮内エレクトロポレーション法により，マウスでも目的とする遺伝子を局所的に強制発現させることができるようになったが，ANRでFgf8の発現を増やすとPax6の発現が後ろの方まで伸び，大脳皮質が前側化する．その結果，バレル野が後ろの方に寄る．皮質原基の後ろの方でFgf8を強制発現すると，あたかもそこがANRになったかのような構造の大脳ができる．すなわち，ANRとFgf8強制発現部位からのシグナルにより，鏡像構造の大脳皮質が形成され，バレル野が二箇所に形成される[2,19,23]．Emx2の突然変異マウスでは大脳皮質の前方領域が優勢となり，正常では前方にできる運動野が大きくなり後ろの方に伸びる(図4.7)．Pax6の突然変異マウスでは逆に後方領域が優勢となり，運動野は非常に小さくなって，本来後ろの領域にできる視覚野が拡大する(図4.7)[2,3,19,20,24,25]．

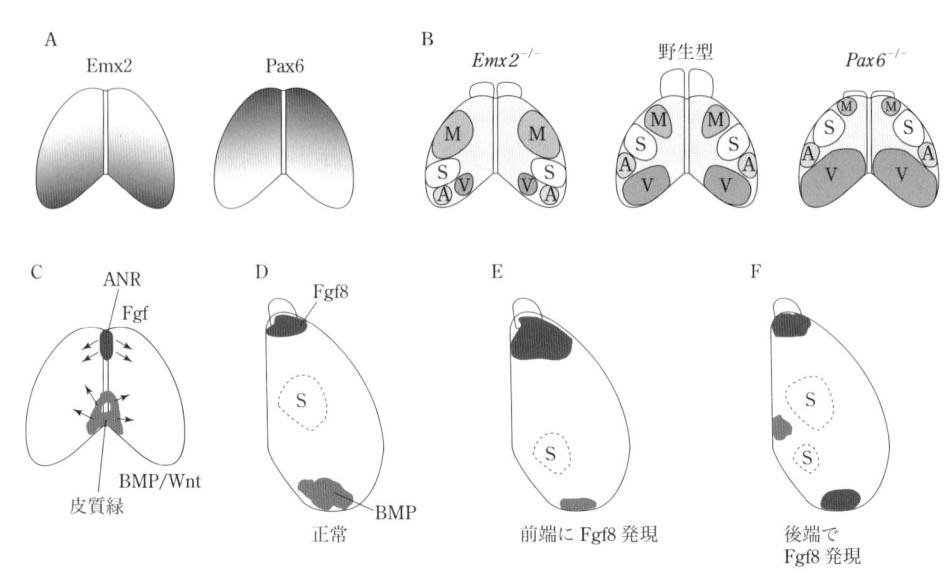

図4.7 大脳皮質のパターン形成（領野形成）
A：大脳皮質原基では Emx2 が後ろで強く前で弱いという勾配をもって，Pax6 が後ろで強く前で弱いという勾配をもって発現している．B：*Emx2* のノックアウトマウスでは大脳皮質が前側化し，前の方で分化する運動野が大きくなる．後ろの方の視覚野は小さくなり，体性感覚野は後ろによる．逆に *Pax6* のノックアウトマウスでは後ろの方の視覚野が大きくなり，運動野は小さくなる．C：大脳皮質原基前の方の ANR では Fgf8（Fgf8 と同じサブクラスに属する Fgf17, Fgf18 も発現）が発現し，後ろの方（皮質縁，cortical hem）では BMP と Wnt が発現しており，*Pax6, Emx2* の発現を制御している．D～F：前の方で Fgf8 を強制発現すると，大脳皮質が前側化し，体性感覚野（S）が後ろに寄る（E）．後ろの方で Fgf8 を強制発現すると，後端も前端と同様の性質を獲得し，ANR の内在的な Fgf8 と強制発現した Fgf8 により鏡像の大脳皮質が形成され，体性感覚野が2箇所にできる（F）．
図中，M：運動野，S：体性感覚野，A：聴覚野，V：視覚野．
[D. H. Sanes, T. A. Reh, W. A. Harris, "Development of the Nervous System, 2nd ed.", pp. 53-54, Academic Press(2006)および E. A. Grove, T. Fukuchi-Shimogori, *Ann. Rev. Neurosci.*, **26**, 355(2003)を引用改変]

e. 中脳と後脳の領域化

鳥類以下の脊椎動物では中脳胞の背側は視蓋に分化し，視覚の中枢として働く．腹側は被蓋とよばれる．哺乳類では視覚の中枢は大脳後頭葉の視覚野に移り，視蓋は上丘とよばれる視覚反射の中枢となっている．後脳胞はその背側は小脳，腹側には橋に分化する．小脳はその特異的な細胞構築を指標として発生学的研究が行われてきた．

領域の運命は転写因子群の発現の組合せで決まるが，Otx2 が発生の早い段階から頭部に発現しており（図4.3, 4.5 A, B），領域決定の頃には，前脳から中脳胞の後ろの境界まで発現している．En1 と Pax2 は最初中脳全体に発現し，その後，峡部（中脳後脳境界部）に限局していく．En2 は峡部で強く間脳に近くなるに従って弱くなるという勾配をもって発現をしている．間脳中脳境界より前では Pax6 が発現し，中脳後脳境界より後ろでは Gbx2 が発現している（図4.3, 4.5 A, B）[26]．中脳胞翼板には Pax7 が発現している．これらに加えて，分泌因子の Wnt1 が中脳胞の後端と背側正中に，Fgf8 が後脳前端に発現している．これらの分泌因子は転写因子の発現を制御すると考えられる．

Otx2 の機能が欠損すると，マウスでもゼブラフィッシュでも後脳の前側より頭側の組織が欠損する．*En1* のミュータントマウスでは小脳，中脳が欠損する[2,3]．*En2* のミュータントマウスでは *En1* よりも症状は軽い．*En1* ノックアウトマウスの *En1* 部位に *En2* 遺伝子を挿入したマウスは正常なことから，*En2* は *En1* と同じ役割を担うことができると結論づけられている[27]．*Pax2* のミュータントゼブラフィッシュでも中脳視蓋に障害がみられる[28]．

これら遺伝子のトランスジェニックマウスが作製され，またニワトリ胚での *in ovo* エレクトロポレーション[29]による強制発現実験が行われた．中脳，後脳部で発現している転写因子 Pax2, Pax5 を間脳胞から後脳胞にかけて強制発現すると，いずれの場合も視蓋が前の方に伸び，間脳胞の翼板は視蓋として分化した．Pax2, Pax5 により，中脳関連の遺伝子，Wnt1, En2, Fgf8 の発現が誘導された[30,31]．En1 と En2 の強制発現でも同様の結果が出た[32]．すなわち，En1/2, Pax2/5, Fgf8 は互いの発現を誘導するフィードバックループを形成しており，そのどちらかを間脳に発現させると，間脳に中脳関係の遺伝子の発現が起こり，

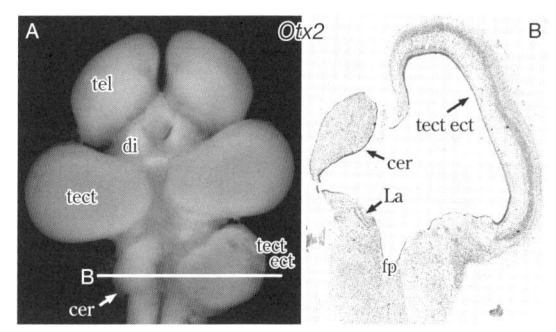

図4.8 Otx2の強制発現による後脳胞の中脳化
A：背面図，B：Aで示した面の組織切片図．Otx2により後脳胞で発現しているGbx2の発現が抑えられ，後脳胞背側は異所的に視蓋として分化する(tect ect)．cer：小脳，tect：視蓋，di：間脳，tel：終脳，La：nucleus laminaris，fp：底板

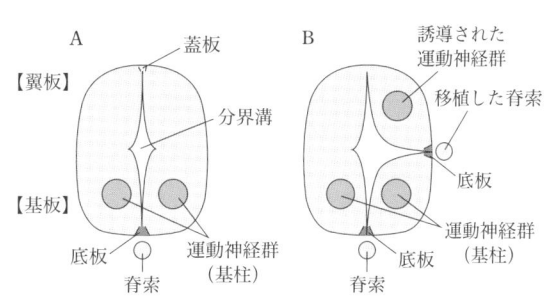

図4.9 神経管の背腹軸
神経管の腹側極は底板，背側極は蓋板である(A)．分界溝によって，基板と翼板に分けられるが，基板には運動神経(基柱)が分化し，翼板は近くと関係した連合性の神経細胞が分化する．脊索を神経管の脇に移植するとその近くに底板が誘導され，背側部にも運動神経が誘導されることから，脊索から底板を誘導する因子が分泌されることが明らかとなった．この分泌因子はShhで，Shhにより底板ができると，底板もShhを産生する．このShhの勾配と背側からのBMPの勾配により，背腹軸に沿った細胞のパターンが決まる．
[宮田卓樹・山本亘彦 編，"脳の発生学：ニューロンの誕生・分化・回路形成"，p.6，化学同人(2013)]

その発生運命を中脳に変える[29〜32]．

Otx2を後脳胞に強制的に発現させると，後脳で発現しているGbx2の発現が細胞自律的に抑制され，後脳胞でOtx2の異所的発現部位のまわりにFgf8が誘導される(図4.8)．中脳ではFgf8の発現が誘導されることはない．そして，後脳からは，小脳ではなく中脳視蓋が分化する(図4.8 B)．Gbx2の強制発現を行うと中脳胞でOtx2の発現が抑制され，異所的にFgf8の発現が誘導される．この場合には後脳胞でのFgf8の発現誘導はみられない．結果的に視蓋の後縁が前に寄る[34, 35]．これらの実験から，発生初期に胚の前方で発現しているOtx2と後ろの方で発現しているGbx2はその境界部あたりで重複して発現しているが(図4.5 A)，互いの抑制的相互作用によりその発現境界が明瞭になる．Otx2の後方の発現境界が中脳の後ろ境界である．ニワトリ胚では見た目の中脳胞の境界よりも前の方にOtx2の発現境界があるが(図4.5 B)，細胞ラベル法によりOtx2の発現境界が中脳の後ろの境界であることが確認された[36]．Otx2とGbx2の発現境界にGbx2と重複してFgf8の発現が誘導される(図4.3, 4.5 C)[33〜35,37]．

間脳・中脳境界の形成については間脳より前の前脳胞で発現しているPax6と中脳胞で発現しているEn1/Pax2の抑制的相互作用により決まることが，ニワトリ胚での強制発現実験により示された(図4.4)[38]．

一連の研究により，Otx2, Pax2, En1の重複した発現領域が中脳として分化することが明らかとなった(図4.4)．

4.3.2 神経管背腹軸の決定

神経管は，分界溝(sulcus limitans)により，背側の翼板(alar plate)と腹側の基板(basal plate)に分けられる(図4.9)．翼板には脊髄神経節の細胞からのインプットを受け，中枢に投射する連合性のニューロンが分化し，基板には運動神経が分化して筋肉に軸索を伸ばし，その動きを支配する．天井の蓋板(roof plate)と腹側極の底板(floor plate)にはニューロンは分化しない．翼板に分化する連合性のニューロンの軸索は常に底板を横切るが，そのメカニズムに関しては後述する．

ところで，神経管の背腹軸の決定については1980年代から90年代のはじめにかけて，精力的な研究がなされた．神経管のすぐ腹側に位置する脊索を別の胚の神経管の脇に移植すると，移植された脊索の近くに底板が誘導され，さらに運動神経がその底板の背側にも分化した(図4.9)．同様にして底板を移植したときにもホストの神経管に底板が誘導された．これらの実験は，脊索から何らかの誘導因子が分泌され，底板が形成され，さらに運動神経も分化すること，さらに脊索と底板から同じような物質が分泌されていることを示している[2,3]．

脊索は，両生類ではオーガナイザー領域から，またニワトリ胚ではオーガナイザーに相当するHensen結節の細胞が陥入していって形成される．ニワトリ胚からHensen結節を切り取ると，その切り取る発生段階に相当して，ある部分の脊索が欠失した胚をつくることができる．HiranoらはこのほうほうでStage10のニワトリ胚からHensen結節を切り取った[39]．すると，脊索と底板が形成されず，その領域では脊髄は丸くなり，

運動神経が形成されなかった．このように脊索の付加実験，切除実験ともに，脊索から何らかの誘導因子が分泌されて底板が形成され，さらに運動神経が分化するという説を支持する結果となった．

ショウジョウバエの Hedgehog のホモログ Sonic hedgehog (Shh) が脊椎動物で同定され，それが脊索で発現していることが明らかとなり[40]，神経管の背腹軸決定に関するブレイクスルーとなった．Shh を異所的に発現するトランスジェニックマウスの解析，また Shh を発現する Cos cell を神経管の脇に移植すると底板が誘導されることから，底板の誘導因子は Shh だということが受け入れられるようになった[41]．現在では，脊索からの Shh により神経管の正中腹側に転写因子の Foxa2(HNF3β) が誘導され，それにより底板でも Shh の発現が誘導されて腹側から背側に向かう Shh の勾配ができ，その勾配と，背側正中の蓋板で産生される BMP4 の背側から腹側に向かう発現勾配により神経管の背腹軸が決まると考えられている[2,3,41〜43]．

Shh によってホメオドメインをもつ転写因子群の発現が制御される．脊髄背腹軸に沿って，Shh によってその発現が抑制される Class I とよばれる遺伝子群と，Shh によってその発現が誘導される Class II とよばれる遺伝子群が存在する．Class I には *Pax7*, *Pax6*, *Dbx1*, *Dbx2*, *Irx3* が含まれ，Class II には *Nkx2.2*, *Nkx6.1* が含まれる．Shh への感受性の違いから，Class I 遺伝子群の腹側発現境界が決まり，Class II 遺伝子の背側発現境界が決まる．その結果神経管内の細胞は背腹軸のどの位置にあるかによりこれらの遺伝子の発現の組合せが決まり，それによりその細胞がどのタイプのニューロンに分化するかが決まる．たとえば，Nkx6.1 と Pax6 を発現する細胞は Islet1 を発現するようになり，運動神経として分化する[2,3]．

中脳での背腹軸の形成にも Shh がかかわっている．前項で Otx2，En1，Pax2 の重複した発現部位が視蓋に分化することを述べたが，そこに Pax3 あるいは

---

in ovo エレクトロポレーション

ニワトリ胚は産み落とされてから後は実験操作を施しやすいことから，発生生物学のモデル動物として使われてきた．1960 年代後半にウズラではヘテロクロマチンが核小体の近くで凝集しているのに対して，ニワトリ胚では核内に散在していることから，両者は識別可能であることがわかり，ニワトリウズラキメラが作製され，神経堤細胞の移動，血球や始原生殖細胞の移動の研究に応用された．しかし，受精から産卵まで 24 h の間は卵管，子宮の中にあるので，トランスジェニックニワトリの作製などが困難で，分子生物学の時代になると実験動物としての価値が下がっていた．筆者(仲村)らは，ニワトリ胚の脳胞の異所的移植により，視蓋の極性形成における En2 の役割の研究，中脳後脳境界部がシグナルセンターとして働いているということにつながる一連の研究を行っており，En2 の強制発現にレトロウイルスベクターを使っていたが，使い勝手が悪かった．1990 年代の後半に名古屋大学の故 村松達夫により，低電圧の矩形波を数回かけることにより，ニワトリ胚で外来遺伝子を発現させることが示された[30]．それまでも，細菌などへは高電圧のエレクトロポレーションで遺伝子を導入する方法はあったが，高等動物へは組織のダメージが大きく，発生学の研究などに用いることはできなかった．新しい方法は，電場により細胞膜に孔が開くが，その後に修復される程度の電圧をかけるものである．筆者は舟橋淳一とともに，ニワトリ胚神経管へのエレクトロポレーションの条件を設定し，脳の発生の研究に採用した[30]．この方法は非常に効果的で 50% 以上の細胞がトランスフェクトされ，またとくに神経管の場合は片側が実験側で，対側は対照として用いることができる．非常に簡便な方法であり，その後は全胚培養のマウス胚に応用され，子宮内エレクトロポレーションとして，マウス胚にも適用されるようになった．また，レトロウイルス法と併用することもでき，レトロウイルスを精製することなくその DNA を組み込んだプラスミドをエレクトロポレーションすればよい．さらに，ヘアピン型の shRNA の導入によるノックダウン，トランスポゾンの採用によるトランスジーンのゲノム組込み，さらには，テトラサイクリンを利用した Tet-on，Tet-off も可能となり，ニワトリ胚を用いれば，目的とする組織で目的とする発生段階で標的遺伝子の強制発現，ノックダウンが可能となった．弱点としてはすべての細胞で強制発現させたり，ノックアウトすることができないことであるが，エレクトロポレーション法は発生学研究のルーチンの手法となっている[29]．

Pax7の発現が加わると視蓋として分化し，Shhシグナルが加わると被蓋として分化する．Pax3あるいはPax7を中脳領域で強制発現すると，視蓋の領域が腹側に伸び[44]，Shhを強制発現すると，視蓋の膨らみが消え被蓋が背側まで伸びる[45]．被蓋ではShhの作用にFgfシグナルが加わり，動眼神経核，黒質にドパミンニューロンが分化する（図4.3）．

a. 峡部オーガナイザーの働き

間脳胞の異所的移植実験により，間脳胞は中脳の後ろ側に移植されると視蓋として分化できることが示された[10]．さらに，峡部を間脳部に移植するとまわりの間脳胞が視蓋として分化したことから，峡部は二次オーガナイザーとみなされるようになった[11]．さらに，峡部でFgf8が発現していることが示され，それをビーズに染みこませて間脳に挿入すると周りの組織が視蓋として発生したことから，峡部オーガナイザーの本態はFgf8であると受け止められるに至った[46]．Wnt1も中脳胞後部で発現しており，その機能が欠損すると中脳小脳の異常を引き起こすことから[47]，オーガナイザーではないかと考えられていた．Wnt1とその発現を制御するLmx1bの強制発現実験により，Lmx1b-Wnt1のカスケードはFgf8とWnt1の発現をそれぞれ峡部と中脳胞後縁に重複しないよう接して発現させる機能を担っており，中脳視蓋に対しては細胞分裂を促す成長因子的な働きをしているということが示された[48]．

Fgf8にはいくつかのスプライシングアイソフォームが存在するが，峡部にはFgf8aとFgf8bが発現している[49]．in ovoエレクトロポレーション（box）により，Fgf8aを間脳から後脳にかけて強制発現すると，間脳の発生運命が中脳に変わり，視蓋が分化する．中脳と後脳の発生運命は変わらない．Fgf8aの強制発現では中脳胞，後脳胞のOtx2，Gbx2などの遺伝子発現は影響を受けないが，間脳部でEn2の発現が誘導されるために，間脳の発生運命が中脳に変わったと思われる．

Fgf8bを強制発現すると，中脳の発生運命が後脳に変わり，中脳部には視蓋の代わりに小脳が分化する（図4.10）[49]．Fgf8bの強制発現では中脳でのOtx2の発現が抑えられ，本来は後脳で発現しているGbx2，Irx2などの発現が中脳部まで伸びてくる．遺伝子の発現からも中脳の運命が変わったことがうかがわれる．このようにFgf8aとFgf8bでその作用効果は大きく異なっているが，Fgf8bを希釈してエレクトロポレーションを行うと，100分の1の濃度でFgf8aタイプの効果を及ぼした．このことと，in vitroでの細胞を癌化させる能力もFgf8bの方が強いことから，強い

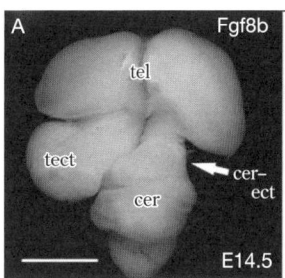

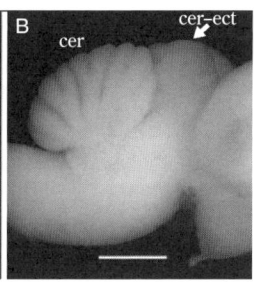

図4.10 Fgf8bの強制発現による中脳胞の後脳化
A：背面図，B：側面図．Fgf8bの強制発現により，Ras-ERKシグナル経路が活性化され，中脳胞で発現するOtx2の発現が抑えられ，中脳の背側は視蓋ではなく，異所的に小脳（cer-ect）として分化する．cer：小脳，tect：視蓋，tel：終脳．

Fgf8シグナルにより小脳の分化が誘導されたと考えられた．Otx2とFgf8bを共発現させると10分の1希釈でFgf8aタイプに変わった．このことは，Otx2がFgf8bによる小脳誘導の閾値を上げていることを示している．すなわち，Otx2の発現している領域は視蓋になりやすく，小脳にはなりにくいということである（図4.3 A〜D）．

Fgf8a, bのシグナルの強弱に関する問題に関しては化学結合論的に証明された．Fgf8aとFgf8bの違いは，Fgf8bのN末端近くに11アミノ酸が挿入されていることである．この11アミノ酸の中にあるFgf8bの32番目のフェニルアラニンF32がFgf受容体のcスプライシングアイソフォームのIgドメインにぴったりはまり込み，より強く結合することが示された．そのフェニルアラニンをアラニンに変えると，受容体との結合が弱くなり，強制発現するとFgfaタイプに変わることが示された[50]．

Fgf受容体が活性化されると，細胞内のRas-ERK，PI3K，あるいはAKTシグナル経路が活性化されるが，峡部ではRas-ERKシグナル経路が活性化されている（図4.11 A）．ドミナントネガティブ型RasあるいはRas-ERKシグナルの負の制御因子Sprouty2を強制発現することにより，Ras-ERKシグナル経路を遮断すると，後脳には小脳でなく視蓋が分化する（図4.11 A, B）[51, 52]．これらのことから，強いFgf8シグナルによりRas-ERKシグナル経路が活性化されると小脳が誘導されることが結論づけられる．正常発生の過程ではFgf8は後脳の一部である峡部で発現するので，後脳は強いFgf8シグナルを受け小脳が誘導される．中脳胞の後部も強いFgf8シグナルを受けるはずであるが，プリパターンとして発現しているOtx2が閾値を上げるので，中脳と後脳のクリアな境界ができる（図4.3）．ただ，Ras-ERKシグナル経路などはある局面で活性

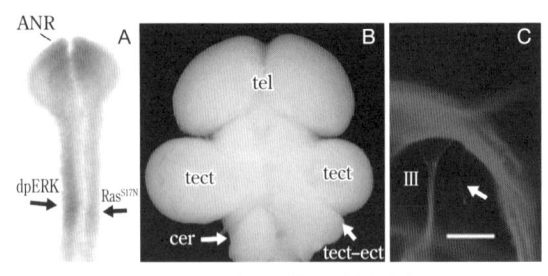

図4.11 中脳と後脳の領域形成

ドミナントネガティブ型 Ras(Ras^{S17N})の強制発現による後脳胞の中脳化．峡部と ANR ではそこで発現している Fgf8 により Ras-ERK 経路が活性化され，ERK はリン酸化している(A, ANR と峡部左側，抗リン酸化 ERK(dpERK)抗体による染色)．右側峡部は Ras^{S17N} の強制発現により，ERK のリン酸化が抑えられている．ERK 活性が抑えられると，後脳胞背側は小脳ではなく，異所的に視蓋として分化する(B, tect-ect)．後脳胞腹側部も中脳化し，中脳にできる動眼神経(III)が後脳にもできる(C, 矢印)．cer：小脳，tect：視蓋，tel：終脳．

化される必要があるが，その後すぐに活性が抑えられる必要がある．実際，Ras-ERK が活性化されると，その経路の負の制御因子，Sprouty2, MKP3, Sef などが誘導され，ERK の脱リン酸化が起こる．後脳胞でも，峡部 Fgf8 により活性化された ERK は，すぐにその活性が抑えられる[53]．

ところで，Fgf シグナルは背側の構造だけでなく，Shh シグナルと共同で腹側に分化する核，細胞のパターンも制御する．中脳では腹側は被蓋とよばれ，Otx2 が発現している中脳被蓋にドパミンニューロンおよび動眼神経核を分化させる．Gbx2 が発現している後脳には，縫線核にセロトニンニューロンおよび滑車神経核を分化させる(図4.3)[54]．Fgf8 のヌル突然変異マウスではドパミンニューロンは分化しない[54,55]．Otx2 の強制発現により後脳胞の発生運命が中脳に変わると，そこには動眼神経ができる(図4.11 C)．

4.4 中枢神経系での細胞増殖と組織発生

4.4.1 脊髄での細胞増殖と組織発生

神経管の中で将来のニューロン，グリアなどに分化し神経幹細胞としての性質をもっている神経上皮細胞(neuroepithelial cell)はさかんに分裂を繰り返す．神経上皮細胞は管腔側(アピカル)から軟膜側(基底膜側)まで伸びており，核はその中でエレベーター運動を行う．管腔側で分裂を行うと(M 期)，G$_1$ 期の核は軟膜側に移動していき軟膜に近いところで DNA 合成を行う(S 期)．その後 G$_2$ 期の核はまた管腔側に移動し分

裂を行う(図4.12)[2,3]．

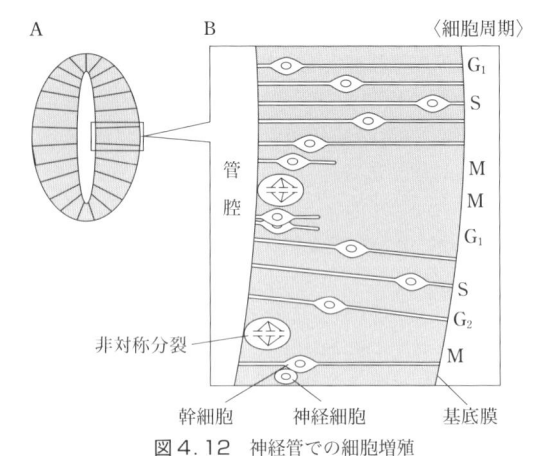

ニューロン分化の発生段階を迎えると，神経幹細胞は不等分裂を行い，一方は神経幹細胞として再び分裂サイクルに入るが，もう一方はニューロンとして分化し，もはや分裂することはない．ニューロンとして決定された細胞は管腔側との接触を断ち，軟膜側へ向かって移動する(図4.12)．そこで新しい細胞層を形成するが，そこは外套層(mantle layer)とよばれ，将来の灰白質となる．外套層に落ち着いたニューロンは軸索突起を軟膜側に伸ばし，軟膜直下に線維層が形成される．軸索は神経管の軟膜側で標的に向かって伸びる．この線維層を辺縁層(marginal layer)という．その後，軸索はミエリン鞘に包まれ，その断面が白く見えることから辺縁層は白質とよばれるようになる．管腔に面して細胞が増殖を続けている層は脳室層(ventricular layer, 神経上皮層，neuroepithelial layer ともいう)とよばれる[2,3]．

不等分裂に関して，Chenn と McConnell が自身の観察に基づいて，非常に興味深い仮説を発表した[56]．すなわち，二つの娘細胞がともに分裂を続ける等分裂の場合，分裂面は管腔面に垂直であり，娘細胞のうちのひとつは分裂を続けもう一つはニューロンに分化する不等分裂の場合，分裂面は管腔面に平行で，幹細胞として分裂を続ける娘細胞は管腔側にあり，ニューロンになるものは管腔に接していないというものである．この仮説は非常に魅力的で，その後いろいろな研究室で検証されているが，やや否定的な結果が多いと思われる[57]．

図4.12 神経管での細胞増殖

A：神経管の模式図，B：神経管内での細胞分裂と核のエレベーター運動の模式図．神経幹細胞は管空側(アピカル側)で分裂し(M期)，核は基底膜側に移動していって DNA 合成を行う(S期)．最初はその繰返しであるが，時期が来ると，不等分裂が起こり，娘細胞の一つは神経細胞となるが，その細胞(young neuron)は管腔側との接触を断ち，外套層へと移動する．

発生が進むと，ニューロンが多くなるので外套層は厚みを増し，辺縁層も厚みを増す．逆に脳室層の細胞は減ってくる．ニューロンが分化した後，グリアを排出し，脳室層は一層の細胞層，上衣層(ependymal layer)となる．最近，成体でも上衣層のあたりに神経幹細胞が残っているということが明らかとなり，幹細胞を用いた神経疾患の再生医療が注目を浴びている[2]．

4.4.2 小脳原基の細胞増殖と小脳の組織発生

先に述べたように，小脳は峡部からのFgf8シグナルを受け，Ras-ERKシグナルが活性化される後脳胞背側に分化する．腹側は橋として分化する．神経管では一般的に管腔に面した脳室層で細胞の増殖が行われ，神経細胞として分化した細胞は脳室層から外套層に出ていく．脊髄や延髄はこのような様式で発生が進行する．小脳発生の大きな特徴は，その原基で菱脳唇(rhombic lip)から吻側に向けて表層に細胞の移動が起こり(図4.13)，外顆粒層(external granular layer)を形成し，その外顆粒層の細胞も細胞増殖を行うことである(図4.13)[2]．すなわち，小脳原基では脳室層(ventricular layer)と外顆粒層の2箇所で細胞増殖が行われる．

脳室層で増殖していた幹細胞から皮質に移動するニューロンが生み出される．脳室層から生み出されるニューロンのうちで，Purkinje細胞はその大きな細胞体と特異的な樹状突起の配列で識別しやすい．それらは，外顆粒層の直下に一列に並び，Purkinje細胞層を形成する．Purkinje細胞のほかに，脳室層から生み出される神経細胞はゴルジ細胞，籠細胞，アストロサイトで，さらにBergmannグリアも脳室層から生み出される[58]．

外顆粒層で分裂を終えた細胞は内に向かって移動するが，まず平行に突起を伸ばす．この細胞はさらに内側に向かって第3の突起を伸ばす．細胞体はその突起の中をBergmannグリアの突起に沿って内側に向かって移動し，ついにはPurkinje細胞層を乗り越えて停止し，顆粒細胞層を形成する．最初に伸ばしていた平行な突起は平行線維としてそのまま残る(図4.13)．

外顆粒層で生じた細胞の一部はさらに深部まで移動し，小脳深部核のニューロンを形成する[58]．

4.4.3 大脳皮質の組織発生

大脳の新皮質は6層の層構造をとっているが，中枢神経系のほかの領域と違って，灰白質(細胞層)が外側

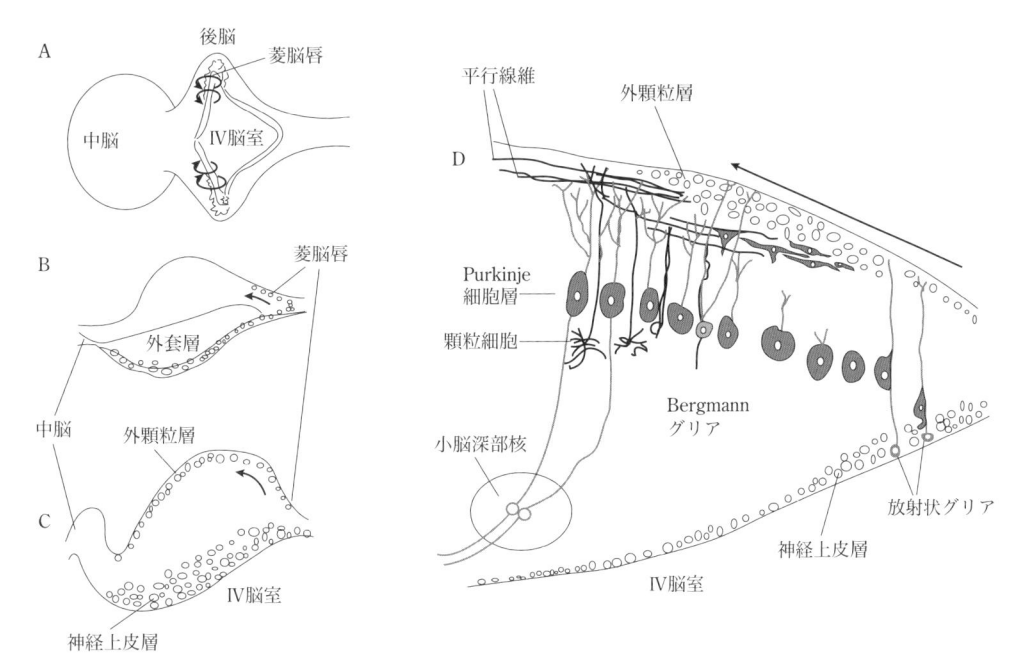

図4.13 小脳の形成

A〜C：菱脳唇から細胞が神経管表面を吻側に移動して外顆粒層を形成する．小脳原基では脳室層と外顆粒層で細胞の増殖が起こる．D：脳室層で細胞分裂を終え，最初にニューロンとして分化した細胞はPurkinje細胞で，放射状グリア(radial glia)の表面に沿って，軟膜側に向かって移動し，Purkinje細胞層を形成する．外顆粒層で分裂を終えた細胞はまず平行に突起を出す．次に細胞体はBergmannグリアの突起に沿って深部に向かって移動し，Purkinje細胞層を乗り越え，下流細胞層まで移動する．平行な突起は残ったままで，平行線維となる．一部の細胞は小脳深部核まで移動する．Dの矢印は時間軸を示し，左側ほど発生が進んだ状態を示す．

に，白質(線維層)が内側にできる．これは，新皮質ではニューロンがほかの領域と違って，内側に線維を伸ばすことによっている(ほかの領域ではニューロンは外側に線維を伸ばす)．それぞれの層は異なった機能を担っており，浅層はおもに入力を受け，情報を処理後，深層のV, VI層のニューロンから出力する(図4.14 A)[59]．

新皮質の原基でもほかの領域同様脳室層で幹細胞が増殖する．そこで生まれたニューロンは放射状グリア(radial glia)に沿って移動する(図4.14)．最初に産生したニューロンは皮質の最表層に移動し皮質前板(preplate)を形成する．皮質前板は表層の辺縁層(marginal zone)と下層の皮質下板(subplate)の2層よりなっている(図4.14)．辺縁層はおもに星状のCajal-Retzius(カハール-レッチウス)細胞により構成される

が，この細胞はReelinを分泌する．次に生まれたニューロンは皮質前板の辺縁層と皮質下板の間に入り込み，皮質板(cortical plate)とよばれる層を形成する．皮質板により，皮質前板は辺縁層と皮質下板に分けられる．次に生まれたニューロンは皮質板の中で最初に生まれたニューロンの層を飛び越えて，より浅いところまで移動する．これらのニューロンの軸索は皮質前板から内側に伸びて中間層(intermediate zone)を形成する(図4.14)．この中間層は後に白質となる．つまり，最初に生まれたニューロンは一番深層の第6層を形成し，次に生まれたニューロンは第5層，その次に生まれたニューロンは第4層というように，皮質のニューロンはインサイドアウト(inside-out)の様式で形成される．Reelinが機能しないと，移動してきたニューロンは皮質前板の間に入り込むことができず，inside-

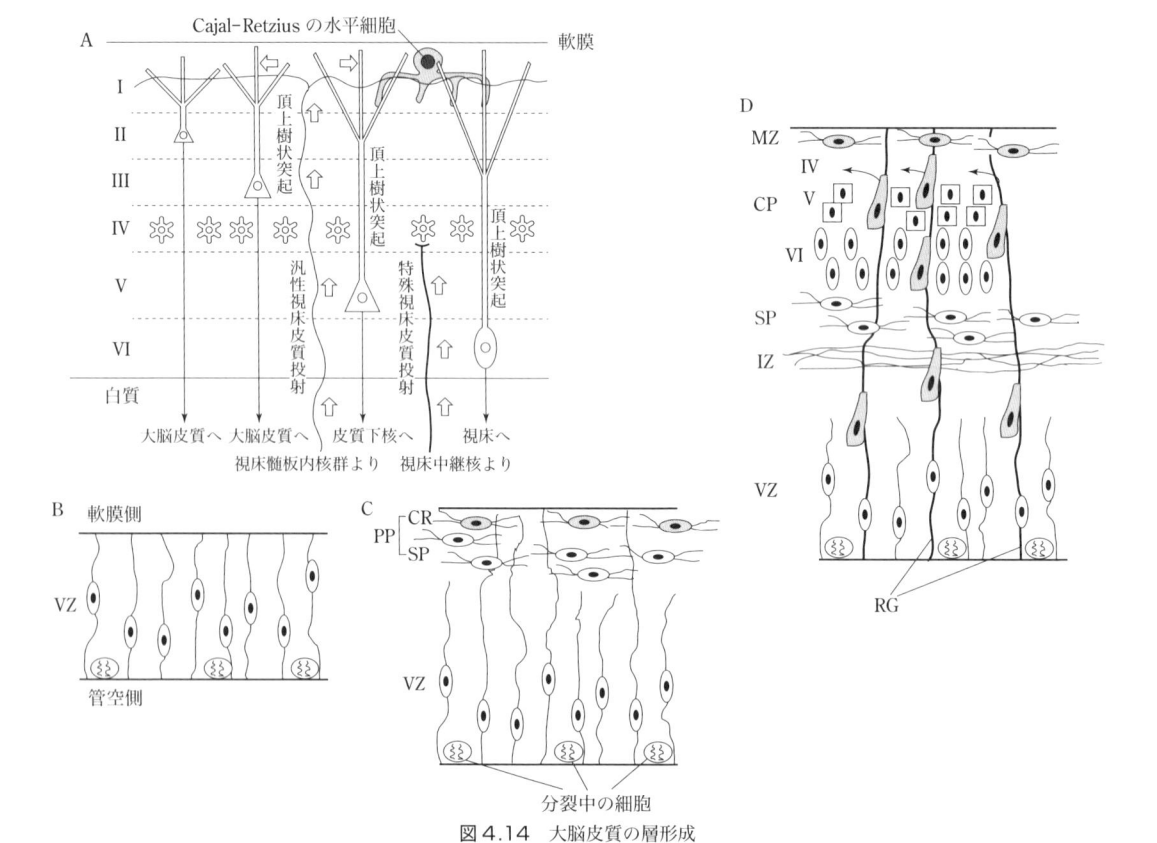

図4.14 大脳皮質の層形成

A：哺乳類成体大脳皮質の層構築．それぞれの層は特異的な形態のニューロンにより構成され，それぞれの機能を担っている．IV層までの浅層は入力を受け，情報処理後深層のV, VI層より定まった標的に出力する．B：発生の早い段階では神経管のほかの領域同様に脳室層(VZ)で細胞はさかんに分裂する．C：最初に分化する細胞は軟膜側で皮質前板(PP)という2層の細胞層を形成する．最表層がCajal-Retzius(CR)細胞層で，もう一つは皮質下板細胞(SP)である．脳室層(VZ)では細胞はさかんに分裂している．D：その次に分化した細胞はCRとSPの間に割って入り，皮質板(CP)を形成する．そこでは最初に分化してきた細胞が最深部のVI層を形成し，その次に分化してきた細胞はV層を形成するというようなinside-outの様式で層が形成される．ここでは第IV層が形成されようとしているところを示している．分裂を終えた細胞は放射状グリア(RG)に沿って移動する．神経細胞は内側に向かって突起を出し，中間層(IZ)を形成する．MZ：辺縁層．

[A：寺島俊雄，"カラー図解 神経解剖学講義ノート"，p.137，金芳堂(2011)]

outの様式での組織構築ができず，異常な層構造となる[2,60,61]．

前のパラグラフで述べた移動様式は錐体細胞とよばれる興奮性のニューロンの移動様式である．大脳皮質の抑制性のニューロンは顆粒細胞とよばれ，錐体細胞よりも小さい．この顆粒細胞は基底核原基(ganglionic eminence)で生まれ，接線方向の移動を行う[2,62]．

4.5 神経回路形成

中枢神経系の前後軸(吻尾軸)，背腹軸に沿った領域形成について述べてきたが，そこで生み出されるニューロンはその位置に応じたアイデンティティをもっており，特定の相手と神経結合する．ニューロンは軸索を伸ばすが，その先端は膨らんでいて成長円錐とよばれる．成長円錐に及ぼすシグナルには誘引シグナルと反発シグナルがあり，成長円錐の表面には受容体があり，糸状突起を出し入れして，その経路を探っている．成長円錐は経路を選択するところでは葉状突起，糸状突起を伸ばして広がっているが，その必要のない直線コースではスムーズで小さくなっている[2]．また，成長円錐の中には細胞骨格系タンパク質のmRNA，リボソームも存在し，細胞体から運ばれてくるタンパク質に加えて，局所的なタンパク質合成も行い，スムーズな経路の選択を行っていると考えられている[63]．以下に成長円錐に及ぼす誘引系，反発系について述べ，いくつかのシステムを例にとって解説する．

4.5.1 成長円錐誘引・反発シグナル系

a. Ephrin-Eph系

Ephはチロシンキナーゼ型の受容体で，細胞外にLB(リガンド結合)ドメイン，CYS(システインリッチ)ドメイン，二つのFN(ファイブネクチン)ドメインを，細胞内にJM(細胞膜近接)ドメイン，TK(チロシンキナーゼ)ドメイン，SAM(sterile-α-motif)ドメイン，PDZ(postsynaptic density 95)ドメインをもっている(図4.15)[63~65]．リガンドのEphrinは細胞外のRB(受容体結合)ドメインがglycosylphosphoinositol(GPI)で膜に埋め込まれたAタイプと，細胞内にPDZドメインを含むCTドメインをもつBタイプに分けられる(図4.15)．EphrinAには5種類，EphrinBには3種類存在する．Eph受容体もおもにEphrinAと結合するEphA(EphA1-8)，EphrinBと結合するEphB(EphB1-6)の二つに分けられる[64~67]．

Ephrin，Ephともに，細胞膜の脂質ラフトにあり，そこで弱い結合のホモダイマーとなっている．Ephrin-Ephが結合するとヘテロ四量体(heteromer)を形成することになるが，Ephがリン酸化され，細胞内にシグナルが流れる[64,65]．EphrinBのCTドメインにはリン酸化部位があり，リン酸化されることによりシグナルが流れる．したがって，EphrinB-EphBの結合では前向き(EphBを発現している細胞に変化が起こる)シグナルと後ろ向き(EphrinBを発現している細胞に変化が起こる)シグナルが存在する[64,65]．

b. Netrin-DCC，Unc5系

Netrinは脊髄交連神経の研究の過程でクローニングされた分子で，線虫のUnc6のホモログである．分泌タンパク質で，近距離，遠距離の細胞に作用する分子である[68,69]．細胞外にラミニンとホモロジーのある領域，EGFモジュールを三つもち，C末端にpositively charged carboxy domainをもっている．おもな受容体はDCC(deleted in colorectal cancer)とUnc5である．DCCは細胞外に四つのイムノグロブリン様リピート，六つのフィブロネクチンタイプIII様モチーフをもち，細胞内にはP1，P2，P3とよばれる保存された領域が存在する．Unc5は二つのイムノグロブリン様ドメイン，二つのトロンボスポンジンタイプI様ドメインを細胞外にもち，細胞内にはzonula occuludens-1(ZU)ドメインとデスドメインをもっている(図4.15)[68,69]．

NetrinがDCC二量体に結合すると，誘因シグナルとして働き，DCC-Unc5二量体に結合すると反発，Unc5に結合しても反発因子として働く．DCCはその名前の由来からもわかるように，その突然変異により結腸ガンなどを引き起こす[69,70]．

c. Slit-Robo系

Slitは約1,500アミノ酸残基からなる分泌タンパク質で，四つのロイシンリッチリピートドメインといくつかのEGF様ドメイン，ラミニンGドメイン，C末端システインリッチドメインよりなる(図4.15)[70]．脊椎動物には三つの相同遺伝子が存在する．SlitもRoboもショウジョウバエの交連ニューロンの異常を示すミュータントの解析から同定されたが，脊椎動物でも交連ニューロンの軸索誘導に関連していることが示された．

Robo受容体は五つのイムノグロブリン様ドメイン，三つのフィブロネクチンタイプIII様ドメインを細胞外にもち，細胞内にはCC0~CC3のドメインをもっている(図4.15)[70]．Roboはショウジョウバエで交連線

維が何回も正中を越える（round about）ミュータントの解析から同定され，Slit が正中で発現していることが同定された．その後，脊椎動物の脊髄の底板で Slit が発現し，交連性のニューロンで Robo が発現していることが示された．

d. Semaphorin-Neuropilin/Plexin 系

Semaphorin は大きなファミリーを形成する分子群で，七つのサブクラスに分類される[66,71,72]．最初，バッタで軸索誘導に働いている分子として同定され（Sema1A：当初 Fasciclin IV と名付けられた）[73]，次いで，ニワトリ胚後根神経節の成長円錐を退縮させる分子，collapsin として同定された（Sema3A）[74]．クラス1, 2 は無脊椎動物に，クラス3〜7 は脊椎動物に存在する．クラス2, 3 は分泌型，クラス7 は GPI アンカー型，クラス1, 4, 5, 6 は膜貫通型である．N 末端に Sema 領域をもっており，それから Plexin-semaphorin-integrin（PSI）ドメインと続く（図4.15）．クラスによって，イムノグロブリン様ドメインをもっていたり（クラス2, 3, 4, 7），トロンボスポンジンモチーフをもっていたりする（クラス5）（図4.15）[66,73]．

Neuropilin と Plexin は藤澤のグループがアフリカ

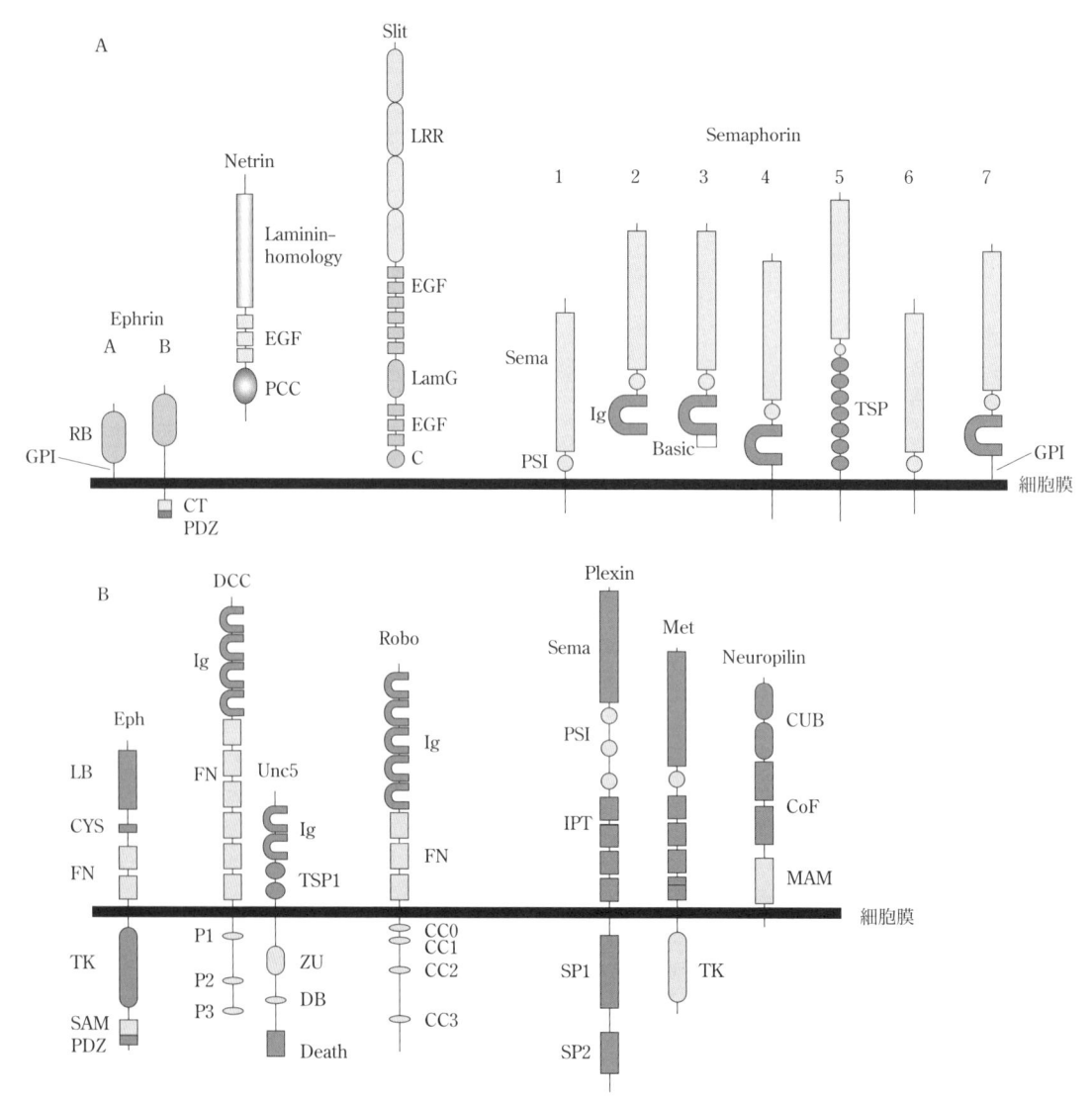

図4.15 成長円錐の誘引，反発に働くシグナル系

A：リガンド．B：受容体．Ephrin は Eph 受容体と結合し，一般的には反発系として働く．Netrin は DCC と結合すると誘引，Unc5 と結合すると反発系として働く．Slit-Robo 系は通常は反発系である．Semaphrin は大きなファミリーを形成している．Sema3 の受容体は Neuropilin で Plexin と受容体複合体を形成して反発系として働く．

［宮田卓樹・山本亘彦 編，"脳の発生学：ニューロンの誕生・分化・回路形成"，p. 111，化学同人（2013）を引用改変］

ツメガエルの視蓋を抗原にしてつくったモノクローナル抗体のうちから，視蓋で層特異的に発現している二つの抗原分子に着目し，クローニングしてきたもので[75]，後にそれらがSema3の受容体であることが明らかにされた．これはまさに，藤澤の洞察力，科学的センスのたまものである．Neuropilinは二つの補体結合(CUB)ドメイン，二つのコアギュレーションファクターV/VIIIホモロジードメイン，MAMドメインを細胞外にもっており，細胞内には短いtailをもつだけである(図4.15)．シグナルはPlexinを通して流れる．また，NeuropilinはVEGFの受容体としても働き，血管形成にも関与している．

脊椎動物の九つのPlexinは四つのサブファミリーに分類されている．プレキシンの細胞外ドメインは，N末端にSemaドメイン，プレキシンおよび転写因子に共通のグリシン-プロリンリッチイムノグロブリンドメイン(glycin-proline-rich immunoglobulin domain shared by plexins and transcription factors：IPT)よりなり，HGFのチロシンキナーゼ型受容体であるMetと相同性がある(図4.15)．細胞内には二つの保存された領域が存在するが，チロシンキナーゼなどの細胞内シグナルトランスダクションに関係するタンパク質との相同性はない．PlexinはNeuropilinとともにSemaphorin受容体複合体をつくって機能する．ただし，PlexinB1とPlexinC1はそれぞれSema4D，Sema7Aに直接結合することが示されている[72]．

4.5.2 網膜視蓋投射

神経回路形成のモデルシステムとして，網膜視蓋投射系が使われてきたが，これは成体および発生過程で目あるいは視蓋を実験的に操作してその投射パターンを解析することが容易に行えることによる．1940年代にSperryは視神経をカットし，目を180°回転させる一連の研究を行った．カエルでは視神経は再生し，また視力が回復するが，そのようなカエルは餌をみつけたとき，常に餌とは反対の方向に行動を起こした．すなわち，餌が右にあるときは左の方を狙ったのである．このことから，Sperryは回転された網膜神経節細胞は視蓋上の本来の投射位置に投射をしたために，視界が180°回転してしまったのだと考えた．そして網膜と視蓋の各点はその位置を表す標識をもっており，視神経はそのマッチするところで投射をするという化学親和仮説(chemoaffinity theory)を提唱した[76]．

その後，網膜の一部を切除した後に網膜線維をラベルして視蓋で投射がみられなくなる部域を検出する方法，網膜を局所的にラベルする方法により，網膜視蓋投射マップがつくられた．網膜に写った像は180°反転して視蓋に投射される．すなわち，網膜鼻側(前側)からの線維は視蓋後ろ側(尾側)に投射し，網膜耳側(後ろ側)からの線維は視蓋前側(吻側)に投射する(図4.16A)[77]．網膜背側からの線維は視蓋腹側に，網膜腹側からの線維は視蓋背側に投射する．網膜へは水晶体を通る際に反転して像が結ばれるが，網膜から視蓋に投射する際にまた反転するので，結果的に視蓋では正立の情報が伝わっていることになる．

視蓋原基で位置特異性にかかわる分子については，筆者(仲村)らがEn2が視蓋原基(中脳胞)の後ろで強く，前で弱いという勾配をもって発現していることに着目した．視蓋原基の異所的移植実験，DiIによる視神経線維のラベル実験，En2の強制発現実験により，En2が視蓋の前後極性に大きな役割を果たすことが示された．En2は視蓋に後ろとしての性質を付与する[78,79]．

一方で，視神経線維の成長円錐に働いて網膜視蓋投射を決定する，軸索のガイド因子の探索が精力的に行われた．Bonhoefferのグループは非常に巧妙な方法でヌクレオポアフィルターに，視蓋の後ろ側の膜成分と前側の膜成分をストライプ状に90μmずつ交互に塗り分け，そのうえで網膜を培養した(図4.16 B)．網膜耳側線維はそのターゲットである視蓋前側の膜成分上しか伸びることはできなかったが，鼻側網膜線維はそのような選択性を示さず，網膜の前側後ろ側どちらの上にも伸びた[80]．これは，正常発生過程での網膜線維の動向とよく一致するものである．正常発生では耳側網膜線維は視蓋に入ってすぐにその標的に投射す

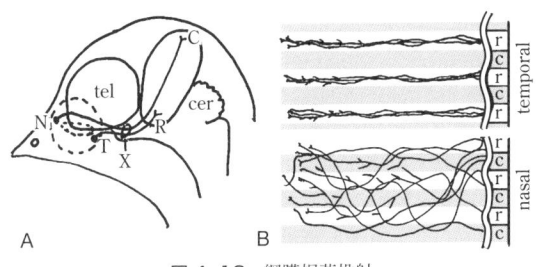

図4.16 網膜視蓋投射

A：網膜視蓋投射マップ．網膜鼻側(前側，N)からの軸索は視交叉(X)で交叉して反対側の視蓋に進入し，視蓋の後ろ側(尾側，C)に投射する．網膜耳側(後ろ側，T)からの軸索は反対側の視蓋の前側(吻側，R)に投射する．反対側の目を表すために目の輪郭は破線で示してある．tel：終脳，cer：小脳．
B：ストライプアッセイ．ヌクレオポアフィルター上に視蓋吻側(r)と尾側(c)の膜分画を90μmずつ交互に塗り分け，その上で耳側網膜(temporal)と鼻側網膜(temporal)を培養し，軸索の挙動をみたもの．耳側網膜線維はその標的である視蓋吻側の膜上しか伸びないが，鼻側網膜線維は膜選択性を示さない．

[仲村春和，蛋白質核酸酵素，**38**, 2323(1993)]

るが，鼻側網膜線維は視蓋の前側から視蓋に進入し，視蓋上を後ろ側まで伸びてから投射する．視蓋の後ろ側の膜成分を熱処理してからストライプをつくり，視神経を培養すると，耳側網膜線維の選択性が消失したことから，視蓋後ろ側には耳側網膜線維に対する反発作用があるために耳側網膜線維は視蓋後ろ側に進入できず，このような選択性が生じたと考えられた[81]．

Bonhoefferらはそのような反発因子を探索し続け，ついに視蓋では，GPIアンカー型のRAGS（repulsive axon guidance signal）というEph受容体のリガンド分子が，尾側で強く，吻側に向かって弱くなっていくという勾配をもって発現し，実際に耳側網膜線維に反発的に働くことを示した[82]．同じ頃，Flanaganらはチロシンキナーゼ型受容体の中でEphファミリーに含まれるMek4が網膜の耳側で強く鼻側で弱いという勾配をもって発現していることから，そのリガンドを探していた．彼らがとった方法は非常に巧妙で，Mek4の細胞外ドメインにアルカリフォスファターゼドメインをつないだ水溶性のキメラ分子を作成し，それによりリガンドを探すというものであった．そして，視蓋の尾側で強く吻側で弱いという勾配をもって発現している分子を同定し，Elf-1と名前をつけた[83]．実際Mek4を発現している網膜神経節細胞の軸索はElf-1により反発された[84]．

Eph受容体とリガンドの見直しが行われ，RAGSはEphrinA5，Elf1はEphrinA2とよばれるようになり，受容体Mek4はEphA3とよばれている[67]．耳側網膜神経節細胞はEphA3を強く発現しているが，その成長円錐は視蓋でEphrinA2，EphrinA5に出会うと反発され，視蓋の尾側に進入できないことから，前側で投射すると考えられている（図4.17）[84]．En2により，EphrinA2，A5の発現が誘導されることも示された．

視蓋の内側-外側軸に関してはそれほど単純ではないが，EphrinB1が視蓋の内側（背側）で高く，外側（腹側）で低いという勾配をもって発現しており，その受容体EphB2/B3が網膜で腹側（外側）が高く，背側（内側）で低いという勾配をもって発現している．ここではEphrinB1は誘因因子として働き，EphB2/B3を強く発現している網膜腹側の神経節細胞は視蓋内側に投射する（図4.17）[85]．

ところで，鳥類では視神経線維は視交叉ですべて交叉し，反対側の視蓋に投射する．ヒトでは耳側網膜からの線維は視交叉で反発され，同側の中枢（外側膝状体，上丘）に向かう．これは立体視と関係している．マウスでは視野のわずかな領域が両側で重なっており，網膜のごくわずかな領域（腹側耳側の三日月領域）

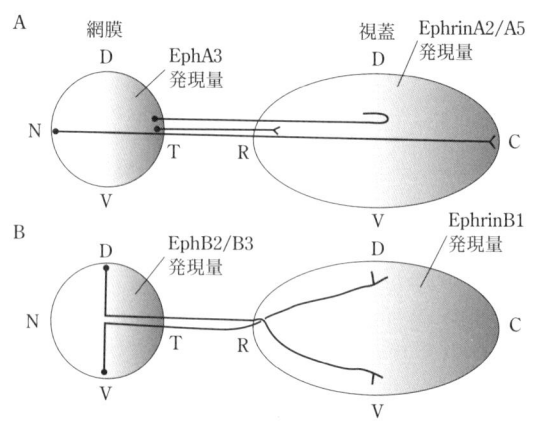

図4.17 網膜視蓋投射
A：網膜耳側（後ろ）からの視神経は視蓋前側に，鼻側（前）からの視神経は視蓋後ろ側に投射する．網膜耳側の神経節細胞はEphA3を発現しており，成長円錐は視蓋後ろで発現しているEphrinA2，A5により反発されるために視蓋前側に投射する．鼻側網膜線維はEphA3を発現していないため視蓋後ろ側まで行き，そこに投射する．B：腹側網膜の神経節細胞はEphB2/B3を発現しているが，視蓋背側で発現しているEphrinB1に誘引され，背側に投射する．

からの線維が同側に投射する．これは，耳側網膜線維にEphB1が発現し，視神経交叉ではEphrinB2が発現しているためである．EphrinB2の機能が阻害されるとすべての軸索が反対側に投射する．カエルでは変態のときに両眼で視野が重なるようになり，同側への投射を獲得する．このとき，視交叉でEphrinB2が，また網膜の腹側耳側でEphB1が発現しはじめるようになる[86]．

Ephrin-Ephのシステムは発生の過程でいろいろな局面で採用されており，菱脳分節ではリガンドのEphrinB2が偶数番号の菱脳分節に発現し，受容体EphA4がr3とr5に発現し，その反発作用により，菱脳分節間で細胞が混じり合わないようになっている[87,88]．神経堤細胞は椎板（sclerotome）の尾側には進入せず，頭側を通過する．これは，脊髄神経節が分節状に形成されるもとの一つとなっている．椎板の尾側半分ではEphrinB3が発現し，神経堤細胞はEphB3を発現しているので，神経堤細胞は椎板の尾側に進入できない[89]．

4.5.3 脊髄の交連線維

脊髄の背側には交連性のニューロンが存在する．このニューロンは脊髄から脳へ投射するが，最初腹側に軸索を伸ばし，正中を越え，底板の脇を上行する．このような交連線維の解析により，軸索の経路選択に関するいくつかの知見が明らかとなった[68〜70,90]．

交連性のニューロンは脊髄背側に生じるが，蓋板には DraxinやBMP7などの反発因子があるので，蓋板に向かうことはない．底板にはNetrin1が発現しており，交連性ニューロンはその受容体DCCを発現しているので，Netrin1に誘引され，軸索は腹側に向かう．底板にはSlitが発現しており，成長円錐が正中の底板を通過すると成長円錐でRoboが発現するようになる．Roboを発現している軸索はSlitにより反発される．Roboが発現すると，Robo-DCCの相互作用によりDCCはNetrinに対する感受性をなくすので，底板に引き寄せられることはない(図4.18)[91]．

後脳に核をもつ滑車神経はその軸索を背側に伸ばし，蓋板で交叉して反対側から神経管を出て行く．これは滑車神経がUnc5を発現しているために，Netrinに反発され，軸索は背側に向かうのである[2]．

まとめると，Netrin受容体にはDCCとUnc5が存在するが，DCCホモダイマーはNetrinに対して誘引され，Unc5/DCCヘテロダイマーはNetrinに反発される．脊髄背側で発現しているDraxinの受容体もDCCである[91]．

4.5.4 滑車神経の経路選択

反発系としてSemaphorin-Neuropilin/Plexin系がある．Semaphorinは大きなファミリーをつくっており，Neuropilinに結合し，これがさらにPlexinに結合してシグナルを伝える．またNeuropilinはVEGFの受容体としても働き，血管形成にも大きな役割を果たしている．

このシステムの例を一つ示す．先ほど述べた滑車神経のニューロンはNeuropilin2を発現している．また，中脳の後縁にはSema3Fの発現がみられる．滑車神経の軸索はNetrinに反発されて，背側に向かうが，中脳後縁でSema3Fが発現しているために，中脳に入ることはなく，その後縁に沿って背側に向かう．軸索は正中で交叉するが，後脳背側で，滑車神経の出口にあたるところにはNeuropilin2が発現しており，Sema3Fを中和していると考えられている．そこから滑車神経は神経管の外に出て，外眼筋の一つである上斜筋に向かう[92]．

4.6 まとめ

ここでは，中枢神経系は神経誘導によりできた神経板が神経管となり，前後軸(吻尾軸)，背腹軸に沿った領域化，領域内での位置特異的なニューロンの分化，分化したニューロン間の的確な神経結合が形成され，機能するようになることについて概観した．中枢神経系の発生の過程で使われるシステムは発生のほかの局面でも使われている．領域形成に使われる転写因子群は，その次にはニューロンのアイデンティティの決定にも採用され，またHox遺伝子群は咽頭弓のアイデンティティの決定にも重要な役割を果たす．軸索の経路選択にかかわるシステムは血管形成，細胞移動の制御にもかかわっている．

長い間，哺乳類では，ニューロンの新生は一部のシステムを除いて起こらないと考えられていたが，脳室近傍に神経幹細胞が存在し，成体でもニューロンの新生が起こっていることが示された．また，胚性幹細胞から，神経系を構築する試みもはじまっている．発生の原理を深めることにより，将来的には神経系の再生医療へとつなげることが考えられる．

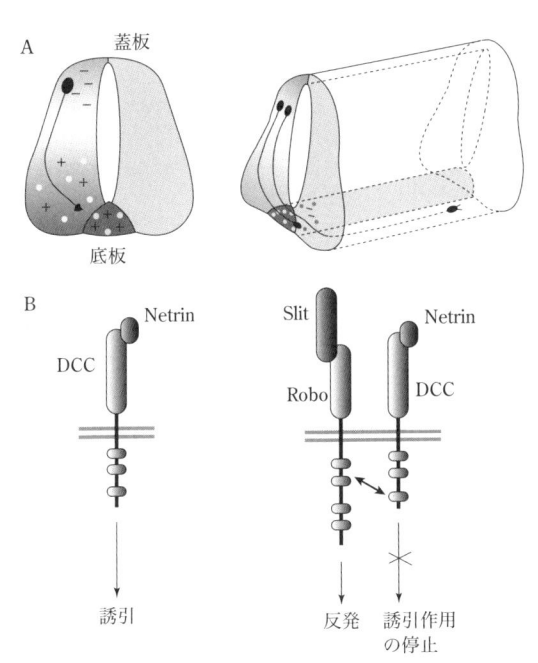

図4.18 脊髄交連線維の軸索誘導
A：(左)脊髄交連ニューロンは，まず腹側に軸索を伸ばし，正中の底板を横切り，向きを90°変えて，底板の脇を上行する．交連ニューロンはDCCを発現しており，蓋板で発現しているDraxin(左図−)に反発され，底板で産生されるNetrin(左図＋)に誘引され，腹側に向かう．(右)底板を通過すると成長円錐にはRoboが発現する．Roboは底板で発現しているSlit(右図−)に反発され，再び底板を超えることはない．B：DCCはNetrinに結合すると誘引される．受容体RoboにSlitが結合すると，RoboとDCCのクロストークにより，Netrinに対する誘引作用がなくなる．
[I. Dudanova, R. Klein, *Trends Neurosci.*, **36**, 295(2013)を引用改変]

藤田によるマトリックス細胞エレベーター運動説

神経管の組織学的観察により，管腔に近い細胞は丸く，そして細胞分裂は管腔側で起こること，管腔から少し外側には細長い細胞が存在することが古くから知られていた．1950年代までこれらの細胞は，ニューロンとグリアの前駆細胞だと考えられていた．京都府立医大元学長の藤田哲也(1931～)は脳腫瘍の研究から，これらは一種類の細胞でエレベーター運動をしているという考えを1960年にNatureに発表し，H^3チミジンラベルによるオートラジオグラフィーによりDNA合成は神経管の基底膜側で起こることを示し，そのことを証明した[93,94]．そして，この幹細胞をマトリックス細胞(matrix cell)と名付け，マトリックス細胞からニューロンとグリアが分化することを提唱した[95]．

1970年代になって，Rakicらは大脳皮質では管腔側に核をもち，管腔側から基底膜側まで突起を伸ばした放射状グリア(radial glia)というのが存在し，生まれたばかりのニューロンはその放射状グリアに沿って移動していくということを提唱した[96,97]．放射状グリアはアストロサイトと同様に抗GFAP(glial fibrillary acidic protein)抗体に反応することから，すでにグリアに分化した細胞だという説が有力となり[98]，それはマトリックス細胞だとする藤田との間に論争があった．GFAPを発現していることから長いことRakicに分があると思われていたが，Miyataら[99]およびTamamakiら[100]の根気強い観察により，放射状グリア細胞は分裂可能で，ニューロンにも分化できる幹細胞だということが証明され，藤田説に軍配が上がったように思われる．

引用文献

1) Nicole Le Douarin 著，仲村春和・勝部憲一監訳，"キメラ・クローン・遺伝子"，西村書店(2012).
2) D. H. Sanes, T. A. Reh, W. A. Harris, "Development of the Nervous System 2nd. ed.", Academic Press(2006).
3) M. Brown, R. Keynes, A. Lumsden, "The Developing Brain.", Oxford University Press(2001).
4) Y. Sasai, et al., "Regulation of neural induction by the Chd and Bmp-4 antagonistic patterning signals in Xenopus.", Nature, **376**, 333(1995).
5) M. Suzuki, H. Morita, N. Ueno, "Molecular mechanisms of cell shape changes that contribute to vertebrate neural tube closure.", Dev Growth Differ., **54**, 266(2012).
6) M. Takeichi, "The cadherins : cell-cell adhesion molecules controlling animal morphogenesis.", Development, **102**, 639(1988).
7) T. Bouwmeester, et al., "Cerberus is a head-inducing secreted factor expressed in the anterior endoderm of Spemann's organizer.", Nature, **382**, 595(1996).
8) A. Glinka, et al., "Head induction by simultaneous repression of Bmp and Wnt signalling in Xenopus.", Nature, **389**, 517(1997).
9) K. Shimamura, J. L. Rubenstein, "Inductive interactions direct early regionalization of the mouse forebrain.", Development, **124**, 2709(1997).
10) H. Nakamura, et al., "Plasticity and rigidity of differentiation of brain vesicles studied in quail-chick-chimeras.", Cell Differ., **19**, 187(1986).
11) S. Martinez, M. Wassef, R. M. Alvarado-Mallart, "Induction of a mesencephalic phenotype in the 2-day-old chick prosencephalon is preceded by the early expression of the homeobox gene en.", Neuron, **6**, 971(1991).
12) P. H. Crossley, et al., "Midbrain development induced by FGF8 in the chick embryo.", Nature, **380**, 66(1996).
13) C. Kiecker, A. Lumsden, "Hedgehog signaling from the ZLI regulates diencephalic regional identity.", Nat. Neurosci., **7**, 1242(2004).
14) A. J. Durston, et al., "Retinoic acid causes an anteroposterior transformation in the developing central nervous system.", Nature, **340**, 140(1989).
15) J. L. R. Rubenstein, et al., "The embryonic vertebrate forebrain: the prosomeric model.", Science, **266**, 578(1994).
16) L. Puelles, J. L. Rubenstein, "Forebrain gene expression domains and the evolving prosomeric model.", Trends Neurosci., **26**, 469(2003).
17) D. Kobayashi, et al., "Early subdivisions in the neural plate define distinct competence for inductive signals.", Development, **129**, 83(2002).
18) D. Echevarria, et al., "Neuroepithelial secondary organizers and cell fate specification in the developing brain.", Brain Res. Rev., **43**, 179(2003).
19) D. D. M. O'Leary, S. Sahara, "Genetic regulation of arealization of the neocortex.", Curr. Opn. Neurobiol., **18**, 90(2008).
20) C. Cecchi, "Emx2 : a gene responsible for cortical development, regionalization and area specification.", Gene, **291**, 1(2002).
21) P. A. Lawrence, "The making of a Fly.", Blackwell Scientific Publications(1992).
22) S. Guthrie, "Patterning the hindbrain." Curr. Opin. Neurobiol., **6**, 41(1996).
23) E. A. Grove, T. Fukuchi-Shimogori, "Generating the cerebral cortical area map.", Ann. Rev. Neurosci., **26**, 355(2003).

24) Y. Ohkubo, et al., "Coordinate regulation and synergistic actions of BMP4, SHH and FGF8 in the rostral prosencephalon regulate morphogenesis of the telencephalic and optic vesicles.", *Neuroscience*, **111**, 1 (2002).
25) N. Osumi, "The role of pax6 in brain patterning.", *Tohoku J. Exp. Med.*, **193**, 163 (2001).
26) H. Nakamura, et al., "Isthmus organizer for mesencephalon and metencephalon.", *Dev. Growth Differ.*, **50**, S113 (2008).
27) M. Hanks, et al., "Rescue of the En-1 mutant phenotype by replacement of En-1 with En-2.", *Science*, **269**, 679 (1995).
28) M. Brand, et al., "Mutations in zebrafish genes affecting the formation of the boundary between midbrain and hindbrain.", *Development*, **123**, 179 (1996).
29) H. Nakamura, ed., "Electroporation and Sonoporation in Developmental Biology.", Springer Japan (2009).
30) J. Funahashi, et al., "Role of Pax-5 in the regulation of a midhindbrain organizer's activity.", *Dev. growth differ.*, **41**, 59 (1999).
31) T. Okafuji, J.-I. Funahashi, H. Nakamura, "Roles of Pax-2 in initiation of the chick tectal development.", *Dev. Brain Res.*, **116**, 41 (1999).
32) I. Araki, H. Nakamura, "Engrailed defines the position of dorsal di-mesencephalic boundary by repressing diencephalic fate.", *Development*, **126**, 5127 (1999).
33) V. Broccoli, E. Boncinelli, W. Wurst, "The caudal limit of Otx2 expression positions the isthmic organizer.", *Nature*, **401**, 164 (1999).
34) S. Millet, et al., "A role for Gbx2 in repression of Otx2 and positioning the mid/hindbrain organizer.", *Nature*, **401**, 161 (1999).
35) T. Katahira, et al., "Interaction between Otx2 and Gbx2 defines the organizing center for the optic tectum.", *Mech. Dev.*, **91**, 43 (2000).
36) S. Millet, et al., "The caudal limit of Otx2 gene expression as a marker of the midbrain/hindbrain boundary: a study using in situ hybridisation and chick/quail homotopic grafts.", *Development*, **122**, 3785 (1996).
37) M. Hidalgo-Sánchez, A. Simeone, R. Alvarado-Mallart, "*Fgf8* and *Gbx2* induction concomitant with *Otx2* repression is correlated with midbrain-hindbrain fate of caudal prosencephalon.", *Development.*, **126**, 3191 (1999).
38) E. Matsunaga, I. Araki, H. Nakamura, "Pax6 defines the dimesencephalic boundary by repressing En1 and Pax2.", *Development*, **127**, 2357 (2000).
39) S. Hirano, S. Fuse, G. S. Sohal, "The effect of the floor plate on pattern and polarity in the developing central nervous system.", *Science*, **251**, 310 (1991).
40) S. Krauss, J. P. Concordet, P. W. Ingham, "A functionally conserved homolog of the Drosophila segment polarity gene hh is expressed in tissues with polarizing activity in zebrafish embryos.", *Cell.*, **75**, 1431 (1993).
41) Y. Echelard, et al., "Sonic hedgehog, a member of a family of putative signaling molecules, is implicated in the regulation of CNS polarity.", *Cell*, **75**, 1417 (1993).
42) K. F. Liem, Jr., G. Tremml, T. M. Jessell, "A role for the roof plate and its resident TGFbeta-related proteins in neuronal patterning in the dorsal spinal cord.", *Cell*, **91**, 127 (1997).
43) T. Yamada, et al., "Control of cell pattern in the developing nervous system: polarizing activity of the floor plate and notochord.", *Cell*, **64**, 635 (1991).
44) E. Matsunaga, I. Araki, H. Nakamura, "Role of *Pax3/7* in the tectum regionalization.", *Development*, **128**, 4069 (2001).

45) Y. Watanabe, H. Nakamura, "Control of chick tectum territory along dorsoventral axis by sonic hedgehog.", *Development*, **127**, 1131 (2000).
46) P. H. Crossley, S. Martinez, G. R. Martin, "Midbrain development induced by FGF8 in the chick embryo.", *Nature*, **380**, 66 (1996).
47) A. P. McMahon, et al., "The midbrain-hindbrain phenotype of Wnt-1⁻/Wnt-1⁻ mice results from stepwise deletion of engrailed-expressing cells by 9.5 days postcoitum.", *Cell*, **69**, 581 (1992).
48) E. Matsunaga, T. Katahira, H. Nakamura, "Role of Lmx1b and Wnt1 in mesencephalon and metencephalon development.", *Development*, **129**, 5269 (2002).
49) T. Sato, I. Araki, H. Nakamura, "Inductive signal and tissue responsiveness to define the tectum and the cerebellum.", *Development*, **128**, 2461 (2001).
50) S. K. Olsen, et al., "Structural basis by which alternative splicing modulates the organizer activity of FGF8 in the brain.", *Genes Dev.*, **20**, 185 (2006).
51) T. Sato, H. Nakamura, "The Fgf8 signal causes cerebellar differentiation by activating the Ras-ERK signaling pathway.", *Development*, **131**, 4275 (2004).
52) A. Suzuki-Hirano, T. Sato, H. Nakamura, "Regulation of isthmic Fgf8 signal by sprouty2.", *Development*, **132**, 257 (2005).
53) A. Suzuki-Hirano, et al., "Activation of Ras-ERK pathway by Fgf8 and its downregulation by Sprouty2 for the isthmus organizing activity.", *Dev, Biol.*, **284** (2010).
54) W. Wurst, L. Bally-Cuif, "Neural plate patterning : upstream and downstream of the isthmic organizer.", *Nat. Rev. Neurosci.*, **2**, 99 (2001).
55) W. Ye, et al., "FGF8 and Shh signals create inductive centers for dopaminergic and serotonergic neurons in the anterior neural plate.", *Cell*, **93**, 755 (1998).
56) A. Chenn, S. K. McConnell, "Cleavage orientation and the asymmetric inheritance of Notch1 immunoreactivity in mammalian neurogenesis.", *Cell*, **82**, 631 (1995).
57) A. Shitamukai, F. Matsuzaki, "Control of asymmetric cell division of mammalian neural progenitors.", *Dev. Growth Differ.*, **54**, 277 (2012).
58) G. C. Schoenwolf, S. B. Bleyl, P. R. Brauer, P. H. Francis-West 編, 仲村春和・大谷 浩 監訳, "ラーセン人体発生学 第4版", 西村書店 (2013).
59) 寺島俊雄, "神経解剖学講義ノート", 金芳堂 (2011).
60) A. Pierani, M. Wassef, "Cerebral cortex development : From progenitors patterning to neocortical size during evolution.", *Dev. Growth Differ.*, **51**, 325 (2009).
61) T. Nomura, M. Hattori, N. Osumi, "Reelin, radial fibers and cortical evolution: insights from comparative analysis of the mammalian and avian telencephalon.", *Dev, Growth Differ.*, **51**, 287 (2009).
62) D. H. Tanaka, K. Nakajima, "GABAergic interneuron migration and the evolution of the neocortex.", *Dev. Growth Differ.*, **54**, 366 (2012).
63) H. Jung, C. E. Holt, "Local translation of mRNAs in neural development.", *Wiley Interdiscip. Rev. RNA.*, **2**, 153 (2011).
64) K. Brückner, R. Klein, "Signaling by Eph receptors and their Ephrin ligands.", *Curr. Opin. Neurobiol.*, **8**, 375 (1998).
65) B. K. Attwood, S. Patel, R. Pawlak, "Ephs and Ephrins : Emerging therapeutic targets in neuropathology.", *Int. J. Biochem. Cell Biol.*, 578 (2012).
66) W. A. Barton, et al., "Strucutres of axon guidance molecules and their neuronal receptors.", *Adv. Protein Chem.*, **68**, 65

(2004).
67) Eph Nomenclature Committee, "Unified nomenclature for Eph family receptors and their ligands, the Ephrins.", *Cell*, **90**, 403(1997).
68) J. G. Culotti, D. C. Merz, "DCC and netrins.", *Curr. Opin. Cell Biol.*, **10**, 609(1998).
69) H. Arakawa, "Netrin1 and its receptors in tumorigenesis.", *Nat. Rev. Cancer.*, **4**, 978(2004).
70) A. R. Ypsilanti, Y. Zagar, A. Chédotal, "Moving away from the midline: new developments for Slit and Robo.", *Development*, **137**, 1939(2010).
71) F. Nakamura, R. G. Kalb, S. M. Strittmatter, "Molecular basis of semaphorin-mediated axon guidance.", *J. Neurobiol.*, **44** (2), 219(2000).
72) U. Yazdani, J. R. Terman, "The semaphorins.", *Genome Biol.*, **7**, 211(2006).
73) A. L. Kolodkin, *et al.*, "Fasciclin IV: sequence, expression, and function during growth cone guidance in the grasshopper embryo.", *Neuron*, **9**, 831(1992).
74) Y. Luo, D. Raible, J. A. Raper, "Collapsin: a protein in brain that induces the collapse and paralysis of neuronal growth cones.", *Cell*, **75**, 217(1993).
75) S. Takagi, *et al.*, "Specific cell surface labels in the visual centers of Xenopus laevis tadpole identified using monoclonal antibodies.", *Dev. Biol.*, **122**, 90(1987).
76) R. W. Sperry, "Chemoaffinity in the orderly growth of nerve fiber patterns and connections.", *Proc. Natl. Acad. Sci., USA*, **50**, 703(1963).
77) 仲村春和, "神経回路の発生と中枢神経系前後軸決定の遺伝子機構", 蛋白質核酸酵素, **38**, 2322(1993).
78) N. Itasaki, *et al.*, "Establishment of rostrocaudal polarity in tectal primordium: *engrailed* expression and subsequent tectal polarity.", *Development*, **113**, 1133(1991).
79) N. Itasaki, H. Nakamura, "A role for gradient en expression in positional specification on the optic tectum.", *Neuron*, **16**, 55 (1996).
80) J. Walter, *et al.*, "Recognition of position-specific properties of tectal cell membranes by retinal axons *in vitro*.", *Development*, **101**, 685(1987).
81) J. Walter, S. Henke-Fahle, F. Bonhoeffer, "Avoidance of posterior tectal membranes by temporal retinal axons.", *Development*, **101**, 909(1987).
82) U. Drescher, *et al.*, "*In vitro* guidance of retinal ganglion cell axons by RAGS, a 25 kDa tectal protein related to ligands for Eph receptor tyrosine kinases.", *Cell*, **82**, 359(1995).
83) H. J. Cheng, *et al.*, "Complementary gradients in expression and binding of ELF-1 and Mek4 in development of the topographic retinotectal projection map.", *Cell*, **82**, 371(1995).
84) M. Nakamoto, *et al.*, "Topographically specific effects of ELF-1 on retinal axon guidance *in vitro* and retinal axon mapping *in vivo*.", *Cell*, **86**, 755(1996).

85) R. Hindges, *et al.*, "EphB forward signaling controls directional branch extension and arborization required for dorsal-ventral retinotopic mapping.", *Neuron*, **35**, 475(2002).
86) T. J. Petros, B. R. Shrestha, C. Mason, "Specificity and sufficiency of EphB1 in driving the ipsilateral retinal projection.", *J. Neurosci.*, **29**, 3463(2009).
87) C. Irving, *et al.*, "Cell-cell interactions and segmentation in the developing vertebrate hindbrain.", *Biochem. Soc. Symp.*, **62**, 85(1996).
88) J. E. Cooke, C. B. Moens, "Boundary formation in the hindbrain: Eph only it were simple.", *Trends Neurosci.*, **25**, 260 (2002).
89) C. E. Krull, "Inhibitory interactions in the patterning of trunk neural crest migration.", *Ann. N. Y. Acad. Sci.*, **857**, 13(1998).
90) A. Chédotal, "Further tales of the midline.", *Curr. Opin. Neurobiol.*, **21**, 68(2011).
91) I. Dudanova, R. Klein, "Integration of guidance cues: parallel-signaling and crosstalk.", *Trends Neurosci.*, **36**, 295(2013).
92) Y. Watanabe, *et al.*, "Navigation of Trochlear axons along the midbrain-hindbrain boundary to neuropilin-2.", *Development*, **131**, 681(2004).
93) S. Fujita, "Mitotic Pattern and Histogenesis of the Central Nervous System.", *Nature*, **185**, 702(1960).
94) S. Fujita, "Kinetics of cellular proliferation.", *Exp. Cell Res.*, **28**, 52(1962).
95) S. Fujita, "The matrix cell and cytogenesis in the developing central nervous system.", *J. Comp. Neurol.*, **120**, 37(1963).
96) P. Rakic, "Neuron-glia relationship during granule cell migration in developing cerebellar cortex. A Golgi and electronmicroscopic study in Macacus Rhesus.", *J. Comp. Neurol.*, **141**, 283(1971).
97) D. E. Schmechel, P. Rakic, "A Golgi study of radial glial cells in developing monkey telencephalon: morphogenesis and transformation into astrocytes.", *Anat. Embryol.*, **156**, 115 (1979).
98) P. Levitt, P. Rakic, "Immunoperoxidase localization of glial fibrillary acidic protein in radial glial cells and astrocytes of the developing rhesus monkey brain.", *J. Comp. Neurol.*, **193**, 815 (1980).
99) T. Miyata, *et al.*, "Asymmetric inheritance of radial glial fibers by cortical neurons.", *Neuron*, **31**, 727(2001).
100) N. Tamamaki, *et al.*, "Radial glia is a progenitor of neocortical neurons in the developing cerebral cortex.", *Neurosci. Res.*, **41**, 51(2001).

参考文献

参考書

仲村春和, "神経誘導, 中枢神経系の形成とその領域化", pp. 3-18, 宮田卓樹・山本亘彦 編, 脳の発生学, 化学同人(2013).

寺島俊雄, "神経解剖学ノート", 金芳堂(2011).

5章 神経の性質

5.1 伝達効率変化と情報伝達制御機構

5.1.1 はじめに

　脳神経系にみられるもっとも顕著な性質の一つとして，生体の経験に依存してその入力・出力効果が柔軟な変化を起こすという現象をあげることができる．すなわち脳神経系の入出力機能は固定的なものではなく，環境要因などの影響により，刻々と変化しうる．この性質を一般に「可塑性(plasticity)」とよぶ．

　可塑性変化は，発達過程途上で起こる脳機能変化をみれば極めて明らかであるが，脳神経系は生体が成長した後でも，入出力機能の変化を恒常的に起こしていると考えられる．この変化はとくに学習と記憶の細胞レベルでのメカニズムであると広く考えられており，したがって可塑性メカニズムの解明は，学習能力という生物特有のすぐれた機能のメカニズム解明に役立つ可能性が高い．しかしそれだけでなく，可塑性メカニズムの解明は，記憶障害や一部の精神疾患の発症メカニズム解明にもつながると考えられるため，この分野には日夜大きな研究努力が傾けられている．

　神経系にみられる可塑性変化のうちもっともよく知られたものは，ニューロン-ニューロン間のシナプス伝達効率に生じる変化であり，これをとくにシナプス可塑性(synaptic plasticity)とよぶ．すでにみたように，ニューロンとニューロンとは，シナプスとよばれる構造を介して機能的に連結している(2章参照)．多くの場合このシナプス伝達の仕組みは，神経伝達化学物質を介した化学的なものであり，シナプス可塑性は，この化学伝達機構中に生じる諸変化によって，シナプス伝達の効率が上昇または下降する現象である．本節では，現在もっとも解明が進んでいる海馬や皮質のニューロンにみられる可塑性変化についておもに解説し，その誘発や維持の制御にかかわる分子・生化学的な機構についても記述してみたい．

5.1.2 基礎的な仮定

　上述したように，シナプス伝達効率の変化は，学習・記憶との関係において注目されているが，これに関して極めて素朴な，しかし一般的に信じられている仮定をまず記す必要がある．すなわち，「生体が学習によって新しい能力などを獲得し記憶した場合，その当該脳部位内の当該ニューロンのシナプス伝達効率は増強する．反対に能力などを忘却した場合，そのシナプス伝達効率は減弱する」という仮定である．

　たとえば学習効果によってそれ以前には意味をもたなかった刺激が，ある行動を誘発するようになった場合を考えてみる．ある聴覚刺激に対して反応をみせなかったラットは，その聴覚刺激が繰り返しエサの提示と連合して与えられると，やがて「聴覚刺激はエサの提示を意味する」ことを学習し，その刺激に対して「エサが出るトレイの方向に移動する」などという学習反応をみせるようになる．このような行動獲得の際，脳内神経ネットワークに生じる変化は実際には複雑なものだが，それをあえて簡略化していうなら次のようになる．

　「それまで閾値以下だった聴覚入力刺激は，学習の結果，その効果が増強されて閾値以上となり，聴覚野や運動野などの当該脳部位において，出力を誘発できるようになる」

　単一ニューロンにとって，出力とは細胞体の発火である．したがってこれを細胞レベルでいうなら，「シナプス伝達効率が増強することで，それまでは細胞体を発火させるのに不十分な大きさの興奮性シナプス後電位しか誘発できなかった入力刺激が，学習後には閾値を超えた大きさの興奮性シナプス後電位を誘発できるようになる」となる．また反対に忘却の場合であれば，「それまでは閾値超であった刺激が，シナプス伝達効率が減弱することで，閾値以下の興奮性シナプス後電位しか誘発できなくなる」ということになろう．

　これに相当する仮説を初めて明確に定式化し記述したのは，カナダの心理学者 Donald Hebb(ヘッブ，1904～1985)である．Hebb が 1949 年に記述した次の

仮定は，可塑性研究領域ではもっともよく知られた一文となっている[1]．

「神経細胞Aの軸索が，神経細胞Bを興奮させるのに十分なほど近距離に位置するか，あるいは細胞Bの発火に連続的または恒常的に貢献した場合，AとBどちらか一方，または両方の細胞内で，何らかの成長過程または代謝変化が生じ，Bを発火させる神経細胞の一つとしてのAの効率は，上昇する」

"When an axon of cell A is near enough to excite cell B or repeatedly or consistently takes part in firing it, some growth process or metabolic changes takes place in one or both cells such that A's efficiency, as one of the cells firing B, is increased."

すなわちごく簡略化していえば，細胞Aと細胞Bが同期発火を繰り返した場合，両者の連結度は向上する．これをHebbは学習効果の細胞レベルのメカニズムの一つであろうと提案した．そしてこのような性質をもつシナプスをHebb型シナプス(Hebbian synapse)とよぶ．シナプス伝達効率の変化についての研究は，このHebb仮説に大きな概念上の影響を受けつつ進展してきた．以下では，このHebb仮説を念頭に置きつつ，伝達効率変化の現象と，そのメカニズムについて概述したい(2.5.3項b(ⅱ)(5)および6.1.4項bも参照されたい)．

5.1.3 増強性変化

a. 長期増強の発見

脳内のニューロンは日夜ダイナミックに伝達効率を変化させていると想像されるが，これの直接的な観察は方法上の種々の理由により簡単ではない．そこで，これを傍証し，さらにそのメカニズム解明を進めるためには，伝達効率変化を実験的に誘発し，その誘発条件を調べることが第一歩であり，非常に有用な方法である．

この試みは1960年代にヨーロッパではじまった．1966年ノルウェーのT. Lømoは，麻酔下のウサギにおいて，嗅内皮質-海馬歯状回シナプス電場電位を歯状回から記録し，この反応が，10〜20 Hz程度の高頻度反復刺激を与えている最中，顕著に増強することを発見した．海馬および側頭葉は，すでに臨床神経心理学の知見によって，ある種の記憶形成に重要な役割をもつことが知られていた．なお，高頻度反復刺激は，シナプス前および後細胞(Hebb仮説における神経細胞AおよびB)の発火頻度を同時に高める手法である．

Lømoは，この海馬歯状回シナプス反応の増強現象をfrequency potentiationとよんだ．この現象は，一定値の刺激に対するニューロン反応が上昇したということであるから，Hebb型シナプス増強の一つである．しかしながらこのLømoの増強効果は，反復刺激を与えている十数sec間のみ確認されたものである．これでは記憶の細胞モデルとしては短時間にすぎる．そこでその後1973年，イギリスの神経生理学者T. V. Blissは，Lømoの研究室において，A. R. Gardner-Medwinと協同でfrequency potentiationを誘発する十数sec間の高頻度反復刺激を終了したその後のシナプス反応を，長時間記録，観察した．その結果，増強効果は刺激終了後，麻酔下においては10 h，無麻酔の慢性記録条件下では3日間，持続することが確認された[2,3]．これが後に「長期増強(long-term potentiation：LTP)」と名付けられた，シナプス伝達効率の長期的な上昇効果の最初の実験例である．

長期増強は現在に至るまで，記憶形成と保持のもっともすぐれた細胞モデルとして多くの研究者の注目を集めている．現在では長期増強の効果的な誘発は，100 Hz程度の高頻度刺激を数sec以下与えてなされる場合が多い．ちなみにこの現象を当初Blissらはlong-lasting potentiation(LLP)とよんでいた．しかし1975年にG. V. Goddardらが，ラット海馬歯状回においてこの現象を追試・確認した際"long-term potentiation：LTP"と名付け，以後この名称の方が定着した．Blissは後に，「LLPがLTPにとって代わられたのは，『LLP』と発音すると何か『非常事態発生』とでもいうように聞こえるからだろう」とユーモアを含め回想している．

b. 長期増強のメカニズム

(ⅰ) NMDA型受容体とHebb型シナプス　　上の長期増強誘発性の高頻度反復刺激を与えている最中，その刺激入力によるシナプス前細胞の連続発火は，シナプス後細胞の連続発火をも促す．Hebbの記憶仮説によれば，神経細胞AとBのこのような同時発火が，両者間の伝達効率上昇のための必須条件である．このことは後の研究により，長期増強の誘発にも当てはまることが示された．すなわち，高頻度刺激を与えている最中，もしシナプス後細胞に過分極性の電流を注入してシナプス後細胞の発火を阻止すると，長期増強の誘発も阻止される．つまり，シナプス前細胞が発火・興奮しても，その軸索末端から放出された神経伝達物質(グルタミン酸)がシナプス後細胞をも発火・興奮させなければ，長期増強は起こらない．同様に，多くの酵素がその活性化のために依存するCa^{2+}の濃度上昇

をシナプス後細胞内で阻止しても，やはり長期増強誘発は阻止された．

これらの結果はHebb仮説を支持するとともに，長期増強誘発に必要であると考えられる代謝性の変化（一群のセカンドメッセンジャーの活性化）はシナプス後細胞内で開始されることを示唆する．ではこの，シナプス後細胞の発火・興奮と，シナプス後細胞内の代謝変化とは，いかにして連結しているのだろうか？

この問いへの答えは，グルタミン酸受容体の一種であるN-methyl-D-aspartic acid（NMDA）型受容体連鎖イオンチャネルが，Ca^{2+}透過性をもち，しかもこのイオンチャネル開放のためには，シナプス後細胞膜の十分な興奮（脱分極）が必要である，という事実によって与えられた．すなわち，NMDA型受容体連鎖イオンチャネルを介した膜電流は，静止膜電位（≈ー70 mV）の近傍においては微弱であるが，それはこの状態では，Ca^{2+}透過性をもつこのイオンチャネルは，細胞外液中のMg^{2+}によって電位依存性の遮断を受けているからである．この遮断は，細胞膜が10 mV単位程度の脱分極を起こすのに伴って緩和され，Ca^{2+}はより効果的に細胞内に流入できるようになる．したがって長期増強誘発のためには，次の三つの条件が必要ということになる．

① シナプス前細胞の興奮（発火）による神経伝達物質グルタミン酸の十分な放出．

② グルタミン酸が，おもにシナプス後細胞のAMPA（α-amino-3-hydroxy-5-methyl-4-isoxazole propionic acid）型グルタミン酸受容体に結合・作用してNa^+の細胞内流入を起こし，後細胞膜を脱分極させることによる，NMDA型受容体連鎖イオンチャネルへのMg^{2+}遮断の除去．

③ グルタミン酸の結合によって活性化され，しかも同時に連鎖イオンチャネルのMg^{2+}遮断が除去されたNMDA型受容体/イオンチャネルを介した，Ca^{2+}のシナプス後細胞への流入．

すなわち，シナプス前細胞のみが発火しても，シナプス後細胞膜が十分な脱分極（多くの場合シナプス後細胞の発火による）を起こさなければ，Ca^{2+}はNMDA型受容体連鎖イオンチャネルを通過できない．反対に，シナプス後細胞膜が単独で脱分極しても，シナプス前細胞の興奮によってグルタミン酸が放出されなければ，シナプス後細胞膜上のNMDA型受容体は活性化されないので，連鎖イオンチャネルは開かない．これが，Hebb型シナプスにおける伝達効率向上の分子細胞レベルのメカニズムである（2.5.3項 b(ii)参照）．

ただし付加すると，Ca^{2+}はNMDA型受容体連鎖イ

オンチャネルだけでなく，一部のCa^{2+}透過性をもつAMPA型受容体連鎖イオンチャネルや，シナプス後細胞膜上の電位依存性Ca^{2+}チャネルを介しても，微量ではあるが流入する．さらに代謝性グルタミン酸受容体（metabotropic glutamate receptor）のいくつかのサブタイプの活性化は，シナプス後細胞内の小胞体から貯蔵Ca^{2+}を放出させ，シナプス後細胞内の遊離Ca^{2+}濃度を上げる．これらのCa^{2+}が長期増強誘発に貢献するという知見も得られている．

(ⅱ) 記憶と連合性　上記したHebb仮説は，連合記憶（associative memory）のメカニズムへの示唆も含んでいる．連合記憶とは，弱い刺激（条件刺激）が，強い刺激（無条件刺激）と同期的に与えられることにより，弱い刺激についての記憶が形成されるという現象であり，これは学習と記憶のメカニズムにとって，欠くことができない中心的な要素である．たとえば5.1.2項であげた例のように，ラットに対してエサという無条件刺激と同期的に，音というそれ自体は本来生体にとって大きな意味をもたない条件刺激が繰り返し与えられると，ラットはやがて「音はエサの到来を意味する刺激である」ことを学習し記憶する．

すなわちHebb仮説の，「神経細胞Aの軸索が……細胞Bの発火に連続的または恒常的に貢献した場合」とは，あるシナプス前細胞の活動が，それのみではシナプス後細胞の発火を誘発できない弱い入力であったとしても，そのシナプス前細胞の活動がもしシナプス後細胞の発火という現象と同期して生じると，これら細胞間のシナプス伝達効率は上昇しうる，ということを意味する．これは連合記憶メカニズムの示唆である．

事実，記憶モデルとしての長期増強の誘発は，この連合性（associativity）に従うことがわかっている．すなわち，シナプス後細胞Bが，細胞Aと細胞Cとい

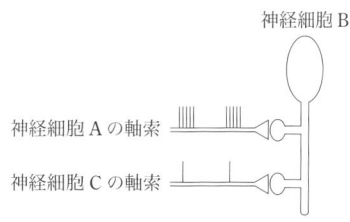

図5.1　長期増強の連合性誘発の略図
神経細胞Aの軸索が高頻度刺激を受けることにより活動を高めると，神経細胞A-B間のシナプスには長期増強が起こるが，もしこのとき，Aの活動と同期的に神経細胞Cの軸索が弱い活動を示すと，この活動はそれ自体ではC-B間のシナプスに長期増強を誘発できないにもかかわらず，Aの活動と連合して生じたがゆえに，C-B間のシナプスにも長期増強が生じる．この現象を連合性とよぶ．

［D. J. Linden, *Neuron*, **12**, 457 (1994)を改変］

う二つの近傍細胞とシナプス結合をもっているとする(図5.1)．この場合，もし細胞Aと細胞Bとのシナプスに高頻度反復刺激が加えられれば(図では棒線の束で示す)，当然ながらA-B間のシナプスは長期増強を起こす．このときもし，この高頻度反復刺激と同時に，細胞Cにも弱い刺激がある程度反復して与えられると(図では単一棒線で示す)，この弱い刺激はそれ自体では長期増強を誘発することができないにもかかわらず，A-B間の高頻度刺激と同期的に与えられたために，C-B間のシナプスにも長期増強が生じるのである．ここで重要なのは，細胞Cへの弱い刺激は，細胞Aへの反復刺激と時間的に重複して与えられるか，十分に時間的近傍において生じなければ(反復刺激より約20 msec以前以内)，長期増強はC-B間のシナプスに生じることはないという点である(図6.20参照)．

(ⅲ) **連合性のメカニズム**　上の連合性のメカニズムも，NMDA型グルタミン酸受容体活性化の特徴によって理解することができる．

すなわち，細胞A-B間のシナプスに高頻度刺激が与えられると，シナプス後細胞Bの細胞膜は大きな脱分極を起こす．これにより，細胞膜上のNMDA型受容体連鎖イオンチャネルへのMg^{2+}の遮断は，除去される．このときもし，細胞C-B間シナプスにも弱い刺激が到達し，グルタミン酸が適量放出されて，シナプス後細胞膜上のNMDA型受容体に結合すると，Mg^{2+}遮断がA-B間高頻度刺激により除去された連鎖イオンチャネルから，Ca^{2+}が流入することができる．その結果，C-B間シナプスにも長期増強が誘発される．もし弱い刺激のみが与えられた場合だと，膜の十分な脱分極が生じないため，十分なCa^{2+}流入は生じず，長期増強は誘発されない．

ここで，細胞C-B間シナプスへの弱い刺激が，高頻度刺激よりも時間的に早く到達しすぎると(>20 msec)，脱分極到来時にはすでにグルタミン酸は受容体から離脱してしまっているため，受容体連鎖イオンチャネルは脱分極と同期的に開口できない．この時間による制限は，連合記憶形成も，条件刺激と無条件刺激が同期して発生した場合もっとも起こりやすいという事実から経験的に理解できる．

近年，このシナプス伝達効率変化を誘発するのに必要な，シナプス前細胞と後細胞の活動との時間的な相対性は，スパイクタイミング依存性可塑性変化(spike timing-dependent plasticity)の名のもとに，盛んに研究されている．

長期増強誘発における連合性現象は，連合記憶のメカニズムモデルを提供するということのほかに，もう一つ重要な意味をもつ．それは，連合性の事実は，長期増強が原則的に活性化されたシナプスのみに生じる「シナプス特異的」な現象であることを意味する点である．すなわち，近傍にあっても同期的に活動していなければ，そのシナプスには長期増強は生じない．この「シナプス特異性(synapse specificity)」とよばれる現象にはいくらかの例外もあるとはいえ，やはり経験的に理解できるであろう．なぜなら学習効果は，学習した対象にのみ適合されるのであって，学習外の対象に対しての記憶形成はふつう促されないからである．

(ⅳ) **長期増強の維持と生化学的メカニズム**　長期増強は記憶メカニズムの細胞モデルであり，記憶は長期間(数hから数週間，ときには数年間)維持されうる現象であることから，長期増強がどれくらいの時間維持されるのかは，発見当初からの重要な疑問であった．これまでの観察では，慢性電極を移植した覚醒条件下で，ラット海馬の長期増強は少なくとも数カ月間維持されうることがわかっており，数年間維持されたとの非公式な観察もある．海馬切片を用いた人工的条件下である *in vitro* 手法でも，数hの維持は恒常的に観察されている．

この非常に長い時間維持されるという事実は，長期増強の細胞内分子メカニズムを考えるうえでも重要な点である．なぜなら，細胞内セカンドメッセンジャーのリン酸化などによる活性化は，常に脱リン酸化などによって拮抗される動的な状態であるうえ，セカンドメッセンジャー分子自体が代謝作用を被るので，それのみで数日あるいは数カ月にわたる変化を維持することはできないからである．すなわち，より安定した分子変化が並行して発生し，長期増強変化の長期維持に関与しなければならないということになる．事実，いくつかの異なる生化学的な位相(phase)が長期増強誘発と維持に貢献していることが明らかになっている．

第一番目の初期位相は，Ca^{2+}依存性のセカンドメッセンジャー変化である．おもにNMDA型受容体連鎖イオンチャネルを通じて流入したCa^{2+}は，シナプス後細胞内のセカンドメッセンジャーであるカルシウム・カルモジュリン依存性プロテインキナーゼ(calcium-calmodulin-dependent protein kinase：CaM kinase)，プロテインキナーゼC(protein kinase C：PKC)，細胞外シグナル制御キナーゼ(extracellular signal regulated kinase：ERK)などの酵素分子のリン酸化を直接または間接的に促し活性化するのを助ける．この変化(とくにカルシウム・カルモジュリン依存性プロテインキナーゼ活性化)によって，おそらくシナプス後細胞のAMPA型グルタミン酸受容体の活性化，およびその

細胞膜への組み込みが起こり，シナプス伝達効率はすみやかに上昇する．また，シナプス後細胞内の酵素活性化によって，アラキドン酸や一酸化窒素などが合成されて，これらがシナプス間隙へ放出されるという知見もある．放出されたこれらのメッセンジャーは，シナプス前細胞軸索末端に作用して，グルタミン酸のシナプス間隙への放出を増加させ，長期増強誘発に貢献するらしい．

これらの変化が長期増強の初期維持にかかわっている．また，この位相にみられる生化学的変化には，NMDA型受容体に加えて，代謝性グルタミン酸受容体の活性化と，それによるセカンドメッセンジャー変化も貢献している．

これに続く第二の位相は，シナプス後細胞内でのタンパク質合成に依存した変化である．おそらく上記セカンドメッセンジャーの活性化と代謝性グルタミン酸受容体の活性化とは，シナプス後細胞内のリボ核酸(RNA)から，長期増強維持に必要なタンパク質分子が合成されるのを促す．事実，リボ核酸は細胞体の核から樹状突起内へと輸送され，シナプス近傍にまで達するとの知見があり，これら局在リボ核酸が，シナプスに生じた変化を第一の位相よりもさらに長期的に維持するのに貢献するものと考えられる．実際に，アニソマイシンなどのタンパク質合成阻害薬は，長期増強が2～3 h以上維持されるのを妨害する．局在リボ核酸から合成されたタンパク質分子が，AMPA型受容体のシナプスへの供給や，シナプス棘突起の新生・拡張などに使用され，長期増強の維持に貢献するのかもしれない．

第三の位相は，細胞体の核内デオキシリボ核酸(DNA)に生じる，より慢性的な変化であると考えられる．事実，アクチノマイシンDなどのリボ核酸合成阻害薬は，たとえ長期増強誘発時に投与されても，その維持妨害効果が発現されるまでには3 h以上の時間を要する．すなわち，DNAに対する作用によって生じるRNA合成の変化は，たとえ誘発時に生じても，その効果を発揮するのに時間を要する．しかしDNAはほとんど代謝を受けないと考えられるため，その効果は一度生じると，長期増強の非常に長時間の維持に貢献できるのであろう．核内DNAの変化を伴う，非常に長時間続くシナプス伝達効率上昇を，とくに後期長期増強(late LTP)とよぶことがあり，これが真の意味での長期記憶の細胞モデルであると一般に考えられている(3.3.1項参照)．

c. ほかの種類の伝達効率増強

シナプス伝達効率上昇のほかにも，ニューロン-ニューロン間の伝達効率が上昇する現象は知られている．それはE-S増強(EPSP-spike potentiation)，あるいはより近年では，内在興奮性長期増強(LTP of intrinsic excitability)とよばれる現象である．

E-S増強は，Blissらによる最初の長期増強記述時から観察されていたものだが，近年に至るまで長期増強ほどには注目されてこなかった．それはこの変化を支えるメカニズムが，長期増強の場合のようにシナプス棘突起近傍に限定できないため，定量化解析に不向きだからという理由にもよるかもしれない．しかしながら，E-S増強/内在興奮性増強の機能的な意味は，長期増強と同程度に大きい．

E-S増強とは，シナプス後細胞の膜興奮性が長期的に上昇する現象である．少なくとも海馬の場合，ふつう長期増強誘発に伴って生じる．すなわち長期増強誘発後，細胞体の発火閾値が低下し，それまで閾値以下であった興奮性シナプス後電位が，細胞体を発火させることができるようになる．これはすなわちシナプス後細胞の出力効果が増強したことを意味する．

E-S増強効果もシナプス特異的に起こることが知られており，さらに長期増強同様，E-S増強効果も長期維持を示すので，記憶モデルとして有用である．そのメカニズムは，環状アデノシン一リン酸(cAMP)とプロテインキナーゼA(protein kinase A：PKA)のシナプス後細胞内での活性化を介しているという知見がある．事実，皮質や海馬ニューロンにおいて，これらセカンドメッセンジャーを活性化できるドパミンD1受容体の活性化は，E-S増強を誘発するとの観察が得られている．おそらく，長期増強誘発性刺激が，誘発部位内にある局在ドパミン性神経軸索を刺激するか，あるいは中脳のドパミン性ニューロンへ刺激が伝わることで，これらニューロンを興奮させ，ドパミン放出を誘発部位内において起こすのであろう．そしてこの放出が，E-S増強誘発に貢献するのかもしれない．

付加すると，ドパミンはE-S増強誘発だけでなく，長期増強の誘発・維持にも関与していることが知られている．

5.1.4 抑圧性変化

a. 長期抑圧の発見

もし増強性の伝達効率変化しか生じなかったら，シナプス伝達は飽和してしまうおそれがある．すなわち減弱性の変化は，忘却に相当する機能として重要であ

る．

　さらにまた，ネットワークレベルでみても，あるシナプスにおける減弱性変化の発生は，その近傍のシナプスにおける伝達効率を，相対的に優位にしうる．すなわち，近傍シナプスを介した入力・出力関係を相対的に強めるという作用をもちうるので，減弱性の変化は，忘却だけでなく，学習と記憶形成一般にとっても重要な機能をもつと考えられる．

　現象としては長期増強の反対となる長期抑圧（long-term depression：LTD）の実験例は，初期においてはHebb仮説の解釈をもとにしてその確立が進められた．すなわち，図5.1の神経細胞A，B，Cの場合を例にとるなら，AとBが同期的に活動をしている最中，もしCがその活動を休止していた場合，あるいはCがAとBの同期的活動に対して非共時的（asynchronous）なタイミングをみせて発火した場合，CとBとの間の伝達効率は減弱すると仮定された．この仮説は1980年代から1990年代において，海馬ニューロンである程度まで実証された．この研究は，学習理論に対してより広い考察範囲を提供したという点で評価されるであろう．しかしながらこの手法による長期抑圧の誘発には，実験による反証があり，またこの方法によって誘発される抑圧効果は，長期維持に至らない場合もある．したがってこの手法による長期抑圧の誘発は，十分に確立されているとはいえない．

　海馬と皮質ニューロンにおける，より確固たる長期抑圧の誘発例は，1981年の初期観察を経て[4]，1992年に海馬ニューロンにおいて詳述された，低頻度反復刺激によるものである[5,6]．すなわち，上述したように，長期増強は高頻度反復刺激（100 Hz程度）を数sec以下程度の時間与えることで誘発するが，反対に長期抑圧は，低頻度反復刺激（1〜3 Hz程度）を長時間（15 min程度）与えることによって誘発されるのである．ここで，シナプス後細胞は，低頻度反復刺激を与えている最中，ほとんど発火しない．つまり，「シナプス前細胞Aが活動しているにもかかわらず，シナプス後細胞Bが発火しない」という条件に相当するので，これはHebb仮説の考察範囲で捉えることができる誘発手法であるといえる．

　低頻度反復刺激による長期抑圧も長期的な維持をみせる．また普通シナプス特異的に誘発されるので（すなわち，刺激を受けたシナプスのみが長期抑圧誘発をみせる），忘却の細胞メカニズムなどとして注目を集めている．長期抑圧も長期増強同様，海馬だけでなく前頭前野皮質などの皮質ニューロンにおいてもその存在が確かめられている．

b．**長期抑圧のメカニズム**

　長期抑圧は長期増強と反対の現象であるにもかかわらず，細胞内誘発メカニズムにおいて，長期増強と多くの共通点をもつ．第一に，その誘発は普通NMDA型グルタミン酸受容体の活性化に依存し，したがってシナプス後細胞内のCa^{2+}濃度上昇に依存する．第二に，その誘発は代謝性グルタミン酸受容体の活性化にも依存する．第三に，プロテインキナーゼCや細胞外シグナル制御キナーゼなど，長期増強誘発あるいは早期維持にかかわるセカンドメッセンジャーが，長期抑圧の誘発/早期維持にも関与している．

　では，いかなる違いによって，シナプス伝達効率の上昇ではなく，下降へと至るのであろうか．

　低頻度反復刺激を与えている最中，シナプス後細胞は最初の10 sec程度を除いてほとんど発火しない．しかしながら，この時点でもし刺激を止めると，長期抑圧は誘発されない．つまり長時間の（通常〜15 min程度）反復刺激を与えることが重要であると思われる．ここで，静止膜電位近傍でも，NMDA型グルタミン酸受容体は微弱ながら活性化されている．おそらく，このような適度のNMDA型グルタミン酸受容体の反復活性化と，それに伴う低〜中程度のCa^{2+}濃度上昇，それに加えて，反復刺激による代謝性グルタミン酸受容体の反復活性化などが総合的に作用して，シナプス伝達効率の下降を誘発するのだと考えられる．事実，適量のCa^{2+}濃度上昇は，プロテインキナーゼではなく，むしろタンパク質脱リン酸化を促すプロテインホスファターゼを特異的に活性化するとの知見がある．シナプス棘突起近傍の主要タンパク質の脱リン酸化によって，グルタミン酸受容体の数が減少するか，受容体の感受性が低下し，伝達効率下降へと至るのかもしれない．ただし同時に，プロテインキナーゼCや細胞外シグナル制御キナーゼなど，ある種のプロテインキナーゼも長期抑圧誘発に関与していることも明らかなので，より複合的なメカニズムが作用している可能性が高い．また，NMDA型受容体を構成するタンパク質にはいくつかの種類があるが，長期抑圧誘発性の低頻度刺激は，ある種のタンパク質を構成要素とするNMDA型受容体サブタイプに特異的に作用し，その結果シナプス伝達減弱を起こすとの知見もあるが，この点についてはいまだ十分に明らかではない．

　付加すると，長期抑圧は小脳のプルキンエ細胞においてもよく観察・記述されている．この領域は伝統的に日本の研究者の貢献が大きい．しかしながらその詳述は，本節の視野を越えるため，ここでは割愛せざるをえない．興味ある読者はほかの著作を参照されたい．

なお，1.3.4項bおよび2.5.3項b(ⅱ)(6)で小脳におけるLTDについて詳述している．

5.1.5 行動中の可塑性変化

長期増強と長期抑圧は，シナプス伝達効率変化の実験例であるが，このような変化が実際に脳内で学習中に生じているかどうかは，根源的な問いである．しかし実際の学習中伝達効率を変化させるシナプスは，ある特定の脳部位内においてさえ，ごく一部であると考えられるため，これを現在利用できる種類の記録手法によって効果的に感知するのは容易ではない．

しかしながら，実験用ラットやマウスは，学習機会が極端に限られた条件下で成育されている．このような条件下で，もし自らの救命に必要な種類の，強い学習行動を強制された場合，該当脳部位のニューロンに生じる比較的広範囲なシナプス伝達変化は，現在利用できる記録手法によっても感知されうる可能性がある．

事実，ラットを抑制性回避(inhibitory avoidance)とよばれる学習環境にさらすと，海馬シナプスに長期増強が生じたという報告がなされている．抑制性回避においては，ラットは実験箱のある一定の箇所へ進入すると電気刺激を与えられる．したがってラットは電気刺激を避けるために，その箇所への進入回避をすみやかに学習し，この強い記憶は長期間保持される．この学習・記憶には海馬が関与していることが知られている．この条件下において，あらかじめ海馬CA1領域に植え込んでおいた慢性細胞外電極から記録された電場電位には，顕著な長期増強様の増強効果がみられた．

この例のほかにも，たとえばラットを幼若期から，さまざまな物体や遊び道具に接することができる環境で育成し，その後に海馬のシナプス反応を調べると，これら学習経験豊富なラットでは，通常の飼育箱で成育されたラットに比べて，海馬シナプス反応が有意に大きかったという報告もある．すなわち，この経験豊富なラットの海馬では，育成下で長期増強が誘発されていたのかもしれない．また，遺伝子操作によってある種の構成サブユニットタンパク質をもつNMDA型受容体を異常に高発現させたマウスは，海馬の長期増強誘発が促進をみせ，同時に学習能力も向上したという報告もある．

長期抑圧に関しても，やはり遺伝子操作によってある特定のプロテインホスファターゼの活性を抑制し，海馬の長期抑圧を特異的に阻害したマウスでは，ある種の認知作用に障害が現れたという報告がある．

最後に，ヒトにおいても，頭蓋外部から電気刺激を与える方法を用いた最近の研究では，統合失調症の患者の脳内では，長期増強様変化の誘発が有意に低下していた，という報告がある．統合失調症患者の認知障害発症のメカニズムに関しては，「作動記憶(working memory)」(6.3.3項c参照)とよばれる短期記憶にみられる障害が注目され，長期記憶とその細胞レベルのメカニズムとしてのシナプス伝達効率変化には十分な注意が払われてこなかったが，近年では，統合失調症の認知症状をある種の長期記憶(行動手順の記憶，6.3.3項d参照)の障害として捉える動きが盛んである．したがって，上記のようなシナプス伝達効率変化における異常の発見は，臨床上有用であると考えられる．

シナプス伝達効率変化と学習・記憶との因果関係の証明は，現在もっとも注目を集めている研究領域の一つである．現時点で，まだ証明は完結していないとはいえ，多くの実験結果は，この両者の因果関係をある程度まで裏付けているといってよいであろう．

5.2 シナプス可塑性と幻肢

記憶や学習のニューロンレベルでの基盤は，シナプス電位の長期的変化による伝達効率の変化や新しいシナプス形成などによってもたらされる伝達効率の可塑的変化と考えられる．2章および5.1節でくわしく議論しているように，多くの生理学的および分子生物学的基盤が明らかになってきている．これらの特徴は，この可塑的変化が起こる以前に，神経活動とシナプス伝達に記憶のきっかけとなる学習現象が生じている点である．たとえば，*in vitro* 実験では，海馬神経回路におけるCA1領域の錐体細胞における長期増強(LTP)を誘導するのに必要なシナプス前ニューロン(CA3領域の錐体細胞)のシャーファー側枝への100 Hzの高頻度刺激や，小脳神経回路プルキンエ細胞における長期抑圧現象(LTD)を引き起こすための，この細胞への平行線維と登上線維の同時刺激などである．これは通常のシナプス入力とは異なる入力が神経回路へ入力した結果による神経回路における機能的な変化であり，それは同時に分子レベルからマクロなレベルまでも含んだ構造変化を伴っている．この神経回路への入力情報の突然の変化によって誘導される回路網とその機能変化の特殊な例として幻肢がある．

5.2.1 幻肢とは

手術や事故などで手足を失った患者が，なくした手足の感覚が後まで残るという報告がある．これが「幻肢」といわれる現象で，これに伴う幻肢痛とともに古くから報告されている．すでに中世ヨーロッパにおいて切断された手足に感覚が戻った兵士を称賛する民間の伝承が残っている．その後16世紀のフランスの外科医/軍医のAmbroise Paré (アンブローワーズ・パレ，1510～1590) が幻肢についての報告を行っている．また米国のフィラデルフィア在住の医師によって「幻肢 (phantom limb)」という言葉が最初に使われた．この命名者であるSilas Weir Mitchell (サイラス・ワイアー・ミッチェル，1829～1914) は，1868年以後フィラデルフィアで軍医総監のWilliam Alexander Hammond (ウィリアム・アレクサンダー・ハモンド，1828～1900) とともに働き，1875年に米国神経学会の初代会長になった．南北戦争時のゲチスバーグの戦闘 (1868) の後で手足を切断された兵士に幻肢が多く認められると報告している．ここでは，この南北戦争で手足を失った兵士の数が数千人にのぼり，幻肢や幻肢痛に関する多くの記述がなされている．

実は，この「幻肢」という現象は，南北戦争以前からすでにいろいろなところで報告されていた．Napoléonと戦った英国海軍の有名なNelson提督 (ホレーショ・ネルソン，1758～1805) は，戦争で右腕を失ったが，そのあとないはずの幻の手のひらに指が食いこむ感覚や痛みを感じた．彼は，これは，ないはずの手に感覚が生まれているので，「心が存在しているという直接の証拠」であると考えた．さらに，このように，腕が切断された後もその存在を感じることから，同じように人間の体がなくなっても人の魂は存在すると考えた．もう少し言い換えると，Nelson提督は，ヒトの心が人間の体と別個に存在していると考えた．このような考えを，6.3節で論じているように，一般に「心身二元論」とよぶ．有名なフランスの哲学者のRené Descartes (ルネ・デカルト，1596～1650) やオーストラリアの神経生理学者John Carew Eccles (ジョン・カルー・エクルズ，1903～1997) もそれぞれ主張は少し異なるが，この心身二元論を主張した．

5.2.2 幻肢の生理学的解釈

現代に入ってから幻肢に関する研究が本格的に行われるようになり，米国，Massachusetts Institute of TechnologyのPatrick Wall (パトリック・ウォール，

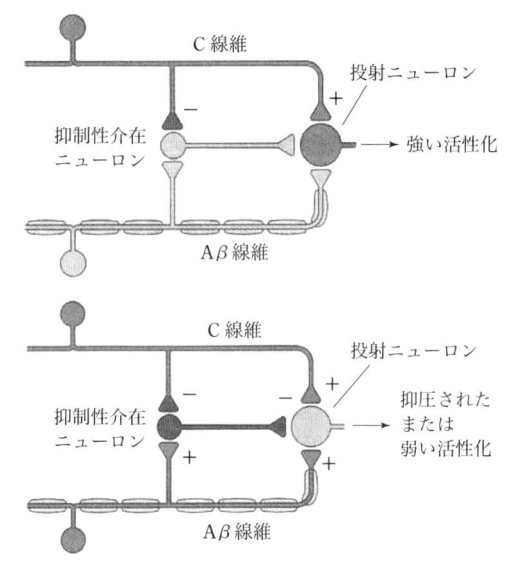

図5.2 ゲートコントロール制御説

この仮説では脊髄後角の4種類のニューロンが互いに相互作用をしていると仮定されている．これらは無髄線維の侵害性感覚ニューロン (C線維)，有髄の非侵害性感覚ニューロン ($A\beta$線維)，上位中枢へ痛みを伝える投射ニューロン，抑制性介在ニューロンである．
上：C線維を通して痛みの情報が入ってくると自発性に活性化している抑制性介在ニューロンも抑制され投射ニューロンを脱抑制し，上位中枢への投射ニューロンが強く活性化され痛みは上位中枢へ伝達される．下：$A\beta$線維が活性化されると抑制性介在ニューロンを活性化し，投射ニューロンの活動が抑えられ痛みは中枢へ伝達されない．
[E. R. Kandel, et al., "Principles of Neural Science, 5th ed.", p. 548, McGraw-Hill (2013)]

1925～2001) は，切断部分の神経線維の異常な活動によって幻肢および幻肢痛が起こるとの考えを唱えた．彼の説に基づき神経外科医は切断部をさらにその上位で切断するなどの治療を行ったが，幻肢痛は回復しなかった．その結果，幻肢痛が末梢神経のレベルで説明可能であるというWallの考え方が徐々に変更されていった．1967年に彼は同僚のRonald Melzack (ロナルド・メルザック，1929～) とともに「痛みに関するゲートコントロール制御説」を提唱した (図5.2)．この痛覚のゲートコントロール制御説に続いて，彼は新しい幻肢の説明を発展させたが本質に迫ることはできなかった．また彼らが唱えたゲートコントロール仮説は，現在でもまだその神経回路やシナプス伝達のメカニズムの存在が証明されていない (3.4.2項参照)．

さらに，手や足からの信号が脳へ送られるとき，その通過点である途中の脊髄内の感覚神経細胞が自発的に活動することで幻肢痛などが生じると考えられたこともあった．しかし，現在でも幻肢痛が末梢や脊髄に由来するという反論はある．

一方，1983年，米国，Vanderbilt UniversityのJon Kaas（ジョン・カース，1937〜）とUniversity of California, San FranciscoのMichael Merzenich（マイケル・メルゼニック，1942〜）はヨザルを使った実験で体性感覚野（図5.3）において中指を支配していた領域が，中指の切断後利用されなくなると薬指と人差し指の領域によって占められるようになることを報告した．さらに小指を損傷した後，残りの4本の指を選択的に刺激すると小指を支配している領域は縮小し，そのほかの指に相当する領域が拡大することを示した（図5.4）．

さらに1991年に米国，NIH（国立衛生研究所）のTimothy Pons（ティモシー・ポンズ，1956〜2005）は，片方の腕から脊髄へ感覚情報を伝える神経線維である脊髄後根を切断したサルを利用して体性感覚野から電気生理学的記録を行い体部位地図を作製した．腕の刺激に対してこれに相当する体性感覚野からの反応は予想されるようには得られなかったが，顔の刺激に対して腕に対応しているニューロンが活動を示した．すなわち顔面から脳の感覚野へ入力している感覚情報は，体性感覚野の顔を占める領域だけでなく腕の領域にも侵入していることが，この実験から理解される．この研究では，脊髄後根を切断した後，11年経過した動物を利用して体性感覚野の地図づくりの実験が行われた．残念なことに，研究がいよいよこれからというときに49歳という若さでPonsは2005年に肝臓疾患で病死した．以下にSociety for NeuroscienceのMember Obituariesからの引用を示す．

"Tim was lead author of a 1991 landmark paper in Science demonstrating that the somatosensory cortices of Ed Taub's Silver Spring monkeys, which had undergone extensive deafferentations of the hand, arm, and upper trunk, were responsive to cutaneous stimulation of the chin and lateral

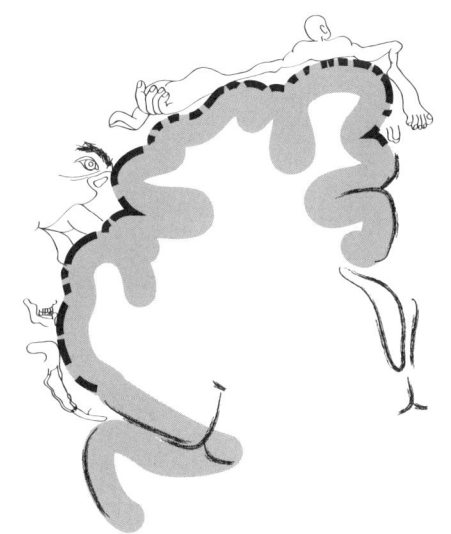

図5.3 体性感覚野を示す図
［図はChloé Okunoによる］

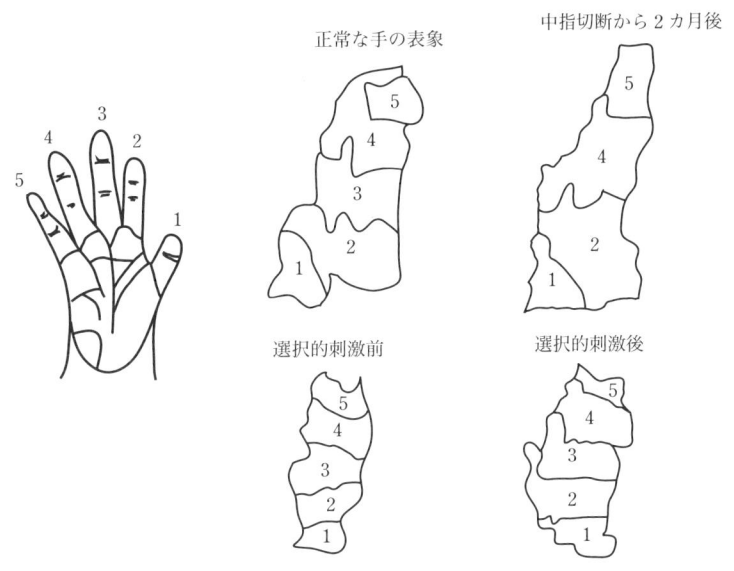

図5.4 ヨザルの体性感覚野の変化
上：中指(3)を切断後，この指から入力を受けていた体性感覚野の領域が，人差し指(2)と薬指(4)の領域が拡大することによって占領されていることを示す．下：小指(5)を損傷した後，残りの4本の指を選択的に刺激することでその領域が拡大している．選択的刺激前と選択的刺激後を比較．
［M. M. Merzenich, et al., Neuroscience, **8**(1), 33(1983)からChloé Okunoにより改変］

face. This was reorganization an order of magnitude greater than any previously reported. Soon thereafter Vilayanur Ramachandran reported that stimulating the face of human amputees evoked sensations not only on the face, but also on the missing limb. There followed a literal explosion of followup studies in a variety of clinical populations. Tim became the spokesperson for the new view of neural flexibility – that extensive adult neuroplasticity is not only possible, but to be expected."

これらの実験以前は，脳の神経回路はPenfieldの地図を含めて，胎児期にいったん設定されると成人になってからは修正できないと一般的に考えられていた．しかし，KaasやPonsらの実験は，この常識を覆す実験であった．すなわち，哺乳類の脳が成人した後も可塑的変化を行うことを示していた．

その後，このサルによる知見と幻肢や幻肢痛との関係は，上記引用文にも示されている米国，University of California, San DiegoのVilayanur S. Ramachandran（ヴィラヤヌル・S・ラマチャンドラン，1951〜）らによって詳しく研究された．彼は，右手をなくした患者の体表面に簡単な接触刺激を与えることで幻の手に関連感覚を生じた体表面の部位を調べた．その結果，す

べての5本の指がそろった地図が顔面と上腕部の2箇所に存在することを示した(図5.5)．この二つの領域は体性感覚野において手の領域に隣接している領域である．また脳磁図(MEG)を利用して右腕が切断されている患者の脳地図を作製すると，左腕に対応する領域とその隣接領域の顔や上腕の領域が右半球では正常に活性化しているが，左半球においては失われた右手に対応する領域は活性化しておらず，代わりに顔面と右上腕に相当する領域が活性化して右手に対応する領域まで侵入し拡大していることが観察された(図5.6)．

これらの実験結果から，Ramachandranはこの幻肢が起こる原因として以下の二つの可能性を指摘している．① 手を事故や手術でなくした患者は，脳の体性感覚野における手から入力信号を受けている領域が，切断によってこの手からの感覚信号を受けなくなる．その結果，体性感覚野の手に相当する領域に隣接している領域である顔や上腕などからの入力を受けこの脳の身体地図の再配置が起こる．またこの体性感覚野へは，脳幹-視床を経由してこの野へと神経連絡が行われている．なお，この皮質下の部位においても同様の再配置が起こることもほかのグループの実験で報告されている．② ヒトが目を閉じて身振りをしたとすると，自分の体の感覚や四肢の位置と動きを感じることができる．この身体の時間・空間イメージとその記憶(ボディ・イメージ)は，多様な感覚情報を結び付け

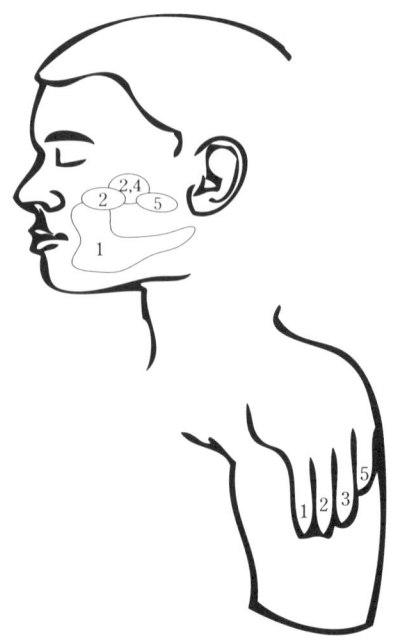

図5.5 幻の手に関連感覚を引き起こした体表面部位
すべての指の感覚が存在する部位が顔の顎から頬にかけて存在する．さらに上腕にも同様の領域が存在する(この患者はこの検査の10年前に左腕の切断手術を受けていた)．
[V. S. Ramachandran, *Curr. Directions Psychol.*, **2**, 56(1993b)から Chloé Okunoにより改変]

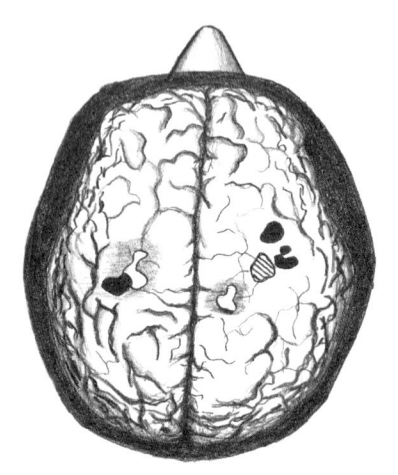

図5.6 右腕を肘の下で切断している患者の核磁気共鳴画像法(MRI)を表現した図の上に脳磁図(MEG)を修正して重ね合わせた図
右半球では皮質体性感覚野の手(斜線部)と顔(黒部)に対応する領域と上腕(白部)に対応する領域が正常に活性化されている．左半球では切断された右手に対応する領域はないが，顔と上腕に対応する活動がこの領域まで拡大しているのがわかる．
[T. C. Yang, *et al.*, *Nature*, **368**, 592(1994)をもとに作図]

ている頭頂葉で保持されている．ヒトが運動を行う場合，運動野から指令が出るがこの指令が同時に頭頂葉にも送られ動きとして知覚される．その結果，頭頂葉のボディ・イメージにおいて失われた手が実際に動いているように感じられる．

Ramachandran によれば，この①と②の二つの入力が脳内で一緒になって幻肢のイメージがつくられていると考えられる．とくに①の場合，大人になってから体性感覚野の構造が一生を通じてダイナミックに変化するという知見が，これまでの実験によって得られている．ここで，この体性感覚野における再構成の神経機構にさらに二つの可能性が考えられる．

一つの可能性は，顔からくる感覚神経線維が手の領域のニューロンへ新しく分枝(collateral)を伸ばし，この領域のニューロンとシナプス結合を形成するという考えである．したがって，これは発芽などによる新しいシナプス形成を伴ったシナプス可塑性がこの脳部位で起こったと考えられる(6.1.4項b参照)．別の研究グループがサルを使った実験で，トレーサーを顔の領域(正確にはあご)に注入して神経連絡を追跡したところ，あごの領域だけでなく，手の領域にもこのトレーサーが達しているという上記の考えを支持する知見を報告している．

さらに彼らは，上記のようにMEGの技術を応用して，この体性感覚野における皮質の可塑性を研究した．その結果，手を切断された患者において，体性感覚野の手の領域に顔と上腕からの入力が侵入していることを確認した(図5.6参照)．しかしながら，これらの結果を考える場合注意しなければならない点がいくつか存在する．すなわち，皮質の地図上で手の領域と顔の領域は，サルで距離にして約1〜2 cmも離れている．ヒトではその距離はさらに大きい．また，皮質の地図の再配置が予想よりもかなり早く起こる．これらのことから，顔や上腕の領域から神経線維が側枝を出して手の領域のニューロンにシナプス結合するという考え方には矛盾が生じるようにも思える．

そこでもう一つの可能性としてあげられるのは，正常な脳においては多くの実際には利用されていない余剰のニューロン同士の結合が存在するが，その大部分は通常機能していない，という考えである．そしてこれらの利用されていない神経連絡やシナプス結合は，今の場合の手の切断のような状況の変化などによって必要になったときのみ活動を行う可能性が示唆される．したがって，正常な脳においても顔からの感覚神経線維が手の領域にももともと入力しており，実際の手が存在し手の感覚神経線維からの入力が正常にある場合は，何らかの抑制機構の働きによってこの顔からの入力が抑制されている可能性がある．しかし，手が事故や手術などで失われると，この抑制が外れることによって顔の感覚神経線維による入力が活性化されて手の領域のニューロンを活性化する可能性がある．これは一種の「脱抑制機構」が働いていると推測される．これは，以下のようないくつかの生理学的可能性がさらに考えられる．

皮質内での神経伝達物質 GABA の放出量は，感覚神経線維の活動が減少すると，これからシナプス入力を受けている抑制性ニューロンの活動が減少する結果，減少する．すなわち，それまでは弱い結合であったシナプスを脱抑制すると考えられる．この unmasking 現象についてはよく知られており，たとえば末梢組織にリドカインなどを打つと，瞬時に皮質の受容野は変化するため，潜在的な神経回路は脱抑制によって顕在化するという可能性である．また，神経損傷後，1週間以降になると神経回路自身が側枝などを伸ばして変化することが皮質下で起こると示唆されており，これらの通常抑制されている入力は隣接する領域の錐体細胞の水平方向側枝から由来している可能性も考えられる．実際 University of California, Davis の Edwards G. Jones(エドワード・ジョーンズ，1939〜2011)によると，水平方向の側枝は6 cm以上に及ぶことが報告されている．反対に，持続的な感覚入力による高いレベルの GABA は，弱い結合のシナプスをさらに強く抑制する．

また別の神経機構として，手の領域のニューロン回路網内に抑制性介在ニューロンの存在を仮定し，この介在ニューロンが手の感覚神経線維から分枝を受け興奮性のシナプス結合し，さらにこの抑制性介在ニューロンの軸索が顔の感覚神経線維のシナプス前末端にシナプス前抑制を行っていると仮定すれば説明することが可能である．さらに，Hebbの仮説に従って，視覚野での左右の眼球からの入力の再配置が起こるように，この領域でもNMDA受容体を介するシナプス可塑性が起こり，入力の弱くなった感覚神経(切断された手からの入力)はさらに弱くなり，それより強い感覚神経入力(顔などほかの領域からの感覚入力)が強化された可能性も報告されている．

引用文献

1) D. O. Hebb, "The organization of Behavior", p. 62, John Wiley (1963).
2) T. V. Bliss, T. Lømo, "Long-lasting potentiation of synaptic transmission in the dentate area of the anaesthetized rabbit following stimulation of the perforant path.", *J. Physiol.*, **232**, 331 (1973).

3) T. V. Bliss, A. R. Gardner-Medwin, "Long-lasting potentiation of synaptic transmission in the dentate area of the unanaestetized rabbit following stimulation of the perforant path.", *J. Physiol.*, **232**, 357 (1973).

4) G. Barrionuevo, F. Schottler, G. Lynch, "The effects of repetitive low frequency stimulation on control and "potentiated"", synaptic responses in the hippocampus., *Life Sci.*, **27**, 2385 (1980).

5) S. M. Dudek, M. F. Bear, "Homosynaptic long-term depression in area CA1 of hippocampus and effects of N-methyl-D-aspartate receptor blockade", *Proc. Natl. Acad. Sci. USA.*, **89**, 4363 (1992).

6) R. M. Mulkey, R. C. Malenka, "Mechanisms underlying induction of homosynaptic long-term depression in area CA1 of the hippocampus", *Neuron*, **9**, 967 (1992).

参考文献

参考書
5.2 節

E. R. Kandel, *et al.*, "Principles of Neural Science 5th ed.", McGraw-Hill (2013).

J. G. Nicolls, *et al.*, "From neuron to brain 5th ed.", Sinauer (2012).

M. Nicolelis, "Beyond boundaries: The new neuroscience of connecting brains with machines-and how it will change our lives", Levine Green Literary Agency (2012).

D. Purves, *et al.*, "Neuroscience 4th ed.", Sinauer (2011).

V. S. Ramachandran, S. Blakeslee, "Phantoms in the brain: Probing the mysteries of the human mind", William Morrow (1989).

論 文
5.1 節

D. J. Linden, "Long-term synaptic depression in the mammalian brain", *Neuron*, **12**, 457 (1994).

5.2 節

D. E. Feldman, "Synaptic mechanisms for plasticity in neocortex", *Annu. Rev. Neurosci.*, **32**, 33 (2009).

P. W. Hickmott, M. M. Merzenich, "Local circuit properties underlying cortical reorganization", *J. Neurosci.*, **88**, 1288 (2002).

N. Jain, *et al.*, "Reorganization of somatosensory cortex after nerve and spinal cord injury", *News Physiol. Sci.*, **13**, 143 (1998).

V. S. Ramachandran, "Fitting in gaps in perception: PartII, Scotomas and phantom limbs", *Curr. Direction Psychol. Sci.*, **2**, 56 (1993).

T. P. Pons, *et al.*, "Massive control reorganization after sensory deafferentation in adult macaques", *Science*, **252**, 1857 (1991).

M. M. Merzenich, *et al.*, "Topographic reorganization of somatosensory cortical areas 3B and 1 in adult monkey following restricted deafferentation", *Neuroscience*, **8**, 33 (1983).

6章　ニューロンから高次機能へ

前章までにイオンチャネル，シナプス，ニューロンの性質とその情報処理やシグナル伝達および発生に関して記述してきたが，本章ではこれらの特徴をもつニューロンで構成される簡単な神経回路網や，さらに高次機能を取り上げる．

最初は，感覚系の例として網膜における視覚情報の処理機構と視覚野における臨界期などに関して解説する．続く節では脳に関する興味深い話題としてクオリアとニューロンの生理学などを解説する．

6.1　ニューロンと視覚の神経機構

6.1.1　網膜における情報処理（感覚情報と伝達系の例として）

視覚におけるニューロンの情報処理は，感覚器官による情報処理のうちでも高度な処理が遂行されており，生体の生存にとって重要な役割を果たしている．さらに，比較的定量的な解析が可能であるので，視覚の情報処理に関しての計算論的研究も種々のアプローチによって行われている．一方，臨床治験との関連において，盲視(blindsight)などの興味深い現象も報告されている．一般に外界の視覚情報は，最初は眼球において処理され，外側膝状体を経由して脳内の視覚情報処理を司っている領域(視覚野)へ送られ，ここでさらに高度な処理が行われる．外界の光が直接到達した後，光の情報をこれまで本書で取り扱ってきたニューロンにおける情報の担い手である電気信号や化学信号に最初に変換する必要がある．この光信号を電気信号さらには化学信号へ変換する器官が眼球，とくに網膜である．したがって，以下では，はじめにこの光を電気信号あるいは化学信号に変換するメカニズムについてみていくことにする．

a.　眼球の構造と網膜神経回路

図6.1 Aは，眼球の構造を示している．眼球は直径約24.0 mm前後で，前後の径の方が左右の径より少し大きい．網膜(retina)はカメラのフィルムに相当する膜であり，上記のように光を最初に受容する器官である．角膜(cornea)を通って入射する光は，前眼房

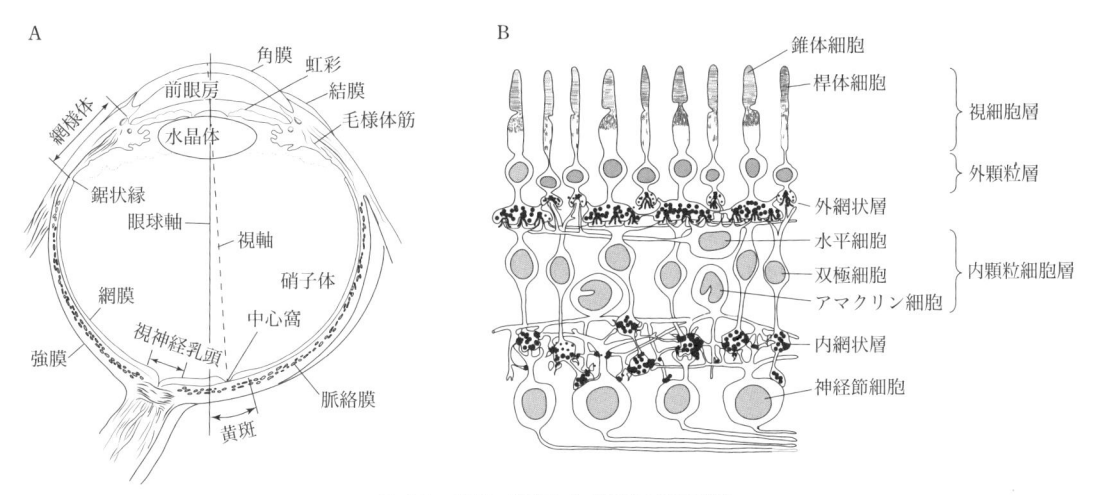

図6.1　眼球の構造および網膜の細胞構築

A：眼球の構造．B：網膜におけるニューロン構成．光は，図Bの下方から進入し桿体および錐体細胞に達した後，一連の生化学的反応を起こす．ここで電気信号に変換された後，電気信号が網膜の出力細胞である神経節細胞へと伝達される．錐状および桿状の形状をしている細胞がそれぞれ錐体細胞と桿体細胞に対応している．

[D. Tritsch, *et al.*, "Physiologie du neurone", p. 608, Edition Doin(1998)をもとに Chloé Okuno により作図]

(anterior chamber)，水晶体(lens)，硝子体(vitreous body)を通って網膜に到達する．眼球の一番外側の層は強膜(sclera)であり，これは眼球の前面で角膜に移行している．この強膜の内側に脈絡膜(choroid)があり，血管と色素からなる．網膜各部からの視神経線維は視神経乳頭(視神経円盤(optic disc))に放射状に集まり，ここで眼球外に出た後，脳内へと投射している．網膜は厚さが 0.2 mm 前後の薄い膜で，組織学的には，外側から，① 色素上皮層，② 桿体・錐体細胞層(rod/cone cell layer)，③ 外顆粒層(outer nuclear layer)，④ 外網状層(outer plexiform)，⑤ 内顆粒細胞層(inner nuclear layer)，⑥ 内網状層(inner plexiform)，⑦ 神経節細胞層(ganglion cell layer)，の 7 層がみられる．色素上皮層は，グリア系の細胞である．したがって，網膜の神経細胞は，視細胞層(桿体・錐体細胞層)，内顆粒細胞層，神経節細胞層の三つに分けて考えるのが適当である．二つの網状層は，これら 3 層のニューロン間のシナプス結合部位と考えられる．網膜の詳細な構造を参照しながら網膜における光の情報処理のメカニズムをさらに詳しく述べていく(図 6.1 B)．

桿体・錐体細胞層は視細胞(photoreceptor)であり，形態学的には外節(outer segment)，内節(inner segment)，シナプス終末部(synaptic segment)の三つの部位からなる．桿体細胞は円筒形をしており，錐体細胞は円錐形をしている．これら視細胞の外節には数百～数千枚の扁平な円盤(disc)が積み重なっている．この円盤は桿体細胞と錐体細胞では異なった構造をとっている．桿体細胞では，平たい円盤か，原形質膜とは完全に分離した袋の形をしている(図 6.2)．錐体細胞においては，円盤の膜は原形質膜との連続性が外節の全長にわたって続いている．内節からの軸索は外網状層でシナプス末端となって双極細胞(bipolar cell)，水平細胞(horizontal cell)とシナプス結合をしている．双極細胞は，視細胞から情報を受け取り神経節細胞へ出力を送り出している．水平細胞とアマクリン細胞(amacrine cell)は抑制性細胞であり，視細胞か

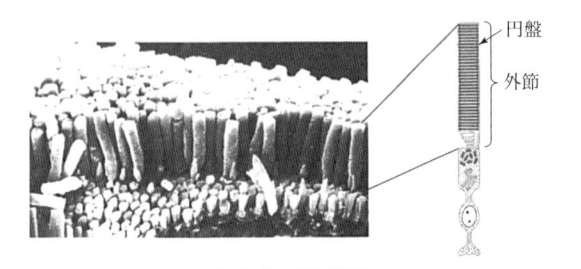

図 6.2 桿体細胞
左：桿体細胞の電子顕微鏡写真．右：桿体細胞の模式図
〔L. Stryer, "Biochemistry, 6th ed.", p. 932, Freeman(2007)〕

ら双極細胞さらに神経節細胞への流れに側方性抑制を及ぼしている．神経節細胞は，網膜の情報の中枢への出力をしており，双極細胞やアマクリン細胞からシナプス入力を受けている．

b. 視細胞と光応答変換機構

図 6.1 B の下部より網膜に到達した光は，視細胞層に到達する．この視細胞層には，前述のように桿体細胞と錐体細胞の 2 種類に分類される細胞が存在する．この中は，層状構造をしており，数百～数千枚の円盤が積み重なっている．円盤膜上には，感光色素(視物質)が含まれている．とくに桿体細胞に含まれる視物質はロドプシンとよばれ，分子量約 40,000 の感光色素である．光が桿体細胞に到着し光量子がロドプシンに吸収される．このロドプシンは，桿体オプシン(scotopsin)と 11-シス型レチナール(ビタミン A のアルデヒド)よりなる．このオプシンは 7 回膜貫通型の G タンパク質共役型受容体である．光量子吸収でロドプシンの構造変化が起こる．これはロドプシン内に存在する発色団(chromophore)である 11-シス型レチナールからオールトランス型レチナールへの立体異性化である(図 6.3)．このとき，シッフ塩基の窒素原子が約 5Å 移動する．このレチナールの構造変化がオプシンを活性化する．光によるこの視物質の構造変化が，どのようにして視細胞膜に過分極の電位を生じるかのすべてのメカニズムは完全には解明されていない．

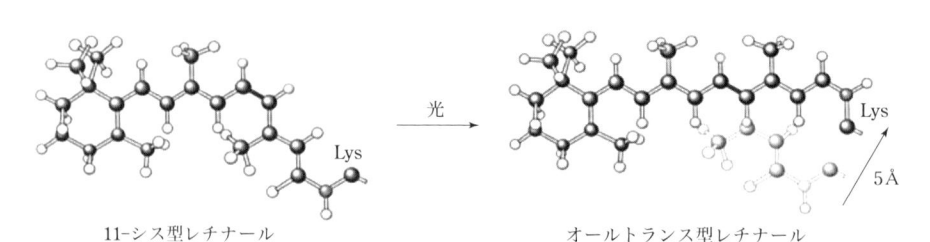

図 6.3 レチナールの分子構造変化
光の照射によって 11-シス型レチナールがオールトランス型レチナールへと構造変化を起こす．
〔L. Stryer, "Biochemistry, 6th ed.", p. 933, Freeman(2007)〕

しかし，GTP結合タンパク質(トランスデューシン：transducin)がGTPに結合しやすくなり，結果としてホスホジエステラーゼ(phosphodiesterse：PDE)を活性化していると考えられている．

ホスホジエステラーゼは，暗所下で常に存在しているcGMPを分解し，その濃度を減少させ，その結果視細胞膜に存在する非選択性陽イオンチャネル(Na^+チャネル)が閉じ透過性が低下して，過分極が起こる．

光があたった後のロドプシンの一連の退色過程は，詳述すると以下のようになる．

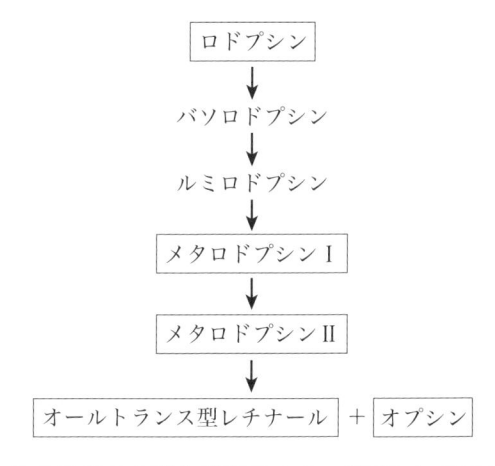

ロドプシン
↓
バソロドプシン
↓
ルミロドプシン
↓
メタロドプシンI
↓
メタロドプシンII
↓
オールトランス型レチナール ＋ オプシン

この反応の中間生成物のメタロドプシンIIでは，シッフ塩基はプロトンを失い，かつ，タンパク質であるロドプシンは大きな構造変化を受けている．このメタロドプシンIIが，トランスデューシン(GTP結合タンパク質)に作用する．上述のようにGTPを結合したトランスデューシンは，ホスホジエステラーゼ(PDE)を活性化する．このホスホジエステラーゼはcGMPを分解する酵素であるので，cGMPの細胞内濃度が減少する．cGMPは桿体細胞膜に存在する非選択性陽イオンチャネルに作用してそのイオン透過性を増すことが知られている．したがって，光の作用によって最終的にcGMPの濃度が低下し，結果として桿体細胞膜の非選択性陽イオンチャネルのイオン透過性を減少させ膜を過分極にする．以上の一連の流れは次のようになる．

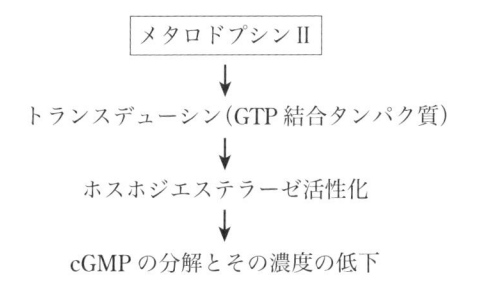

メタロドプシンII
↓
トランスデューシン(GTP結合タンパク質)
↓
ホスホジエステラーゼ活性化
↓
cGMPの分解とその濃度の低下
↓
非選択性陽イオンチャネルへ作用，透過性の低下
↓
視細胞が過分極の反応を示す

ここで，非選択性陽イオンチャネルは桿体細胞膜に存在するが，一方ロドプシン，トランスデューシンやホスホジエステラーゼは桿体内部の円盤膜に存在するので，cGMPはセカンドメッセンジャーとして働いている．

桿体細胞と錐体細胞は，光照射を受けていないときは常に脱分極状態にある．したがって，そのシナプス末端から興奮性神経伝達物質であるグルタミン酸を連続的に放出している．上記のように光照射によって非選択性陽イオンチャネルが閉口し細胞内が過分極になると，シナプス末端に存在するCa^{2+}チャネルが閉口しこの神経伝達物質の放出量が減少する．

視細胞膜に存在する非選択性陽イオンチャネルは，通常の生理学的条件下でCa^{2+}，Na^+，K^+に対して透過性をもっているが，それぞれの透過性の比は，12.5：1.0：0.7になっている．また低いシングルチャネルコンダクタンスをもちその値は，25 fS(femto-siemens)である．外液のNa^+はCa^{2+}に対して非常に多いので，大部分の電流はNa^+による．cGMPによる非選択性陽イオンチャネルに対する作用をインサイド・アウトモードによるシングルチャネル記録実験によって詳細に解析すると，膜内側のcGMP濃度を減少に伴いシングルチャネルの開口頻度は減少するが，コンダクタンスは変化しないことが示されている．

このcGMP依存性イオンチャネルは，少なくとも2種類のα(63 kDa)とβ(240 kDa)サブユニットを含む4個のサブユニットで構成されており，そのアミノ酸配列は嗅覚受容体でみられるほかのサイクリックヌクレオチド依存性チャネルと似た配列をしている．また膜貫通部位S4セグメントとチャネルの孔の領域は，ほかの陽イオン透過性イオンチャネルと類似している．

以上のようなプロセスによって，眼球の網膜に到達した光により，視細胞の膜電位が過分極方向へ移動し(電気信号の変化)，その結果視細胞のシナプス終末からの神経伝達物質放出が減少する(化学信号の変化)というプロセスが生まれる．このような電気および化学信号の変化が脳へ伝達される．ここでの神経伝達物質は，グルタミン酸である．このロドプシン-トランスデューシン-ホスホジエステラーゼ-非選択性陽イオンチャネルのカスケードシステムは優れた増幅系であり，1個の光子から1,000,000個のcGMPが加水分解

され，細胞膜上の 10,000 個のイオンチャネルが閉状態へ遷移する．このカスケードシステムが何段階もの化学的なプロセスを経ることは，増幅システムとしてもまたその増幅システムを途中で制御しやすいという視点からも優れたシステムである．

このように視覚系は速く反応する系であり，1 sec に約 1,000 コマの連続的な運動も知覚できる．このすばやい応答のためには，信号も速く終了して，最初の状態に戻らなければならない．光の照射が止まると，このカスケードシステムは停止するが，この停止のメカニズムには，細胞内の Ca^{2+} が役割を果たしている．一般に細胞内の Ca^{2+} の濃度は 500 nM 程度であるが，光によって視細胞が照射されると，この Ca^{2+} の濃度は急激に低下する．その結果，① ロドプシンキナーゼ（活性化されたメタロドプシンIIに作用するリン酸化酵素）が活性化され，メタロドプシンIIがリン酸化される．リン酸化されたメタロドプシンIIは，アレスチン（arrestin）と結合し，不活性化される．この不活性化されたメタロドプシンIIは，トランスデューシンを活性化できなくなり，カスケード反応が停止する．② Ca^{2+} の低下により，グアニル酸シクラーゼが活性化し，GTP から cGMP が生成され，その濃度が増える．これによって非選択性陽イオンチャネルが開状態へ遷移する．③ トランスデューシンとホスホジエステラーゼの複合体では，トランスデューシンのもっている GTP アーゼ活性によって，GTP から GDP の反応が引き起こされることで，このトランスデューシンとホスホジエステラーゼ複合体を不活性化してしまう．

上述の光による活性化のプロセスは，桿体細胞で起こる例であるが，錐体細胞においても基本的なメカニズムは同じである．明るい光のもとでは，桿体細胞の cGMP のレベルは，光に対する反応が，飽和するまで減少するので，過分極はあるレベル以上起こらなくなる．しかしながら，錐体細胞においては，光に対する反応が飽和状態になるまでにはより多くのエネルギーが必要とされるので，明るい所での光による信号変換は錐体細胞によって行われる．さらに錐体細胞のオプシン（photopsin）は，三つの異なる波長に対してそれぞれ特異的に活性化されることが知られている（青錐体細胞：430 nm，緑錐体細胞：530 nm，赤錐体細胞：560 nm）．

桿体細胞も錐体細胞も，光に照射されていない暗い状態下にあるときは，そのシナプス終末から持続的に神経伝達物質（グルタミン酸）を放出している．上述のように，光に照射されると膜電位が過分極方向へシフトして，神経伝達物質の放出量が減少する．この膜電位の脱分極（$-30 \sim -40$ mV）から過分極（~ -70 mV）へのシフトによって神経伝達物質の放出量が減少するメカニズムには，一般的な化学シナプス伝達と同様に Ca^{2+} と Ca^{2+} チャネルが関与している．また暗状態下でのこの神経伝達物質の放出量は，膜の脱分極状態の膜電位に依存している．光を吸収した桿体・錐体細胞からの神経伝達物質の放出が止まると，これらの細胞とシナプス結合をしている後細胞のタイプに依存して，脱分極反応か，あるいは過分極反応が引き起こされる．

ロドプシン分子による光の吸収過程によって引き起こされる上述の変換は，非常に効率がよく，桿体細胞における 1 個の光子（photon）の吸収によって，膜電位に換算して 1 mV の変化を引き起こすことが可能であり，このことはシステムの信頼性の高さを示している．たとえば，カエルの桿体細胞において，$\sim 10^9$ 個のロドプシンのうち，暗状態下においては，1 分間にわずか 1 個のロドプシンが，活性化されるだけである．このように，光がないとき，ロドプシン分子の活性化はほとんど起こらないからである．

c. 双極細胞

基本的に双極細胞の働きは，視細胞からの情報を受け取り，これを神経節細胞へ伝達することであり，活動電位は発生させない．双極細胞は，入力の種類により，桿体細胞からシナプス入力を受けるタイプと錐体細胞から情報を受け取るタイプの 2 種類に分類される．さらに応答の仕方によって，受容野の中心部へ光を照射されると脱分極性の電位を発生させるタイプの ON 型と，受容野の中心部への光刺激に対して過分極応答を示す OFF 型の 2 種類に分類することができる．

この ON 型（脱分極反応）と OFF 型（過分極反応）のメカニズムは，視細胞のシナプス終末から放出される神経伝達物質（グルタミン酸）に対する受容体の種類の違いに起因している．ON 型では，暗いときにグルタミン酸によって活性化されている受容体は，Gタンパク質共役型グルタミン酸受容体（mGluR）であり，OFF 型では，同様に暗いときにこの同じ神経伝達物質によって活性化されている受容体は，イオンチャネル型グルタミン酸受容体（AMPA 型）である．

ON 型では Gタンパク質共役型受容体の活性化により，Gタンパク質が活性化され，これにより，ホスホジエステラーゼが活性化される．その結果，cGMP 濃度が減少し，cGMP 依存性陽イオンチャネルが閉状態にある．光が照射されると，視細胞からのグルタミン酸放出量が減少し，上記の反応の逆の応答が起こり，

cGMP依存性陽イオンチャネルが開状態になる．この結果，脱分極性電位が発生する．

OFF型では，イオンチャネル依存性グルタミン酸受容体の活性化により，このイオンチャネルが開状態にある．光刺激によって，視細胞シナプス終末からのグルタミン酸の放出量が減少すると，このイオンチャネルは閉状態へと遷移し，その結果膜電位は過分極になる．

以上が，双極細胞のON型とOFF型のメカニズムである．

d. 水平細胞

水平細胞は形態学的に，軸索が多数分枝しているHⅠ型と軸索があまり分枝していないHⅡ型の2種類に分類されている．この細胞の入力は視細胞であり，出力として，視細胞と双極細胞に対してGABAを神経伝達物質とする抑制性シナプスを形成している．

e. アマクリン細胞

アマクリン細胞は形態学的分類によると20種類以上が報告されている．このなかでもとくにその機能が理解されているタイプは2種類あり，starburst（星の炸裂）アマクリン細胞とAⅡアマクリン細胞である．starburstアマクリン細胞は，これがシナプス結合している細胞に対してアセチルコリン（ACh）作動性の興奮性とGABA作動性の抑制性作用を及ぼしている．AⅡアマクリン細胞は，非常に小さい樹状突起をもっており，網膜表面に多数存在する．一般的に，アマクリン細胞は，双極細胞と神経節細胞と結合しているが，別のアマクリン細胞とも結合している．また，多くのアマクリン細胞はGABAあるいはグリシン作動性である．一部のアマクリン細胞は，活動電位を発生させる．

f. 神経節細胞

神経節細胞は樹状突起に注目して，形態学的に大きく2種類に分類される．大きく広がった樹状突起をもつパラソル細胞とよばれるタイプ（Y細胞：ネコ，マグノ細胞：サル）と，樹状突起の広がり方が小さいミジェット細胞とよばれるタイプ（X細胞：ネコ，パルボ細胞：サル）である．数においては，ネコの場合Y細胞タイプは10％程度であるが，X細胞タイプは70％ほど存在している．また神経節細胞は，一般に活動電位を発生させることができる．

6.1.2 網膜以後の視覚情報処理機構

ここまでは視細胞において光刺激が電位変化に変換されるプロセスおよび網膜内のそのほかのニューロンの特徴を中心に記述した．一度電位変化に変換されるとそれは網膜内で次々にほかの種類の細胞に電位変化として伝えられる．網膜内の情報は最終的に神経節細胞に収束し，視神経（optic nerve）を伝搬するインパルスの系列として脳内の視覚中枢へ送られる．この神経節細胞の応答は三つに大別できる（図6.4）．① 光刺激を与えている間スパイク放電が増すものをON型，② 光刺激を与えている間は放電が抑制され，刺激を止めたときに放電が増すものをOFF型，③ 光刺激の開始と終了時のどちらにも一過性に放電が増すものをON-OFF型とよぶ．図6.4には双極細胞とアマクリン細胞の光に対する応答も対応して示している．さらに網膜には受容野が存在し，ON型とOFF型が存在する（図6.5）．すなわち，スポット光で刺激すると，光を照射している間活動電位を発生し続けるON応答を示し，受容野の周辺部を刺激すると活動電位を発生するOFF応答を示す．

網膜を出た視神経は視交叉（optic chiasm）を経て視索（optic tract）となり，外側膝状体（lateral geniculate body）に向かう．視交叉では網膜の内部（鼻側）より発する線維はすべて対側へ交叉し，外側部より発するものは交叉せずに同側の視索に入る．外側膝状体は最後の中継核で，これより後方では線維は視放線（optic

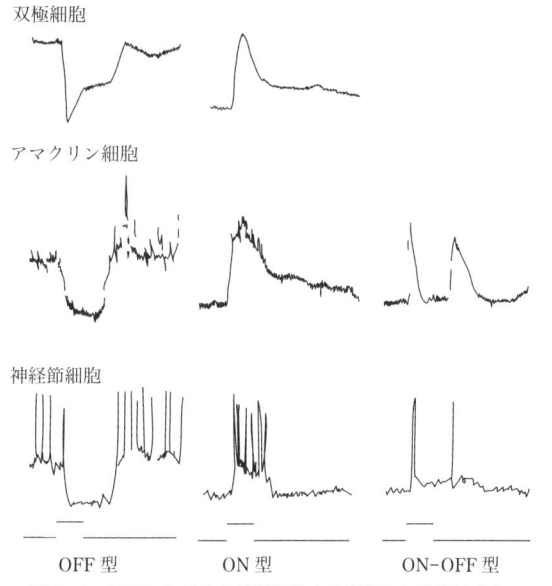

図6.4 網膜における各神経細胞から記録される電位変化
[L. Stryer, "Biochemistry, 6th ed.", Freeman（2007）からChloé Okunoにより改変]

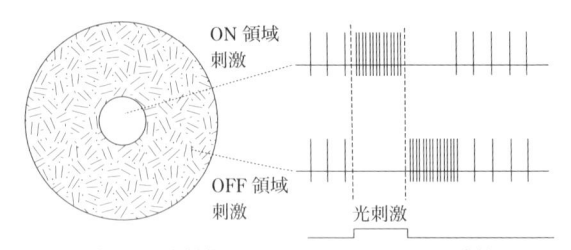

図6.5 光刺激に対するON型ニューロンの応答
スポットライトで受容野の中心部を刺激するとON応答が得られ、周辺部を刺激するとOFF応答が得られる。
［小澤瀞司ら編，"標準生理学 第7版"，p. 278，医学書院(2009)からChloé Okunoにより改変］

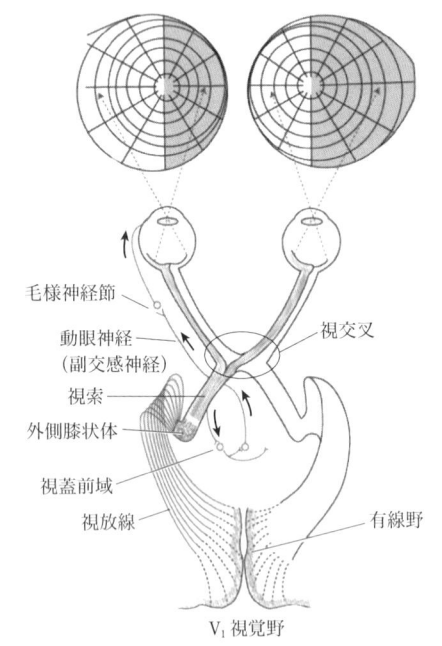

図6.6 網膜から一次視覚野へ至る視覚神経経路
［小澤瀞司ら編，"標準生理学 第7版"，p. 281，医学書院(2009)からChloé Okunoにより改変］

radiation)を形成し大脳皮質の視覚野(visual cortex)に達する(図6.6).

この網膜からの経路には外側膝状体へ至る経路以外にも，視交叉上核などに至る経路も存在する．視交叉上核へ至る経路は，生物時計の情報源となっている．さらに上丘へ至る経路が存在するが，これは眼球運動制御や瞳孔調節などに関連していると示唆されている．またこの上丘から頭頂葉を中心とした皮質に至る経路も報告されている．この経路は盲視とよばれる現象と関連していると考えられる．英国，University of OxfordのLawrence Weiskrantz(ラリー・ワイスクランツ，1926～)は，D. B. とよばれる彼の患者に関して興味ある報告をしている．以下，これに関する記述を，Ramachandran博士の著名な本 "Phantoms in the brain"(邦訳『脳の中の幽霊』角川書店刊)から引用する．

　Weiskrantzの患者(D. B. として知られているが，ここではDrew(ドゥルー)とよぶことにする)には，脳に異常な血管の塊があり，これをその周囲の正常な組織とともに手術によって切除した．この悪性の塊は右の視覚野に位置していたので，この手術によってDrewは左側の視野を完全に失ってしまった．彼が左右のどちらの目を使用しているかに無関係に，彼がまっすぐ前を見ていると左視野のものは何も見えなかった．別の言葉で表現すると，彼は両方の目で見ることができたが，どちらの目も左半分を見ることができなかった．手術後，彼の眼科医のMike Sanders博士は，大きな透明なピンポン玉のような装置の中心に固定した小さなスポットをまっすぐ見るように彼に指示した．これによって，Drewの視野全体は均一な背景に置かれることになった．次にSanders博士は，ボールの内側に置いた湾曲したスクリーン上にスポットライトを点滅させ，Drewにこれらが見えるかをどうかたずねた．彼のいい方の視界にスポットライトが来るたびに，彼は「はい」，「はい」，「はい」と答えたが，彼の見えない方の視界にスポットライトが来ると，何も言わなかった．彼はそれが見えないからだ．

　ここまでは問題なかったが，Sanders, Weiskrantz両博士は，非常に奇妙なことに気が付いた．Drewは明らかに左側の視野は見えなかったが，彼の実験者がこの見えないはずの視界に手をやると，彼は正確にその方向に手を差し伸べた．2人の研究者は彼にまっすぐ見ているように頼み，自由に動かすことができるマーカーをDrewが見ている内壁の場所の左側に置いた．彼は，このマーカーを実際には見ることができないと言うが，マーカーを正確に指し示すことができた．次に彼らは，Drewの見えない方の視界に短い棒を垂直や水平方向に置き，この棒がどちらの方向を向いているかをたずねた．ドゥルーは，やはりこの棒は見えないと言うが，このタスクは正確にこなした．このような「推測」を延々と行ったが，間違いはなかった．

　「どの程度正確にできたかわかりますか?」とたずねられると，

　「わかりません，なぜなら私は何も見えないのですから，何もわかりません」と答えた．

　「どのようにして棒の向きを推測しているのか説明してくれますか．縦か横かを言うときに何かてがかりや理由がありますか」

「実際に何も見えないのですから，まったくわかりません」

とうとう最後に，「本当に正しく推測していることを知らなかったのですか」とたずねると，「いいえ，知りませんでした」とDrewは信じられないという態度で答えた．

Weiskrantzらは，この現象に「blindsight(盲視)」という矛盾した名前をつけ，ほかの患者の記録をとり続けた．この発見はあまりにも驚くべき発見であるため，この現象をいまだに受け入れていない人が多数いる．("Phantoms in the brain", Happer Prennial, 1998, pp.75〜76からの引用，小島比呂志訳)

この盲視を解釈するために，Weiskrantzは，一次視覚野を失って左側の視野が見えなくても，網膜から上丘を通って頭頂葉などの高次の中枢に至る経路は損傷を受けていないので，この経路を使って，患者の手を「見えない」位置に導いているという解釈をした．この網膜から上丘を経て頭頂葉を中心とする皮質野に至る経路は，網膜から外側膝状体を経て一次視覚野に至る経路に比較して系統発生的に古い経路で，それぞれに役割分担があると示唆されている．

a. 外側膝状体

外側膝状体は6層の細胞層が積み重なった構造をしている．このうち3層(2, 3, 5層)は同側の眼から，ほかの3層(1, 4, 6層)は対側の眼からの神経線維が終わっていて，左右の眼からの信号はそれぞれ独立に処理される．またここでのすべての層が，網膜からの入力を受けている．さらに，腹側に位置する1層と2層には大きな細胞群(大細胞層)が存在し，神経節細胞内のパラソル細胞から神経線維の入力を受けている．この細胞は光応答に対して一過性の応答を示している．背側に位置する第3〜6層には小型の細胞(小細胞層)が存在し，ミジェット細胞からの神経線維入力を受けている．この細胞の光応答は持続性である．ここでの特徴は，脳のほかの領域から干渉を受けることである．たとえば，脳幹網様体の刺激や脳波の活性時には外側膝状体ニューロンは促進効果を受ける．これは，感覚の注意や鋭敏化と結びついていると考えられる．さらに，この外側膝状体への興奮入力は，約80%近くが大脳皮質視覚野からのフィードバック経路である．このフィードバック経路の役割は，まだよく解明されていない．このように外側膝状体は，単なる網膜からの視覚情報を単純に大脳皮質へ中継するだけではなく，そのときの状況をある程度反映するように影響を受けていると考えることができる．しかし，一般的には，上で述べた神経節細胞の応答がそのまま外側膝状体ニューロンに引き継がれる(同心円的な受容野の構成など)．

b. 一次視覚野の構成とニューロンの応答

外側膝状体より出た線維は，大脳側脳室の横を巻くようにして視放線を形成し，同側のBrodmann(ブロードマン)の分類による17野(一次視覚野)にシナプス結合する．17野を囲む18野と19野は，まとめて視覚前野とよばれ，17野から線維連絡を受ける．これより出る線維はさらに高次の連合領野へ連絡する．この17野は，鳥距溝(calcarine sulcus)を取り囲むようにして大脳半球の内側部に存在している．17野は，V1野とよばれることもある．この17野は大まかに分けて6層(Ⅰ, Ⅱ, Ⅲ, Ⅳ, Ⅴ, Ⅵ)からなっているが，さらに詳細に分類すると9層になっている．これは，第Ⅳ層が，さらに四つの層に分かれているためである．この四つの層は，ⅣA, ⅣB, ⅣCα, ⅣCβと命名されている．これらの層に存在する細胞として，錐体細胞(pyramidal cell)はおもに第Ⅲ, ⅣB, Ⅴ層に存在し，有棘星状細胞(spiny stellate cell)は第ⅣC層に存在している．このように第Ⅳ層はよく発達していて外側膝状体からのニューロンの軸索終末が分布している．この第Ⅳ層に入力した情報は，第Ⅱ層，第Ⅲ層，第Ⅴ層，第Ⅵ層に送られている．

視覚野のニューロンでは，外側膝状体ニューロンまでにみられた同心円的な受容野構成がなくなり，細長いスリット状の光や影，明暗の境界線などが応答を起こすのに有効な刺激となる(一部視覚野でも同心円的受容野をもつ)．米国，Harvard UniversityのTorsten Hubel(トルステン・ヒューベル，1924〜)とDavid H. Wiesel(ディビッド・ウイーゼル，1926〜)によってネコを使った実験において一次視覚野のニューロンが詳細に調べられ，三つのグループに分類された．彼らは，Stephen Kuffler(ステファン・クフラー，1913〜1980)の弟子であり，最初は米国John's Hopkins Universityで研究を行っていた．彼らが分類したこの三つのグループは，① 単純型細胞，② 複雑型細胞，③ 超複雑型細胞である．このうち①の単純型細胞は，一定の傾斜の線分や角の検出を行い，細いスポット状の光によってON応答を示す領域とOFF応答を示す領域が区別でき，これらの領域は細長く平行に並んでいる(図6.7)．このON領域に平行なスリット状のスポット光を照射すると，スリットの向きが受容野と平行の場合には応答が得られる．この単純型細胞の受容野は，同心円状の受容野をもつ外側膝状体のニューロンが一定

の配列に従って収束することによって形成される(図6.8). 単純型細胞は, 第IV, 第VI層に存在する. ②の複雑型細胞は, 一定の傾斜の線分や角が一定の方向へ動くときに応答を示す. この細胞は, 第II, 第III, 第V層に存在する. この複雑型細胞は, 同じ向きの受容野をもつ複数の単純型細胞が1個の複雑型細胞に収束していると示唆される.

c. 一次視覚野の機能的構成

視覚野には機能的に等しい細胞群の集まった機能円柱(column)から構成されることが知られている. 一次視覚野には, 眼優位性円柱(ocular dominance column)とそれと直交する方位円柱(orientation column)が存在する. 眼優位性円柱は, 約0.4 mm間隔で右または左眼からの入力を受ける細胞群が交互に並ぶ. この方位円柱を調べる実験では, 図6.9 Aのように動物(ここではネコ)を台の上にのせ, 一次視覚野から細胞

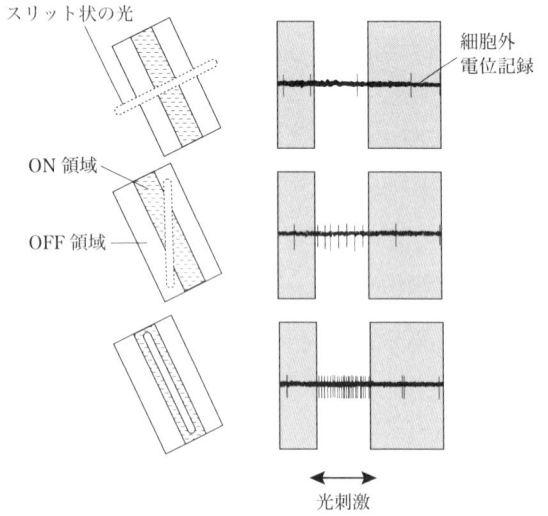

図6.7 スリット状光刺激に対する単純型細胞の受容野と応答
細胞の受容野は細長いスリット状の光刺激に対して応答するONおよびOFF領域からなる. 最下段の図のようにスリット状の光刺激が受容野の方向と一致すると最大応答が得られる.
[小澤瀞司ら編, "標準生理学 第7版", p.282, 医学書院(2009)からChloé Okunoにより改変]

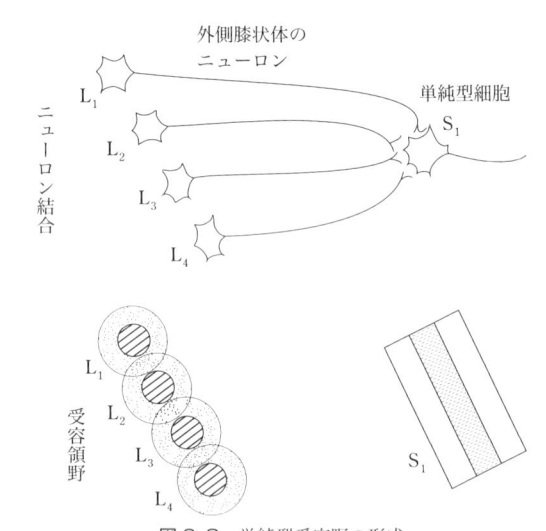

図6.8 単純型受容野の形成
同心円の受容野をもつ外側膝状体の4個の単純型ニューロン(L_1, L_2, L_3, L_4)が視覚野で1個のニューロンへ収束し単純型細胞を形成する.
[小澤瀞司ら編, "標準生理学 第7版", p.283, 医学書院(2009)からChloé Okunoにより改変]

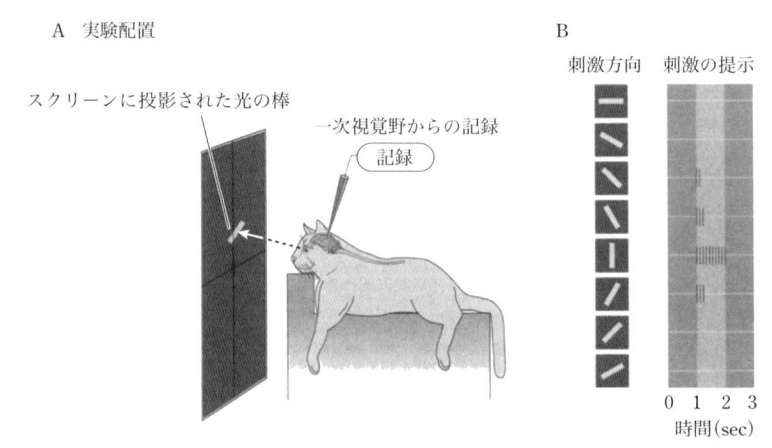

図6.9 ネコ一次視覚野からの電位記録
A:特定の方向をもつ光刺激に対するニューロンの反応を調べるための実験配置. スクリーン上の方位選択的な刺激に対して, 麻酔しコンタクトレンズを装着したネコの一次視覚野から細胞外電位記録法により電位を記録している. B:特定の方向をもつ光の棒に対して強い反応を示したり, 弱い反応を示したり, あるいはまったく反応を示さなかったりする.
[D. Purves, et al., "Nueroscience, 3rd ed.", p.269, Sinauer Associates(2004)からChloé Okunoにより引用改変]

外電位記録を行いながら，動物の前に設置したスクリーン上に短いスリット状の光を見せ，このスリットの方向を種々の方向に傾ける．このときある特定の方向に強く反応するニューロンを記録する．この実験では縦方向のスリットにもっとも強く反応している（図6.9 B）．記録電極を皮質面に垂直方向や水平方向に刺入しながら各部位から記録を行うことにより，方位円柱が得られる．

これらの実験結果によると，方位円柱は最適方位軸25～50幅ごとに10°ずれるといわれている（図6.10）．したがってすべての方位をカバーするには，180°すなわち0.5～1.0 mmの幅となり，ここに一定視野内の情報が含まれるので，これを円柱構造とよぶ．眼優位性円柱は，同様に左右の目に光刺激を与えながら，記録用の電極を斜めに刺入していくと，最初左の眼に対する刺激のみに応答していた細胞層から次第に右の眼からの刺激のみに応答する細胞層へとその応答のパターンが変化していく（図6.11）．この実験から，左右の目それぞれに対して優位に応答する層が交互に配置していることがわかる．この眼優位性円柱と方位円柱は互いに垂直方向で交互に並んでいる．この構造をハイパー円柱構造とよび，HebelとWieselにより提唱された．しかし，今では少し修正を受けている．

神経活動に伴って変化する皮質表面から反射される

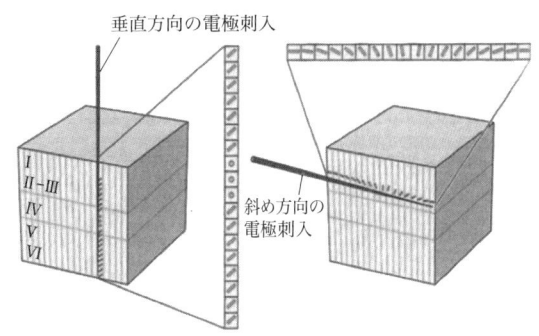

図6.10 サル視覚野における方位円柱構造
左：垂直方向の電極刺入に対して常に同じ方位選択性をもつニューロンが記録される．●印は第IV層の細胞において方位選択性細胞が記録されていないことを示している．右：斜め方向の電極刺入に対しては脳表面と平行に一様に対象な方位選択性をもつニューロンが記録される．
[D. Purves, *et al*., "Nueorscience, 3rd ed.", p. 274, Sinauer Associates(2004)]

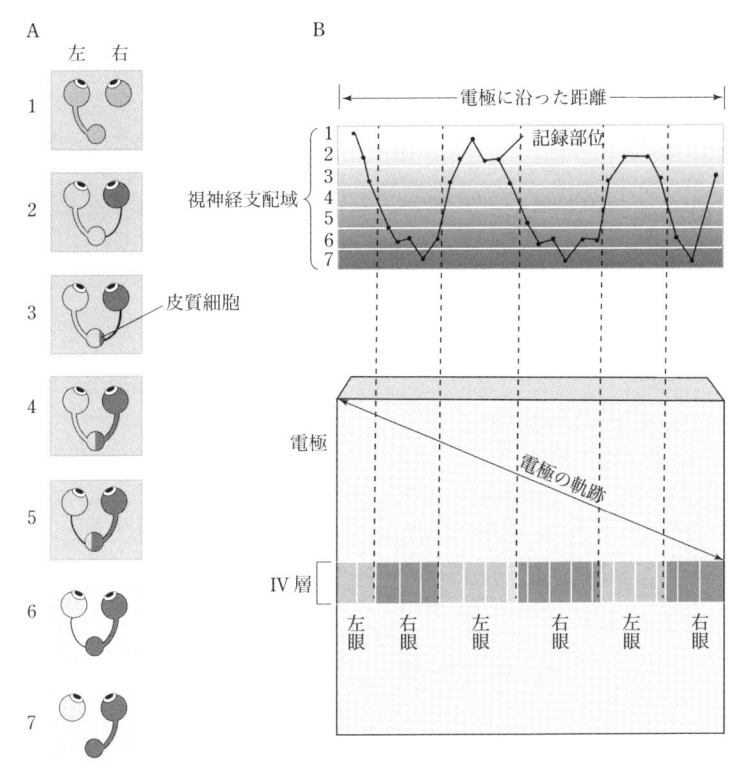

図6.11 眼優位性の円柱構造
A：皮質すべての層のニューロンは，両眼からの入力に対する反応性を片方眼球からの入力から両眼からの入力へ，さらにもう一方の眼球からの入力へと変化させる(1, 2, 3, 4, 5, 6, 7)．B：皮質表面に対して斜め方向の電極刺入に伴い周期的に左右眼鏡からの入力を変化させる．垂直方向の電極の刺入に対しては同一の方位選択性をもつニューロンが記録される（第IV層は例外である）．
[D. Purves, *et al*., "Nueorscience, 3rd ed.", p. 275, Sinauer Associates(2004)からChloé Oknoにより引用改変]

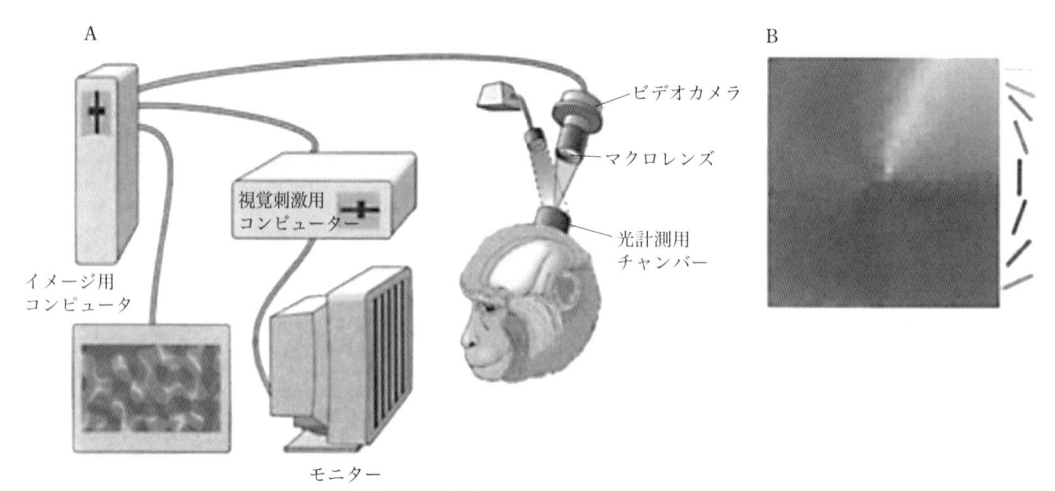

図6.12　視覚野からの光計測の実験配置
A：モニターのスクリーン上に表示される種々の視覚パターンの刺激に対して，皮質視覚野での光吸収率変化を記録している．[D. Purves, et al., "Nueorscience, 3rd ed.", p. 277, Sinauer Associates (2004) から Chloé Okuno により引用改変]
B：光計測実験で示された方位優位性を示す視覚野の地図．[T. Bonhoeffer, A. Grinvald *J. Neurosci.*, **13**, 4157 (1993)]

光信号を計測することで，方位優位性や眼優位性の地図が得られている(図6.12)．この光信号は，脱酸化および酸化ヘモグロビンの比が神経活動に依存して変化することから来ている．この変化は，皮質を605～700 nmの赤い光で照射し，高感度のビデオカメラを利用することで検出される(図6.12 A)．(595～605 nmなどのさらに狭い範囲の照射波長での実験も行われている)．この光計測法を使って特定の傾きの方位に反応するニューロンのマップが得られた．それによると各方位に対応する領域は，ある特異点を中心に車輪のように円形に並んでいて，一周で180°の方位変化に対応して連続的に変化していることが示された(図6.12 B)．しかし，この車輪のような放射状の方位円柱の構成に解剖学的な特徴は示唆されていない．これらの実験結果はおもにサルの視覚野での研究から得られたものである．さらに，第IIと第III層内に，この方位選択性の弱い領域が集まって存在し，この領域はシトクロム酸化酵素(cytochrome oxidase：CO)を豊富に含んでいることが示された．この領域は組織化学的に染色することにより，一種のシミのように見えることからCOブロブ(blob)とよばれている．また視覚中枢では少なくとも三つの情報処理チャネルがあり，それぞれ「色」，「形」，「運動と立体視」に関する処理が独立に行われていると考えられる．

6.1.3　眼優位性の可塑性

言語の習得などの行動が，ヒトにおいて成長段階の比較的初期に行われないと，成熟した後では，非常な困難と努力を必要とすることは誰もが経験することである．このような学習やそのほかの行動の臨界期に関して，ヒトを使って研究することは一般に不可能である．このニューロン間の神経連絡と臨界期の関係を知るために，HubelとWieselは，発達期にある動物の視覚経験とその獲得能力に注目した．彼らは，子ネコを使った実験により，臨界期における視覚経験が，一次視覚野におけるニューロンの結合と機能を変化させてしまうことを示した．

彼らの実験を説明する前に，視覚系の情報伝達経路を一度復習しておく．先に記述したように網膜の出力信号は神経節細胞(ganglion cell)を出て，視神経(optic nerve)を経由し間脳の外側膝状体(lateral geniculate body)に軸索を送っている．この外側膝状体のニューロンが大脳皮質一次視覚野(17野，visual cortex)に投射している．両眼視機能を有する動物では，網膜の神経節細胞の軸索が視交叉(optic chiasma)で半交叉する．この結果，視覚の神経伝達経路の各部が損傷した場合複雑な視覚障害を生じる(図6.6参照)．

左と右の眼球からの情報は，それぞれ独立に一次視覚野(17野)の第IV層に到達し，視覚野において統合される．先に説明したように左右の眼球から出る神経連絡のシナプス終末が一次視覚野においてどのように分布しているかを調べると，幅約0.5 mm間隔からなる格子縞模様をしているのが，放射性同位元素をマーカーとする解剖学的実験(図6.13および図6.14)と光計測を利用する生理学的実験の両面からも直接示される．マカクサルの右の眼球内に放射性アミノ酸(プロリン)を注入すると，このアミノ酸は

外側膝状体まで順行性軸索輸送によって輸送される（1.1.2項参照）．そこからさらにシナプス伝達に伴ってシナプス間隙に放出されたこの放射性アミノ酸は，一次視覚野へ投射している外側膝状体のニューロンに取り込まれる．この取り込まれた放射性アミノ酸は，再び順行性軸索輸送に従って，一次視覚野まで運ばれる（図6.15）．したがって，外側膝状体および一次視覚野第IV層において，放射性アミノ酸が注入された側の眼球と連絡しているニューロンが放射性元素によって感光されて白い縞模様として観察できる（図6.14）．感光されていない黒い縞模様になっている部位は，放射性アミノ酸を注入されていない左の眼球から入力を受け取っていると考えられる．このように一次視覚野が白黒の縞模様になっていることから，第IV層に樹状突起をもつニューロンは左右の眼球からの情報を受け取っていることが理解される．この縞模様は，約0.5 mmの間隔になっている．

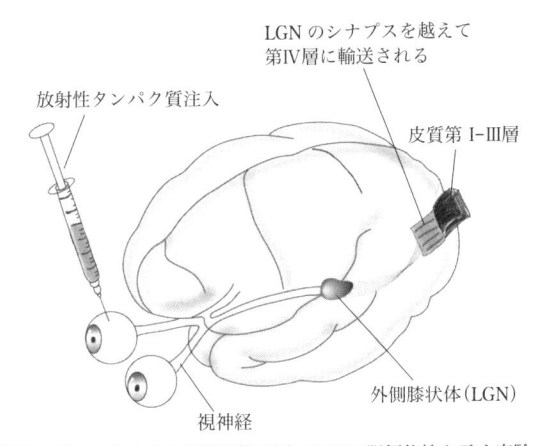

図6.13 マカクサル視覚野第IV層における眼優位性を示す実験 右の眼球に放射性タンパク質や放射性アミノ酸を注入すると，外側膝状体のシナプス接続を越えてこの放射性タンパク質が一次視覚野第IV層まで輸送される．この第IV層で縞状の模様を形成する．

［D. Purves, *et al.*, "Nueorscience, 3rd ed.", p. 563, Sinauer Associates（2004）から Chloé Okuno により引用改変］

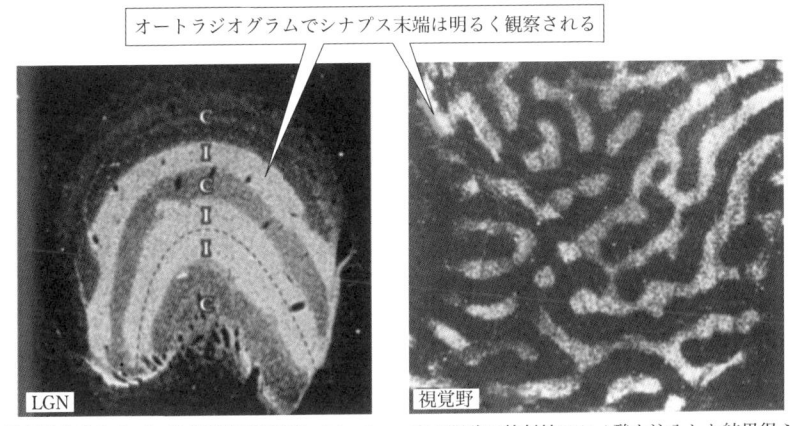

図6.14 外側膝状体および一次視覚野第IV層において，一方の眼球に放射性アミノ酸を注入した結果得られる縞模様
［S. LeVay, *et al., J. Comp. Neurol.*, **191**, 1（1980）］

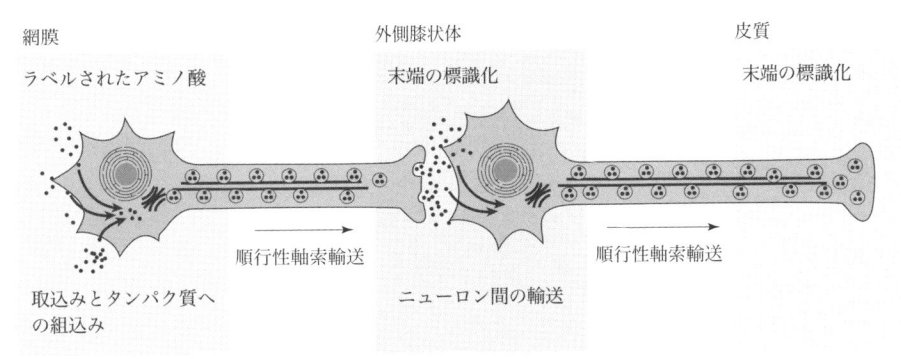

図6.15 放射性タンパク質のシナプスを越えての輸送
放射性アミノ酸を組み込んだタンパク質が細胞体近傍で取り込まれ，順行性に外側膝状体まで軸索輸送された後，軸索末端からシナプス間隙へと放出される．放出された放射性タンパク質は再び次のニューロンによって取り込まれた後，順行性に視覚野第IV層の末端まで輸送される．

［D. Purves, *et al.*, "Nueorscience, 3rd ed.", p. 564, Sinauer Associates（2004）から Chloé Okuno により引用改変］

したがって，第Ⅳ層のほとんどのニューロンがどちらか一方の入力にどの程度反応するかという点と，どちらの領域(白黒の縞模様)に存在するかは，それぞれの目への選択的な刺激によって決まってくる．このようにして眼優位性円柱の存在が，6.1.2項cの結果と同様に報告されている．またこの眼優位性円柱は皮質に垂直方向に交互に配置している(6.1.2項参照)．

しかしながら，第Ⅳ層の上位や下位に位置する層内のニューロンは，左右の眼球からの入力を統合するので，両方の目への刺激に反応する．HubelとWieselは，浅い角度で記録電極を視覚野に刺入して，ニューロンからの電位記録を行うという電気生理学的実験によって，同側のニューロンからの入力が優勢か，あるいは反対側のニューロンからの入力が優勢かに依存してこれらのニューロンを分類した(図6.11参照)．その結果，一次視覚野の複数の層に存在するニューロンを七つのグループに分類することが可能であった．たとえば，図6.11のように1番のニューロンは左の眼球からの入力が優勢であるが，7番のニューロンは右のニューロンからの入力が優勢である．さらに4番の

グループは両方からの入力に等しく応答した．

6.1.4　視覚機能における臨界期

a. 視覚入力遮断による一次視覚野での変化

この一次視覚野における発達期の眼優位性円柱形成の可塑性実験は，多くの実りある結果を与えた．最初にHubelとWieselは，視覚野に電極を挿入し，左右どちらの眼球への刺激に反応するかを多くの細胞に対して記録し，その結果，複数の層に存在するニューロンは正規分布をすることを見出した(図6.16 A)．すなわち，正常では両方の眼からの情報を同じ程度に受け取っているのがわかる．彼らは，さらにこの正規分布をする入力の支配関係が，視覚経験によって変化する可能性があるかを調べた．生後間もない時期に片方の瞼を縫い合わせると，子ネコは明暗を知覚することはできるが，ものの形を判別することはできない．そこで生後1週間目に瞼を縫い合わせ2カ月半後にこれを開き，さらに生後38カ月後に上述の実験と同様に一次視覚野での眼優位性を調べると，左右の眼への刺

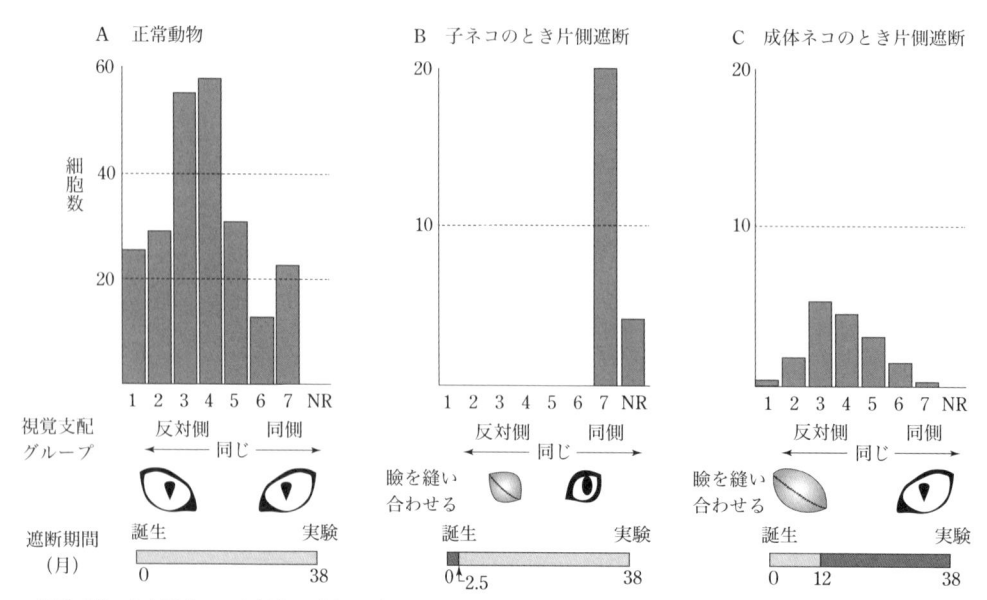

図6.16　左右眼球への光刺激に反応する視覚野におけるニューロン数に対する幼若期における眼球閉鎖の影響
A：視覚刺激に対するネコ一次視覚野の多数のニューロンの眼優位性分布ヒストグラム．グループ1の細胞は反対側の眼への刺激に対してのみ反応する細胞で，グループ7の細胞は同側の眼への刺激に反応する細胞．[D. T. Hubel, T. N. Wiesel, *J. Physiol.*, **160**, 106(1962)からChloé Okunoにより改変]
B：生後1週間から生後2カ月半までの間片方の眼の瞼を縫い合わせ，2カ月半して縫い合わせていた眼を開き生後38カ月して実験を行った．反対側の眼(閉じていた方)への刺激に反応する細胞はみられなかった．[D. H. Hubel, T. N. Wiesel, *J. Neurophysiol.*, **26**, 994(1963)からChloé Okunoにより改変])
C：生後12カ月間は両眼を開けておき，12カ月から38カ月の間瞼を縫い合わせた後，38カ月で瞼を開き実験を行った．視覚刺激に対して反応する細胞数は全体的に減少したが，眼優位性は観察されなかった．[D. H. Hubel, T. N. Wiesel, *J. Physiol.*, **206**, 419(1970)からChloé Okunoにより改変])
各ヒストグラムの下にネコが生まれた時期，瞼を閉じていた時期，記録を行った時期を示している．瞼を閉じていた時期は濃い灰色で示してある．

激に反応するニューロン数の分布は図6.16Bのようになった．この実験によると，ほとんどのニューロンが開いていた方の眼からの情報のみに応答していた．一方，網膜や外側膝状体では閉じていた方の眼からの情報は正常に到達していた．したがって，この反応性の偏りは皮質レベルで起こっていることが結論づけられる．さらに，この片眼のみの盲目は永久的なものであった．

しかし，成熟した動物においては，一方の瞼を2年間以上(26カ月)以上閉じていても左右眼の眼優位性の違いはみられず，両方から等しい割合で情報を受けていることが観察された．図6.16Cは，生後1年(12カ月)後に瞼を縫い合わせ，生後38カ月後に瞼を開き，視覚野皮質で眼優位性を調べた結果のヒストグラムを示している．このグラフから，全体のニューロン数は少ないが，ヒストグラムは正規分布を示し，両眼から均一に情報を受け取っていることがわかる．

以上の結果から，生後間もない時期の視覚経験が，皮質(一次視覚野)の神経回路の形成に重要であることが理解される．これは，たとえば外国語を学ぶとき，小さい子どもの時期に外国で生活するとすぐ発音なども習得することができるが，ある程度成長した後では(一般には約12歳以降，小学校6年生ごろ)外国語の習得に困難を覚えるということと合い通ずる．この場合は言語習得に関する脳の部分が関与し，この時期までに新しい語学習得能力が形成されていることは明らかである．

HubelとWieselによると，この例のネコの視覚野においてこのような臨界期は生後3カ月である．この3カ月以後の操作は，影響が少ないかほとんど効果をもたらさないことが示唆されている．しかし，この臨界期以内における外部からの視覚刺激は，たとえそれが短いものであっても大きな影響を及ぼすことが知られている．同様の実験結果は，霊長類のサルにおいても示され，これらの場合は，臨界期が6カ月以上と報告されている．

この臨界期はその後の視覚経験を決定するのに重要な役割を果たしていることを示すために，彼らはさらに，図6.17のように生後1カ月以内のときにわずか6日間瞼を縫い合わせて眼球からの視覚刺激を抑制する実験を行った．結果は，以下のように視覚野に強い痕跡を残す．図Aは生後1カ月以内に3日間だけ眼球への視覚入力を抑制した場合を示し，図Bは1カ月以内の6日間，瞼への入力を抑制している．これらのヒストグラムの結果から明らかなように，瞼を縫い合わせた反対側の眼球からの入力には応答していな

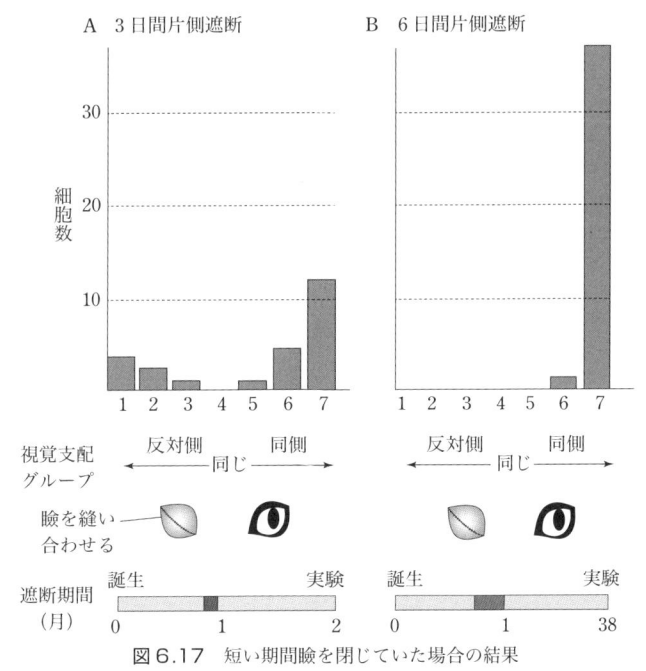

図6.17 短い期間瞼を閉じていた場合の結果

A：生後1カ月になる直前の3日間だけ瞼を縫い合わせ生後2カ月経って実験を行って得られたヒストグラム．B：生後1カ月になる直前の6日間だけ瞼を縫い合わせ生後3年と2カ月経って実験を行って得られたヒストグラム．各ヒストグラムの下にネコが生まれた時期，瞼を閉じていた時期，記録を行った時期を示している．瞼を閉じていた時期は濃い灰色で示してある．

[D. H. Hubel, T. N. Wiesel, *J. Physiol.*, **206**, 419(1970)からChloé Okunoにより改変]

い．このような Hubel と Wiesel の初期の電気生理学実験は，経験によって皮質の神経回路が変化する可能性を示唆した．同様の結果は，正常なサルの視覚野に対してオートラジオグラムを適用した実験でも示された．生まれたばかりのサルの一次視覚野第Ⅳ層の左右の眼からの入力の様子を観察すると，左右の眼球からの入力が等しい感覚の白黒の縞模様として表れており，等しい割合でこの部位に左右の眼球からの線維がシナプス結合していることがわかる（図6.18 A）．これは，生まれたときから視覚野が，後から経験によって書き込まれるような白紙状態ではないことを示している．それにもかかわらず，生後すぐに一方の瞼を縫い合わせ視覚刺激を抑制すると，抑制を受けた眼球からのシナプス投射領域は狭くなるという異常なパターンを示していることが観察された（図6.18 B）．すなわち，閉じていない方の眼球からの入力に対応する領域（白い縞）が，閉じていた方の眼球に対応する領域（黒い縞）よりも広くなっている．この実験結果は，重要な結論を導き出す．すなわち，閉じていた方の目からの入力に電気生理学的に反応するニューロンが減ったということは，この入力がどこかへ行ってしまったのではなく，活動していない目（閉じている）に対応していた領域が，活動している目（開いている目）に対応している領域によって取って代わられたことを示している．

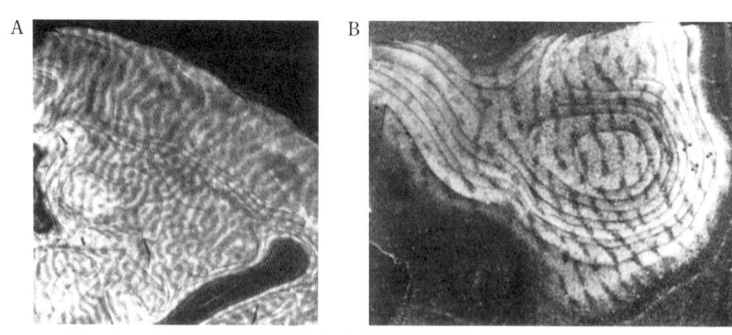

図6.18 マカクサルにおいて単眼を閉じたことによる視覚野での領域変化
A：正常なサルにおいては両眼が視覚野において占める領域は等しい．[J. C. Horton, D. R. Hocking, *J. Neurosci.*, **16**, 1791 (1999)]
B：片方の眼（右）からの視覚入力を生後18カ月までの間で2週間遮断した場合の視覚野でのオートラジオグラム．正常な眼（左）の眼に放射性アミノ酸を注入した．正常な眼の占める領域（白い縞）が視覚入力を遮断した眼（黒い縞）の占める領域より広いことが観察される．[D. H. Hubel, T. N. Wiesel, *Phil. Trans. R. Soc. Lond. B.*, **278**, 377 (1997)]

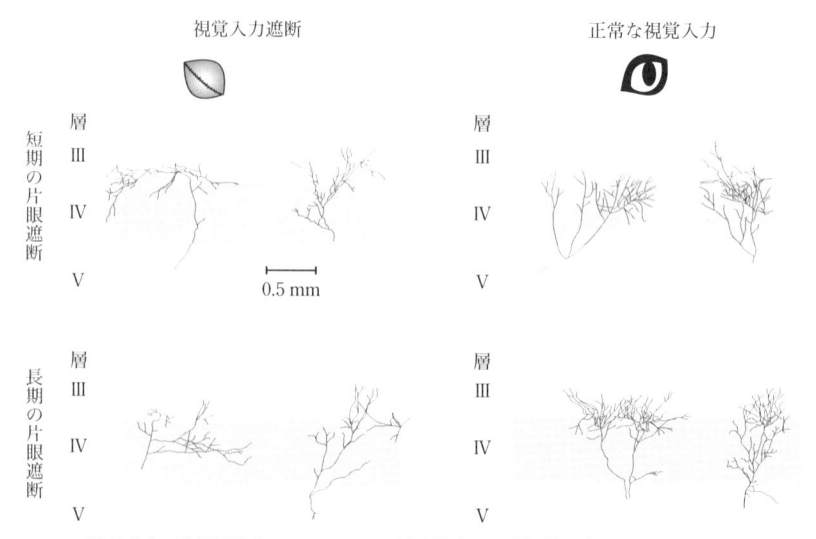

図6.19 外側膝状体のニューロンの軸索終末の一次視覚野内での分枝の様子
上：1週間だけ片方の視覚入力を遮断した場合，遮断した眼球の方の軸索分枝が視覚野第Ⅳ層において著しく少なくなっている．下：片方の視覚入力の遮断期間を長くした場合でも視覚入力遮断期間が短い場合と比較して大きな変化はみられない．
[A. Antonini, M. P. Stryker, *Science*, **260**, 1819 (1993)をもとに Chloé Okuno により作図]

b. 一次視覚野における可塑性のメカニズム

これらの実験結果から，HubelとWieselは以下のように解釈し結論づけた．はじめは，一次視覚野における両眼からの入力領域は等しい割合である．次に臨界期では，両方の眼からの入力は一次視覚野第Ⅳ層で互いに競合しており，この競合は眼球からの入力の活動が高い方が優位に立つようになっている．正常な生体では，両方の眼から同じ程度の刺激を受けているときは，左右の眼からの刺激は同程度であるので，視覚野第Ⅳ層では，左右のバランスが取れていて等しい領域を占有する(図6.18 A)．しかし一方の眼からの活動が高いと競合に敗れた方の眼を占める領域は小さくなる(図6.18 B)．この結果，視覚抑制を受けた眼球に応答するニューロンの数が減少し，抑制を受けずに競合に勝った方の眼に対応するニューロンの数が増加する．

この視覚野での領域の広さと各ニューロンの軸索レベルの関係を，さらに実際のニューロンに注目して詳しく調べてみる．これは，外側膝状体から視覚野第Ⅳ層へ入力するニューロンの軸索末端の形状を詳しく観察することで明らかにされた．その結果，視覚抑制を受けない側からの投射は複雑に枝分かれし，空間的に広がっていて多くの第Ⅳ層のニューロンにシナプス形成をしていることが観察されたが，視覚抑制を受けた側からの投射は貧弱であった(図6.19 A, B)．とくに臨界期において短期間(1週間程度)でも視覚抑制を受けると，シナプス結合する終末の数が著しく減少し，視覚抑制期間を長くしても，その効果はあまり変わらないことが示されている．このことから，臨界期においては，環境の変化に応答して，外側膝状体から一次視覚野へのシナプス結合が機能的・形態的にダイナミックに変化していることがわかる．

ここまでみてきたように，外側膝状体からのニューロンとその投射先の一次視覚野でのニューロン間で形成されるシナプスを介した神経回路の構築は，生後すぐのサル視覚野において観察したように，両方の眼球によって入力を受けている領域はほぼ同程度の割合を占めている．このことは生まれつきの遺伝的性質によって，神経連絡がおおまかに決定されていることを示している．しかしその後，環境や視覚刺激と視覚情報に適合するように，臨界期において修正され，最終的に正確なシナプス結合とそれによる神経回路が形成される．脳のほかの部位(先に述べた言語の学習能力に関わる部位など)においても，臨界期の時期や期間が異なるが，同様のメカニズムによって神経回路網(ニューラルネットワーク)が形成されると考えられる．

さらに，この臨界期におけるシナプスレベルでの複数の入力による競合と最終的な皮質領域占有のメカニズムは，ほかの章(2.5.3項b(ⅱ)(5)や5.1.2項)でも述べられているHebbの学習則によって説明されている．ここで一度復習すると，この法則は，「細胞Aの軸索が細胞Bを興奮させるに十分なほど近くにあるか，繰り返し一貫して細胞Bの発火に関与している場合，Bを発火させる細胞の一つとしてのAの効率が増すような，何らかの成長プロセスあるいは代謝の変化が，片方または両方の細胞に起こる」というものである．

一般にこの法則は，記憶・学習過程などにおいて基本的なメカニズムと示唆されているシナプス可塑性などにおいて重要な概念であるが，神経系の発達過程での新しい神経回路構築などの場合にも適応できると考えられる．すなわち，前ニューロンのシナプス終末は受け手側のニューロンの活動と同期することにより，その結合がさらに強くなる．しかし，受け手側の活動と同期していないときは，シナプス結合が弱くなる．一次視覚野の場合，視覚抑制を受けていない方の入力は，一般に同期して活動していると考えてよい．よって，これを受けている視覚野第Ⅳ層のこのシナプス入力を受ける側のニューロンも，これらの同期した入力の影響が強いので，同様に同期して活動している．一方，視覚抑制を受けている方のシナプス入力は，視覚抑制を受けていない入力と同期していないので，同様に第Ⅳ層のニューロンの活動とも同期していない．この結果，シナプス後ニューロンと同期している方のシナプス入力結合はますます強化され，結合が固定化されたり，また側枝を発芽させる．一方，視覚抑制を受けている方の入力は，次第に排除されていく．すなわち同様のパターンで活動する入力は協同的に働き，異なるパターンで活動する入力間には競合が存在する．図6.20は同期する入力のシナプス部位に発芽がみられ，シナプス結合が可塑的に増強され固定される様子を示している．Hebbの仮説に従えば，これらの競合過程において，入力間の競合でどちらが支配的になるかを決定するのは入力の活動量ではなくて，互いにシナプス結合している二つのニューロンの間の興奮同期性と考えられる．

このような皮質レベルでの可塑性は5.2節で述べた体性感覚野におけるサルの実験や幻肢を説明するメカニズムと類似している．例えば幻肢痛では，切断された指からの入力がない体性感覚野の領域が，切断されていないほかの指の領域によって占められるようにな

る．実際，この場合一部の実験が示しているように，皮質内で側方性の軸索の存在が解剖学的に確認されている．

Hebbの法則にもとづく両眼からのシナプス入力間の競合仮説を調べるために，以下の人工的な実験を行った．臨界期にある子ネコの一方の眼球において外眼筋の一つを切断すると，左右の眼球は両眼が連動して動かなくなり，ものをみるときに同一の対象をみることができなくなる．この状態を斜視（strabismus）とよぶ（図 6.21，正常ネコと斜視のネコとの比較）．こ

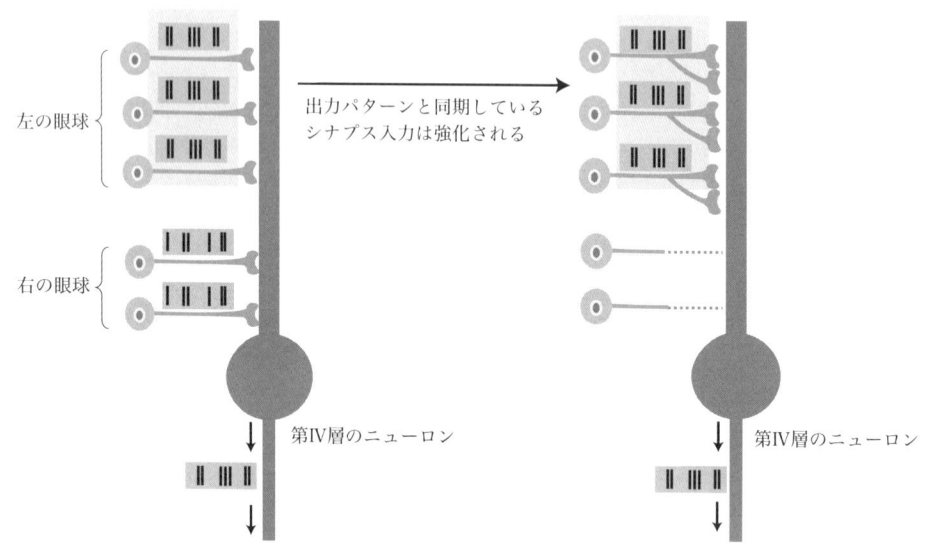

図 6.20 Hebb の仮説によってシナプス競合が起こる
左：左の眼球から視覚野第IV層のニューロンへの入力の方が強く，またこのニューロンと同期している．右の眼球からの入力はこのニューロンと同期していない．右：視覚野第IV層のニューロンと同期している方の入力はこのニューロンとのシナプス結合をさらに強めるが，同期していない方の入力は競合に負け消失する．
[D. Purves, *et al.*, "Nueorscience, 3rd ed.", p. 570, Sinauer Associates (2004) から Chloé Okuno により改変]

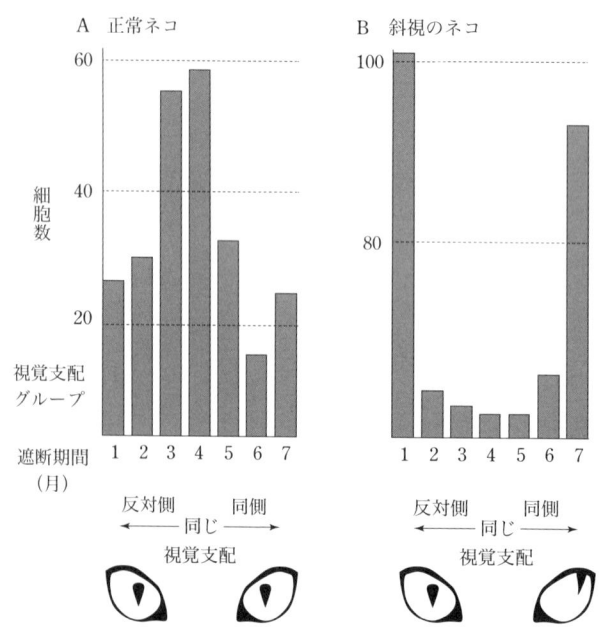

図 6.21 正常ネコと斜視のネコの眼優位性ヒストグラム
A：正常ネコから電気生理学的実験によって得られた眼優位性を示すヒストグラム．これは図 6.16 A と同じデータである．
B：斜視のネコから記録された電気生理学的実験データ．左右の眼球からの視覚入力刺激が排他的かつ独立に加えられた場合に得られるヒストグラム．両方の眼球からの刺激に反応するニューロン数が顕著に減っているのがわかる．
[D. H. Hubel, T. N. Wiesel, *J. Neurophysiol.*, **28**, 1041 (1965) から Chloé Okuno により改変]

のような場合，ある同じ時刻に視覚空間内の同一点の対象物からくる光によって左右の眼の網膜の同一部位が刺激を受けていないので，視覚刺激によって活性化されるニューロンの活動パターンが左右の眼球間で同期していない．しかし，左右の眼球の神経活動のレベルはほぼ等しいと考えられるので，視覚野に達する神経活動量もほぼ同じと考えられる．このようなネコの一次視覚野のすべての層のニューロンから電位記録を行い，眼優位性ヒストグラムを作成すると，図6.21Bのようになった．すなわち，ほとんどのニューロンが左右どちらかの眼球に偏って応答し，両方の眼球からの均等な入力を受けるニューロン数（たとえば図6.11のカテゴリー4のニューロン）は，非常に少ないことが示される．したがってこの結果は，① 左右両眼からの入力する神経活動が同期していないので，競合して互いに排除し合い，この両眼からの入力に応答するニューロンは少なく，左右どちらか片方の眼からの同期した入力のみに応答するニューロン数が増えていること，② 正常な動物では，第VI層のニューロンを出発点としている視覚野皮質内の局所回路によって仲介されている両眼の相互作用が存在するが，斜視の動物では，第VI層以外の層でもこの両眼の相互作用が起こらないこと，を示している．

さらにこの実験的な斜視と同様の状況をより明確な形で実現するために，以下の実験を行った（図6.22）．今，臨界期にある子ネコの両方の眼球にテトロドトキシン（TTX）を注入する．このTTXは，1章で述べたように，フグから抽出される神経毒で，電位依存性のNa^+チャネルをブロックし，その結果，ニューロンにおける活動電位の発生を抑制する．したがって眼球への注入によって，網膜のニューロンにおける活動電位の発生を抑制することができる．その結果，網膜からの出力が抑制され両眼からの自然な出力は消失する．次に，人工的に眼球と視交叉の間の視神経を直接種々の時系列パターンで刺激することを試みる．この部位の両眼の視神経を同じパターンの時系列で同期させて刺激することによって活動電位を発生させ，一次視覚野からのニューロンの応答を計測する（図6.22 A）．次に両眼の視神経を異なるパターンの時系列で同期させずに刺激して活動電位を発生させ，同様に一次視

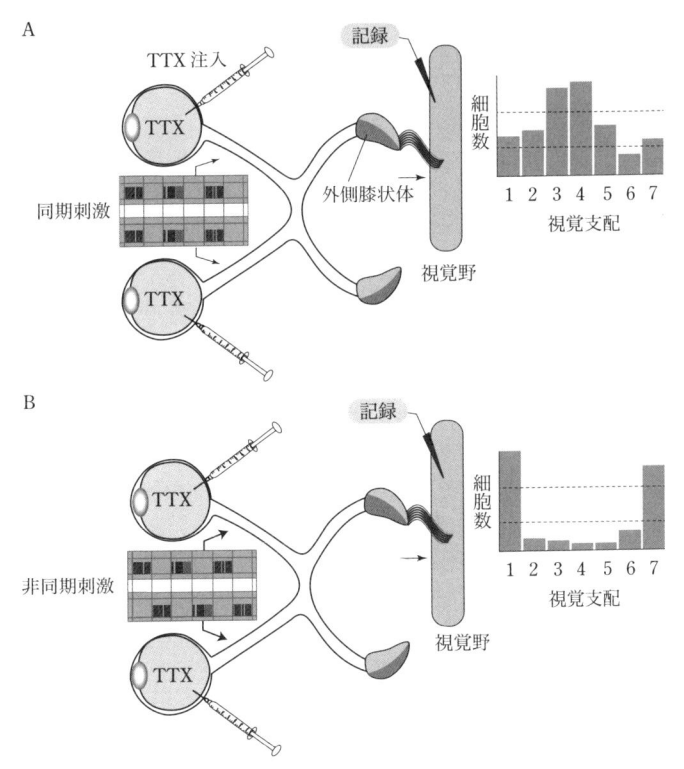

図6.22 人工的に斜視を引き起こす実験
A：両方の眼球にテトロドトキシン（TTX）を注入して網膜からの出力を抑制した．眼球から外側膝状体へ投射する神経を同じパターンで刺激した後，視覚野からの電気生理学的記録を行った．B：Aと同様に両方の眼球にTTXを注入後，視神経を異なるパターンで刺激し視覚野からの電気生理学的記録を行った．

［D. Purves, et al., "Nueorscience, 1st ed.", p. 433, Sinauer Associates（1997）からChloé Okunoにより改変］

覚野からのニューロンの応答を測定する(図6.22 B).実際の実験では，1日数hの刺激を数週間続けその結果を一次視覚野のニューロンから測定し，結果はヒストグラムの形で解析された．両眼の視神経に同期している刺激を与えた場合は，一次視覚野のニューロンが左右の眼球からの入力を受けていることが観察された．しかし，同期していない刺激を与えた場合，一次視覚野のほとんどのニューロンが実験的な斜視のネコのように，どちらか一方の眼球にのみ反応していた．斜視の実験もTTXを注入した実験も同様な結果が得られたことがわかる．

c. ヒトにおける臨界期の報告

このような神経系の発達における臨界期の存在は，1970年代のルーマニア孤児においても報告されている．共産主義下のルーマニアでは，いかなる産児制限も違法であったので，10万人以上の望まれない妊娠で生まれてきた子どもを孤児施設へ収容していた．子どもたちは，部屋に入れられ衣服は支給されていたが，いわゆる刺激のない環境下におかれていた．すなわち多くの場合，簡易寝台に寝かされているだけで，とくに遊んでくれたり，また世話をしてくれる人との接触がほとんどなかった．共産主義政権が崩壊した後，外部の社会と接触がはじまったとき，何百人というこのような孤児が発見され，世界中(おもに英国，カナダ，米国)の養子家庭に収容された．孤児たちは新しい家庭に来た当初は，肉体的に貧弱な状態であった．体重，身長と頭の周囲のサイズが測定指標に使われ，正常な発達をしている子どもより，これらの値が標準偏差の2倍の分だけ平均値より小さい値を示していた．新しい家庭で2年過ごした後には体重と身長は標準の値にまで回復したが，頭の周囲のサイズは標準以下であった．一般的に，頭の周囲のサイズは，脳の大きさを示す指標として大雑把に使われる．多くの子どもは，その後運動能力や認知能力が正常に発達したが，無視できない程度の人数の子どもは，相変わらず発達が遅れていた．

この両者の差を決めていたのが，彼らが養子として引き取られたときの年齢であった．生後6カ月までに養子として引き取られた子どもたちは，それ以後養子として引き取られた子どもより明らかに良くなっていた．知能指数も，生後4カ月で引き取られた子どもはIQが98を示し，カナダの同年齢の子どもの平均値109に近かった．また脳イメージングの結果でも，後から養子として引き取られた子どもの脳が小さいことを示していた．正式なレポートはないが，これらの子

どもたちが青年期を迎えたときも問題があり，学習能力が劣っていたり，正常な社会的なコミュニケーションを行えなかったりしたなどの報告がある．このルーマニアの孤児の例から，幼児期の短い極端な遮断であれば，その状況から解放されれば，ヒトの脳は正常に発達できるが，出生直後から6カ月以上遮断状況におかれると後の正常な発達に障害が出ることが示唆される．

6.2 クオリアとニューロンの生理学

6.2.1 はじめに

これまで，脳神経系の構造やその機能を，おもに分子細胞学的な知見にもとづいて記述してきた．脳を構成する主要素であるニューロンは，その内部に精密な分子・化学工場をもち，化学的または電気的な信号を介して，互いにコミュニケートしている．そしてこれらニューロンは，あるいは海馬，あるいは視床下部・基底核といった，組織解剖学的に明らかに区別できる下部構造を脳の内部で形成し，さらにまた各構造の内部を調べると，ある程度まで規則正しい層状の様相を保って，美しく配置されている．これらニューロン同士のコミュニケーションは，よりマクロなレベルでみると，一つの構造ともう一つの構造との構造間コミュニケーションとみなすことができ，その結果として私たちの脳は，いわばオーケストラが音楽を奏でるように，さまざまな下部メンバーが協働することによって，認知・行動という生体にとっての最終的な入力・出力を決定しているといえる．

研究者の努力が積み重なれば，いずれこのようなニューロン内部，ニューロン間，そして各構造間(ニューロン群間)の物質的な動態についての詳細な記述はいっそう進み，ある特定な機能の分子細胞学的な基盤は，かなりの程度までくわしく解明されることが期待される．

しかし，この種類の理解には，私たちを不安にする何かがある．そこには常に，小さなフラストレーションが伴う．このフラストレーションはしかしながら，もしも私たちが脳を，自動車やコンピュータのような「機械」としてだけ扱うのなら，生じない種類のものである．自動車やコンピュータの理解には，その内部構造の形態と，それらがもつ機能の記述で十分であり，あとはこれらの「客体」を操作する「主体」──つまり私たち人間──の技量が問題となるだけだからである．

ところが，脳神経系の理解の場合には，事情がやや

異なる．脳神経系の理解の場合には，「観察・記述されている客体の形態・構造と機能が，それを観察・記述している当の主体の行為を決定している」という条件が伴ってしまう．つまり，客体がもつ形態と機能の記述は，それを記述している当の主体の行為の起源を十分に説明できないのではないか，というフラストレーションが生じる．ここでもう少し一般的な表現を用いるのなら，私たち主体は「意識」をもっている．私たちは「意識」を通じて，世界とつながっている．けれども，これほど自明な存在でありながら，「意識」の起源について，私たちはほとんど何も知らない．

私たちはもし望めば，自分自身の脳神経系を観察することができる．適当な方法を用いれば，自分自身の脳内部のニューロン活動をライブでモニターすることさえ可能である．ところで，そのニューロン活動を観察しているのは，私―私の意識―である．その私の意識は，観察している当のニューロンやニューロン群の活動が原因となって生じているらしい．それでは，この両者の関係は一体どのようなものなのか？

この疑問は，現代の認知哲学や認知神経科学の領域では「ハード・プロブレム（難問）(hard problem)」とよばれ，いまだに明らかな解答が与えられていない問いとして知られている．この問いへの解答こそが，人類に残された最後の課題である，との見方も一部にはある．

本節の目的は，この問題についていくつかの提案をすることであるが，議論を進める前に，まず語彙の整理をしておく．上で用いた「意識(consciousness)」という語は，一般にはかなり広い意味で使用されており，ある程度の曖昧さを含んでいる．「意識」という語は，「生きている」という程度の簡単な意味に使われることもあれば，「対象に選択的な注意を向ける」という，特殊な意味に用いられることもある．本節で問題にする「意識」は，上述の「ハード・プロブレム」としての意識，すなわち「あるものをそれとして感じる意識」のことであるとしたい．

この種類の意識は「クオリア(qualia)」ともよばれており，衆目に流布している．つまりクオリアは「赤を赤いと感じる」「痛みを痛いと感じる」というような，主観的感覚（実感）に与えられる総称であるが，著名な神経科学者で意識の研究者としても知られる V. S. Ramachandran の学際的著作 "Phantoms in the brain" 第 12 章（「火星人は赤をみるか」）にもみられるように，このクオリアと，あるものをそれとして感じる上述の意識とは，ほぼ同義として並列して用いられうるであろう[1]．そこで本節ではこの立場を踏襲し，「意識 ≈ クオリア」であるとして，私たちは「意識・クオリア」をどのように理解しようするか，そして神経科学は「意識・クオリア」の理解に対してどのような貢献をすることができるかを考えてみることにしたい．

6.2.2 意識・クオリアへのアプローチ

意識を「主観的感覚・クオリア」とほぼ同義とするなら，「植物は生きてはいるが，意識はもっていない」といっても，ほとんど異論はないであろう．では，昆虫はどうであろうか？カブトムシなどの昆虫は，非常に精巧な形態・構造をもち，合目的的な行動をとり，また刺激-反応のごく簡単な適応程度なら，学習する能力を備えていると思われる．私たちはカブトムシがとる行動に対して，ある程度まで感情移入をすることができるであろう．しかし私たちは「カブトムシに意識がある」「カブトムシはクオリアを感じる」というのには，いくらかのためらいを感じる．これは，イカ・タコなどの軟体動物に対してもほぼ同様であり，これらの一般的な印象から，たとえば欧米の科学研究の現場では，昆虫や軟体動物を用いた実験をする場合，麻酔薬の使用は義務づけられていない．彼らは「痛み」というクオリアを感じない，したがって切断しても苦痛を覚えない，と独断されるからである．

これに対して哺乳類，とくにイヌ・ウマ・サルなどの高等哺乳動物の場合には，おそらくある程度の意識・クオリアを彼らはもっているといっても，大きな異論はないと思われる．飼い犬が飼い主をじっと見つめ，何か問いたげにしているのをみるとき，私たちは彼・彼女が何らかの主観的感覚（実感）をもっていることを，まず疑わないであろう．

では，イヌにあって，カブトムシやイカにないものとは，何であろうか？

それは第一に，身体外部形態と行動とがもつ，あるパターンである．

第二に，その行動パターンを可能にする，脳神経系を含むところの身体内部の複雑さである．

おもにこの第二の理由から，意識の発生と脳神経系の発達には何らかの相関があり，意識の発達度合は脳神経系の発達度合に関係すると，広く信じられている（注：ただここで一つ警告すべきことは，行動パターンだけでなく，身体外部形態のパターンが「意識の有無」の判断に及ぼす影響も無視できないという点である．ヒトと同じような複雑な脳神経系をもち，ヒトと同じような行動パターンをもっていたとしても，もし仮に外部形態がカブトムシであったなら，人はその

生物をヒトと同等には扱わないと思われる．これはF. Kafka（フランツ・カフカ）の代表作『変身』で示唆された通りである）．

さて，意識を扱い，理解するためのアプローチには，大きく分けて次の4通りがありうると考えられる．

① 意識は一種の幻想であり存在しない．存在するのは物質だけであるという唯物論的な立場．

② 存在するのはまず意識といわれるこのものであり，物質は意識の存在のバリエーションの一種であるという，唯心論的な立場．

③ 意識（精神）も物質も存在するが，両者は画然と分かれているという二元論の立場．西洋においてはとくに，意識をもつのは人間だけであるという，キリスト教的二元論の立場が伝統的に強い．

④ 現在の神経科学者の大部分がとっている立場．すなわち上述したように，意識はある程度複雑な脳神経系の活動に由来する現象であるという，一般に還元論（reductionism）として分類される立場で，脳科学の立場は，その一形態としての科学的還元主義である．

ただしこの区分は大雑把なもので，それぞれの立場のより精密な検証は，じつはそれぞれの立場が，見掛けほどには離れていないことを読者に教えるはずである．たとえば上述したRamachandranは，自身の文化的な背景であるインド哲学の唯心論的な意識観・世界観を，荒唐無稽なものとしては扱っていないようにみえる．しかし，この点についての詳述は，本節の視野を超える．興味ある読者はほかの一般図書を参考とされたい[1-3]．

6.2.3　科学的還元主義の立場からの考察

本節では，本書の目的に従って，考察をおもに上の第4の立場，すなわち「科学的還元主義」の立場に限ることとする．ただ，まず最小限の語彙の整理をしておこう．なぜなら，「意識はある程度複雑な脳神経系の活動に由来する現象である」という命題にも，しばしば概念上の混乱が含まれうるからである．そのもっとも顕著なものが，この命題を過剰解釈した，「意識は脳神経系の活動から生み出される」という衆目に流布した言説である．当然ながら，これまでのいかなる実験結果も，ニューロンの活動が私たちの意識を「生み出した」という結論を支持するにはいまだに至っていない．この因果関係の安易な断定には，はなはだしい概念上・語法上の混乱があるのであって，本節は科学的還元主義の立場を暫定的にとりながらも，この種類の混乱を注意深く回避することとする．すなわち，

「意識はある程度複雑な脳神経系の活動に由来する」という命題中の「由来する」は，英語で表現するなら「derived from」に相当するが，これは「因果関係を想起させるある種の相関がみられるが，因果関係の厳密な証明はなされていない」という含意をもつものとする．

では，このような枠組みの中で，意識・クオリアの発生に関して，神経科学の立場からは一体どのような議論と考察が可能であろうか？

a．「意識・クオリア」の特徴

「意識・クオリア」の神経生理学的な基盤を明らかにするためには，「意識・クオリア」の発生に際して私たちが共通して認めると思われる特徴を選び出し，それぞれの特徴が，現在知られている脳機能のどれに相当するものかを検討するのがよいと考える．このようにして私たちは，「意識・クオリア」を神経生理学の語彙を用いて解体することができる．それは「意識・クオリア」の起源の説明にはもちろんなり得ないが，起源そのものは，私たちのここでの追及課題ではない．

「意識・クオリア」の発生に際して，私たちが一般に合意すると思われる特徴としては，大きく分けて以下の三つをあげたい．

① 抑制（inhibition）

② 選択的注意・作動記憶（selective attention/working memory）

③ 長期記憶（long-term memory）とその想起（retrieval）

これらについて，以下に順を追って解説する．重要な事実にまず言及しておくと，これら三つの機能に深くかかわっていると考えられる脳部位の一つは，前頭前野皮質（prefrontal cortex）である．前頭前野皮質とは，大脳皮質前頭葉の前部にあたり，霊長類，とくに

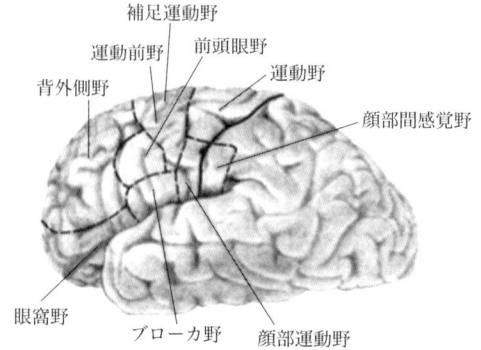

図6.23　ヒト脳（左半球）前頭葉の解剖学的区分
前頭前野皮質は，背外側野，眼窩野，前頭眼野，ブローカ野を含む領域．
[B. Kolb, I. Q. Whishaw, "Fundamentals of Human Neuropsychology, 3rd. ed.", p. 464, Freeman（1990）を改変]

ヒトで,もっとも巨大に発達している脳部位である(図6.23).

b. 抑 制

もし「私たちは覚醒している間,つねに意識・クオリアを感じている」というとするなら,それは明らかな誤りである.私たちは覚醒時間中,たしかに広義の意識をもち,多くの場合,意図的な行動をとっている.しかしそれは,より狭義の意識・クオリアを感じているということにはならない.むしろ日常生活においては,クオリアを感じていない時間の方が格段に大きいと考えられる.

そのもっとも典型的な例としては,通い慣れた道路を自動車で走っている場合をあげることができる.私たちはギアを換え,クラッチペダルやアクセルペダルを踏んで,自動車を走らせる.赤信号を認めて停止し,いつもの交差点で左折や右折をする.これらはすべて意図的な行動であり,もし問われれば私たちは,自分自身が取った行動について,他人に説明することさえできる.しかし私たちは,これらの行動を取っている間,ほとんど自分自身の行為や周囲の様子について,狭義の「意識」はしていない.ここで自動車の運転は,典型的な例としてあげたまでであり,ここまで習慣化されていなくとも,私たちの日常生活は,その大きな部分が,狭義の「意識」を伴わない行動から成り立っているといって異論はないであろう.

私たちの意識の流れに変化が現れるのは,たとえば歩行者用の信号を無視して道路を横断している歩行者を認めたときのような,普段とは異なる刺激に接したことによって,円滑に進行していた認知-行動の連鎖(perception-action cycle)が遮断された場合である.あるいはまた,仲のよい友人と時間を忘れて会話に没頭していたとき,友人がみせた不審な表情からある疑念が頭に浮かび,会話を中断して物思いにふける,といった場合である.このような「行動の抑制」こそが,私たちが「意識・クオリア」をもつための,第一の条件であると思われる.

神経解剖学的には,自動車の運転に代表されるような習慣化された動きは,基底核(basal ganglia)内の線条体(striatum)ニューロンに保存された神経ネットワークパターンの活動に大きく依存することが知られている.また友人同士の気楽な会話のような,「感情記憶(emotional memory)」をとくに駆使して行われる種類の行動の場合は,辺縁系(limbic system)内の扁桃体(amygdala)ニューロンに保存された記憶痕跡が大きくかかわっているのであろう.これら,進化的に比較的古い脳部位に依存する行動は,意図的ではあるが,狭い意味での「意識」を伴うものではない.つまり私たちは,これらの行動を遂行している間,ほとんど狭義の意識―「あるものをそれとして感じる意識」―をもってはいない.これらの行動が抑制されたときにはじめて,私たちは狭義の意識をもちうるといえる.

この「抑制作用」を実現するうえで重要な役割を果たしている脳部位の一つが,前頭前野皮質である.たとえば線条体を駆使して行われる習慣化された行動を遮断するためには,前頭前野皮質が線条体内部の過程に抑制的に介入するか,あるいは前頭前野皮質が大脳皮質運動野への出力を高めて意識的な行動を生体に促すことにより,線条体由来の習慣行動に対して拮抗するか,またはその両方の作用が生じることが必要であると考えられる.また前頭前野皮質は,扁桃体の興奮性ニューロンの働きに対して抑制作用を及ぼすことも知られている.このようにして感情記憶にもとづいた行動を抑止することができるのであろう.

c. 選択的注意・作動記憶

上述したように,「意識・クオリア」発生のための第一の過程は,「意図的ではあるが狭義の意識は伴わない種類の行動の抑制」であった.そしてその際,その抑制作用を起こす「引き金(trigger)」となるのは,しばしば「主体の注意を引くような新奇な対象」であった.すなわち,道路の違法な横断をしている歩行者や,「工事のため一車線通行止め」といったような,普段は見られない道路標示,または友人が見せた訝しい表情,などが引き金の刺激になり,私たちの意識状態に変化が現れる.このような新奇な対象の知覚とそれへの反応を,選択的注意(selective attention)とよび,この行動にも前頭前野皮質(そしておそらく海馬)の活動が必要であると考えられる.

しかしながら,Ramachandranも言及しているように,「意識・クオリア」発生のためには,選択的注意だけでは不十分である.「意識・クオリア」発生のためには,加えてこの注意が,「ある程度の時間持続する」という追加条件が必要となる.たとえば見慣れない道路標示を認めたとき,私たちはその視覚刺激を,少なくとも数秒間,記憶にとどめていなければ,意識的な対応へと行動を連結することはできない.これは道路標示のような複雑な刺激の場合だけでなく,赤いハンカチの「赤」をクオリアとして認める,といった,比較的単純な刺激の場合にも当てはまるであろう.私たちは赤いハンカチに対して選択的注意を向けるが,その際,その対象がもつ刺激特徴(この場合は「赤」)の意識的な

知覚には，その刺激をある一定の時間，記憶にとどめておくという過程が必要であろう．

この過程は，「赤信号を認めたのでブレーキを踏む」といった，意図的ではあるが狭義の意識は伴わない種類の行動には，明らかに当てはまらない．なぜなら私たちは，信号の赤を赤としては認めるが，「赤のクオリア」を感じてブレーキを踏むわけではないからである．クオリアを認めるためには，ある時間の経過が必要である．

上の，「刺激を短時間記憶にとどめておく」という場合のその記憶を「作動記憶(working memory)」とよぶ．もっとも頻繁に引用される例は，「電話番号を暗記しながら電話をかける」という場合である．私たちは電話番号を作動記憶として保持しつつ，番号ボタンを押す．神経解剖学的には，作動記憶の維持にとくに必要な脳部位として知られるのも，前頭前野皮質(とくにその背外側部(dorsolateral prefrontal cortex))である．これはサルを使った研究でかなりの程度詳しく調べられている．すなわち，視覚刺激を数秒間記憶にとどめ，それにもとづいて意識的な行動を開始するという条件下で，多くの前頭前野皮質背外側部ニューロンの活動が顕著に上昇することが観察されている．さらにまた，前頭前野皮質ニューロンの活動を阻害すると，この種類の行動に障害が起こることも示されている．

d. 長期記憶とその想起

上に述べたように，習慣化された行動を抑制し，さらにそれの引き金となる，私たちの注意を引くような刺激対象を作動記憶上にとどめておく，という過程が，「意識・クオリア(あるものをそれとして感じる意識・主観的感覚)」の発生には必要であると考えられた．しかしながら，それだけではやはりまだ不十分である．「意識・クオリア」発生のためには，これに加えて感じる当の主体が，その刺激対象に関する長期記憶をあらかじめ脳内に備えている，という条件が必要である．

この提案に対しては若干の異論が生じるかもしれない．なぜなら，主体の注意を引く刺激とは新奇(novel)なものであるから，定義上，それに対する記憶を主体がすでにもっているというのは矛盾である，という反論がありうるからである．

だが，新奇な対象とは普通，主体が生活上のある局面において，その対象との遭遇を期待しなかったから新奇なのであって，主体がそれまでの生涯でその対象に接したことがなかったから新奇なのではない．自動車の運転の場合なら，前方に見える信号が緑に変わるべきなのに，もし紫に変わったなら，私たちはその刺激を期待しなかったがゆえに，新奇なものとして認識するであろう．もしも信号が，私たちがそれまで経験したことがなかったような色(そのようなものがあったとして)に変わったなら，私たちはそれを認識することすら危ういと思われる．

「あるものをそれとして感じる意識」発生のためには，そのものに関する長期記憶が主体側に備わっていなければならない，という仮説は，経験的に支持されると考えられるし，またそれの実証例も，記録に残されている．

まず実証例であるが，一般向け図書とはいえ，T. Norretrandaers(ノーレットランダーシュ)は，その著書 "The user illusion : cutting consciousness down to size"(邦訳『ユーザーイリュージョン──意識という幻想』紀伊国屋書店刊)の中で，S. B. というイニシャルでよばれた英国人男性の症例記録を紹介している[4]．S. B. は生後10カ月で視力を失い，以来全盲であったが，1958年，52歳のときに，角膜移植を受けて視力を回復した．当時の心理学者たちによって記述された，回復後の S. B. の症状の中には，次のような興味深いものがあった．

S. B. は長年，旋盤というものを使いたいと願っていたが，視力障害のため実際に使うことはできず，触れたこともなかった．心理学者たちは，視力回復後の S. B. をロンドンの科学博物館へと案内し，ガラスケースにおさめられた旋盤をみせた．ところが，視力が回復していたにもかかわらず，S. B. は目の前の旋盤が「見えない」と言った．そこでガラスケースが開けられた．S. B. はしばらく目を閉じて旋盤に触れたのちに，「さあ，これで触ったから見えるぞ(p.364)．」と言ったという

この実例は，「あるものをそれとして感じる(実感する)」ためには，そのものの記憶があらかじめ主体に備わっていなければならないことを示している．S. B. は，目の前に物体があることは認識できたはずであるが，その物体を「旋盤として」実感することはできなかった．なぜならおそらく，S. B. の視覚記憶はあまりに貧弱であったため，はじめて見る旋盤に対して，視覚を通じたクオリアを付加できなかったからであろう．したがって彼は，旋盤を，視覚を通じて「実感」することはできなかったのであろう．はじめて見る旋盤を実感するためには，旋盤を，すでに彼がもっていた豊富な触覚刺激の記憶中のいずれかにマッチングさせる必要があったのだと思われる．その触覚刺激の記憶による助けによって，はじめて旋盤を「それとして見る」ことができたのだと思われる．

このことは経験的にも明らかであろう．私たちはたとえば赤を「赤」として（「それとして」）感じる場合，知覚されたその刺激を，自分自身がすでにもつ長期記憶へとマッチングさせてはいないだろうか？ 眼前の刺激を手引きとして，あらかじめ自身がもっている記憶を呼び出し，眼前の刺激にマッチングさせることが，すなわち私たちが「実感」とよぶ認知過程の重要な要素ではないだろうか？ つまり，「意識・クオリア」発生のためには，主体があらかじめもっている長期記憶を当の刺激に合致させるという過程が必要なのではないだろうか？

この長期記憶は，当の刺激が物体であった場合は，視覚記憶が主となるであろうし，音であった場合は，聴覚刺激が主となるだろう．しかしそれに加えて，当の刺激に関係する他の種類の長期記憶も，同様に動員されるであろう．たとえば，コーヒーカップを「それとして」意識する場合，その形や色（視覚刺激）はもちろんのこと，私たちはその物体の呼び名や，その物体の用途に至るまでのさまざまな長期記憶を想起しうるであろう．そしてこれらの記憶を，当の物体にマッチングさせうるであろう．このようにして私たちは，コーヒーカップの「意識・クオリア」を，全体として感じうるのではないだろうか．

古く言われた警句に次のようなものがある．もし私たちが「トラ」という呼び名をもっていなかったなら，毎回その野獣に遭遇するたびに，私たちはけた外れの恐怖を覚えるであろう．つまり私たちは，対象をその「名」という記憶にマッチングさせることで，その対象により深い「実感」を与え，クオリアというあるカテゴリーに分類して，一種の安堵を得ることができるのかもしれない．

神経解剖学的には，長期視覚刺激は海馬を含む側頭葉領域（temporal lobe）に，そして長期聴覚刺激は大脳皮質聴覚野（auditory cortex）に，その細胞痕跡が蓄えられていると考えられる．しかし，引き金となる刺激に接した際の，これら長期記憶の呼び出し（retrieval）には，やはり前頭前野皮質の活動が強く関与していると考えられる．さらにまた，前頭前野皮質自体が，ある種の長期記憶の細胞痕跡の貯蔵場であることも，近年の研究によって明らかにされつつある．すなわち前頭前野皮質は，「行動の手順（sequence）・ルール（rule）」というような，行動の抽象的な「構造（structure）」に関する記憶の細胞痕跡を貯蔵しているらしい（注：この種の記憶の障害が，統合失調症の認知障害の一因である可能性がある）．これは，コーヒーカップを認める場合でいうなら，その「用途（usage）」の記憶に相当

するものである．すなわち前頭前野皮質は，ある対象に関する記憶の呼び出しにかかわるとともに，「その対象をいかに使用するか」という過程，対象の記憶をその対象を用いた行動構造の記憶へと結びつける過程に，重要な役割を担っているらしい．

e. 意識・クオリアの神経科学概略

ここまで考察してきたことから，おおよそ次のことがいえるであろう．

「『意識・クオリア』の発生には，抑制，対象への選択的注意，対象と長期記憶とのマッチング，という過程が関連している．そしてこれらの過程を可能にする脳部位のうち，とくに重要なものの一つが，前頭前野皮質である．」

もちろん前頭前野皮質だけが「意識・クオリア」の発生にかかわっているのではない．上述したように，たとえば側頭葉領域もかかわっていることはほぼ確実であろう．おそらくは複数の脳部位が，たとえば同期的なニューロン発火活動を取ることによって，「意識・クオリア」の発生を最終的に可能にしているのであろう．しかしながら，発生のための鍵と思われる過程のすべてに前頭前野皮質の機能が関与しているという事実は，軽視できないと考えられる．

ちなみに，前述したRamachandranは，「意識・クオリア」発生のために重要な部位として，前頭葉をあげるのに否定的である．彼はむしろ側頭葉を重要部位として提案している．その理由の一つが，前頭葉に損傷があっても意識やクオリアに劇的な変化はない，というものだ[1]．しかしながらこれは本当に正しいであろうか？ ラマチャンドランは「前頭葉」を問題にしてはいるが，「前頭前野皮質」に焦点をあてて論じているわけではない．

前頭前野皮質に異常が生じた場合は，上述したように作動記憶に障害が現れるし，統合失調症の認知症状の発症には，前頭前野皮質の異常がかかわっている可能性が強い．そして認知症状の主要素は作動記憶能力の低下であるし，またそのほかにも，上述したような行動の構造的な遂行（手順に沿った行動の組み立て）に問題が現れるという知見もある．また，統合失調症患者においては，時間感覚の認知に異常が現れることも一部では疑われている．これは，行動の構造的な遂行には必然的に時間感覚が伴わざるを得ないことを考えれば，理解できる症状である．そしてこの症状にも前頭前野皮質の異常が関与している可能性がある．すなわちまとめると，これらの知見は，前頭前野皮質に異常が生じた主体の意識状態には，顕著な変化が起こる

ことを示唆する．

さらに付け加えるなら，統合失調症の陽性症状（幻覚など）に似た認知変化を起こすことで知られる薬物，アンフェタミン(amphetamine)(覚醒剤)は，ドパミン(dopamine)をはじめとするモノアミンの放出を，前頭前野皮質や線条体などにおいて異常促進することが知られている．急性症状に似た症状の発生は，おもに線条体内部での放出異常促進によるらしいが，アンフェタミンの意識状態へ及ぼす効果の少なくとも一部は，やはり前頭前野皮質内部でのモノアミン異常放出によっている可能性が高い．ドパミン放出あるいはドパミン濃度の前頭前野における異常は，統合失調症認知症状発生の一因である可能性が高く，またドパミン放出異常と，上述した時間感覚の異常との間にも因果関係があることが疑われている．

f. 薬物による意識状態の変化

上でアンフェタミンについて触れたので，ここで短く，いくつかの薬物が意識状態へ与える効果についても触れておく．

簡略化していうなら，向精神性の効果をもつ薬物の多くが，ドパミンを介する神経伝達に対して作用するという事実は興味深い．もちろんドパミンだけでなく，ほかのモノアミン（ノルアドレナリン(noradrenaline)とセロトニン(serotonin))性の神経伝達や，γ-アミノ酪酸(γ-aminobutyric acid：GABA)を介する抑制性シナプス伝達に対する効果も無視することはできない（たとえばバルビタールやアルコールのγ-アミノ酪酸を介する抑制性伝達への増強効果)．しかしながらドパミンは，精神疾患の発症機構への関与，「快」にもとづく行動をつかさどる脳内報酬系(reward system)における中心的な役割，学習・記憶に対する促進効果など，多くの認知・行動のメカニズムに対して重要な作用を及ぼすことが疑われており，多くの研究者の興味を引き続けている．

たとえば上述したアンフェタミンや，とくに北米で濫用が問題視されるコカイン(cocaine)は，ニューロン外に放出されたドパミンの，ニューロン内への再取込み過程に阻害的に働く．その結果として，ドパミン性の神経伝達効果を異常に上昇させる．また，アルコール（エタノール(ethanol))も，ドパミンの脳内放出量を上げる効果をもつことが知られている．

さらに，やはり濫用が社会問題化している合成薬物，フェンサイクリジン(phencyclidine．通称エンジェルダスト)，ケタミン(ketamine．通称スペシャルK)，それにMK801は，分子細胞レベルではすべてある種のグルタミン酸受容体(NMDA型受容体)への非競合的阻害薬として知られるが，同時に，ドパミン放出を脳内諸部位において上昇させる効果をもつ．これはニューロンネットワークのレベルでみると，おそらく以下のようなメカニズムが働いていると考えられる．すなわち，これらの薬物は，海馬などの部位で，抑制性ニューロン上のグルタミン酸受容体を選択的に遮断する．その結果として，その部位での抑制性ニューロン活動が弱まり，その部位の興奮性が異常に高まる．その二次効果として，脳内ネットワークの興奮性が異常亢進し，ドパミン性ニューロンに対しての興奮性入力も向上する．そして前頭前野皮質などでドパミンの異常放出を起こす．

注目すべき点は，これら三つの薬物（フェンサイクリジン，ケタミン，MK801)は，急性使用すると統合失調症の陽性症状に酷似した効果と，認知症状様の効果（作動記憶の低下など)とを，使用者に引き起こし，慢性使用すると，さらに著しい統合失調症様の認知能力劣化を誘引するという点である．これらの理由から，これらの薬物は，統合失調症発症メカニズム理解のための動物実験に用いられている．そして，その研究結果などにもとづく統合失調症発症メカニズム仮説を「グルタミン酸仮説」とよぶ．この仮説は，現段階ではもっとも説得力がある統合失調症発症メカニズム仮説の一つとして知られている．

アンフェタミン同様，これら三つの薬物の陽性症状様の効果は，線条体における作用によると思われるが，認知症状様効果の少なくとも一部は，これら薬物が前頭前野皮質内でドパミン放出の異常上昇を起こすことによるものと考えられる．分子細胞レベルでみると，ドパミンは，代謝性細胞内効果（セカンドメッセンジャーの活性化)によって，前頭前野皮質ニューロンの興奮性と神経伝達効率とを変化させる．また前頭前野皮質ニューロンの可塑性変化に対しても強い修飾効果をもつ．これらの効果が異常に促進された結果として，意識状態の変化を伴う認知異常が誘発されるのであろう．

6.2.4 おわりに——より広い視野からの考察

意識・主観的経験（実感)の問題は，私たちを魅了してやまない．それは「心とは何か」という問いに直接かかわる問題だからである．ちなみに2011年度日本神経科学会のテーマは，「こころの脳科学」であった．

私たちは，私たちが広く「心」とよんでいるこの過程が，いかなる起源をもち，いかなる実体に支えられて

いるのかを知りたいと願う．この問いは古来より人類が抱いてきた大きな問いの一つであり，神経生理学は，この問いに解答を与えることをその重要な使命の一つとしてきたといってよい．事実，近年の神経生理学および関連神経科学領域の知見の蓄積は，この問いに対する解答を，ある程度まで用意することができたと言ってよいであろう．その一端は，本節で述べた内容によっても示されていると考える．

それでは，より広い見地に立つと，これら神経生理学・神経科学の研究によって得られた知見は，学問の歴史上，どのような位置を与えられるべきなのだろうか？　この点について概説し，結びとしたい．

臨床例を含む脳神経生理学のさまざまな知見は，特定機能の，特定脳部位への局在を，かなりの程度まで支持したといえる．「怒り」のような基本的な感情にとどまらず（視床下部・辺縁系が関与），空間配置の認識（頭頂皮質）や，意思決定（前頭前野皮質）といった高度な精神機能が，ある程度まで，限定された脳領域の活動に依存していることが明らかとなった．このような知見から，「心」とは脳の活動が原因となって産出される過程であり，「心は脳によって生み出される」という楽観的な見解までもが，日本に限らず欧米の学問の場においても，少なくとも一部では唱えられるに至ったようである．この見解によれば，各生体の脳は，おのおの別個に環境を認知し，おのおの別個に作動し，別個に環境に働きかける小中心である．そして，各個体が内部にいわば別個の「小宇宙」をもっているがゆえに，他人の心は，想像することはできても，知ることはできない．

これに対して，より包括的な立場は，各個体の脳を，小中心・小宇宙のようには捉えない．より包括的な立場は，むしろ脳を，環境の中に散在するさまざまな実在物の一つとして捉える．そして，環境と脳との不断の相互交流こそが，心の基盤であると考える．近年においては，これは J. J. Gibson（ギブソン，1904〜1979）などによる「生態学的心理学」とよばれる立場に代表されている[5参照]．この立場によれば，心は脳から生み出されるものではなく，むしろ心は，相互交流をする環境の中に「拡張している」とみなされる．

「脳は心の産出器ではなく，むしろ環境の弁別器である」という生態学的心理学の立場は，かねてより H. Bergson（ベルクソン，1859〜1941）などにみられたような，フランス唯心論哲学が唱えてきた主張と共通するものを明らかにもっており，強い説得力があると筆者（大谷）は考える．この広い視野に立てば，神経生理学の使命は，脳という環境諸要因の弁別器の，その精巧な弁別機能の物質的背景を明らかにすることであるとなろう．

「心は，脳・生体と環境との途切れることのない相互交流によって成り立っている」という見解は，多くの意味においておそらく正しいと感じる．このことはしかしながら，もちろん，脳神経系の機能が心の成立に不可欠であるという事実を変えるものではない．神経生理学の知見，とくに近年盛んになっているニューロン群間（構造間）のコミュニケーションの物質的な基盤についての知見などは，したがって，「心」あるいは「意識・クオリア」の理解にとって非常に重要な貢献になることは間違いない．

引用文献

1) V. S. Ramachandran, S. Blakeslee, 山下篤子 訳, "脳の中の幽霊", 角川書店(2011).
2) 大谷 悟, "心はどこまで脳にあるか―脳科学の最前線", 海鳴社(2008).
3) 大谷 悟, "東洋の知で心脳問題は解けるか―量では駄目である", 海鳴社(2011).
4) T. Norretranders, 柴田裕之訳, "ユーザーイリュージョン―意識という幻想", 紀伊国屋書店(2002).
5) 河野哲也, "意識は実在しない 心・知覚・自由", 講談社選書メチエ(2011).

参考文献

参考書

6.1節
　E. R. Kandel, et al., "Principles of Neural Science, 5th ed.", McGraw-Hill(2013).
　J. G. Nicolls, et al., "From neuron to brain, 5th ed.", Sinauer(2012).
　D. Purves, et al., "Neuroscience, 4th ed." Sinauer(2011).
　D. Tritsch, D. Chenoy-Marchais, A. Feltz 編, 御子柴克彦 監訳, 加藤総夫・小島比呂志・持田澄子 翻訳代表, 藤吉好則・大谷 悟 補章執筆, "ニューロンの生理学", 京都大学学術出版会(2009).
　小澤瀞司ら 編, "標準生理学 第7版", 医学書院(2009).

6.2節
　B. Kolb, I. Q. Whishaw, "Fundamentals of Human Neuropsychology, 3rd ed.", Freeman(1990).

参 考 書 一 覧

　神経科学をより深く学ぶ際に，参考となる書籍を示した．なお，各章に関連する文献については，別途，章末にまとめて記載している．

神経科学一般の参考書
- 宮川博義・井上雅司，"ニューロンの生物物理 第2版"，丸善出版(2013).
- E. R. Kandel, *et al*., "Principles of Neural Science, 5th ed.", McGraw-Hill(2013).
- J. G. Nicolls, *et al*., "From Neuron to Brain, 5th ed.", Sinauer(2012).
- D. H. Sanes, T. A. Reh, W. A. Harris, "Development of the Nervous System, 2nd ed.", Academic Press (2012).
- 岡　良隆，"基礎から学ぶ神経生物学"，オーム社（2012）．
- D. Savadia, *et al*., "Life：The Science of Biology, 9th ed.", Sinauer(2011).
- D. Purves, *et al*., "Neuroscience, 4th ed.", Sinauer(2011).
- J. H. Hall, "Guyton and Hall Textbook of Medical Physiology, 12th ed.", Saunders(2011)，邦訳(11版)：御手洗玄洋 総監訳，"ガイトン生理学 原著第11版"，エルゼビア・ジャパン(2010).
- T. M. Nordlund, "Quantitative Understanding of Biosystems: An Introduction to Biophysics", CRC Press (2011).
- F. Gabbiani, S. J. Cox, "Mathematics for Neuroscientists", Academic Press(2010).
- P. Brodal, "The Central Nervous Structure and Function, 4th ed.", Oxford University Press(2010).
- Erik De Schutter, ed., "Computational modeling methods for neuroscientists", The MIT Press(2010).
- D. Tritsch, D. Chesnoy-Marchais, A. Felt, eds., "Physiologie du Neurone", Edition Doin(1997)，邦訳：御子柴克彦 監訳，加藤総夫・小島比呂志・持田澄子 翻訳代表，藤吉好則・大谷　悟 補章執筆，"ニューロンの生理学"，京都大学学術出版会(2009).
- 小澤瀞司ら 編集，"標準生理学 第7版"，医学書院(2009).
- D. Purves, *et al*., "Principles of Cognitive Neuroscience", Sinauer(2008).
- C. Hammond, *et al*., "Cellular and Molecular Neurophysiology, 3rd ed.", Academic Press(2008).
- 古市貞一 編，"分子・細胞・シナプスからみる脳"，東京大学出版会(2008).
- A. Siegel, H. N. Sapru, "Essential Neuroscience", Lippincott Williams & Wilkins(2006)，邦訳：前田正信 監訳，"エッセンシャル神経科学"，丸善出版(2008).
- I. B. Levitan, L. K. Kaczmarek, "The Neuron: Cell and Molecular Biology, 3rd ed.", Oxford University Press(2001).
- D. Johnston, S. M-S. Wu, "Foundation of cellular neurophysiology", The MIT Press(1995).

各論に関する参考書

- 宮田卓樹・山本宣彦 編，"脳の発生学：ニューロンの誕生・分化・回路形成"，化学同人(2013).
- G. Stephens, S. Mochida, eds., "Modulation of Presynaptic Calcium Channels", Springer(2013).
- M. Ito, "The Cerebellum：Brain for an Implicit Self", FT Press(2011).
- O. Shimomura, "Bioluminescence: Chemical Principles and Methods", World Scientific(2012).
- R. Yuste, "Dendritic spines", The MIT Press(2010).
- D. E. Chandler, R. W. Roberson, "Bioimaging: Current Concepts in Light and Electron Microscopy", Jones and Bartlett Publishers(2009).
- S. M. Korogod, S. Tyc-Dumont, "Electrical dynamics of the dendritic space", Cambridge University Press(2009).
- R. D. Fields, "Beyond the Synapse: Cell-Cell Signaling in Synaptic Plasticity", Cambridge University Press(2008).
- 田崎晴明，"統計力学 I，II"．培風館(2008).
- G. Stuart, N. Spruton, M. Häusser, "Dendrites, 2nd ed.", Oxford University Press(2008).
- L. Stryer, et al., "Biochemistry, 6th ed.", W. H. Freeman(2007).
- R. Yuste, A. Konnerth, "Imaging in Neuroscience and Development: A Laboratory Manuala", Cold Spring Harbor Laboratory Press(2005).
- K. Drlica, "Understanding DNA and Gene Cloning: A Guide for the Curious, 4th ed.", Wiley(2004).
- B. Hille, "Ion Channels of Excitable Membrane, 3rd ed.", Sinauer Associates(2001).
- 田崎晴明，"熱力学"，培風館(2000).
- 倉知嘉久，"心筋細胞イオンチャネル"，文光堂(2000).
- R. Yuste, F. Lanni, A. Konnerth, eds., "Imaging Neurons: A Laboratory Manual", Cold Spring Harbor Laboratory Press(2000).
- R. Llinas, C. Sotelo, "The Cerebellum Revisited", Springer-Verlag(1992).
- D. Junge, "Nerve and Muscle Excitation, 2nd ed.", Sinauer Associates(1981).
- 松本 元，"神経興奮の現象と実体(上・下)"，丸善出版(1981).
- S. G. Schulz, "Basic Principles of Membrane Transport", Cambridge University Press(1980)，邦訳：鈴木泰三・星 猛・鈴木祐一 訳，"生体膜輸送の基礎"，東京化学同人(1982).
- 花井哲也，"膜とイオン"，化学同人(1978).
- 田崎一二，松本 元，"神経興奮のメカニズム"，産業図書(1975).
- K. S. Cole, "Membrane, Ions and Impulses", University of California Press(1968)，邦訳：岸本卯一郎，向畑恭男 訳，"膜・イオン・インパルス(上・下)"，吉岡書店(1969).
- B. Katz, "Nerve Muscle and Synapse", McGraw-Hill(1966)，邦訳：佐藤昌康・千葉 元・山田和広 訳，"神経・筋・シナプス"，医歯薬出版(1970).

脳や意識に関する参考書

- 大谷 悟，"心はどこまで脳にあるか"，海鳴社(2008).
- E. R. Kandel, "In Search of Memory: The emergence of a new science of mind", Norton(2007).
- D. J. Linden, "The Accidental Mind", Belknap Press of Harvard University Press(2007).
- R. Penrose 著，竹内 薫・茂木健一郎 訳，"ペンローズの〈量子脳〉理論"，筑摩書房(2006).

- B. Libet, "Mind time", Harvard University Press(2004), 邦訳：下條信輔 訳, "マインド・タイム", 岩波書店(2005).
- C. Koch, "The quest for consciousness: a neurobiological approach", Roberts & Company(2004), 邦訳：土谷尚嗣, 金井良太 訳, "意識の探求(上・下)", 岩波書店(2006).
- J. R. Seale, "Mind: A Brief Introduction", Oxford University Press(2004), 邦訳：山本貴光・芳川浩満 訳, "心の哲学", 朝日出版社(2006).
- M. Spitzer, "The mind within the net: models of learning, thinking, and acting", The MIT Press(1999), 邦訳：村井俊哉・山岸 洋 訳, "脳 回路網の中の精神", 新曜社(2001).
- 茂木健一郎, "脳とクオリア：なぜ脳に心が生まれるのか", 日経サイエンス社(1997).
- R. Penrose, "Shadows of the mind: A search for the missing science of consciousness", Vintage(1994), 邦訳："心の影：意識をめぐる未知の科学を探る(上・下)", みすず書房(1997).
- R. Penrose, "The emperor's new mind", Oxford University Press(1989), 邦訳：林 一 訳, "皇帝の新しい心", みすず書房(1994).

電気生理学に関する参考書

- 岡田泰伸 編, "最新パッチクランプ実験技術法", 吉岡書店(2011).
- M. A. L. Nicolelis, "Methods for Neural Ensemble Recordings, 2nd ed.", CRC Press(2008).
- A. Destexhe, T. Bal, "Dynamic-Clamp from Principles to Application", Springer(2009).
- P. Molnar, J. J. Hickman, eds., "Patch-Clamp Protocols", Humana Press(2007).
- W. Walz, ed., "Patch-Clamp Analysis Advanced Techniques, 2nd ed.", Humana Press(2007).
- B. Sakmann, E. Neher, eds., "Single-Channel Recording, 2nd ed.", Plenum(1995).
- J. Dempster, "Computer Analysis of Electrophysiological Signals", Academic Press(1993).
- Rivka Sherman-Gold, ed., "The Axon Guide for Electrophysiology and Biophysics Laboratory Techniques", Axon Instruments(1993).
- N. B. Standen, *et al.*, eds., "Microelectrode Techniques: The Plymouth Workshop Handbook", The Company of Biologists(1987).
- 平本幸雄・竹中敏文 編, "実験生物学講座 5 電気的測定法", 丸善出版(1982).
- R. D. Purves, "Microelectrode Methods for Intracellular Recording and Ionophoresis", Academic Press(1981).

神経薬理学に関する参考書

- L. Brunton, B. Chabner, B. Knollma, "Goodman & Gilman's The Pharmacological Basis of Therapeutics, 12th ed.", The McGraw-Hill(2011).
- E. J. Nesler, S. E. Hyman, R. C. Malenca, "Molecular Neuropharmacology: A Foundation for Clinical Neuroscience, 2nd ed.", McGraw-Hill(2008).
- 工藤佳久, "神経薬理学入門", 朝倉書店(2003).
- J. R. Cooper, F. E. Bloom, R. H. Roth, "The Biochemical Basis of Neuropharmacology, 8th ed.", Oxford University Press(2002).

索　　引

1) 本文中に外国語(アルファベット)のままで示した語および外国語ではじまる語は日本語索引とは別としてある．
2) 人名は姓を索引語とし，和文・欧文双方に記載した．
　例：ジェームズ D. ワトソンは，和文では「ワトソン(Watson, James D.)」を，欧文では「Watson, James D.」を索引に掲げた．

あ　行

アストロサイト　43, 117
アセチルコリン　117
アセチルコリンエステラーゼ　126
アットウェル(Attwell, David)　46
アデニル酸シクラーゼ　105
アデノシン　120, 135
アデノシン受容体　120
アドレナリン　119
アトロピン　125
アナンダミド　120
アパミン　112
アフリカツメガエル　29
アマクリン細胞　180, 183
2-アラキドノイルグリセロール　120
アラキドン酸　114
アリルイソチオシアネート　142
アレスチン　182
アロディニア　144
アンウィン(Unwin, Nigel)　32
アンテナペディアコンプレックス(ANT-C)　151
アンフェタミン　202

イオンチャネル型受容体　73
イオンの平衡電位　7
意識　197
異種脱感作　124
一次視覚野　185
一次脳胞　149
一酸化窒素　72
イノシトール三リン酸　106
インサイドアウト　158
インドメタシン　114

ウイーゼル(Wiesel, David H.)　185
ウィルヒョー(Virchow, Rudolf)　43
ウォール(Wall, Patrick)　174
エイコサノイド　114
エクソサイトーシス　50
エクトヌクレオチダーゼ　120
エクルズ(Eccles, John C.)　48
江橋節郎(Ebashi, Setsuroh)　34
エルカトニン　133
エンドルフィン　120, 131

オーガスチン(Augustine, George)　57
オーガナイザー　146
オキシトシン　120
オキシトシン受容体　120
遅い痛み　127
オータコイド　114
オートクリン　117
オリゴデンドロサイト　43
オールトランス型レチナール　180
愚かなマウス　83

か　行

外顆粒層　157
外側膝状体　183, 185
外套層　156
カイネティクス　68
灰白質　157
化学親和仮説　161
下行性抑制系　127
賢いマウス　83
カース(Kaas, Jon)　175
可塑性　167
滑車神経　163
滑車神経核　156
活性帯　50
カッツ(Katz, Bernard)　10, 48
活動電位　8

カハール-レッチウス細胞　158
カフェイン　108
カプサイシン　142
カプサゼピン　142
ガラニン　120, 137
ガラニン受容体　120
カリブドトキシン　113
顆粒細胞　159
顆粒細胞層　157
ガルヴァニ(Galvani, Luigi)　5
カルシウムアンタゴニスト　111
カルシニューリン　107
カルパイン　113
カルビンディン　111
カルモジュリン　111
ガレヌス(Galenus, Claudius)　48
感覚受容器電位　12
還元論　198
環状 ADP-リボース　111
環状ヌクレオチド作動性チャネル　110
桿体・錐体細胞層　180
カンナビノイド　120, 139
間脳胞　149
眼優位性円柱　186

基底膜　50
キネシン　2
基板　153
逆行性軸索輸送　2
逆行性刺激　16
逆行性メッセンジャー　109
ギャップ結合　49
橋　152
峡　部　149, 155
局在リボ核酸　171
筋萎縮性側索硬化症　113

グアニンヌクレオチド交換因子　115

空間固定　8
空間定数　14
クオリア　3, 197
久野　宗 (Kuno, Motoy)　56
クフラー (Kuffler, Stephen)　87
グリシン　119
クリック (Crick, Francs H. C.)　5
グルタミン酸　118
グルタミン酸仮説　202
グルタミン酸受容体　73
　　AMPA 型――　75
　　代謝調節型――　119
グルタミン酸脱炭酸酵素　119

ケタミン　202
血管内皮細胞由来弛緩因子　109
ゲートコントロール制御説　174
ゲート電流　17
幻　肢　174

交感神経節　122
後期長期増強　171
後脳胞　149, 152
高頻度反復刺激　168
興奮性シナプス　12
興奮性シナプス後電位 (EPSP)　51, 128
興奮毒性　113
膠様質　127
コカイン　202
黒　質　134
黒質ニューロン　21
コーナー周波数 (f_c)　31
コネクシン　49
コネクソン　49
コフーン (Colquhoun, David)　32
コール (Cole, Kenneth S.)　8
コレラ毒素　106
コンダクタンス　12
コンパートメント・モデル　89

さ　行

サイクリック AMP　106, 107
サイクリック GMP　109
細胞内受容体　117
細胞膜 Ca^{2+} ATP アーゼ　113
サキシトキシン　28
サックマン (Sakmann, Bert)　25
作動記憶　200
サブシガージン　113
サブスタンス P　120

ジアシルグリセロール　106, 110
シェリントン (Sherrington, Charles S.)
　48
視　蓋　149, 152, 155
視覚野　184
軸　索　8

軸索-軸索シナプス　139
軸索起始部　2
軸索側枝　123
軸索輸送　121
　逆行性――　2
　順行性――　2
シクロオキシゲナーゼ　114
視交叉　162, 183
自己再生的過程　10
自己リン酸化　112
11-シス型レチナール　180
時定数　15
シトクロム酸化酵素　188
シナプス可塑性　167
シナプス下膜　121
シナプス間隙　50
シナプス後肥厚　50, 51
シナプス後部　50, 51
シナプス小胞　50
シナプス前部　50
シナプス前抑制　139
シナプス特異性　170
シナプスの可塑性　109
シナプトタグミン　59
シビレエイ　32
視放線　183
斜　視　194
シャンジュー (Changeux, Jean-Pierre)
　65
終脳の領野決定　151
終脳胞　149
終板電位　52
順行性軸索輸送　2
上衣細胞　44
上衣層　157
硝子帯　180
小　脳　149, 152, 155
小脳プルキンエ細胞　16
小胞体膜 Ca^{2+} ATP アーゼ　113
初節 (IS)　16
ジョーンズ (Jones, Edwards G.)　177
自立神経節　122
神経因性疼痛　127
神経管　147
　――の形成　147
　――の領域　148
神経幹細胞　156
神経成長因子　114
神経節細胞　180, 183
神経伝達物質　72
神経板　146
神経ペプチド　120
神経誘導　146
シンタキシン　59

水晶体　180
錐体細胞　159
髄脳胞　149

水平細胞　180, 183
杉森睦之 (Sugimori, Mutsuyuki)　17
スチーブンス (Stevens, Charles F.)
　25
ストア作動性 Ca^{2+} チャネル　113
ストリキニン　128
スパイクタイミング依存性可塑性変化
　170
スパイン　51
スフィンゴミエリン　4

生態学的心理学　203
成長円錐　159
青斑核　132
西洋ワサビペルオキシダーゼ　123
セカンドメッセンジャー　104
脊　索　153
脊髄交連線維　163
絶対不応期　12
セロトニン　119, 132
セロトニン・ノルアドレナリン再取込み
　阻害薬　133
セロトニン受容体　119
セロトニンニューロン　156
全か無か　10
前眼房　179
線条体　134
選択的セロトニン再取込み阻害薬
　133
選択的注意　199
先天性無痛無汗症　115
セント＝ジョルジ・アルベルト (Szent-
　Györgyi Albert, Nagyrápolti)　35
前頭前野皮質　198
前脳胞　149

双極細胞　180, 182
双極性ニューロン　1
相対不応期　12
相反性シナプス　49
ソマトスタチン　120, 137
ソマトスタチン受容体　120

た　行

代謝調節型グルタミン酸受容体　119
代謝調節型受容体　104
体性感覚野　175
ダイニン　2
大脳の新皮質　157
タキキニン　120
多極性ニューロン　1
脱感作　123
脱分極誘導性興奮抑制　120
脱分極誘導性脱抑制　120
脱抑制機構　177
短期促通　122
単極性ニューロン　1

単純型細胞　185
ダントロレン　111
タンパク質セリン/トレオニン/チロシンホスファターゼ　115
タンパク質セリン/トレオニンホスファターゼ　107
タンパク質チロシンホスファターゼ　115

中間層　158
中脳水道周囲灰白質　133
中脳胞　149, 152
長期記憶　200
　　——の呼び出し　201
長期増強（LTP）　121, 168, 173
　　内在興奮剤——　171
長期抑圧（LTD）　83, 121, 172, 173
超複雑型細胞　185
チロシンキナーゼ型受容体　115, 159, 162

底板　153
低頻度反復刺激　172
低分子量 G タンパク質　115
デカルト（Descartes, René）　174
テタヌストキシン（TeNT）　60
テトロドトキシン（TTX）　25
デュ・ボア＝レーモン（du bois-Reymond, Emil）　5
デール（Dale, Henry Hallett）　48
電位依存性 K^+ チャネル　41
電位勾配　7
電位固定　8
電気緊張的電位　13
電気緊張的電導　13
電気的中性の原理　6
電場　7

統合失調症の認知症状　201
同種脱感作　124
等分裂　156
透明小胞　121
動力学 ⇨ カイネティクス
ドギー　83
トーク（Tauc, Ladislav）　60
棘　51
ドッキング　59
ドパミン　119, 133, 202
ドパミン受容体　119
ドパミンニューロン　156
トラマドール　129
トランスデューシン　110
トリパータイト・シナプス　46
トロポニン C　111
トロンボキサン類　114

な 行

内在興奮性長期増強　171
中 研一（Naka, Ken-Ichi）　35
楢橋敏夫（Narahashi, Toshio）　25
ナロキソン　130
ニコチン性アセチルコリン受容体　29
二次オーガナイザー　148, 155
二次脳胞　149
二重特異性キナーゼ　116
二重特異性ホスファターゼ　115
入力抵抗値　14
ニューロキニン A　120
ニューロキニン B　120
ニューロン　1
ニューロン説　1
ニューロン分化　156
ニワトリウズラキメラ　154
認知-行動の連鎖　199
ヌクレオシドトランスポーター　135
沼　正作（Numa, Shosaku）　65
ネーヤー（Neher, Erwin）　25
ネルンストの式　7

脳磁図（MEG）　176
脳室層　156, 157
濃度勾配　7
ノシセプチン　129
ノルアドレナリン　119, 132

は 行

背外側部　200
バイソラックスコンプレックス（BX-C）　151
ハイパー円柱構造　187
萩原　進（Hagiwara, Susumu）　35
白　質　158
ハクスレイ（Huxley, Andrew F.）　10
バクロフェン　140
パーセプトロン・モデル　17
発　芽　144
パッチクランプ法　25
ハード・プロブレム　197
ハメロフ（Humeroff, Stuart R.）　3
速い痛み　127
パラクリン　117
パラクリン神経伝達　49
パラソル細胞　185
バリコシティ　49
パルブアルブミン　111
パレ（Paré, Ambroise）　174
バレル　151
バレル野　151

ビククリン　128
皮質縁　151
皮質下板　158
皮質前板　158
皮質板　158
微小管　2
微小終板電位　52
ヒスタミン　119
ヒスタミン受容体　119
非ステロイド性抗炎症薬　114
非選択性陽イオンチャネル　181
非定常ノイズ解析　84
百日咳毒素　106
ヒューベル（Hubel, Torsten）　185

フェンサイクリジン　202
フォルスコリン　108
不活性化状態　11
副交感神経節　125
複雑型細胞　185
不等分裂　156
プライミング　59
プーラン（Poulain, Bernard）　60
プリン受容体　73
プロスタグランジン類　114
プロテアーゼ受容体　107
プロテインキナーゼ C　110
プロテインキナーゼ G　109
プロリン　188
α ブンガロトキシン　33

平行線維　157
平衡電位　7
ヘッブ（Hebb, Donald）　83, 167
ベルクソン（Bergson, H.）　203
ヘルムホルツ（Helmholtz, Hermann Ludwig Ferdinand von）　5
ベルンシュタイン（Bernstein, Julius）　5
辺縁層　156, 158
ペンローズ（Penrose, Roger）　3

ポアソン分布　52
方位円柱　186
放射状グリア　44, 157, 158
放射性アミノ酸　188
放出可能プール　59
縫線核　132
ホジキン（Hodgkin, Alan L.）　9
ホスファチジルイノシトールニリン酸　106
ホスファチジルエタノールアミン　4
ホスファチジルコリン　4
ホスファチジルセリン　4
ホスホリパーゼ A_2　114, 140
ホスホリパーゼ $C\beta$　106
ボツリヌストキシン（BoNT）　60
ホメオティック変異　150

ホメオドメイン　151
ホメオボックス　151
ポリモーダル侵害受容器　136
ホルボール 12,13-ジブチラート　110
ポンズ（Pons, Timothy）　175

ま 行

マー（Marr, David）　17
マウス
　愚かな――　83
　賢い――　83
マウスナー細胞　54
膜トラフィッキング　121
マッキノン（MacKinnon, Roderick）　40

ミエリン鞘　24
ミオシン軽鎖キナーゼ　112
ミクログリア　43, 135
ミジェット細胞　185
ミッチェル（Mitchell, Silas Weir）　174
ミトコンドリア Na^+-Ca^{2+} 交換輸送体　113

ムーア（Moore, John W.）　25
無髄線維　24
ムスカリン受容体　118
ムスカリン性 K^+ チャネル　42

メタロドプシン II　181
メリチン　140
メルザック（Melzack, Ronald）　174
メルゼニック（Merzenich, Michael）　175
メントール　143

盲視　179, 184
網状説　1
網膜　179
網膜視蓋投射　161
持田澄子（Mochida, Sumiko）　60
モルヒネ　120

や 行

有芯小胞　121
有髄線維　24

抑制　198
抑制性回避　173
抑制性シナプス後電位（IPSP）　51, 86
抑制性シナプス後電流（IPSC）　87, 128
翼板　153
ヨヒンビン　132

ら 行

ラマチャンドラン（Ramachandran, Vilayanur S.）　176
ラングレー（Langley, John N.）　48
卵母細胞　29

リアノジン受容体　111
リーク電流（I_F）　12
リーナス（Llinas, Rodolfo）　17, 57
リポキシゲナーゼ　114
リボン・シナプス　49
流動モザイクモデル　4
領域化　147
量子　52
量子仮説　52
菱脳唇　157
菱脳分節　151
菱脳胞　149
緑色蛍光タンパク質　113
臨界期　190
リン脂質二重膜　6

ルテニウムレッド　111, 143

レーヴィー（Loewi, Otto）　48
レチノイン酸シグナル　148, 151
連合記憶　169
連合性　169

ロイコトリエン類　114
ロドプシン　180
ロドプシンキナーゼ　182
ロール（Rall, Wilfrid）　23
ローレンツ曲線　31
ロンボメア　151

わ 行

ワトソン（Watson, James D.）　5

A

Aキナーゼ 107
absolute refractory period 12
acousto-optical tunable filter (AOTF) 91
action potential 8
active zone 50
ADPリボシル化 106
alar plate 153
all-or-none 10
AMPA型グルタミン酸受容体 76
AMPA受容体 113
amphetamine 202
ANR 149, 151
ANT-C 151
anterior neural ridge (ANR) 149, 151
AOTF 91
2-APB 111
Armstrong, Cray M. 17
arrestin 182
associative memory 169
associativity 169
ATP-γ-S 134
ATP受容体 120, 134
Attwell, David 46
Augustine, George 57

B

ball and chain model 33
basal lamina 50
basal plate 153
Bergson, H. 203
Bernstein, Julius 5
bipolar cell 180
BKチャネル 41
blindsight 179
BMPシグナル 146
BoNT 60
botulinum toxin (BoNT) 60
BX-C 151

C

c-Fos 117
Ca^{2+}/カルモジュリン依存性キナーゼII 111
Ca^{2+}依存性K^+チャネル 112
Ca^{2+}結合タンパク質 111
Ca^{2+}ストア 106
Ca^{2+}チャネル 34
Ca^{2+}ユニポーター 113
Cajal-Retzius細胞 158
cAMPホスホジエステラーゼ 108
CB1 120
CB2 120
cGMPホスホジエステラーゼ 110
CGRP 138
Changeux, Jean-Pierre 65
chemoaffinity theory 161
CNQX 141
cocaine 202
Cole, Kenneth S. 8
Colquhoun, David 32
connexin 49
connexon 49
consciousness 197
cortical hem 151
cortical plate 158
COX 114
COブロブ 188
CPA 135
CREB 109
Crick, Francis H. C. 5

D

D1様受容体ファミリー 119
D2様受容体ファミリー 119
Dale, Henry Hallett 48
deleted in colorectal cancer (DCC) 159, 163
Descartes, René 174
docking 59
dorsolateral prefrontal cortex 200
DPCPX 135
DSE 120
DSI 120
du bois-Reymond, Emil 5

E

E-S増強 171
E-Cadherin 147
Ebashi, Setsuroh 34
EC_{50} 131
Eccles, John C. 48
EDRF 109
Emx2 151
En1 152
En2 161
end-plate potential 52
ependymal cell 44
ependymal layer 157
Eph 159
Eph受容体 162
EphrinA 159
EphrinA2 162
EphrinA5 162
EPP 52
EPS-spike potentiation 171
EPSP 51
equilibrium potential 7
ERK 116
excitatory postsynaptic potential 51
external granular layer 157

F

f_c 31
F-アクチン 51
Fgf8 149, 151, 155
Fgf8b 155
Fgfシグナル 148
floor plate 153
frequency potentiation 168

G

$G_{q/11}$ 105
G_s 105
Gタンパク質 104
Gタンパク質共役型受容体 73, 104
Gタンパク質シグナル伝達調節因子 105
GABA 119, 139
$GABA_B$ 119
GAD 119
Galenus, Claudius 48
Galvani, Luigi 5
GAP 115
gap junction 49
Gbx2 153
GEF 115
GFR 113
GIRKチャネル 42, 138
GPCR 104
GTP加水分解酵素活性化タンパク質 115

H

Hagiwara, Susumu 35
hard problem 197
HC-030031 143
Hebb, Donald 83, 167
Hebb型シナプス 168
Hebbの学習則 193
Helmholtz, Hermann Ludwig Ferdinand von 5
Hensen結節 153
Hodgkin, Alan L. 9
horizontal cell 180
*Hox*遺伝子 151
Hubel, Torsten 185
Humeroff, Stuart R. 3
Huxley, Andrew F. 10

I

I_C 12
I_F 12

IC$_{50}$　136
in ovo エレクトロポレーション　152, 154, 155
in situ ハイブリダイゼーション　109
in vivo パッチクランプ法　132
inhibition　198
inhibitory avoidance　173
inhibitory postsynaptic current (IPSC)　87
inhibitory postsynaptic potential (IPSP)　51, 86
inisital segment (IS)　16
input resistance　14
inside-out　158
intermediate zone　158
IP$_3$　106, 110
IP$_3$ 誘起 Ca^{2+} 放出　110
IPSC　87
IPSP　51, 86
IS　16
IS スパイク　16

J

Jones, Edwards G.　177

K

K$^+$ チャネル　38
　Ca^{2+} によって活性化される——　41
　内向き整流性——　42
　ムスカリン性——　42
Kaas, Jon　175
Katz, Bernard　10, 48
ketamine　202
Kuffler, Stephen　87
Kuno, Motoy　56

L

Langley, John N.　48
late LTP　171
lateral geniculate body　183
length constant　14
Llinas, Rodolfo　17, 57
Loewi, Otto　48
long-term depression (LTD)　83, 172, 173
long-term potentiation (LTP)　168, 173
LTP of intrinsic excitability　171

M

M スパイク　16
MacKinnon, Roderick　40
mantle layer　156
MAP キナーゼ　116

marginal layer　156
marginal zone　158
Marr, David　17
Marty, Alain　17
MEG　176
Melzack, Ronald　174
mEPP　52
Merzenich, Michael　175
metabotropic receptor　104
microtuble　2
miniature end-plate potential　52
Mitchell, Silas Weir　174
MK801　202
MNI-L-caged glutamate　91
Mochida, Sumiko　60
Moore, John W.　25
myelinated fiber　24
myelin-sheath (myelinated sheath)　24

N

Na$^+$-Ca^{2+} 交換輸送体　113
Na$^+$ チャネル　33
Naka, Ken-Ichi　35
Narahashi, Toshio　25
Neher, Erwin　25
Nernst の式　7
Netrin　159
Netrin1　163
Neuropilin　161
Neuropilin2　163
NG2 陽性細胞　44
nitoric oxide　72
NK　120
NK2　120
NK3　120
NMDA　169
NMDA 型受容体　169
NMDA 受容体　81, 113
NO　72, 109
NOS　109
NO 合成酵素　109
NSAIDs　114
Numa, Shosaku　65

O

OFF 型　182
ON 型　182
optic chiasm　183
optic radiation　183
orphan receptor-like 1　129
Otx2　152, 153, 155

P

P2X　120

P2Y　120
PAG　133
PAR　107, 141
Paré, Ambroise　174
patch clamp method　25
Pax2　152
Pax6　151, 153
peak scaled non-stationary fluctuation analysis　84
Penrose, Roger　3
perception-action cycle　199
phantom limb　174
phencyclidine　202
Plexin　161
Pons, Timothy　175
postsynaptic density　50
Poulain, Bernard　60
PPADS　135, 141
prefrontal cortex　198
priming　59
prosomere　149
Purkinje 細胞　157

Q

qualia　197
quantum　52
quantum hypothesis　52

R

radial glia　44, 157, 158
Rall, Wilfrid　23
Ramachandran, Vilayanur S.　176, 197
reductionism　198
Reelin　158
relative refractory period　12
releasable pool　59
Res-ERK シグナル経路　155
retina　179
retrieval　201
RGS　105
rhombic lip　157
Robo　163
Robo 受容体　159

S

S チャネル　122
Sakmann, Bert　25
Schutter, Erik de　25
SD スパイク　16
second messenger　104
selective attention　199
Sema3F　163
Semaphorin　160
Sherrington, Charles S.　48
Shh　154

SK チャネル　42
Slit　159, 163
SNAP-25　59
SNARE 複合体　59
soma-dendrite(SD)　16
Sonic hedgehog(Shh)　154
space clamp　8
spike timing-dependent plasticity　170
spine　51
Sprouty2　156
Stevens, Charles F.　25
strabismus　194
subplate　158
substance　120
Sugimori, Mutsuyuki　17
synapse specificity　170
synaptic vesicle　50
synaptobrevine　59
synaptotagmin-I　59
syntaxin　59
Szent-Györgyi Albert, Nagyrápolti　35

T

TARP　51
Tauc, Ladislav　60
tetanus toxin(TeNT)　60
tripartite synapse　46
TrkA 受容体　114
TRP チャネル　142
TRPA1　142
TRPM8　143
TRPV1　142
Tsien, Joe　83
TTX　25

U

Unc5　159
uncaging　91
unmasking 現象　177
unmyelinated fiber　24
Unwin, Nigel　32

V

VAMP/シナプトブレビン　59
ventricular layer　156, 157
Virchow, Rudolf　43
visual cortex　184

W

Wall, Patrick　174
Watson, James D.　5
Wiesel, David H.　185
Wnt1　155
Wnt シグナル　148
working memory　200

Z

ZLI　148, 149

編著者略歴

小島　比呂志
1984年　京都大学大学院医学研究科博士課程修了
2005年〜　玉川大学工学部および脳科学研究所教授
専門：神経科学
京都大学医学博士

著者略歴

大谷　悟
1989年　オタゴ大学大学院博士課程修了
2012年〜　了德寺大学医学教育センター教授
専門：神経生理学，認知神経科学
オタゴ大学 Ph. D.（Psychology and Neuroscience）

仲村　春和
1971年　京都大学理学部卒業
1994年〜2013年　東北大学加齢医学研究所および生命科学研究科教授
専門：神経発生学
広島大学医学博士，東北大学名誉教授

熊本　栄一
1980年　九州大学大学院理学研究科博士課程修了
2001年〜　佐賀大学医学部（佐賀医科大学）医学科教授
専門：神経生理学
九州大学理学博士

藤田　亜美
2000年　九州大学大学院理学研究科博士後期課程修了
2009年〜　佐賀大学医学部医学科准教授
専門：神経生理学
九州大学理学博士

図およびカバーイラスト作成：Chloé Okuno

脳とニューロンの生理学 — 情報伝達・発生・意識

平成26年2月25日　発　行

編著者　小　島　比呂志

発行者　池　田　和　博

発行所　丸善出版株式会社
〒101-0051　東京都千代田区神田神保町二丁目17番
編集：電話（03）3512-3262／FAX（03）3512-3272
営業：電話（03）3512-3256／FAX（03）3512-3270
http://pub.maruzen.co.jp/

© Hiroshi Kojima, 2014

組版印刷・有限会社 悠朋舎／製本・株式会社 松岳社

ISBN 978-4-621-08646-9 C 3045　　　　Printed in Japan

JCOPY　〈（社）出版者著作権管理機構　委託出版物〉
本書の無断複写は著作権法上での例外を除き禁じられています．複写される場合は，そのつど事前に，（社）出版者著作権管理機構（電話03-3513-6969，FAX 03-3513-6979，e-mail：info@jcopy.or.jp）の許諾を得てください．